阜外医院心血管超声模板
（第2版）

王 浩 主编

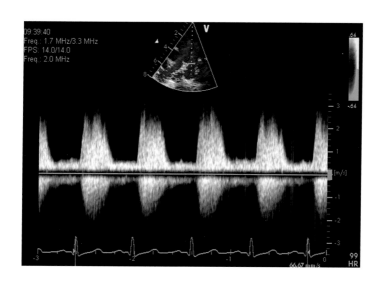

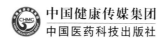

中国健康传媒集团

中国医药科技出版社

内容提要

本书由中国医学科学院阜外医院超声影像中心著名专家主编，为广大超声工作者们提供了大量心血管超声诊断模板。全书在第1版原有架构之上，更新和完善了多种疾病和多种新兴诊断方法，增加了近年来心血管超声领域的新进展、新知识，使其更加贴近临床实际。为适应图像信息化的迅猛发展，本书增加了大量的动态图像于每章节的示例演练中，读者可以利用激活码在相关平台上重复观看；增加了经食管超声心动图、经皮介入主动脉瓣植入（置换）术、左心耳封堵术、负荷超声心动图以及超声对比增强显像等新技术的模板；增加了经食管超声心动图临床应用和探头清洗和消毒中国专家共识，使本书的应用范围更广泛，以期满足各级医师乃至医疗单位的需求。本书可供超声相关专业医师和医务工作者学习参考。

图书在版编目（CIP）数据

阜外医院心血管超声模板 / 王浩主编. —2 版 —北京：
中国医药科技出版社，2020.11
ISBN 978-7-5214-1934-4

Ⅰ.①阜… Ⅱ.①王… Ⅲ.①心脏血管疾病—超声波
诊断 Ⅳ.① R540.4

中国版本图书馆 CIP 数据核字（2020）第 137094 号

美术编辑　陈君杞
版式设计　锋尚设计

出版　**中国健康传媒集团** | 中国医药科技出版社
地址　北京市海淀区文慧园北路甲 22 号
邮编　100082
电话　发行：010-62227427　邮购：010-62236938
网址　www.cmstp.com
规格　787×1092mm　$\frac{1}{16}$
印张　23$\frac{1}{4}$
字数　625 千字
初版　2016 年 11 月第 1 版
版次　2020 年 11 月第 2 版
印次　2024 年 7 月第 2 次印刷
印刷　北京盛通印刷股份有限公司
经销　全国各地新华书店
书号　ISBN 978-7-5214-1934-4
定价　128.00 元

获取新书信息、投稿、
为图书纠错，请扫码
联系我们。

编 委 会

主　　编　王　浩

副 主 编　朱振辉　逄坤静　李永青

主编助理　吴伟春　孟庆龙

编　　者（按姓氏笔画排序）

王　浩　王　燕　王志民　王建德　王剑鹏　牛丽莉

卢宏泉　田　月　权　欣　曲　冉　朱振辉　刘　偈

江　勇　孙　妍　孙　欣　苏文惠　李　慧　李叶丹

李永青　李晓妮　肖明虎　吴伟春　张　丽　张金萍

张茗卉　林静茹　孟　红　孟庆龙　赵　星　胡文文

段福建　逄坤静　施怡声　徐　楠　高一鸣　焦盼晴

樊丽姿

再版前言

由中国医学科学院阜外医院超声影像中心主任王浩教授主编，全体科室人员共同参与下编写的《阜外医院心血管超声模板》第 1 版自 2016 年出版以来，因其为广大超声工作者们提供了大量心血管超声诊断模板以及理论与临床应用相结合等特点，受到了广大心血管相关工作者的喜爱，也逐步被更多的单位接受和采纳，在推动我国心血管超声诊断的规范化、模板化进程方面贡献了绵薄之力。

随着对心血管疾病的认知不断更新、心血管超声技术的不断丰富，第 1 版中的部分内容表现出了滞后和不足，为了适应心血管超声领域的快速发展，更加贴近临床工作需要，编委会于 2019 年开始深入调研、广泛论证，在第 1 版的基础上针对读者提出的意见以及新的临床经验和发现，完成了本书第 2 版的修订工作。

本书在原有架构之上，改变了部分章节的从属关系，更新和完善了多种疾病和多种新兴诊断方法，增加了近年来心血管超声领域的新进展、新知识，使其更加贴近临床实际。第 2 版最突出的亮点是，为适应图像信息化的迅猛发展，添加了大量的动态图像于每章节的示例演练中，读者可以利用激活码在相关平台上重复观看，使本书的可视化、可读性及可用性得到进一步提升；第 2 版的另外一大亮点是增加了经食管超声心动图、经皮介入主动脉瓣植入（置换）术、左心耳封堵术、负荷超声心动图以及超声对比增强显像等新技术的模板，增加了经食管超声心动图临床应用和探头清洗和消毒中国专家共识，使本书的应用范围更加广泛，以期满足更多医师及医疗单位的需求。

相信本书能够再次给读者带来新的认知和发现，这也是所有编者的初衷和期盼。编写过程中难免有不当之处，欢迎广大的读者提出宝贵的意见和建议，以便后续修订。

编者

2020 年 10 月

目录

第1篇　正常超声心动图描述

第一章　正常超声描述模板

　　各房室腔内径测值在正常范围。房、室间隔连续完整。室间隔及左、右心室壁心肌回声正常，厚度正常范围，运动协调，收缩幅度正常范围。各瓣膜形态、结构、启闭运动未见明显异常。大动脉关系及内径正常范围。心包腔未见异常。

　　多普勒检查：心内各部未探及明显异常血流信号。

　　诊断：静息状态下；心内结构及血流未见明显异常

第二章　超声心动图诊断方法

（一）胸骨旁左心室长轴切面

　　受检者取左侧卧位，探头置于胸骨左缘第 3、4 肋间，探测水平与右胸锁关节至左乳头连线基本平行。

　　在此切面适于评价以下结构的解剖、功能与血流动力学改变（图 1-2-1）

　　（1）右心室前壁厚度、增厚率、活动幅度和右心室腔内径。

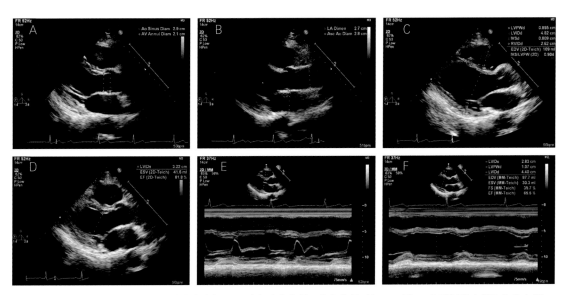

图 1-2-1　A. 测量主动脉环、主动脉窦内径；B. 升主动脉中段、左心房前后径；C. 及 D. 分别舒张末期和收缩末期左心室前后径；E 及 F. M 型评价二尖瓣及左心室形态、活动，估测 EF

（2）主动脉根部（主动脉环、主动脉窦、升主动脉起始部）各水平的形态、内径、血流；主动脉瓣的形态、活动、启闭情况。

（3）左心房前后径及其腔内占位病变等。

（4）二尖瓣前、后叶形态、活动、启闭情况。

（5）左心室前后径、室壁运动及占位病变等。

（6）室间隔与左心室后壁运动方向、幅度、舒缩期厚度变化。

（7）心包腔有无积液或占位病变。

动态图演示（激活码获取动态图方式见封底）

ER-1-1-1-1：左心室长轴动态图像

ER-1-1-1-2：左心室长轴切面彩色多普勒图像

（二）胸骨旁左心室短轴切面

1. 包含以下切面

（1）主动脉瓣水平短轴切面。

（2）二尖瓣水平左心室短轴切面。

（3）腱索、乳头肌水平左心室短轴切面。

（4）心尖水平左心室短轴切面。

2. 在此切面适于评价以下结构的解剖、功能与血流动力学改变（图1-2-2）

（1）主动脉瓣包括瓣叶形态、瓣叶数目、活动度、有无新生物附着等。

（2）主动脉根部、主动脉窦及窦瘤、夹层动脉瘤等。

（3）左心房前后径、肿瘤、血栓及房间隔形态，有无缺损；主动脉及对侧边缘情况。

（4）肺动脉及肺动脉瓣，左右肺动脉分支及未闭的动脉导管与主肺动脉窗。

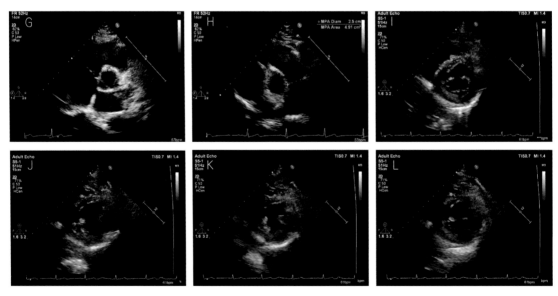

图1-2-2　G. 观察主动脉瓣叶活动；H. 主肺动脉及左右肺动脉内径；I.～K. 心室短轴；L. 室壁运动分析的标准切面

（5）二尖瓣观察同主动脉瓣、腱索、乳头肌运动等。

（6）左、右心室及室间隔，评价它们的大小、室壁运动及厚度，重点观察和评价室壁运动情况等。

（7）左心室心尖部室壁运动、血栓、室壁瘤以及肥厚等。

动态图演示

ER-1-1-2-1：心室短轴乳头肌水平

ER-1-1-2-2：心室短轴彩色多普勒（观察三尖瓣血流）

ER-1-1-2-3：肺动脉彩色多普勒（观察肺动脉血流）

（三）心尖部切面

1. 包含以下切面

（1）心尖四腔心切面。

（2）心尖二腔心切面。

（3）心尖三腔心切面或心尖左心室长轴切面。

2. 在此切面适于评价以下结构的解剖、功能与血流动力学改变（图 1-2-3，图 1-2-4）

（1）观察两侧心室与心房，可用于评价它们的大小、形态和结构、运动情况。

（2）可评价室间隔、房间隔的连续性，可通过室间隔和房间隔的弯曲度比较两侧心腔的容量与压力负荷水平。

（3）二尖瓣、三尖瓣器的结构、形态、附着位置及其结构的完整性等。

（4）记录瓣口或流出道血流，了解肺静脉、腔静脉的回流情况。

（5）心腔、心包腔有无占位或积液病变。

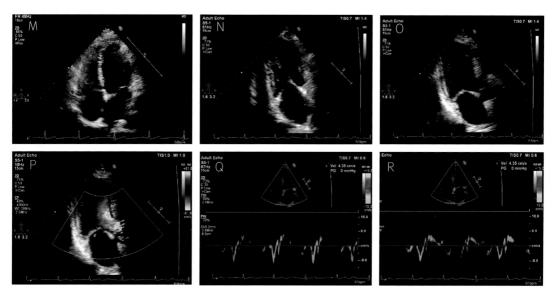

图 1-2-3　M~P. 心尖切面观测左心室形态及血流；Q 及 R. TDI 了解室壁运动情况

动态图演示

ER-1-1-3-1：心尖四腔心

ER-1-1-3-2：心尖四腔心多普勒

ER-1-1-3-3：心尖五腔心多普勒

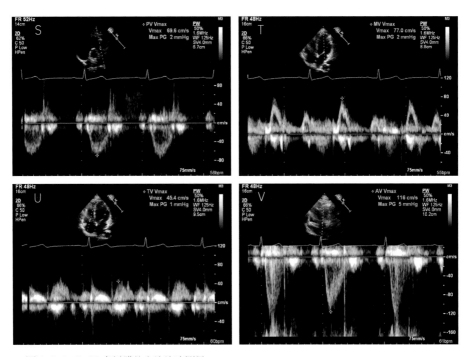

图 1-2-4　S~V. 各瓣膜的血流流速测量

（四）胸骨上窝切面

1. 包含以下切面

探头置于胸骨上窝，指向心脏，旋转探头直至平面大约处于身体的矢状切面与冠状切面之间。

（1）胸骨上窝长轴心切面。

（2）胸骨上窝短轴心切面。

2. 在此切面适于评价以下结构的解剖、功能与血流动力学改变（图 1-2-5）

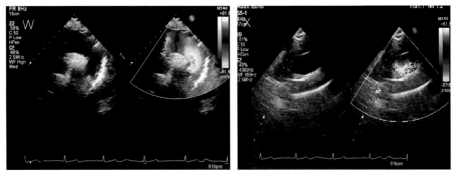

图 1-2-5　W.胸骨上窝长轴心切面；X.胸骨上窝短轴心切面

（1）升主动脉、主动脉弓和降主动脉近端以及主动脉弓部的三支重要分支解剖及血流。

（2）肺动脉以及右肺动脉，未闭的动脉导管与主肺动脉窗。

（3）上腔静脉及永存左上腔静脉。

（五）剑突下切面

1. 包含以下切面

（1）剑突下矢状切面。

（2）剑突下四腔心切面。

（3）剑突下双房切面。

（4）剑突下右心室流出道切面。

2. 在此切面适于评价以下结构的解剖、功能与血流动力学改变（图1-2-6）

（1）下腔静脉的长轴以及下腔静脉与右心房的连接关系。

（2）评价房间隔以及房室瓣形态和结构的理想切面。

（3）如果患者胸前及剑突下声窗差，此时观察两侧心室与心房，可用于评价它们的相对大小、方位和结构、运动情况候补切面。

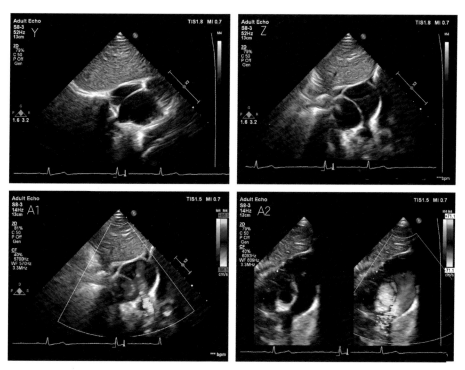

图1-2-6　Y. 剑突下四腔心切面；Z 及 A1. 剑突下双房切面及血流；A2. 剑突下右心室流出道切面

动态图演示

ER-1-1-6-1：剑突下四腔心

ER-1-1-6-2：剑突下四腔心多普勒

ER-1-1-6-3：剑突下（观察下腔静脉）

（张金萍）

第 **2** 篇　先天性心脏病

第一章　血管连接及结构异常
第一节　动脉导管未闭

一、动脉导管未闭

（一）定义

动脉导管原系胎儿时期肺动脉与主动脉间的正常血流通道，由于此时肺呼吸功能障碍，来自右心室的肺动脉血经导管进入降主动脉，而左心室的血液则进入升主动脉，故动脉导管为胚胎时期所必需的特殊循环方式；出生后，右心室血流经肺动脉入肺，肺膨胀，肺循环压力下降，血氧分压升高，血管活性物质合成和代谢变化，致出生后20小时左右动脉导管功能上闭合，纤维化闭合需几周时间；95%在1年内闭合，其中80%出生后3个月内闭合；如超过1年不闭合则形成动脉导管未闭（PDA）。PDA是常见的先天性心血管畸形，约占先天性心脏病的20%。

（二）超声描述模板

1. 动脉导管未闭超声描述模板

左心房室内径增大，室间隔及左心室游离壁厚度正常，运动幅度正常。房、室间隔连续完整。各瓣膜形态结构及启闭运动未见异常。降主动脉峡部与主肺动脉间探及未闭动脉导管，主动脉侧内径约　　mm，肺动脉侧内径约　　mm，长约　　mm，大动脉关系及发育正常，主动脉弓降部未见明显异常。

多普勒检查：动脉水平探及左向右连续性分流。

诊断：先天性心脏病；动脉导管未闭；动脉水平左向右分流

2. 动脉导管未闭合并肺动脉高压模板

右心房室内径增大，左心房室内径正常（或偏小），右心室壁厚度增加，室间隔与左心室后壁呈同向运动，呈"D"形，室壁收缩增厚率正常。房、室间隔连续完整。三尖瓣瓣环扩张，开放尚可，关闭欠佳，肺动脉瓣开放尚可，关闭欠佳，余瓣膜形态结构及启闭运动未见异常。降主动脉峡部与主肺动脉间探及未闭动脉导管，主动脉侧内径约　　mm，肺动脉侧内径约　　mm，长约　　mm，大动脉关系正常，主肺动脉内径增宽。主动脉弓降部未见明显异常。

多普勒检查：动脉水平探及左向右为主双向分流（或动脉水平探及双向分流）。三尖瓣　　量反流，估测肺动脉收缩压约　　mmHg。肺动脉瓣　　量反流。

诊断：先天性心脏病；动脉导管未闭；动脉水平双向分流；三尖瓣　　量反流；肺动脉高压

（三）超声心动图诊断方法简介

超声心动图和多普勒超声对于动脉导管未闭患者的诊断和评估有重要作用。

1. 二维超声心动图的作用

首先，需要知道在什么位置探查。动脉导管的肺动脉端位于主肺动脉末端，近左肺动脉，动脉导管的主动脉端是左锁骨下动脉起始处的对侧。动脉导管的主动脉侧往往较肺动脉侧粗大，导管多呈漏斗形，还有管型、窗型、动脉瘤型、哑铃型。最常用的切面是胸骨上窝切面和高位的胸骨旁大动脉短轴切面。胸骨旁大动脉短轴切面，清晰显示主肺动脉、左肺动脉和胸主动脉，顺时针旋转探头，尽量多显示胸主动脉，可显示动脉导管（图 2-1-1，图 2-1-2，ER 动图 2-1-1-1）。胸骨上窝切面，可显示动脉导管起自主动脉下方，并开口于主肺动脉（图 2-1-3，ER 动图 2-1-1-2）。

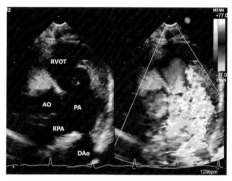

图 2-1-1　大动脉短轴低位切面，二维超声与彩色血流超声对比图，主肺动脉增宽，左侧二维图像显示，主肺动脉与降主动脉之间可见管道为未闭动脉导管，红色箭头所示。右侧彩色图像显示，彩色镶嵌血流为左向右分流信号，沿主肺动脉外缘走行。RVOT：右心室流出道；AO：主动脉；PA：肺动脉；RPA：右肺动脉；DAo：降主动脉

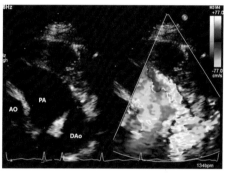

图 2-1-2　大动脉短轴高位切面，二维超声与彩色血流超声对比图，主肺动脉增宽，左侧二维图像显示，主肺动脉与降主动脉之间可见管道为未闭动脉导管，红色箭头所示，右侧彩色图像显示，彩色镶嵌血流为左向右分流信号，沿主肺动脉外缘走行。AO：主动脉；PA：肺动脉；DAo：降主动脉

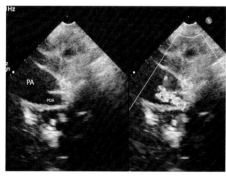

图 2-1-3　胸骨上窝切面，二维超声与彩色血流超声对比图，左侧二维图像显示，主肺动脉与降主动脉之间可见管道为未闭动脉导管，右侧彩色图像显示，彩色镶嵌血流为左向右分流信号，于左侧相应 PDA 管道内走行。PDA：动脉导管未闭；PA：肺动脉

动态图演示

ER-2-1-1-1

ER-2-1-1-2

2. 多普勒超声的作用

多普勒超声通过检测经过动脉导管的左向右分流血流信号，提高动脉导管检出的敏感性。对于细小动脉导管，二维超声心动图难以检出者，通过多普勒超声图像可以显示细小射流信号（图2-1-4）：起自主肺动脉分叉处射向主肺动脉根部的红色湍流信号，可测量起始处血流宽度评价动脉导管的宽度。需要注意的是，应该区分肺动脉内的逆流信号。除此之外，超声心动图能够评估左向右分流程度和肺动脉压力。动脉导管未闭会增加左心室容量负荷，在排除其他疾病情况下，左心房室增大的程度可反映左向右分流量的大小（图2-1-5）。

3. 频谱多普勒超声的作用

频谱多普勒超声显示为左向右高速连续性分流信号，于收缩末期达到分流速度峰值（图2-1-6A），通过简化的 Bernoull I 方程可计算出左向右分流峰值压差，这样便可定量评估肺动脉压力：PASP=AOSP- △ P（图2-1-6B）。出现双向分流时，提示肺动脉阻力明显升高，此时收缩早期右向左分流，收缩晚期到舒张期左向右分流（图2-1-7）。随着肺动脉阻力进一步增加，右向左分流时间和分流量均增加。脉冲多普勒超声，将取样点置于肺动脉瓣上，测量肺动脉瓣前向血流频谱时，伴较大动脉导管时，可见肺动脉瓣前向频谱两侧杂乱信号（图2-1-8A），细小导管对于肺动脉瓣前向频谱影响较小（图2-1-8B）。

4. 定量诊断

较大的动脉导管通过二维超声心动图测量其主动脉侧及肺动脉侧宽度以及长度，并区分类型；亦可通过彩色多普勒，测量血流宽度，测量动脉导管宽度及长度。

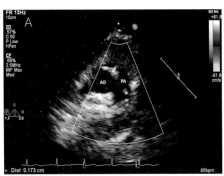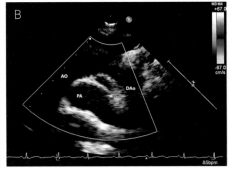

图 2-1-4　A. 胸骨旁大动脉短轴切面显示，主肺动脉内径正常，细小 PDA，内径约 1～2mm，红色箭头所示；B. 胸骨上窝短轴切面显示细小 PDA，内径约 1～2mm，红色箭头所示。AO：主动脉；PA：肺动脉；DAo：降主动脉；PDA：动脉导管未闭

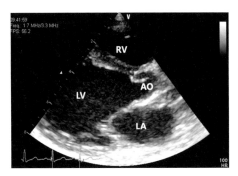

图 2-1-5　左心室长轴切面显示，左心房室内径增大，提示左向右分流，左心容量负荷增大。LV：左心室；RV：右心室；LA：左心房；AO：主动脉

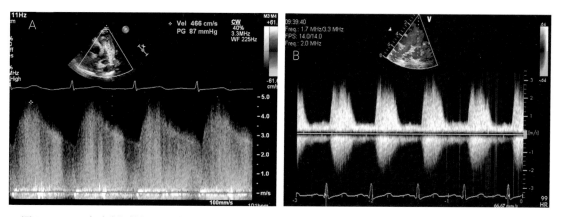

图 2-1-6　A. 大动脉短轴切面显示，主肺动脉增宽，彩色血流见左向右分流彩色镶嵌血流信号，将取样点置于 PDA 处，探及左向右连续性高速频谱，收缩末期峰值流速 466cm/s，峰值压差 87mmHg；B. 大动脉短轴切面显示，将取样点置于 PDA 处，探及左向右低速频谱，收缩末期峰值流速 286cm/s，峰值压差 33mmHg，根据简化伯努利方程，患者年龄 2 岁，估测肺动脉收缩压约 67mmHg

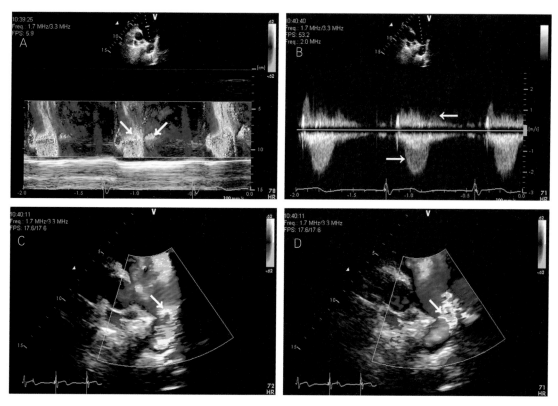

图 2-1-7　A. M 型彩色超声，取样点置于 PDA 位置，显示右向左为主的双向分流，右下向的白色箭头所指为收缩期右向左分流信号，左下向的白色箭头所指为舒张期左向右分流信号；B. 连续多普勒图像显示，右向左为主双向分流频谱，右向白色箭头所指为收缩期右向左分流信号，左向的白色箭头所指为舒张期左向右分流信号；C. 大动脉短轴低位切面，彩色多普勒超声，白色右下向箭头所指部位为 PDA，蓝色血流为收缩期右向左分流信号；D. 大动脉短轴低位切面，彩色多普勒超声，白色右下向箭头所指部位为 PDA，红色镶嵌血流为舒张期左向右分流信号，沿主肺动脉外缘走行

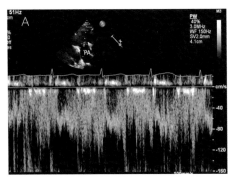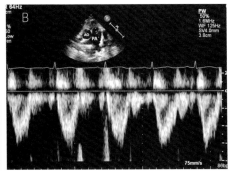

图 2-1-8　A. 大动脉短轴切面显示，将取样点置于肺动脉瓣上 0.5cm 处，脉冲多普勒探及肺动脉瓣前向血流频谱（右向红色箭头所示）外的杂波（左向红色箭头所示）；B. 大动脉短轴切面显示，将取样点置于肺动脉瓣上 0.5cm 处，脉冲多普勒探及肺动脉瓣前向血流频谱，整齐，未见明显杂波

（四）鉴别诊断

1. 主 - 肺动脉间隔缺损

由于胚胎发育过程中，动脉干间隔发育不全致升主动脉与肺动脉主干的间隔不全，病变位置主要位于主动脉瓣上升主动脉左壁与主肺动脉干右壁间的交通。典型表现为，大动脉短轴切面，可见主动脉断面回声脱失，缺损一般较大，频谱多普勒可探及连续性低速分流血流信号。

2. 冠状动脉 - 肺动脉瘘

可根据分流位置鉴别。

3. 主动脉窦瘤破裂

可根据分流位置鉴别。

4. 肺动脉内低速反流信号

源自左肺动脉或主肺动脉内的低速逆流信号，多见于肺动脉增宽患者，频谱多普勒无法检测到明确血流频谱，无法检测到明确起源位置。

（五）病例模板套用举例

1. 动脉导管未闭未合并动力性肺动脉高压

（1）病史介绍：患者，女性，4 岁，心动过速；胸骨左缘第 2 肋间闻及连续性机器样杂音，占据收缩期和舒张期，向左上胸、颈部及背部传导；胸片示左心增大，肺动脉段凸出，肺血增多；心电图示左心室肥大。

（2）超声心动图图像采集及分析（图 2-1-9）。

（3）超声模板套用：心房室内径增大，室间隔及左心室游离壁厚度正常，运动幅度正常。房、室间隔连续完整。各瓣膜形态结构及启闭运动未见异常。降主动脉峡部与主肺动脉间探及未闭动脉导管，内径约 3.3mm，大动脉关系正常，主肺动脉增宽，主动脉弓降部未见明显异常。

多普勒检查：动脉水平探及左向右分流。

诊断：先天性心脏病；动脉导管未闭；动脉水平左向右分流

2. PDA 合并动力性肺动脉高压

（1）病史介绍：患者，男性，2 岁，心动过速；胸骨左缘第 2 肋间收缩期杂音；胸片示左心房室增大，肺动脉段凸出，肺血增多；心电图，左心室肥大。

（2）超声心动图图像采集及分析（图 2-1-10）

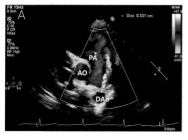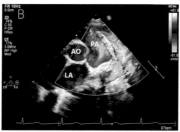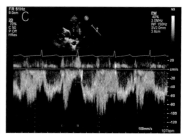

图 2-1-9　A. 大动脉短轴低位切面，彩色多普勒超声，彩色镶嵌血流为 PDA 左向右分流信号，沿主肺动脉外缘走行，内径为 3.3mm；B. 大动脉短轴高位切面，彩色多普勒超声，彩色镶嵌血流为 PDA 左向右分流信号，沿主肺动脉外缘走行；C. 大动脉短轴切面，将取样点置于肺动脉瓣上 0.5cm 处，脉冲多普勒探及肺动脉瓣前向血流频谱（右向红色箭头所示）外的杂波（左向红色箭头所示）。AO：主动脉；PA：肺动脉；DAo：降主动脉；PDA：动脉导管未闭；LA：左心房

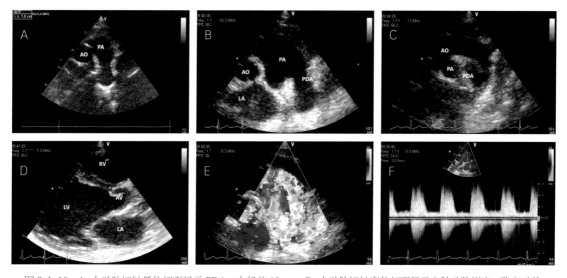

图 2-1-10　A. 大动脉短轴低位切面显示 PDA，内径约 10mm；B. 大动脉短轴高位切面显示主肺动脉增宽，降主动脉与主肺动脉之间探及管道；C. 胸骨上窝切面显示 PDA；D. 左心室长轴切面，显示左心房室增大，左心室流出道增宽；E. 大动脉短轴低位切面，显示主肺动脉增宽，彩色多普勒超声，红色箭头所指部位为 PDA，彩色镶嵌血流为左向右分流信号，沿主肺动脉外缘走行；F. 连续多普勒图像显示，收缩期为主的左向右分流，探及零线以上收缩期为主的血流频谱，峰值流速约 286cm/s，峰值压差约 33mmHg。AO：主动脉；PA：肺动脉；DAo：降主动脉；PDA：动脉导管未闭；LV：左心室；LA：左心房

（3）超声模板套用：左心房室内径增大，室间隔及左心室游离壁厚度正常，运动幅度正常。房、室间隔连续完整。各瓣膜形态结构及启闭运动未见异常。降主动脉峡部与主肺动脉间探及未闭动脉导管，内径约 10mm，大动脉关系正常，主肺动脉增宽，主动脉弓降部未见明显异常。

多普勒检查：动脉水平探及左向右分流。估测肺动脉收缩压约 60mmHg。

诊断：先天性心脏病；动脉导管未闭；动脉水平左向右分流；动力性肺动脉高压

3. 动脉导管未闭合并阻力性肺动脉高压

（1）病史介绍：患者，女性，39 岁，心悸，胸闷，气短，乏力；胸骨左缘第 2 肋间杂音不明显；胸片示右心房室增大，肺动脉段凸出；心电图示右心室肥大。

（2）超声图像采集和分析（图 2-1-11）

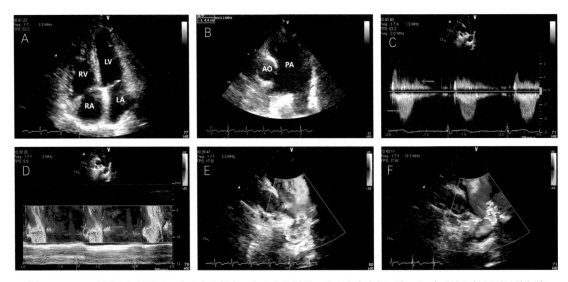

图 2-1-11　A. 四腔心切面显示，右心房室增大，右心室壁增厚，左心房室内径正常；B. 大动脉短轴切面显示主肺动脉增宽，降主动脉与主肺动脉之间探及管道，内径约 17mm；C. 连续多普勒图像显示，右向左为主双向分流频谱，左向峰值流速约 90cm/s，峰值压差约 100mmHg；D. M 型彩色超声，取样点置于 PDA 位置，显示右向左为主的双向分流，右向的红色箭头所指为收缩期右向左分流信号，左向的红色箭头所指为舒张期左向右分流信号；E. 大动脉短轴低位切面，显示主肺动脉增宽，彩色多普勒超声，红色箭头所指部位为 PDA，蓝色血流为收缩期右向左分流信号；F. 大动脉短轴低位切面，显示主肺动脉增宽，彩色多普勒超声，红色箭头所指部位为 PDA，红色镶嵌血流为舒张期左向右分流信号，沿主肺动脉外缘走行。AO：主动脉；PA：肺动脉；PDA：动脉导管未闭；LV：左心室；LA：左心房；RV：右心室；RA：右心房

动态图演示

ER-2-1-1-3

（3）超声模板套用：右心房室内径增大，左心房室内径正常。右心室壁厚度增加，室间隔与左心室后壁呈同向运动，呈"D"形，室壁收缩增厚率正常。房、室间隔连续完整。三尖瓣瓣环扩张，开放尚可，关闭尚可，肺动脉瓣开放尚可，关闭欠佳，余瓣膜形态结构及启闭运动未见异常。降主动脉峡部与主肺动脉间探及未闭动脉导管，内径约 17mm，大动脉关系正常，主肺动脉内径增宽。主动脉弓降部未见明显异常。

多普勒检查：动脉水平探及右向左为主双向分流。三尖瓣微量反流，估测肺动脉收缩压约 100mmHg。肺动脉瓣少量反流。

诊断：先天性心脏病；动脉导管未闭；动脉水平右向左为主双向分流；重度肺动脉高压

二、动脉导管未闭封堵术后

（一）动脉导管未闭封堵术简介

动脉导管未闭封堵术通过经皮穿刺股动脉或静脉，应用输送鞘管将封堵器置入未闭动脉导管内，使其血流动力学状态得到恢复或改善。目前，最常用到方法是：Amplatzer 法和可控弹簧栓子法。自 1967 年，首例动脉导管未闭封堵术成功至今，随着技术的日益进步，动脉导管未闭封堵术越加简便易行，可靠安全，当前，约 98% 的患者选择介入封堵治疗。

1. Amplatzer 法简介

（1）适应证：①左向右分流的 PDA 不合并须外科手术的心脏畸形者；PDA 直径 2.0 ~ 12mm；年龄通常 ≥ 6 个月，体重 ≥ 4kg；②外科术后残余分流。

（2）封堵装置：动脉导管未闭封堵器。

2. 可控弹簧栓子法简介

（1）适应证：①左向右分流的 PDA 不合并需外科手术的心脏畸形者；② PDA 直径 ≤ 2.0mm；③年龄通常 ≥ 6 个月，体重 ≥ 4kg；④外科术后残余分流。

（2）封堵装置：弹簧栓子。

（二）动脉导管未闭封堵术后超声心动图检查要点

1. 左心房室内径变化

介入封堵术后，左心房室内径减小，一定时间后，逐渐恢复正常大小。

2. 多切面观察封堵器位置，形态

大动脉短轴切面，于原动脉导管未闭位置，探查封堵器，降主动脉与主肺动脉之间探及封堵器，封堵器位置及形态是否正常，是否存在异常回声附着。胸骨上窝切面，于原动脉导管未闭位置，探查封堵器，降主动脉与主肺动脉之间探及封堵器，封堵器位置及形态是否正常，是否存在异常回声附着。此外，探查封堵器与降主动脉关系，是否明显凸向降主动脉。

3. 多普勒超声检查

于原动脉导管未闭位置，探查封堵器位置是否存在残余分流；胸骨上窝切面探查，封堵器是否影响降主动脉血流。

（三）动脉导管未闭封堵术后超声模板

1. 动脉导管未闭封堵术后分流消失模板

左心房室内径较术前减小，右心房室内径正常。室间隔及左心室游离壁厚度正常，运动幅度正常。各瓣膜形态结构及启闭运动未见明显异常。降主动脉峡部与肺动脉间探及封堵器，封堵器位置及形态正常，未见明显异常回声附着。心包腔未见明显液性暗区。

多普勒检查：动脉水平分流消失，降主动脉及左肺肺动脉前向血流速度正常。

诊断：先天性心脏病；动脉导管未闭封堵术后；动脉水平分流消失

2. 动脉导管未闭封堵术后残余分流超声模板

左心房室内径仍大（较术前减小），右心房室内径正常。室间隔及左心室游离壁厚度正常，运动幅度正常。各瓣膜形态结构及启闭运动未见明显异常。降主动脉峡部与肺动脉间探及封堵器，封堵器位置及形态正常（异常），未见明显异常回声附着。心包腔未见明显液性暗区。

多普勒检查：动脉水平探及　量左向右分流，分流束宽　mm。降主动脉及左肺肺动脉前向血流速度正常。

诊断：先天性心脏病；动脉导管未闭封堵术后；动脉水平　量左向右分流

（四）动脉导管未闭封堵术后超声模板套用举例

1. 病史介绍

患者，男性，6 岁，封堵术后 2 年，杂音消失。

2. 超声心动图图像采集和分析（图 2-1-12）

3. 超声模板套用

各房室内径正常。室间隔及左心室游离壁厚度正常，运动幅度正常。各瓣膜形态结构及启闭运动未见明显异常。降主动脉峡部与肺动脉间探及封堵器，封堵器位置及形态正常，未见明显异

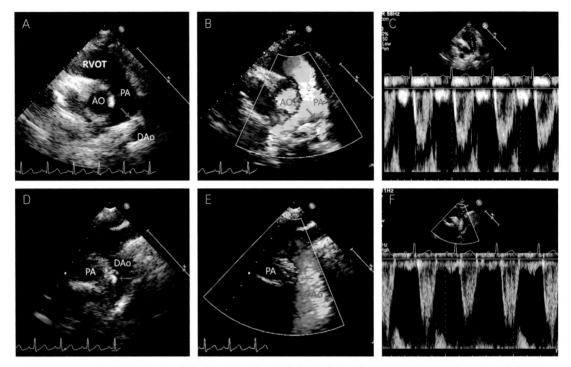

图 2-1-12 A. 大动脉短轴切面，主肺动脉内径正常，主肺动脉与降主动脉间探及封堵器强回声（红色箭头所示）；B. 大动脉短轴切面，彩色血流图像，主肺动脉与降主动脉间分流消失；C. 脉冲多普勒，大动脉短轴，取样点置于肺动脉瓣上 0.5cm 处，肺动脉瓣前向血流速度 98cm/s，未见杂波；D. 胸骨上窝切面，主肺动脉与降主动脉间可见封堵器强回声（红色箭头所示）；E. 胸骨上窝切面，彩色血流图像，主肺动脉与降主动脉间分流消失，可见主肺动脉与降主动脉间封堵器回声（红色箭头所示）；F. 脉冲多普勒，胸骨上窝切面，取样点置于主动脉峡部，降主动脉瓣前向血流速度 110cm/s。AO：主动脉；PA：肺动脉；PDA：动脉导管未闭；RVOT：右心室流出道

常回声附着。心包腔未见明显液性暗区。

多普勒检查：动脉水平分流消失，降主动脉及左肺肺动脉前向血流速度正常。

诊断：先天性心脏病；动脉导管未闭封堵术后；动脉水平分流消失

三、动脉导管未闭缝扎术后

（一）动脉导管未闭缝扎术简介

1. 适应证

适用于无合并症的绝大多数患者，包括介入封堵失败者，合并感染性心内膜炎者。

2. 外科手术

目前外科多采用缝扎术。

（二）动脉导管未闭缝扎术后超声心动图检查要点

1. 左心房室内径变化

外科缝扎术后，左心房室内径减小，一定时间后，逐渐恢复正常大小。

2. 多切面观察动脉导管未闭术后形态

大动脉短轴切面，于原动脉导管未闭位置，降主动脉与主肺动脉之间导管是否消失，是否存在异常回声附着。胸骨上窝切面，于原动脉导管未闭位置，探查降主动脉与主肺动脉之间导管是否消失，是否存在异常回声附着。

3. 多普勒超声检查

于原动脉导管未闭位置，探查降主动脉与主肺动脉之间是否存在残余分流。

（三）动脉导管未闭缝扎术后超声模板

1. 动脉导管未闭缝扎术后分流消失模板

左心房室内径较术前减小，右心房室内径正常。室间隔及左心室游离壁厚度正常，运动幅度正常。各瓣膜形态结构及启闭运动未见明显异常。降主动脉峡部与肺动脉间导管消失。心包腔未见明显液性暗区。

多普勒检查：动脉水平分流消失。

诊断：先天性心脏病；动脉导管未闭缝扎术后；动脉水平分流消失

2. 动脉导管未闭缝扎术后残余分流超声模板

左心房室内径仍大（较术前减小），右心房室内径正常。室间隔及左心室游离壁厚度正常，运动幅度正常。各瓣膜形态结构及启闭运动未见明显异常。降主动脉峡部与肺动脉间导管消失。心包腔未见明显液性暗区。

多普勒检查：动脉水平探及　量左向右分流，分流束宽　mm。

诊断：先天性心脏病；动脉导管未闭缝扎术后；动脉水平　量左向右分流

（四）动脉导管未闭缝扎术后超声模板套用举例

1. 病史介绍

患者，男性，3 岁，缝扎术后 1 年，杂音消失。

2. 超声心动图图像采集和分析（图 2-1-13）

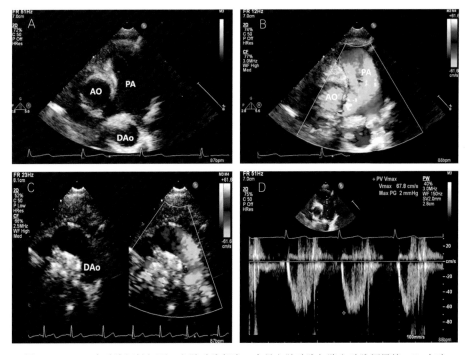

图 2-1-13　A. 大动脉短轴切面，主肺动脉仍宽，未见主肺动脉与降主动脉间导管；B. 大动脉短轴切面，彩色血流图像，主肺动脉与降主动脉间分流消失；C. 胸骨上窝切面，二维图像与彩色血流图像对比，主肺动脉与降主动脉间导管消失，主肺动脉与降主动脉间分流消失；D. 脉冲多普勒，大动脉短轴，取样点置于肺动脉瓣上 0.5cm 处，肺动脉瓣前向血流速度 67cm/s，未见杂波。AO：主动脉；PA：肺动脉；PDA：动脉导管未闭；DAo：降主动脉

3. 超声模板套用

左心房室内径较术前减小，右心房室内径正常。室间隔及左心室游离壁厚度正常，运动幅度正常。各瓣膜形态结构及启闭运动未见明显异常。降主动脉峡部与肺动脉间导管消失。心包腔未见明显野性暗区。

多普勒检查：动脉水平分流消失。

诊断：先天性心脏病；动脉导管未闭缝扎术后；动脉水平分流消失

（肖明虎）

第二节　肺动静脉瘘

（一）定义

先天性肺血管畸形，胚胎发育过程中，胚胎始基发育异常，致肺动静脉间异常血流交通，部分肺动脉血直接回流入肺静脉，不经过肺泡，产生心外左向右分流。主要分为：①弥漫性肺小动静脉瘘，少见，多见于毛细血管终末肺小动静脉之间，瘘口直径小，在 0.2～1.2mm 之间，弥漫性多发瘘口，病变累及范围广泛，分流量大。②囊状肺动静脉瘘。多见于近心侧较大肺动静脉的分支，吻合口呈囊袋状，症状取决于分流量大小；肺动脉分支可直接与左心房相通，称为肺动脉 - 左心房瘘。肺动脉造影是诊断该病的金标准。X 线平片可见异常血管影。CT 可重建肺动静脉瘘病变。超声心动图右心声学造影，简单易行，有助于肺动静脉瘘的诊断。

（二）超声描述模板

1. 肺动静脉瘘——分流量小

各房室腔内径无明显增大，室间隔及左右心室壁厚度正常，运动幅度与收缩增厚率正常。房/室间隔回声无明显缺失。各组瓣膜结构及功能无明显异常。主肺动脉与主动脉无明显异常。心包腔未探及明显异常回声。

多普勒检查：房/室水平及动脉水平均无明显分流。

右心声学造影：经外周静脉注入声学造影剂，继右心房充盈 4～5 个心动周期后，左心房出现微泡回声，短期内密度增高，微泡排空时间，左心晚于右心。

诊断：心内结构未见明显异常（左心扩大）；右心声学造影阳性（不除外肺动静脉瘘可能）

2. 肺动静脉瘘——分流量大

左心房室腔内径增大，右心房室腔内径正常，室间隔及左右心室壁厚度正常，运动幅度与收缩增厚率正常。房/室间隔回声无明显脱失。各组瓣膜结构及功能无明显异常。主肺动脉与主动脉无明显异常。肺静脉内径轻度增宽。心包腔未探及明显异常回声。

多普勒检查：房/室水平及动脉水平均无明显分流。

右心声学造影：经外周静脉注入声学造影剂，继右心房充盈 4～5 个心动周期后，左心房出现微泡回声，短期内密度增高，微泡排空时间，左心晚于右心。

诊断：先天性肺血管畸形；肺动静脉瘘（分流量大）

3. 肺动脉 - 左心房瘘

左心房室腔内径增大，右心房室腔内径正常，室间隔及左右心室壁厚度正常，运动幅度与收缩增厚率正常。房/室间隔回声无明显脱失。各组瓣膜结构及功能无明显异常。主肺动脉与主动脉无明显异常。心包腔未探及明显异常回声。

多普勒检查：房/室水平及动脉水平均无明显分流。

右心声学造影：经外周静脉注入声学造影剂，继右心房充盈后，左心房即刻出现微泡回声，瞬间密度增高，微泡排空时间，右心排空后，左心即刻排空。

诊断：先天性心脏病；肺动脉 – 左心房瘘

4. 肺动静脉瘘封堵术后模板

各房室腔内径无明显增大，室间隔及左右心室壁厚度正常，运动幅度与收缩增厚率正常。房 / 室间隔回声无明显脱失。各组瓣膜结构及功能无明显异常。主肺动脉与主动脉无明显异常。心包腔未探及明显异常回声。

多普勒检查：房 / 室水平及动脉水平均无明显分流。

右心声学造影：经外周静脉注入声学造影剂，继右心房充盈后，左心房未出现微泡回声

诊断：先天性肺动静脉瘘封堵术后；肺动静脉间分流消失

5. 肺动静脉瘘封堵术后残余分流

各房室腔内径无明显变化，室间隔及左右心室壁厚度正常，运动幅度与收缩增厚率正常。房 / 室间隔回声无明显脱失。各组瓣膜结构及功能无明显异常。主肺动脉与主动脉无明显异常。心包腔未探及明显异常回声。

多普勒检查：房 / 室水平及动脉水平均无明显分流。

右心声学造影：经外周静脉注入声学造影剂，继右心房充盈 4 ~ 5 个心动周期后，左心房出现少量微泡回声，微泡密度较封堵术前明显减小。

诊断：先天性肺动静脉瘘封堵术后；肺动静脉间残余少量分流

（三）超声心动图诊断方法简介

1. 常规经胸二维超声心动图

可无特殊异常，心内无解剖和异常分流。

2. 右心声学造影

采用右心超声声学造影剂，经外周静脉注入，造影剂经外周静脉—右心房室腔—主肺动脉—肺动静脉瘘—肺静脉—左心房顺序充盈。鉴于该病的血流分流的特殊性，右心充盈与左心充盈之间有 4 ~ 6 个心动周期间隔。因常规超声心动图多无明显异常，且患者有发绀时，应怀疑该病，并行右心声学造影检查。

（四）病例模板套用举例

1. 肺动静脉瘘——分流量小

（1）病史介绍：患者，8 岁，男，无明显症状。心电图，无明显异常。胸片示右肺下叶的扭曲血管阴影。临床怀疑肺动静脉瘘，建议超声右心声学造影检查。

（2）超声心动图声学造影检查和模板套用

各房室腔内径无明显增大，室间隔及左右心室壁厚度正常，运动幅度与收缩增厚率正常。房 / 室间隔回声无明显脱失。各组瓣膜结构及功能无明显异常。主肺动脉与主动脉无明显异常。心包腔未探及明显异常回声。

多普勒检查：房 / 室水平及动脉水平均无明显分流。

右心声学造影：经外周静脉注入声学造影剂，继右心房充盈 4 ~ 5 个心动周期后，左心房出现微泡回声，短期内密度增高，微泡排空时间，左心晚于右心。

诊断：心内结构未见明显异常；右心声学造影阳性（不除外肺动静脉瘘可能）

2. 肺动静脉瘘——分流量大

（1）患者，10 岁，女，一年前，活动后气促，发绀，近期加重并有呼吸困难。胸片示右肺

下叶扭曲血管阴影，左心增大。

（2）超声心动图声学造影检查和模板套用

左心房室腔内径增大，右心房室腔内径正常，室间隔及左右心室壁厚度正常，运动幅度与收缩增厚率正常。房/室间隔回声无明显脱失。各组瓣膜结构及功能无明显异常。主肺动脉与主动脉无明显异常。肺静脉内径轻度增宽。心包腔未探及明显异常回声。

多普勒检查：房/室水平及动脉水平均无明显分流。

右心声学造影：经外周静脉注入声学造影剂，继右心房充盈 4～5 个心动周期后，左心房出现微泡回声，短期内密度增高，微泡排空时间，左心晚于右心。

诊断：先天性肺血管畸形；肺动静脉瘘（分流量大）

（肖明虎）

—— 第三节　肺静脉异位引流 ——

一、定义

肺静脉畸形引流（APVC）是指肺静脉未能直接与左心房连接，而与右心房或体静脉系统连接的先天性心血管畸形。全部肺静脉均不与左心房连接为完全性肺静脉异位引流（TAPVC）。一支或几支肺静脉（但不是全部肺静脉）直接或通过体静脉引流入右心房称为部分性肺静脉异位引流（PAPVC）。

由于存在着肺静脉支数变异及超声对肺静脉方位、数目判断能力差异，超声心动图对完全性肺静脉畸形引流的诊断能力明显高于部分型肺静脉畸形引流，而对部分型肺静脉畸形引流常常会造成漏诊或误诊。

二、超声描述模板

（一）完全性肺静脉异位引流（TAPVC）

1. 心上型

（1）经左垂直静脉回流　右心房室明显增大，左心房室减小，室间隔与左心室后壁同向运动；肺静脉未与左心房连接，四支肺静脉在左心房后方汇集为一主干后与左垂直静脉连接，经无名静脉回流入上腔静脉，上述静脉均明显扩张，回流途径中无明显狭窄（或局部狭窄）。房间隔回声　部缺失　mm；三尖瓣环扩张，瓣叶无异常，肺动脉增宽，主动脉弓降部无明显异常。

多普勒检查：房水平低速右向左分流；肺静脉干 – 上腔静脉回流路径血流量增大；三尖瓣与肺动脉血流增多；三尖瓣　量反流，肺动脉瓣　量反流，估算肺动脉收缩压约　mmHg。

诊断：先天性心脏病；完全性心上型肺静脉异位引流（经左垂直静脉回流）；Ⅱ孔房间隔缺损；肺动脉高压

（2）经上腔静脉回流　右心房室明显增大，左心房室减小，室间隔与左心室后壁同向运动；肺静脉未与左心房连接，四支肺静脉在左心房后方汇集为一主干后与上腔静脉下段连接；上腔静脉增宽，未探及明确左垂直静脉，无名静脉内径正常。房间隔　部回声缺失　mm；三尖瓣环扩张，瓣叶无异常，肺动脉增宽，主动脉弓降部无明显异常。

多普勒检查：房水平低速右向左分流；上腔静脉回流量增多；三尖瓣与肺动脉血流量增大；三尖瓣　量反流，肺动脉瓣　量反流，估算肺动脉收缩压约　mmHg。

诊断：先天性心脏病；完全性心上型肺静脉异位引流（经上腔静脉回流）；Ⅱ孔房间隔缺损；肺动脉高压

（3）经奇静脉回流　右心房室明显增大，左心房室减小，室间隔与左心室后壁同向运动；肺静脉未与左心房连接，四支肺静脉在左心房后方汇集为一主干后在升主动脉右后侧汇入奇静脉；上腔静脉增宽，未探及明确左垂直静脉，无名静脉内径正常。房间隔　部回声缺失　mm；三尖瓣环扩张，瓣叶无异常，肺动脉增宽，主动脉弓降部无明显异常。

多普勒检查：房水平低速右向左分流；上腔静脉回流血流量增多；三尖瓣与肺动脉血流量增大；三尖瓣　量反流，肺动脉瓣　量反流，估算肺动脉收缩压约　mmHg。

诊断：先天性心脏病；完全性心上型肺静脉异位引流（经奇静脉回流）；Ⅱ孔房间隔缺损；肺动脉高压

2. 心内型

（1）经冠状静脉窦回流　右心房室明显增大，左心房室减小，室间隔与左心室后壁同向运动；肺静脉未与左心房连接，四支肺静脉在左心房后方汇集为一主干，与明显扩张的冠状静脉窦连接。房间隔　部回声缺失　mm；三尖瓣环扩张，瓣叶无异常，肺动脉增宽，主动脉弓降部无明显异常。

多普勒检查：房水平低速右向左分流；冠状静脉窦回流量明显增多；三尖瓣与肺动脉血流量增大；三尖瓣　量反流，肺动脉瓣　量反流，估算肺动脉收缩压约　mmHg。

诊断：先天性心脏病；完全性心内型肺静脉异位引流（经冠状静脉窦回流）；Ⅱ孔型房间隔缺损；肺动脉高压

（2）经冠状静脉窦回流 – 无肺静脉干形成　右心房室明显增大，左心房室减小，室间隔与左心室后壁同向运动，肺静脉未与左心房连接，四支肺静脉未形成一共同静脉干，各支肺静脉分别与明显扩张的冠状静脉窦连接。房间隔　部回声缺失　mm；室间隔未探及回声脱失；三尖瓣环扩张，瓣叶无异常，其他瓣膜未见明确异常；肺动脉增宽，主动脉弓降部无明显异常。

多普勒检查：房水平低速右向左分流；冠状静脉窦回流血流量明显增多；三尖瓣与肺动脉血流量增大；三尖瓣　量反流，肺动脉瓣　量反流，估算肺动脉收缩压约　mmHg。

诊断：先天性心脏病；完全性心内型肺静脉异位引流（经冠状静脉窦回流）；Ⅱ孔型房间隔缺损；肺动脉高压

（3）直接回流入右心房　右心房室显著扩大，左心房室减小，室间隔与左心室后壁同向运动；肺静脉未与左心房连接，四支肺静脉在左心房后方汇集为一主干，肺静脉开口与右心房。房间隔间隔　部回声缺失　mm；三尖瓣环扩张，瓣叶无异常，肺动脉增宽，主动脉弓降部无明显异常。

多普勒检查：房水平低速右向左分流；可显示肺静脉干血流流入右心房；三尖瓣与肺动脉血流量增大；三尖瓣　量反流，肺动脉瓣　量反流，估算肺动脉收缩压约　mmHg。

诊断：先天性心脏病；完全性心内型肺静脉异位引流（直接回流入右心房）；Ⅱ孔型房间隔缺损；肺动脉高压

3. 心下型

右心房室明显增大，左心房室减小，室间隔与左心室后壁同向运动；肺静脉未与左心房连接，四支肺静脉在左心房后方汇集为一主干，经下行的导引静脉与下腔静脉连接，下腔静脉近心段增宽。回流途径中无明显狭窄。房间隔回声　部缺失　mm；三尖瓣环扩张，瓣叶无异常，肺动脉增宽，主动脉弓降部无明显异常。

多普勒检查：房水平低速右向左分流；肺静脉干 – 下腔静脉回流途径血流量增大；三尖瓣与肺动脉血流增多；三尖瓣　量反流，肺动脉瓣　量反流，估算肺动脉收缩压约　mmHg。

诊断：先天性心脏病；完全性心下型肺静脉异位引流；Ⅱ孔型房间隔缺损；肺动脉高压

4. 混合型

右心房室显著扩大，左心房室减小，室间隔与左心室后壁同向运动；肺静脉未与左心房连接，右侧肺静脉与左下肺静脉在左心房后方汇集为一主干，与明显扩张的冠状静脉窦连接，左上肺静脉与左垂直静脉连接，经无名静脉回流入上腔静脉，上述静脉均扩张，回流途径中无明显狭窄。房间隔　部回声缺失　mm；三尖瓣环扩张，瓣叶无异常，肺动脉增宽，主动脉弓降部无明显异常。

多普勒检查：房水平低速右向左分流；冠状静脉窦与上腔静脉回流量显著增多，三尖瓣与肺动脉血流量增大；三尖瓣　量反流，肺动脉瓣　量反流，估算肺动脉收缩压约　mmHg。

诊断：先天性心脏病；完全性混合型肺静脉异位引流；Ⅱ孔型房间隔缺损；肺动脉高压

5. 根治术后

右心房室径较术前明显减小至正常范围 / 轻度增大，左心内径恢复正常范围，室间隔运动低平 / 与后壁逆向 / 同向运动。房间隔探及补片回声，无明显裂隙。肺静脉干在左心房的开口直径约　mm，无明显狭窄。心包腔无明显异常。

多普勒检查：房水平未探及分流信号，肺静脉干回流入左心房的血流速度正常。

诊断：完全性肺静脉异位引流矫治术后；右心内径正常范围 / 右心内径较术前减小；肺静脉回流无异常；房水平分流消失

6. 部分矫治（混合型）

右心房室径较术前明显减小，目前为轻度增大，左心内径恢复正常，室间隔运动方向趋于正常。房间隔修补后延续性恢复无明显裂隙。肺静脉干在左心房的开口直径约　mm，无明显狭窄。左上肺静脉经左垂直静脉回流途径仍存在。心包腔无明显异常。

多普勒检查：房水平分流完全消失，肺静脉干回流入左心房的血流速度正常。左上肺静脉 – 垂直静脉 – 上腔静脉血流信号强。

诊断：完全性肺静脉异位引流部分矫治术后；房水平分流消失；肺静脉干 – 左心房血流无异常；左上肺静脉异位引流

（二）部分性肺静脉异位引流（PAPVC）

1. 左上肺静脉心上型引流，无 ASD

右心房室增大，室间隔与左心室后壁同向运动，室壁收缩增厚率正常。房室间隔无明显回声缺失。左上肺静脉未与左心房连接，向上与左垂直静脉连接，经无名静脉回流入上腔静脉，上述静脉均扩张，回流途径中无明显狭窄，三尖瓣环扩张，瓣叶无异常，肺动脉增宽，主动脉弓降部及无明显异常。

多普勒检查：从垂直静脉至上腔静脉血流灰度增加，流量增大，上腔静脉回流量增大，三尖瓣与肺动脉血流量增大；未探及明显房或室水平分流。三尖瓣　量反流，肺动脉瓣　量反流。估算肺动脉收缩压　mmHg。

诊断：先天性心脏病；部分性心上型肺静脉异位引流

2. 左上肺静脉心上型引流合并 ASD

右心房室增大，室间隔与左心室后壁同向运动，室壁收缩增厚率正常。房间隔　部回声缺失　mm，室间隔完整。左上肺静脉未与左心房连接，向上与左上肺静脉与左垂直静脉连接，经无名静脉回流入上腔静脉，上述静脉均扩张，回流途径中无明显狭窄，三尖瓣环扩张，瓣叶无异常，肺动脉增宽，主动脉弓降部无明显异常。

多普勒检查：从垂直静脉至上腔静脉血流灰度增加，流量增大，上腔静脉回流量增大，房室水平分流左向右分流；三尖瓣与肺动脉血流量增大。三尖瓣　量反流，肺动脉瓣　量反流。估算肺动脉收缩压　mmHg。

诊断：先天性心脏病；部分性心上型肺静脉异位引流（左上肺静脉经垂直静脉回流）；Ⅱ孔型房间隔缺损；房水平左向右分流

3. 右肺静脉连接右心房，无 ASD

右心房室增大，室间隔与左心室后壁同向运动，室壁收缩增厚率正常。房室间隔无明显回声缺失。右侧肺静脉未与左心房连接，开口于房间隔右侧，左肺静脉与左心房正常连接。三尖瓣环扩张，瓣叶无异常，肺动脉增宽，主动脉弓降部无明显异常。

多普勒检查：右侧肺静脉血流回流入右心房，未探及明显房或室水平分流；三尖瓣与肺动脉血流量增大，三尖瓣　量反流，肺动脉瓣　量反流。估算肺动脉收缩压　mmHg。

诊断：先天性心脏病；部分性心内型肺静脉异位引流（右肺静脉连接右心房）

4. 右肺静脉连接右心房合并 ASD

右心房室增大，室间隔与左心室后壁同向运动，室壁收缩增厚率正常。房间隔上部回声缺失　mm，上腔静脉构成缺损顶部，室间隔完整。右侧肺静脉未与左心房连接，开口于房间隔右侧，左肺静脉与左心房正常连接。三尖瓣环扩张，瓣叶无异常，肺动脉增宽，主动脉弓降部无明显异常。

多普勒检查：右侧肺静脉血流回流入右心房，房水平分流左向右分流；三尖瓣与肺动脉血流量增大；三尖瓣　量反流，肺动脉瓣　量反流。估算肺动脉收缩压　mmHg。

诊断：先天性心脏病；部分性心内型肺静脉异位引流（右肺静脉连接右心房）；Ⅱ孔上腔型房间隔缺损

5. 下肺静脉，经冠状静脉窦回流

右心房室明显增大，室间隔与左心室后壁同向运动；冠状静脉窦明显扩张，左（右）下肺静脉与冠状静脉窦连接。房间隔间隔　部回声缺失　mm；三尖瓣环扩张，瓣叶无异常，肺动脉增宽，主动脉弓降部无明显异常。

多普勒检查：房水平低速左向右分流；冠状静脉窦回流血流量明显增多；可显示左（右）下肺静脉血流入冠状静脉窦。三尖瓣与肺动脉血流量增大；三尖瓣　量反流，肺动脉瓣　量反流，估算肺动脉收缩压约　mmHg。

诊断：先天性心脏病；部分性心内型肺静脉异位引流（下肺静脉回流入冠状静脉窦）；Ⅱ孔型房间隔缺损

6. 部分异位引流矫治术后

右心房室径较术前明显减小至正常范围 / 轻度增大，左心房室内径正常范围，室间隔运动低平 / 与后壁逆向 / 同向运动。房间隔修补后延续性恢复无明显裂隙。异位引流的肺静脉已隔入左心房。心包腔无明显异常。

多普勒检查：房水平分流完全消失，肺静脉回流无明显异常。术后肺静脉入左心房口无血流加速 / 流速　m/s。

诊断：部分型肺静脉异位引流矫治，房间隔修补术后；肺静脉回流无明显异常；房水平分流消失

三、超声心动图诊断方法简介

（一）TAPVC 的四种类型

1. 心上型

四支肺静脉汇成共同静脉干，连接左位垂直静脉，经无名静脉至右上腔静脉回流入右心房。还可能存在其他途径如共同肺静脉连接右上腔静脉，或经垂直静脉连接右上腔静脉，经奇静脉回流者罕见。

2. 心内型

四支肺静脉直接汇入冠状静脉窦，再回流入右心房；或四支肺静脉汇合成共同肺静脉干再连接右心房。

3. 心下型

罕见，四支肺静脉汇合成共同肺静脉干，并经下行的垂直静脉连接门静脉或下腔静脉回流入右心。

4. 混合型

四支肺静脉可以具有以上各种类型的组合，最终汇入体静脉或右心房。最常见的组合为心内型与心上型混合型。即两支左肺静脉通过垂直静脉至无名静脉，最后进入右上腔静脉，两支右肺静脉回流至冠状静脉窦或直接进入右心房。

完全性肺静脉异位引流（TAPVC）分型见图 2-1-14。

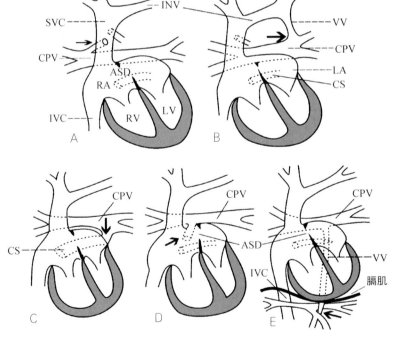

图 2-1-14　TAPVC 分型

A. 心上型：肺静脉干连接上腔静脉；B. 心上型：经垂直静脉回流；C. 心内型：回流入冠状静脉窦；D. 心内型：直接回流入右心房；E. 心下型：经门脉或静脉导管回流。RV：右心室；LV：左心室；RA：右心房；LA：左心房；CPV：肺静脉干；INV：无名静脉；VV：垂直静脉；SVC：上腔静脉；IVC：下腔静脉；CS：冠状经脉窦；ASD：房间隔缺损

（二）PAPVC 的三种类型

1. 心内型

最多见。最常见的表现为"腔静脉综合征"，主要表现为右上、中肺静脉或右上肺静脉直接引流入上腔静脉 – 右心房结合部，右下肺静脉引流入右心房的非常罕见，右肺静脉引流入冠状静脉窦部的亦十分罕见，其中 95% 合并上腔静脉型房间隔缺损。

2. 心上型

最常见连接方式是右上肺静脉回流至上腔静脉，其次是左上肺静脉或左肺静脉通过垂直静脉经无名静脉回流入上腔静脉；也可见右上肺静脉回流入奇静脉，左上肺静脉回流入无名静脉等。

3. 心下型

较罕见，主要表现为右下或右肺静脉回流入下腔静脉或肝静脉。镰刀综合征是 PAPVC 的特殊类型，由于右肺静脉引流入下腔静脉常合并右肺发育不良与右位心，在 X 线片上表现为类似"镰刀"的形状。

PAPVC 亦一般与房间隔缺损并存，其中以静脉窦型房间隔缺损多见。单纯的 PAPVC 罕见，还可能合并室间隔缺损、动脉导管未闭和三房心等。

部分性肺静脉异位引流（PAPVC）分型见图 2-1-15。

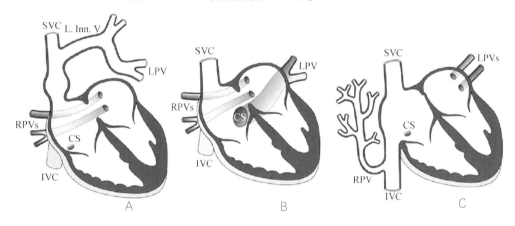

图 2-1-15　PAPVC 分型

A. 心上型：左肺静脉通过左无名静脉进入右上腔静脉；B. 心内型：左肺静脉畸形引流入冠状静脉窦；C. 心下型：右肺静脉引流入下腔静脉。L.Inn.V：左无名静脉；SVC：上腔静脉；IVC：下腔静脉；RPVs：右肺静脉；LPV：左肺静脉；CS：冠状静脉窦

四、病例诊断套用模板举例

1. 病史介绍

患儿，男，11 天，以心脏扩大，心脏杂音待查入院。活动后口唇发绀。查体：胸骨旁左侧可及 Ⅱ ~ Ⅲ级收缩期杂音。

2. 超声病例图像采集及分析（图 2-1-16）

3. 病例模板套用

右心房室明显增大，左心房室减小，室间隔与左心室后壁同向运动；肺静脉未与左心房连接，四支肺静脉在左心房后方汇集为一主干后与左垂直静脉连接，经无名静脉回流入上腔静脉，

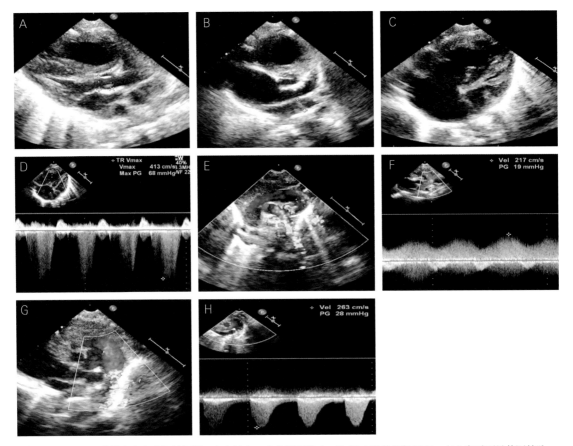

图 2-1-16 A. 胸骨旁左心室长轴切面：右心扩大，左心相对较小；B. 近大动脉短轴切面：左心房后可见共同静脉干；C. 心尖四腔心切面：右心显著扩大；D. 根据三尖瓣反流估测肺动脉收缩压大于 70mmHg；E. 胸骨上窝大动脉短轴切面：可见垂直静脉进入左无名静脉，并引流入右上腔静脉；F. 垂直静脉干局部有梗阻，梗阻部位峰值流速约 2.1m/s；G. 肺动脉长轴切面：显示粗大的动脉导管右向左分流信号；H. CW 测量动脉导管处血流信号为右向左分流，分流速度约 2.6m/s

上述静脉均明显扩张，回流途径中局部狭窄（位于动脉导管后方）。房间隔卵圆孔处回声分离；降主动脉峡部与左肺动脉之间探及动脉导管，内径约 7mm，三尖瓣环扩张，瓣叶无异常，肺动脉增宽，主动脉弓降部无明显异常。

多普勒检查：房水平低速右向左分流；肺静脉干 - 上腔静脉回流路径血流量增大；三尖瓣与肺动脉血流增多；三尖瓣少量反流，估算肺动脉收缩压约 78mmHg。

诊断：先天性心脏病；完全性心上型肺静脉异位引流（经左垂直静脉回流）；回流途径梗阻；动脉导管未闭；卵圆孔未闭；重度肺动脉高压

五、动态病例演示

1. 完全性心内型肺静脉异位引流病例演示

男性，7 月，发绀来诊，右心显著扩大，四条肺静脉引流入扩张的冠状静脉窦部，并可见卵圆孔开放，右向左分流。见图 ER-2-1-3-1。

2. 部分型心内型肺静脉异位引流病例演示

女性，25 岁，右上肺静脉异位引流入右心房顶部，见图 ER-2-1-3-2。

动态图演示

ER-2-1-3-1：完全性心内型肺静脉异位引流超声图像

ER-2-1-3-2：部分型心内型肺静脉异位引流超声图像

（吴伟春）

第四节　冠状动脉瘘

一、定义

冠状动脉瘘是一种冠状动脉血流终点的异常，指冠状动脉与心腔或其他血管之间存在异常交通，血液从冠状动脉经瘘管分流到有关心腔和血管。左或右冠状动脉均可能被累及，其中以右冠状动脉瘘多见。冠状动脉可与任一心房或心室腔交通，也可与肺动脉、腔静脉、冠状静脉或冠状静脉窦相通。由于心脏右侧的压力更低，所以引流入右心系统更多见（约 90%），少数引流入左心系统。

二、超声描述模板

（一）右冠状动脉瘘

1. 右冠状动脉右心房瘘

左右心腔轻度增大，室间隔与左心室壁厚度与运动正常。右冠状动脉明显增宽，开口内径　　mm，最宽处内径　　mm，瘘口位于右心房（顶壁 / 侧壁），直径约　　mm，距离三尖瓣环　　mm。房、室间隔回声完整。各瓣膜形态与运动无明显异常。肺动脉轻度增宽。主动脉弓降部无异常。

多普勒检查：右冠状动脉血流信号增强提示流量增大；在右心房内探及以舒张期为主的双期分流性血流。三尖瓣少量反流，估算肺动脉收缩压约　　mmHg。

诊断：先天性心脏病；右冠状动脉 – 右心房瘘

2. 右冠状动脉左心房瘘

左心腔轻度增大，室间隔与左心室壁厚度正常，运动幅度增大。右冠状动脉增宽，可视长度明显增加，血管开口内径　　mm，血管最宽处内径　　mm，远端沿后房间沟上行，在房间隔的左心房侧与左心房相通，瘘口直径约　　mm。房、室间隔回声完整。各瓣膜形态与运动无明显异常。肺动脉轻度增宽。主动脉弓降部无异常。

多普勒检查：右冠状动脉血流信号增强提示流量增大；在左心房内探及以舒张期为主的双期分流性血流。二尖瓣少量反流。

诊断：先天性心脏病；右冠状动脉 – 左心房瘘

3. 右冠状动脉右心室瘘

左心腔轻度增大，室间隔与左心室壁厚度正常，运动幅度增大。右冠状动脉增宽可视长度明显增加，血管开口内径　　mm，血管最宽处内径　　mm，远端与右心室相通，瘘口直径约　　mm，位于右心室膈面（间隔侧）距离三尖瓣环约　　mm。房、室间隔回声完整。各瓣膜形态与运动无明显异常。肺动脉轻度增宽。主动脉弓降部无异常。

多普勒检查：右冠状动脉血流信号增强提示流量增大；在右心室内探及源自右冠状动脉的以舒张期为主的双期分流性血流。三尖瓣少量反流，估算肺动脉收缩压约　　mmHg。

诊断：先天性心脏病；右冠状动脉 – 右心室瘘

4. 右冠状动脉右心室流出道瘘

左心腔轻度增大，右心室流出道偏宽。室间隔与左心室壁厚度正常，运动幅度增大。右冠状动脉近心段增宽，内径达　　mm，与右心室流出道相通，瘘口直径约　　mm，距离肺动脉瓣环约　　mm。房、室间隔回声完整。各瓣膜形态与运动无明显异常。肺动脉轻度增宽。主动脉弓降部无异常。

多普勒检查：右冠状动脉血流信号增强提示流量增大；在右心室流出道内探及源自右冠状动脉的以舒张期为主的双期分流性血流。三尖瓣少量反流，估算肺动脉收缩压约　　mmHg。

诊断：先天性心脏病；右冠状动脉 – 右流出道瘘

5. 右冠状动脉左心室瘘

左心房室轻度增大，室间隔与左心室壁厚度正常，运动幅度增大。右冠状动脉增宽，可视长度明显增加，血管开口内径　　mm，血管最宽处内径　　mm，远端开口于左心室后下壁上部，瘘口直径约　　mm，距离二尖瓣环约　　mm。房、室间隔回声完整。各瓣膜形态与运动无明显异常。肺动脉轻度增宽。主动脉弓降部无异常。

多普勒检查：右冠状动脉血流信号增强提示流量增大；在左心室内探及舒张期分流性血流。二尖瓣少量反流，三尖瓣少量反流，估算肺动脉收缩压约　　mmHg。

诊断：先天性心脏病；右冠状动脉 – 左心室瘘

（二）左冠状动脉瘘

1. 左冠状动脉右心房瘘

心脏增大以左心腔增大明显，室间隔与左心室壁厚度正常，运动幅度增大。左冠状动脉增宽，可视长度明显增加，血管开口内径　　mm，最宽处内径　　mm，瘘口位于右心房（顶壁 / 侧壁），直径约　　mm，距离三尖瓣环　　mm。房、室间隔回声完整，各组心瓣膜形态与运动无明显异常。肺动脉轻度增宽。主动脉弓降部无异常。

多普勒检查：左冠状动脉血流信号增强提示流量增大；在右心房内探及以舒张期为主的双期分流性血流。三尖瓣少量反流。

诊断：先天性心脏病；左冠状动脉 – 右心房瘘

2. 左冠状动脉左心房瘘

左心房室增大，右心房室内径在正常范围。室间隔与左心室壁厚度正常，运动幅度增大。左冠状动脉明显增宽，可视长度明显增加，该血管开口内径　　mm，血管最宽处内径　　mm。远端与左心房相通，瘘口直径约　　mm，房、室间隔回声完整，各组心瓣膜形态与运动无明显异常。肺动脉轻度增宽。主动脉弓降部无异常。

多普勒检查：左冠状动脉血流信号增强提示流量增大；在左心房内探及以舒张期为主的双期分流性血流。

诊断：先天性心脏病；左冠状动脉 – 左心房瘘

3. 左冠状动脉右心室瘘

左心腔轻度增大，室间隔与左心室壁厚度正常，运动幅度增大。左冠状动脉增宽可视长度明显增加，血管开口内径　　mm，血管最宽处内径　　mm。远端与右心室相同，瘘口直径约　　mm，位于右心室壁侧（或间隔侧）距离三尖瓣环约　　mm。房、室间隔回声完整，各组心瓣膜形态与运动无明显异常。肺动脉轻度增宽。主动脉弓降部无异常。

多普勒检查：左冠状动脉血流信号增强提示流量增大；在右心室内探及源自左冠状动脉的以

舒张期为主的双期分流性血流。三尖瓣少量反流，估算肺动脉收缩压约　　mmHg。

诊断：先天性心脏病；左冠状动脉 – 右心室瘘

4. 左冠状动脉左心室瘘

左心腔轻度增大，室间隔与左心室壁厚度正常，运动幅度增大。左冠状动脉增宽，可视长度明显增加，血管开口内径　　mm，血管最宽处内径　　mm。远端与左心室相同，瘘口直径约　　mm，距离二尖瓣环约　　mm。房、室间隔回声完整，各组心瓣膜形态与运动无明显异常。肺动脉轻度增宽。主动脉弓降部无异常。

多普勒检查：左冠状动脉血流信号增强提示流量增大；在左心室内探及源自左冠状动脉的以舒张期为主的分流性血流。

诊断：先天性心脏病；左冠状动脉 – 左心室瘘

5. 左冠状动脉 – 冠状静脉窦瘘

心脏增大以左心房室增大明显，室间隔与左心室壁厚度正常，运动幅度与收缩增厚率在正常范围。左冠状动脉增宽，可视长度明显增加，左主干直径　　mm，回旋支直径　　mm，增宽的左回旋支在左心房背侧下部与冠状静脉窦连接，冠状静脉窦明显扩张，在右心房的开口增大，房、室间隔回声完整，各组心瓣膜形态与运动无明显异常。肺动脉轻度增宽。主动脉弓降部无异常。

多普勒检查：左冠状动脉血流信号增强提示其流量增大；冠状静脉窦回流入右心的血流量明显增多。三尖瓣少量反流。

诊断：先天性心脏病；左冠状动脉（回旋支）– 冠状静脉窦瘘

6. 左冠状动脉 – 肺动脉瘘

左心房室增大，右心房室内径在正常范围。室间隔与左心室壁厚度正常，运动幅度增大。左冠状动脉明显增宽，直径　　mm，可视长度明显增加，与肺动脉内侧相通，瘘口直径约　　mm，距离肺动脉瓣环约　　mm。房间隔与室间隔回声完整，各组心瓣膜形态与运动无明显异常。肺动脉轻度增宽。主动脉弓降部无异常。

多普勒检查：左冠状动脉血流信号增强，在肺动脉中部探及双期连续性异常血流。肺动脉瓣少量反流。

诊断：先天性心脏病；左冠状动脉（前降支）– 肺动脉瘘

7. 微小冠状动脉 – 肺动脉瘘

各房室无明显增大，室间隔与左右心室壁厚度正常，室壁运动协调。房间隔与室间隔完整。各组心瓣膜结构与功能状态均无明显异常。大血管的相互关系及内径均在正常范围，左或右冠状动脉无显著扩张。

多普勒检查：在中段肺动脉腔内探及较细的异常舒张期血流，彩色多普勒追踪显示异常血流起源于左冠状动脉前降支。

诊断：先天性心脏病；左冠状动脉前降支 – 肺动脉瘘（分流量小）

（三）冠状动脉瘘术后

1. 冠状动脉瘘修补术后

各房室内径恢复至正常范围，室间隔与左右心室壁厚度正常，室壁运动协调。原受累冠状动脉内径仍明显大于正常，与受血心腔间的交通口已封闭。各瓣膜形态与功能无明显异常，心包无明显液性暗区。

多普勒检查：增宽的冠状动脉内的血流灰度较术前明显下降，原受血心腔内的异常分流性血流消失。

诊断：冠状动脉瘘术后；心内分流消失；房室内径正常范围

2. 冠状动脉瘘封堵术后

各房室内径恢复至正常范围，室间隔与左右心室壁厚度正常，室壁运动协调。原受累冠状动脉内径仍明显大于正常，与受血心腔间的交通口处探及封堵器回声，封堵器形态良好，位置固定，周围无裂隙，未见明显异常回声附着。各瓣膜形态与功能无明显异常，心包腔未见明显液性暗区。

多普勒检查：增宽的冠状动脉内的血流灰度较术前明显下降，原受血心腔内的异常分流性血流消失。

诊断：冠状动脉瘘封堵术后；心内分流消失；房室内径正常范围

三、超声心动图诊断方法简介

超声心动图是诊断本病最可靠的无创检查方法，一般经胸超声检查即可满足诊断需要。

（一）M 型超声心动图

通常无特异性表现，仅用于评价心脏容量与室壁运动。

（二）二维超声心动图

1. 图像特点

冠状动脉起始位置正常，而受累侧管腔明显扩张。

2. 冠状动脉的探查要点

（1）冠状动脉起始部位的探查：胸骨旁主动脉短轴切面显示主动脉瓣水平短轴后，声束平面缓慢上移，顺时针或逆时针调整声束角度，可分别显示左、右冠状动脉（图 2-1-17、图 2-1-18）。或在心尖五腔心切面基础上调整声束平面，分别获得左、右冠状动脉开口及起始段图像。探及受累扩张的冠状动脉开口及主干后，测量受累冠状动脉的开口、主干及分支内径。

（2）冠状动脉走行途径的观察：冠状动脉走行迂曲，通常在同一平面上不能显示受累冠状动脉从起始至终末的全程，因此，需要不断调整声束平面的位置与角度，逐段显示血管长轴，直至找到与心腔的交汇部（图 2-1-19）。测量血管内径，确定走行途径中血管狭窄或形成动脉瘤的部位及累及范围，同时需注意血管瘤样扩张段内有无血栓形成（图 2-1-20）。

（3）冠状动脉终止部位的观察：经上述方法找到冠状动脉瘘口后，确定瘘口在受血心腔的具体位置及大小（图 2-1-21 ~ 图 2-1-25）。瘘口一般为单个，偶见多个。多发瘘口可开口在同一心腔，也可开口于沿冠状动脉走行的不同心腔。

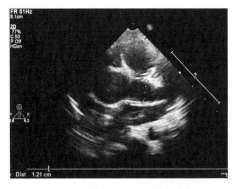

图 2-1-17　胸骨旁大动脉短轴水平上移声束平面显示扩张的左冠状动脉

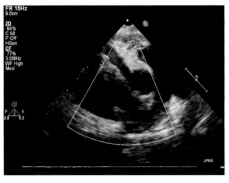

图 2-1-18　胸骨旁大动脉短轴水平上移声束平面显示扩张的右冠状动脉及其管腔内血流

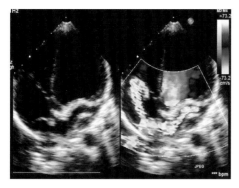

图 2-1-19　彩色多普勒引导显示受累冠状动脉走行及其与心腔的交汇部

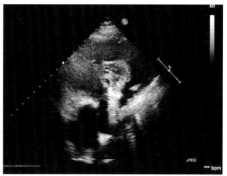

图 2-1-20　冠脉走行途径中形成血管瘤样扩张，并瘤体内血栓形成

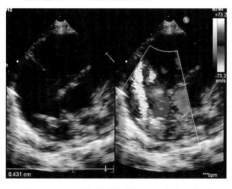

图 2-1-21　近胸骨旁四腔心显示瘘口位于右心房顶部

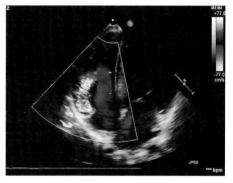

图 2-1-22　心尖四腔心显示瘘口位于右心室内三尖瓣前叶瓣环处

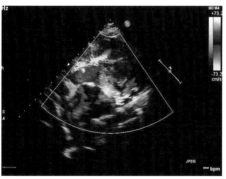

图 2-1-23　右心室流出道切面显示瘘口位于右心室流出道

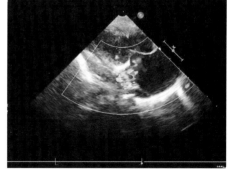

图 2-1-24　右心室流入道切面显示异常分流经冠状静脉窦入右心房

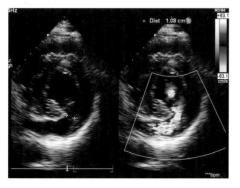

图 2-1-25　左心室短轴切面显示扩张的冠状动脉在后房室沟自右向左从邻近二尖瓣环的左心室后壁进入左心室腔

3. 冠状动脉瘘对血流动力学的影响

主要取决于瘘口的大小和瘘入的部位。受血心腔大小的改变：瘘入左心系统，形成动脉 - 动脉间分流，瘘入右心系统者，形成左向右分流，因此均可导致左心容量负荷增加，继而左心增大。此外，瘘入右心房或腔静脉者，同时存在右心容量负荷增加，因此表现为左右心室增大。

（三）多普勒超声心动图

1. 彩色多普勒

单纯依靠二维超声心动图寻找和显示受累冠状动脉的走行及瘘口位置有相当的难度，同步使用彩色多普勒超声心动图可起到引导作用。

受累扩张的冠状动脉内血流信号增强，为双期连续性血流。在受血心腔内可检测到双期连续性喷射性血流，该血流起始处即瘘口所在位置。根据血流的主体色彩判断目标血管的走向，从而帮助显示受累冠状动脉全程。

2. 脉冲与连续多普勒

在彩色多普勒的引导下获取频谱，并测定流速与压差。冠状动脉内血流频谱显示为低速、舒张和收缩两峰。

由于左心室收缩压近似主动脉收缩压，因而左心室内瘘口分流频谱表现为低速舒张期湍流（图 2-1-26），其余心腔及管腔内瘘口均表现为舒张期为主、呈台阶样的连续性湍流（图 2-1-27）。

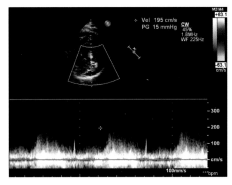 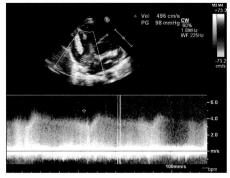

图 2-1-26　左心室内瘘口分流频谱表现为低速舒张期湍流

图 2-1-27　除左心室外，其余心腔及管腔内瘘口均表现为舒张期为主、呈台阶样的高速连续性湍流

（四）冠状动脉瘘术后超声心动图检查要点

冠状动脉瘘手术包括外科冠状动脉瘘闭合和介入冠状动脉瘘口封堵术。其术后超声检查要点如下。

（1）受累冠状动脉的术后变化：冠状动脉瘘行外科手术瘘口闭合或介入瘘口封堵术后，术前扩张的受累冠状动脉内径很少恢复正常，但扩张的管腔内血流信号较术前减弱、流速下降，提示冠状动脉内流量恢复正常。

（2）探查瘘口封闭情况：原瘘口处交通口封闭，异常分流消失，封堵术后者还需观察封堵器形态是否正常、位置是否固定、是否存在残余分流、对周边结构是否存在不良影响。

（3）测量心腔大小及心腔容量变化：术前扩大的心腔可减小或恢复至正常范围。

（4）注意室壁运动情况及心室功能：偶见扩张的冠状动脉内形成血栓，造成血管堵塞，导致节段性室壁运动异常的出现。

四、病例诊断套用模板举例

1. 病史介绍

患者男性，8 岁，发现心脏杂音半年。体格检查：心脏增大，心律齐，胸骨左缘第二肋间探及舒张期为主连续性杂音。胸片显示：左心房室增大。

2. 超声病例图像采集及分析（图 2-1-28）

3. 病例模板套用

左心增大，右心内径正常。室间隔与左、右心室壁厚度正常，室壁收缩幅度正常。左、右冠状动脉起始位置正常。右冠状动脉内径正常，左冠状动脉增宽，可视长度增加，开口内径约 9mm，血管最宽处约 12mm，增宽的左冠状动脉沿左心房前方向右上走行，在右心房前上方形成大小约 15mm × 20mm 的囊样扩张，囊壁与右心房间探及直径约 4mm 的交通口。房、室间隔连续完整。各瓣膜形态及启闭未见明显异常。主动脉弓降部无异常。心包腔未探及液性暗区。

多普勒检查：左冠状动脉血流信号增强，提示流量增大。在右心房内探及舒张期为主的双期分流性血流，血流峰值流速约 5.0m/s。

诊断：先天性心脏病；左冠状动脉 – 右心房瘘

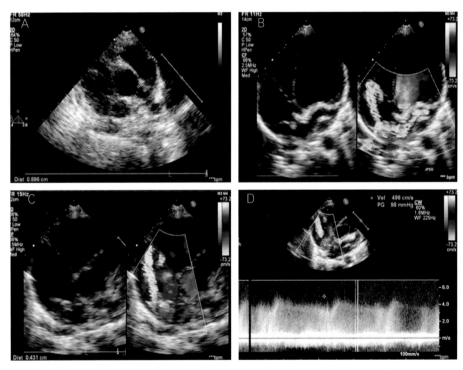

图 2-1-28　A. 主动脉短轴切面显示左冠状动脉增宽；B. 彩色多普勒引导并显示受累冠状动脉的走行及瘘口位置；C. 测量右心房内瘘口大小；D. 连续多普勒显示瘘口处分流频谱为舒张期为主、呈台阶样的连续性湍流

动态图演示

ER-2-1-4-13：心尖五腔心切面显示扩张的左冠状动脉及其管腔内血流

ER-2-1-4-14：彩色多普勒引导并显示受累冠状动脉的走行及开口于右心房的瘘口

（施怡声）

$$\rule{4cm}{0pt}\text{第五节　冠状动脉异常起源于肺动脉}\rule{4cm}{0pt}$$

一、定义

冠状动脉异常起源于肺动脉包括：左冠状动脉起源于肺动脉及右冠状动脉起源于肺动脉，前者相对多见。

二、超声描述模板

1. 左冠状动脉异常起源于肺动脉

左心扩大，以左心室为著，右心房室内径正常。室间隔与左心室壁厚度正常，运动不协调，室壁收缩幅度正常（节段性室壁运动异常）。各瓣膜形态、结构及启闭运动未见异常。主动脉根部可探及右冠状动脉起始部，内径增宽，未能探及左冠状动脉的开口。肺动脉内径增宽，肺动脉窦部（侧壁）可探及一异常血管的开口，内径约为　　mm。主动脉弓降部未见异常，心包未见异常。

多普勒检查：可探及冠状动脉的血流逆行进入肺动脉，室间隔及左心室壁的心肌内可探及双期血流频谱（右冠 – 侧支循环 – 左冠 – 肺动脉的左向右分流）。

诊断：先天性心脏病；左冠状动脉起源于肺动脉；冠状动脉 – 肺动脉水平左向右分流

2. 右冠状动脉起源于肺动脉

左心扩大，以左心室为著，右心房室内径正常，室间隔与左心室壁厚度正常，运动不协调，室壁收缩幅度正常（节段性室壁运动异常）。各瓣膜形态、结构及启闭运动未见异常，主动脉根部可观察到左冠状动脉起始部，内径增宽，未能探及右冠状动脉的开口。肺动脉内径增宽，肺动脉窦部（侧壁）可探及一异常血管的开口，内径约为　　mm。主动脉弓降部未见异常，心包未见异常。

多普勒检查：可探及冠状动脉的血流逆行进入肺动脉，室间隔及右心室壁的心肌内可探及双期血流频谱（左冠状动脉—侧支循环—右冠状动脉—肺动脉的左向右分流）。

诊断：先天性心脏病；右冠状动脉起源于肺动脉；冠状动脉 – 肺动脉水平左向右分流

三、超声心动图诊断方法简介

冠状动脉异常起源于肺动脉的主要诊断依据包括以下三点：在主动脉左窦或右窦缺乏冠状动脉开口；肺动脉主干管壁上异常血管开口，彩色多普勒显示该血管向肺动脉分流；有（无）心肌内冠状动脉血流信号。

（一）左冠状动脉异常起源于肺动脉

（1）右冠状动脉开口位置正常，管径可有轻度扩张。左冠状动脉与主动脉不相通，但由于受侧向分辨率的影响，主动脉左冠窦的"回声失落"可误认为左主干的开口。注意观察房肺沟区的血管样回声与主动脉窦的连接关系，查看其远端是否分为前降支与回旋支可排除干扰。

（2）显示肺动脉长轴，找到开口于肺动脉后内侧或后外侧的血管，彩色多普勒可证实其向肺动脉内分流。肺动脉中部的双期连续性异常血流，起自肺动脉内侧壁或外侧壁，彩色多普勒显示血流朝肺动脉根部方向流动。肺动脉压力增高不明显时，分流较明显，但在肺动脉压明显增高时，分流时相可不典型，分流速度下降。

（3）彩色多普勒可发现部分病例室间隔和左（右）心室游离壁心肌内的连续性血流，为右冠状动脉与前降支或回旋支间的交通支血流，在左心室短轴切面显示为室间隔右心室缘溪流样由右后向左前方向流动的血流信号。

（4）继发改变：可有不同程度的左心室增大，左心室壁运动可正常或减低，偶可伴有室壁瘤形成，也可伴心内膜弹力纤维增生症的表现。二尖瓣形态可无显著改变，也可有轻度增厚，如侧支循环建立不充分，心肌缺血较重者也可表现为二尖瓣腱索纤维化、局部瓣叶脱垂。

（二）右冠状动脉异常起源于肺动脉

（1）左冠状动脉开口位置正常，管径可有轻度扩张。右冠状动脉与主动脉无明显连接关系。

（2）肺动脉内侧壁上探及异常血管开口，该异常血管即为右冠状动脉近心段，连续扫查显示其位置，通常位于主动脉根部横断面前方、右心室流出道后方。彩色多普勒可显示肺动脉内起自异常血管开口的双期连续性分流信号。

（3）在部分病例，彩色多普勒可显示心肌内的双期连续性血流，提示左右冠状动脉的交通支建立。在左心室短轴切面显示为由左前向右后方向流动的血流信号，与左主干起自肺动脉时的血流方向相反。

（4）继发改变：可有不同程度的左心室增大，但较少出现室壁运动异常等心肌缺血性表现。

四、病例诊断套用模板举例

1. 病史介绍

患儿女性，4 岁，发现心脏杂音一月，体格检查：生长发育良好，心脏增大，胸骨左缘 Ⅱ /6 级连续性杂音；胸片显示：左心房室增大。

2. 超声病例图像采集及分析（图 2-1-29 ）

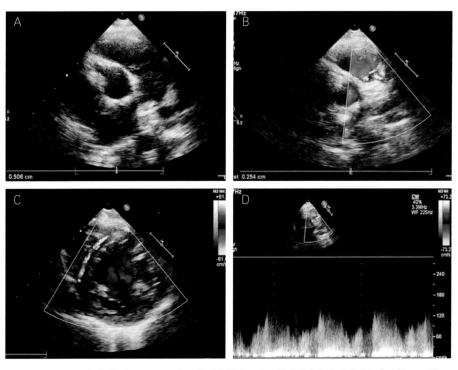

图 2-1-29　A. 主动脉短轴切面显示右冠状动脉增宽，左冠状动脉未与主动脉左冠窦连接；B. 肺动脉左外侧壁探及一异常血管开口，并探及冠状动脉的血流经该血管开口逆行进入肺动脉；C. 室间隔心肌内自右后向左前方的双期异常血流；D. 连续多普勒显示肺动脉内分流频谱为舒张期为主的连续性湍流

3. 病例模板套用

左心房室内径增大，右心内径正常。室间隔与左心室壁厚度及收缩幅度正常。房室间隔连续完整。二尖瓣环增大，前后瓣叶对合欠佳。余瓣膜形态及启闭未见明显异常。主动脉根部可探及右冠状动脉起始部，内径增宽，约 5mm，未能明确探及左冠状动脉开口。肺动脉内径增宽，肺动脉左外侧壁探及一异常血管开口，内径约 3mm。大动脉关系正常。主动脉弓降部未见异常。

多普勒检查：探及冠状动脉的血流逆行进入肺动脉，室间隔及左心室壁的心肌内可探及双期血流信号（右冠 - 侧支 - 左冠 - 肺动脉的左向右分流）。二尖瓣少中量反流。

诊断：先天性心脏病；左冠状动脉异常起源于肺动脉；冠状动脉 - 肺动脉左向右分流；二尖瓣少中量反流

动态图演示

ER-2-1-5-2：主动脉短轴切面显示右冠状动脉增宽，左冠状动脉未与主动脉左冠窦连接

ER-2-1-5-3：室间隔心肌内自右后向左前方的双期异常血流信号

ER-2-1-5-4：肺动脉左外侧壁探及一异常血管开口，并探及冠状动脉的血流经该血管开口逆行进入肺动脉

（施怡声）

第二章　房间隔缺损

—— 第一节　房间隔缺损 ——

一、定义

房间隔缺损（ASD）是指房间隔组织的任一部位呈不连续状态，出现中断现象，引起房水平分流。ASD 是先天性心脏病中较常见的一种心脏畸形，根据缺损部位可分为多种类型。

按缺损部位可分为 I 孔型 ASD、II 孔型 ASD、静脉窦型 ASD（上腔型和下腔型）、冠状静脉窦间隔缺损，卵圆孔未闭，单心房。

（一）I 孔房间隔缺损

又称原发孔型缺损，占房间隔缺损的 15%～20%，缺损位于房间隔下部近房室瓣处，常累及房室瓣，引起二尖瓣前叶裂。原发孔型房间隔缺损是由于心内膜垫融合失败产生的，属于房室间隔缺损的范畴。

（二）II 孔房间隔缺损

又称继发孔型缺损，是由于原发隔缺损而出现的，是房间隔缺损中最常见的类型。缺损可以是圆形、椭圆形或呈多孔形态，多数可通过介入封堵进行治疗。以中央型最多见，约占 76%，缺损位于房间隔中央卵圆窝部位，四周有完整的房间隔结构。缺损多为单发，亦可 2 个以上或多发呈筛孔状。

（三）静脉窦型房间隔缺损

静脉窦型房间隔缺损不是真正的房间隔组织缺失，而是由于右上肺静脉与上腔静脉之间的间隔缺失（上腔型），以及右中和右下肺静脉与右心房之间的间隔缺失（下腔型）所产生的，因此往往同时伴有部分型肺静脉异位引流。上腔型和下腔型，仅占 4%～11%。上腔型缺损位

于房间隔后上方，上腔静脉入口处下方，没有上缘，与上腔静脉连通，大多数该型患者右上肺静脉虽然连接于左心房侧但其血流往往经缺损引流入右心房，少数患者右上肺静脉可直接连接于上腔静脉。下腔型缺损位于房间隔后下方，与下腔静脉的入口相延续，心房后壁构成缺损的后缘。

（四）冠状窦型房间隔缺损

冠状静脉窦型缺损（或无顶冠状静脉窦）并不是真正的房间隔组织缺失，但同样产生了左心房经冠状静脉窦进入右心房的左向右分流。

1. 无顶冠状静脉窦综合征

冠状静脉窦与左心房之间的间隔部分或不完全缺如，导致冠状静脉直接开口于左心房。

2. 冠状静脉窦型房间隔缺损

属于无顶冠状静脉窦综合征的一种特殊类型，冠状静脉窦的末端部分即在右心房的开口部分顶壁缺如，导致右心房和左心房以及冠状静脉窦三者直接相通。

（五）卵圆孔未闭

卵圆孔未闭是原发隔与继发隔之间的潜在腔隙或分离，而并非一种真性的房间隔组织缺失，可在 20%～25% 的入口中存在，可经彩色多普勒或声学造影发现右向左分流来证实。"受牵拉的"卵圆孔开放是指当心房之间的血流动力学特点使卵圆孔水平出现了经多普勒证实的左向右或右向左分流。

（六）单心房

非常罕见，由于原发隔、继发隔及房室通道间隔三种房间隔组成成分均出现缺失，左右心房形成共同腔，房间隔组织可仅留有少许残迹，往往伴有内脏异位综合征。

二、超声描述模板

（一）Ⅰ孔房间隔缺损

右心房室扩大，左心内径正常；室间隔及左右心室壁厚度正常，运动及收缩幅度正常（室间隔与左心室后壁呈同向运动）；房间隔下段Ⅰ孔处回声脱失约　　mm；三尖瓣瓣环扩大，开放尚可，关闭不拢；二尖瓣叶未探及明确裂隙，余瓣膜形态、结构、启闭大致正常；主动脉弓降部正常。心包腔未见异常。

多普勒检查：房水平左向右分流，三尖瓣探及　量反流。

诊断：先天性心脏病；Ⅰ孔房间隔缺损；房水平左向右分流；三尖瓣反流（　量）

（二）Ⅱ孔房间隔缺损

1. Ⅱ孔型房间隔缺损（中央型）

右心房室扩大，左心内径正常。室间隔及左、右心室壁厚度正常，室间隔与左心室后壁呈同向运动（运动正常），室壁收缩幅度正常。房间隔中部回声脱失约　　mm，缺损主动脉侧残端长约　　mm，二尖瓣侧残端长约　　mm，上腔静脉侧残端长约　　mm，下腔静脉侧残端长约　　mm，房间隔总长　　mm；室间隔延续完整；三尖瓣瓣环扩大，开放尚可，关闭不拢；余瓣膜形态、结构、启闭正常；主动脉弓降部正常。心包腔未见异常。

多普勒检查：房水平左向右分流，三尖瓣探及　量反流。

诊断：先天性心脏病；Ⅱ孔型房间隔缺损（中央型）；房水平左向右分流；三尖瓣反流（　量）

2. Ⅱ孔型房间隔缺损（上腔侧无残端）

右心房室扩大，左心内径正常。左心室壁厚度正常，收缩幅度正常，室间隔与左心室后壁呈同向运动。房间隔后上部近上腔静脉侧回声脱失约　　mm，上腔静脉构成缺损顶部；室间隔延续完整；右上肺静脉仍连接于房间隔左心房侧；三尖瓣瓣环扩大，开放尚可，关闭不拢；余瓣膜形态、结构、启闭大致正常；主动脉弓降部正常。心包腔未见异常。

多普勒检查：房水平左向右分流，三尖瓣探及反流。

诊断：先天性心脏病；Ⅱ孔型房间隔缺损（上腔侧无残端）；房水平左向右分流；三尖瓣反流（　量）

3. Ⅱ孔型房间隔缺损（下腔侧无残端）

右心房室扩大，左心内径正常。左心室壁厚度正常，收缩幅度正常，室间隔与左心室后壁呈同向运动。房间隔后下部近下腔静脉侧回声脱失约　　mm，下腔静脉构成缺损底部，右下（右中）肺静脉仍连接于左心房侧；室间隔延续完整。三尖瓣瓣环扩大，开放尚可，关闭不拢；余瓣膜形态、结构、启闭大致正常；主动脉弓降部正常。心包腔未见异常。

多普勒检查：房水平左向右分流，三尖瓣探及反流。

诊断：先天性心脏病；Ⅱ孔型房间隔缺损（下腔侧无残端）；房水平左向右分流；三尖瓣反流（　量）

（三）房间隔缺损修补术后

1. 房水平分流消失

右心房室较术前回缩，左心内径正常；左心室壁厚度正常，运动正常；房间隔中部可探及补片回声，延续完整，周围无明显裂隙；室间隔延续完整；各瓣膜形态、结构、启闭正常；心包腔（未）探及液性暗区。

多普勒检查：房水平分流消失。

诊断：先天性心脏病；房间隔缺损修补术后；房水平分流消失

2. 房水平残余分流

右心房室较术前略回缩，左心内径正常；左心室壁厚度正常，运动正常；房间隔延续完整，可探及补片回声，补片（前上、前下、后上、后下）缘探及裂隙约　　mm；室间隔延续完整；各瓣膜形态、结构、启闭大致正常；心包腔（未）探及液性暗区；双侧胸腔（未）探及液性暗区。

多普勒检查：补片　缘房水平探及少量残余分流。

诊断：先天性心脏病；房间隔缺损修补术后；房水平左向右残余分流

（四）房间隔封堵术后

1. 房水平分流消失

右心房室较术前回缩，左心内径正常；左心室壁厚度正常，运动正常；房间隔延续完整，可探及封堵器强回声，位置固定，与周围组织连接紧密；室间隔延续完整；各瓣膜形态、结构、启闭大致正常；心包腔（未）探及液性暗区；双侧胸腔（未）探及液性暗区。

多普勒检查：房水平分流消失。

诊断：先天性心脏病；房间隔缺损封堵术后；房水平分流消失

2. 房水平残余分流

右心房室较术前略回缩，左心正常；左心室壁厚度正常，运动正常（右心室室壁运动幅度偏低）；房间隔延续完整，可探及封堵器强回声；室间隔延续完整；各瓣膜形态，结构，启闭大致正常；心包腔（未）探及液性暗区；双侧胸腔（未）探及液性暗区。

多普勒检查：封堵伞（上、下）缘房水平探及少量左向右残余分流，分流束宽　　mm。

诊断：先天性心脏病；房间隔缺损封堵术后；房水平少量左向右残余分流

（五）卵圆孔未闭

各房室内径正常范围。房间隔卵圆孔处回声分离　　mm，室间隔连续完整。室间隔及左心室壁厚度正常，室壁各节段运动协调，收缩幅度正常。各瓣膜形态、结构及启闭未见明显异常。大动脉关系及发育正常。主动脉弓降部正常。心包腔未见异常。

多普勒检查：房水平少量左向右（右向左 / 双向）分流。

诊断：卵圆孔未闭；房水平少量左向右（右向左 / 双向）分流

（六）静脉窦型房间隔缺损

1. 静脉窦型房间隔缺损（上腔型）合并部分性肺静脉异位引流

右心房室扩大，左心内径正常。左心室壁厚度正常，收缩幅度正常，室间隔与左心室后壁呈同向运动。房间隔后上部近上腔静脉侧回声脱失约　　mm，上腔静脉构成缺损顶部；室间隔延续完整；右上肺静脉连接于房间隔左侧（连接于上腔静脉，汇入处距离上腔静脉右心房入口　　mm）；三尖瓣瓣环扩大，开放尚可，关闭不拢；余瓣膜形态、结构、启闭大致正常；主动脉弓降部正常。心包腔未见异常。

多普勒检查：房水平左向右分流，三尖瓣探及反流。右上肺静脉（血流经缺损）引流入右心房（汇入上腔静脉）。

诊断：先天性心脏病；静脉窦型房间隔缺损（上腔型）；房水平左向右分流；部分性肺静脉异位引流；三尖瓣反流（　　量）

2. 静脉窦型房间隔缺损（下腔型）合并部分性肺静脉异位引流

右心房室扩大，左心内径正常。左心室壁厚度正常，收缩幅度正常，室间隔与左心室后壁呈同向运动。房间隔后下部近下腔静脉侧回声脱失约　　mm，下腔静脉构成缺损底部，右下（和 / 或右中）肺静脉由缺损旁连接至右心房；室间隔延续完整。三尖瓣瓣环扩大，开放尚可，关闭不拢；余瓣膜形态、结构、启闭大致正常；主动脉弓降部正常。心包腔未见异常。

多普勒检查：房水平左向右分流，三尖瓣探及反流。右下（右中）肺静脉引流入右心房。

诊断：先天性心脏病；静脉窦型房间隔缺损（下腔型）；房水平左向右分流；部分性肺静脉异位引流；三尖瓣反流（　　量）

（七）冠状窦型房间隔缺损

右心房室扩大，左心内径正常；左心室壁厚度正常，收缩幅度正常；室间隔与左心室后壁呈同向运动，房间隔后下部于冠状静脉窦的右心房开口处回声脱失约　　mm；室间隔延续完整；三尖瓣瓣环扩大，开放尚可，关闭不拢；余瓣膜形态、结构、启闭大致正常；主动脉弓降部正常。心包腔未见异常。

多普勒检查：房水平左向右分流，三尖瓣探及　　量反流。

诊断：先天性心脏病；Ⅱ孔房间隔缺损（冠状窦型）；房水平左向右分流；三尖瓣反流

三、超声心动图诊断方法简介

（一）显示 ASD 的主要切面

①胸骨旁四腔心切面；②主动脉根部大动脉短轴切面；③心尖四腔心切面；④剑突下双心房切面、四腔心切面。

对于儿童及声窗条件良好的成年人，剑突下双房切面是显示房间隔缺损的最佳切面，探头由前向后摆动扫查，可完整地显示房间隔各个部分，因此时声束与房间隔垂直，结合彩色多普勒可清晰显示房间隔回声中断的部位和范围。

（二）检查步骤

（1）判断有无 ASD：检查时应综合以上各个切面观察房间隔延续情况，明确的 ASD 应能在两个以上的切面上显示，当某个切面出现可疑回声失落时应改变探头方向和切面，调整仪器的增益和聚焦距离，排除假性房间隔失落。二维声像应密切结合彩色多普勒进行检查，明确过隔血流信号汇聚的范围、观察分流方向，可帮助排除假性回声失落、有助于检出多发缺损。

（2）明确 ASD 的类型：仔细观察缺损是否紧邻上、下腔静脉，有无合并部分性肺静脉异位引流，明确缺损范围、数量。ASD 可能是圆形、椭圆形、不规则形状，应在多个切面多次测量缺损大小，明确 ASD 的上下径和前后径。

（3）为选择 ASD 治疗方式提供依据：房间隔缺损处有时可见断端回声增强，有时较薄的残端组织可随血流摆动，仔细观察 ASD 周围各残端的有无、长度以及结构是否坚韧，如边缘过于短小、菲薄则可能影响封堵器置入。拟行介入封堵的患者，应常规测量缺损周围残端长度及房间隔总长度。

（4）对于声窗条件不佳经胸 2DE 显示不清的患者，或者存在各种使右心房压力升高导致房水平分流信号不明确时，应选择经食管超声检查。由于经食管检查时探头位于右心房后方，与房间隔方向接近垂直，可显示房间隔全貌，可对房间隔缺损的具体部位、数目、大小、各残端情况做出准确评估。

（三）鉴别诊断

1. 卵圆孔未闭或"受牵拉的"卵圆孔开放

卵圆孔未闭是原发隔与继发隔之间的潜在腔隙或分离，而并非一种真性的房间隔组织缺失，可在 20%~25% 的入口中存在，可经彩色多普勒或声学造影发现右向左分流来证实。"受牵拉的"卵圆孔开放是指当心房之间的血流动力学特点使卵圆孔水平出现了经多普勒证实的左向右或右向左分流。出生后，左心房压力升高将原发隔推向继发隔，原发隔与继发隔若未融合仍保持分离状态，当右心房压力高于左心房时该孔又重新开放。2D 于剑突下方切面可见卵圆孔及原发隔随心动周期略有摆动，右心房容量负荷加重时该隔偏向左心房，两隔膜之间边缘出现错位，常伴有右向左分流，CDFI 显示蓝色分流束；行右心声学造影检查左心可出现微泡回声。必要时经食管超声检查可提高检出率。

2. 房间隔瘤样膨凸

房间隔的一部分呈瘤样扩张，菲薄的房间隔可随压力变化突入左心房或右心房，随心动周期在左、右心房摆动，其定义为房间隔组织由房间隔平面向心房一侧偏移幅度超过 10mm，或房间隔组织发生左右摆动的总幅度超过 15mm。2D 超声可显示房间隔多于卵圆窝部位有薄膜样结构膨入左心房或右心房，随心动周期在左、右心房间有规律摆动。房间隔瘤样膨凸易并发小 ASD，多发 ASD。

四、病例诊断套用模板举例

（一）例一

1. 病史介绍

患儿女性，20 月龄，因体检发现心脏杂音来院检查。

2. 超声图像采集及分析（图 2-2-1）

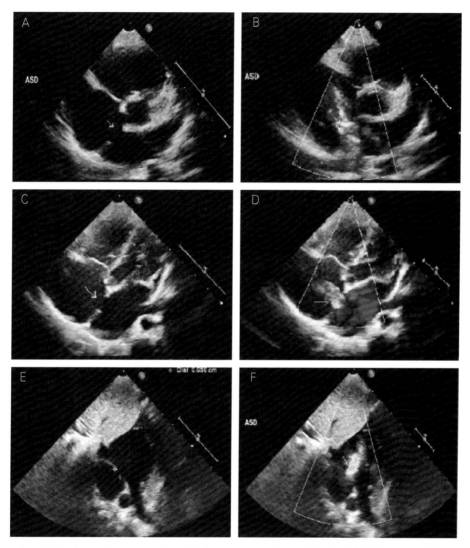

图 2-2-1　A，B. 大动脉短轴切面显示 ASD 位置及周围残端，其主动脉侧无残端。CDFI 示红色左向右过隔分流；C，D. 胸骨旁四腔心切面显示 ASD 位置及周围残端情况，CDFI 示过隔分流；E，F. 为剑突下双心房切面，可显示缺损前后径及距离上、下腔静脉残端长度，CDFI 示过隔分流

3. 病例模板套用

右心房室扩大，左心内径正常。室间隔及左、右心室壁厚度正常，室间隔与左心室后壁呈同向运动，室壁收缩幅度正常。房间隔中部回声脱失约 7mm，断端明确；室间隔延续完整；三尖瓣瓣环扩大，开放尚可，关闭不拢；余瓣膜形态、结构、启闭正常；主动脉弓降部正常。心包腔未见异常。

多普勒检查：房水平左向右分流。

诊断：先天性心脏病；Ⅱ孔房间隔缺损（中央型）；房水平左向右分流

（二）例二

1. 病史介绍

患儿女性，8 岁，因体检发现心脏杂音来院检查。

2. 超声图像采集及分析（图2-2-2）

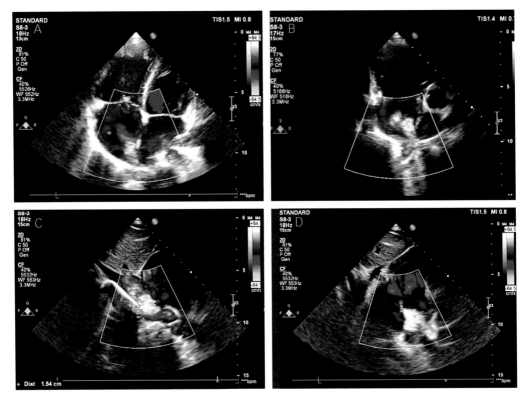

图2-2-2　A. 胸骨旁四腔心切面 CDFI 显示房后壁左向右分流束；B. 大动脉短轴切面 CDFI 可见房后壁左向右分流束；C. 剑突下双心房切面显示房间隔后下部左向右分流，缺损下腔静脉侧无残端；D. 剑突下双心房切面显示房间隔卵圆孔未闭处细小左向右分流

3. 病例模板套用

右心房室扩大，左心内径正常。左心室壁厚度正常，收缩幅度正常，室间隔与左心室后壁呈同向运动。房间隔卵圆孔处回声分离 2mm，房间隔后下部近下腔静脉侧回声脱失约 15mm，下腔静脉构成缺损底部，右下肺静脉仍连接于左心房侧；室间隔延续完整。三尖瓣瓣环扩大，开放尚可，关闭不拢；余瓣膜形态，结构，启闭大致正常；主动脉弓降部正常。心包腔未见异常。

多普勒检查：房水平左向右分流，三尖瓣探及反流。

诊断：先天性心脏病；Ⅱ孔型房间隔缺损（下腔侧无残端）；卵圆孔未闭；房水平左向右分流

五、动态病例演示

1. 多发房间隔缺损病例演示

患者，女性，2 岁，诊断为Ⅱ孔型房间隔缺损（中央型，多发），见动态图 ER-2-2-1-1。

2. 静脉窦型房间隔缺损病例演示

患者，女性，55 岁，诊断为静脉窦型房间隔缺损（上腔型）合并部分性肺静脉异位引流、三尖瓣关闭不全，见动态图 ER-2-2-1-2。

动态图演示

ER-2-2-1-1：Ⅱ孔型房间隔多发缺损病例超声图像

ER-2-2-1-2：静脉窦型房间隔缺损超声图像

（徐　楠）

第二节　心内膜垫缺损

一、定义

心内膜垫缺损（ECD）是一组包括不同程度的低位房间隔，部分流入室间隔和房室瓣的发育不完全造成的心脏畸形。ECD 又称房室管畸形、房室间隔缺损、共同房室通道等，是一类较为罕见的先心病。主要分为部分型 ECD（具有完整的室间隔，两组独立的房室瓣，但常伴有房室瓣的发育畸形，常见的为二尖瓣前叶裂）和完全型 ECD（心内的十字结构消失，由原发孔型房间隔缺损、非限制型的流入道室间隔缺损及共同房室瓣构成），此外还有过渡型 ECD（具有以上两型 ECD 的特点，包括原发孔型房间隔缺损、流入道的限制型室间隔缺损及两组异常的房室瓣）。

二、超声描述模板

（一）部分型心内膜垫缺损

右心房室内径大，右心室流出道增宽，左心房室内径不大。室壁厚度正常，右心室壁运动幅度及增厚率偏强，室间隔运动异常。房间隔下部近房室瓣环处回声脱失约　　mm，室间隔连续正常。二尖瓣前叶瓣体部回声脱失，呈吊桥样改变，二尖瓣前叶裂位置（A1\A2\A3），裂隙大小　　mm，舒张期 E 峰与室间隔左心室面并置，致左心室流出道呈鹅颈样改变。三尖瓣隔叶发育短小，对合欠佳。肺动脉内径增宽。

多普勒检查：舒张早期收缩晚期右心房内探及左向右分流信号经三尖瓣口达右心室。收缩期三尖瓣少中量反流，二尖瓣少中量偏心性反流。

诊断：先天性心脏病；部分型心内膜垫缺损；房水平左向右分流；二尖瓣前叶裂；二尖瓣少中量反流；三尖瓣少中量反流

（二）完全型心内膜垫缺损

左右心房室内径明显增大，以右心房室增大为主。右心室流出道内径增宽，室间隔运动异常。心内膜垫十字交叉处可见房间隔下部脱失　　mm，室间隔上部回声脱失　　mm。二尖瓣前叶与三尖瓣隔叶在同一水平面，形成共同房室瓣的单一瓣口，开放时呈椭圆形。瓣下腱索附着于室间隔残端的顶部（右心室面，左心室面），舒张期二尖瓣叶体部向室间隔方向膨出，致左心室流出道变窄。大动脉关系正常，肺动脉内径增宽，肺动脉瓣舒张期膨向右心室流出道。主动脉弓降部未见异常。

多普勒检查：房室水平可见左向右（双向）为主的分流信号，收缩期左右心房内探及源于共同房室瓣口的中量反流性血流束。

诊断：先天性心脏病；完全型心内膜垫缺损（A，B，C 型）；房室水平左向右分流；房室瓣中量反流；肺动脉高压

（三）过渡型心内膜垫缺损

右心房室内径大，右心室流出道增宽，左心房室内径不大（或全心增大）。室壁厚度正常，右心室壁运动幅度及增厚率尚可。房间隔下部近房室瓣环处回声脱失约　　mm，室间隔上部近房室瓣环回声脱失约　　mm。房室瓣发育异常，关闭欠佳，但仍可分为二、三尖瓣结构。肺动脉内径增宽。

多普勒检查：舒张早期收缩晚期右心房内探及左向右分流信号经三尖瓣口达右心室。室水平少量分流信号。

诊断：先天性心脏病；过渡型心内膜垫缺损；房、室水平左向右分流；房室瓣反流（　　量）

三、超声心动图诊断方法简介

ECD 的基本病理解剖包括原发孔型房间隔缺损、流入室间隔缺损及房室瓣的发育异常等一系列畸形。房室瓣通常具有不同程度的发育不良，常见的有二尖瓣前叶裂和形成共同房室瓣。共同房室瓣通常为六个叶：左上、下桥叶，左、右侧桥叶，右上、下桥叶。左和右上瓣叶通常被称为前桥叶（前共瓣）。

（一）诊断要点

1. 部分型 ECD

存在原发孔型房间隔缺损（房间隔的下部，近十字交叉处）；

大多具有二尖瓣前叶裂；

具有完整的室间隔；

具有两组独立的房室瓣。

2. 完全型 ECD

Van Praagh 认为完全型心内膜垫缺损诊断标准必须包括三个条件：①原发孔型房间隔缺损；②共同房室瓣；③流入道非限制型室间隔缺损。

3. 过渡型 ECD

存在原发孔型房间隔缺损；

存在流入道的限制型室间隔缺损；

两组异常的房室瓣（房室瓣可以部分融合）。

（二）鉴别诊断

1. 部分型 ECD

继发孔型房间隔缺损：血流动力学及心脏形态改变类似与原发孔型房间隔缺损，但其房间隔回声缺失位于房间隔的中部，而不是位于房间隔的下部。于心尖四腔观、剑下四腔及双房切面观察房间隔的位置可以明确鉴别这两种缺损。

冠状静脉窦扩张：当某些疾病造成冠状静脉窦明显扩张时，可出现类似房间隔下部回声缺失的表现，特别是在心尖四腔切面声束的方向偏后时。鉴别要点是在其他任意一个切面观测到房间隔下部存在房间隔回声时，就考虑需要存在冠状静脉窦扩张。

二尖瓣反流：当房间隔缺损较小时，且不易观察到房水平的分流时，可能将部分型心内膜垫缺损仅仅误诊为二尖瓣叶的反流。此种情况，需要多切面观察，特别是存在右心增大时。

2. 完全型 ECD

一般根据典型的超声改变均能正确诊断，常合并其他复杂畸形，例如心房异构、法洛四联症、继发孔型房缺、右心室双出口等畸形，应注意合并畸形的诊断。

四、病例诊断套用模板举例

1. 病史介绍

患者，女性，23 岁，当地医院发现心脏杂音入院，查体：心脏扩大，心前区搏动增强，心前区隆起，心尖部粗糙的 III 级杂音。肺动脉瓣听诊区第二心音亢进明显。

2. 超声病例图像采集及分析（图 2-2-3）

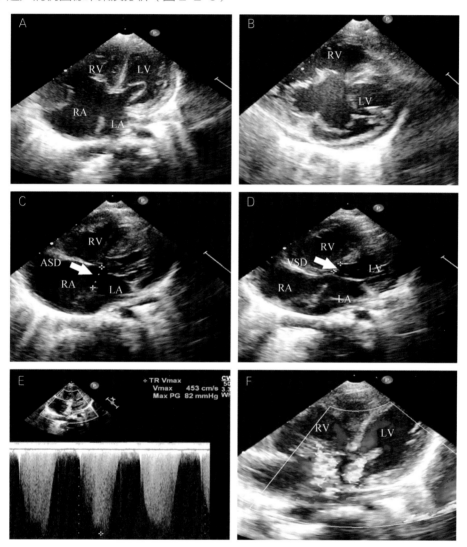

图 2-2-3　A. 心尖四腔心切面，可见右心增大，心内十字结构消失，形成共同房室瓣，瓣膜主要附着在室间隔上；B. 左心室短轴切面，可见共同房室瓣为六个叶。C、D. 斜四腔心切面，可见房间隔下部及室间隔上部近房室瓣的缺损；E、F. 彩色多普勒显示共同房室瓣中量左右反流信号，测量右侧房室瓣反流压差估测肺动脉收缩压明显增高

（三）病例模板套用

左右心房室内径明显增大，以右心房室增大为主。右心室流出道内径增宽，室间隔运动异常。心内膜垫十字交叉处可见房间隔下部脱失 15mm，室间隔上部回声脱失 7mm。二尖瓣前叶与三尖瓣隔叶在同一水平面，形成共同房室瓣的单一瓣口，开放时呈椭圆形。瓣下腱索附着于室

间隔残端的顶部，舒张期二尖瓣叶体部向室间隔方向膨出，致左心室流出道变窄。大动脉关系正常，肺动脉内径增宽，肺动脉瓣舒张期膨向右心室流出道。主动脉弓降部未见异常。

多普勒检查：房室水平可见左向右为主的双向的分流信号，收缩期左右心房内探及源于共同房室瓣口的中量反流性血流束。

诊断：先天性心脏病；完全型心内膜垫缺损（A 型）；房室水平左向右为主双向分流；房室瓣中量反流；重度肺动脉高压

五、动态病例演示

1. 完全型心内膜垫缺损病例演示

男性，3 月，诊断为镜面右位心，完全型心内膜垫缺损，单心房，单心室，动脉导管未闭及侧支循环形成。见图 ER-2-2-2-1。

2. 部分型心内膜垫缺损病例演示

男性，45 岁，杂音待查来诊，超声发现 I 孔房间隔缺损和二尖瓣前叶裂，见图 ER-2-2-2-2

动态图演示

ER-2-2-2-1：完全型心内膜垫缺损超声图像

ER-2-2-2-2：部分型心内膜垫缺损超声图像

（吴伟春）

———— 第三节　室间隔缺损 ————

一、定义

胚胎时期心脏室间隔发育异常导致缺损，形成两心室间异常分流，成为室间隔缺损（VSD）。VSD 是最常见的先天性心血管畸形，可单独存在，亦常为其他复杂心脏畸形的组成部分。

（一）膜周型

缺损上缘为三尖瓣环，其余边缘为肌性组织，约占室间隔缺损的 80%。

（1）单纯膜部：限于膜部室间隔的小缺损，四周为纤维组织。

（2）膜周部：房室瓣与主动脉瓣的连接直接构成 VSD 边缘的一部分，已超出膜部界限而向前、向下或向上延伸，延伸部分均为肌肉缘，提示这些部位的肌肉间隔未与膜部间隔融合。

（3）嵴下型：位于室上嵴之下，通常缺损较大，累及膜部和一部分室上嵴多见于法洛四联症。

（4）隔瓣下型：累及膜部和一部分窦部，位于圆锥乳头肌之后，三尖瓣隔瓣将其大部分覆盖。

（二）流出道型（漏斗部）

（1）干下型（肺动脉瓣下型）：邻近肺动脉瓣环，缺损上缘无肌性组织。位于主动脉右冠瓣与左冠瓣交界处下方，通常缺损较大，易受右冠窦遮挡。

（2）嵴上型：位于室上嵴之上或之内，缺损四周为肌性组织，通常为小缺损。

（三）流入道型

即房室通道型室间隔缺损，位于三尖瓣隔叶的后下方，缺损与三尖瓣隔叶之间无肌肉组织，并邻近二尖瓣前瓣，房室传导束位于缺损的下缘。

（四）肌部

（1）窦部：位于室间隔后部，三尖瓣后叶和隔叶的下方，周围为肌肉组织。

（2）小梁化部：位于肌部室间隔的前与下方。

二、超声描述模板

（一）膜周部室间隔缺损

1. 单纯膜部小缺损

左心室内径不大，室间隔与左心室后壁不厚，运动偏强。房间隔连续完整，室间隔膜部局部可见小裂隙状脱失约　　mm，各瓣膜形态结构及启闭运动正常。大动脉发育正常，主动脉弓降部未见异常。

多普勒检查：收缩期室水平探及细束左向右高速分流信号。

诊断：先天性心脏病；室间隔膜部小缺损；室水平少量左向右分流

2. 嵴下型

左心室内径增大，左心室流出道增宽，室间隔与左心室壁厚度正常，运动幅度增强。房间隔连续完整，室间隔嵴下部回声中断约　　mm，各瓣膜形态结构及启闭运动正常。大动脉发育正常，主动脉弓降部未见异常。

多普勒检查：收缩期室水平探及左向右高速分流信号。

诊断：先天性心脏病；室间隔缺损（嵴下型）；室水平左向右分流

3. 膜周部缺损合并膜部瘤形成

左心增大，室壁厚度正常，运动幅度及增厚率正常，运动协调。室间隔膜周部左心室面回声中断约　　mm，右心室面经三尖瓣隔叶遮挡和 / 或纤维组织包绕呈瘤样膨凸，其右心室面有效分流口约　　mm，缺损分流口距离主动脉瓣约　　mm。房间隔连续完整。各瓣膜形态、启闭正常。大动脉关系、内径正常。心包腔未见异常回声。

多普勒检查：室水平未探及明确分流信号。

诊断：先天性心脏病；室间隔缺损（膜周部，膜部瘤样结构形成）；室水平左向右分流

（二）流出道（漏斗部）室间隔缺损

1. 干下型 + 主动脉瓣脱垂 + 肺动脉高压

左心房室内径增大，左心室流出道增宽，室间隔与左心室壁厚度正常，运动增强。室间隔缺损位于肺动脉瓣下干下部，回声中断约　　mm，该缺损紧靠主动脉瓣叶，右冠瓣脱垂致关闭不佳。大动脉关系正常，肺动脉内径增宽，肺动脉瓣舒张期膨向右心室流出道。主动脉弓降部未见异常。

多普勒检查：收缩期左心室血流经缺损口达右心室流出道又经肺动脉瓣射入肺动脉。舒张期主动脉瓣　量偏心性反流，肺动脉瓣　量反流。收缩期二、三尖瓣　量反流。

诊断：先天性心脏病；室间隔干下型缺损；室水平左向右（双向）分流；主动脉右冠瓣轻度脱垂；主动脉瓣　量反流；肺动脉高压

2. 干下型缺损

左心房室内径增大不明显，室间隔与左心室壁厚度正常，运动幅度正常。室间隔缺损紧邻肺动脉瓣（且同时紧邻主动脉瓣），回声中断约　　mm，大动脉关系正常，肺动脉内径不宽。主动脉弓降部未见异常。

多普勒检查：收缩期左心室血流经缺损口达右心室流出道又经肺动脉瓣射入肺动脉。

诊断：先天性心脏病；室间隔干下型缺损（累及双动脉瓣下）；室水平左向右少量分流

3. 嵴上型

左心房室内径轻度增大，左心室流出道偏宽，室间隔与左心室壁厚度正常，运动幅度正常。房间隔连续完整，漏斗部室上嵴处回声中断约　　mm，缺损口与肺动脉瓣间有肌肉组织分隔。各瓣膜形态结构及启闭运动正常。大动脉发育正常，主动脉弓降部未见异常。

多普勒检查：收缩期右心室流出道内探及室水平左向右高速分流信号。

诊断：先天性心脏病；室间隔缺损（嵴上型）；室水平左向右分流

（三）肌部（肌小梁部，流出道型，流入道型）

左心室内径偏大，左心室流出道偏宽，室间隔与左心室后壁厚度正常，运动增强。房间隔连续完整，（前/后）室间隔肌部（基底段/中间段/心尖段）探及一处（多处）回声中断，累及范围约　　mm，最大者约　　mm，缺损呈裂隙状（窦道型/筛孔状），各瓣膜形态结构及启闭运动正常。大动脉发育正常，主动脉弓降部未见异常。

多普勒检查：收缩期右心室腔内探及室水平左向右高速分流信号。

诊断：先天性心脏病；室间隔缺损（肌部）（多发）；室水平左向右分流

附：

1. 室间隔膜周部（膜周部肌型，膜周部流入道型）缺损合并肺动脉高压

左右心房室内径均增大。室间隔与右心室前壁增厚，左心室后壁不厚，运动幅度正常。房间隔连续完整，室间隔膜周部（累及部分肌部）回声中断约　　mm，二、三尖瓣瓣环扩张，瓣叶形态及回声正常，对合欠佳。肺动脉内径增宽，肺动脉瓣舒张期膨向右心室流出道。主动脉弓降部未见异常。

多普勒检查：收缩期室水平探及左向右（为主）（双向）低速分流信号，二、三尖瓣量高速反流。舒张期肺动脉瓣　　量高速反流，估测肺动脉平均压约　　mmHg。

诊断：先天性心脏病；室间隔缺损（　　膜周部）；室水平左向右（左向右为主双向）分流；肺动脉高压（　　度）；二尖瓣反流（　　量）；三尖瓣反流（　　量）

2. 巨大室间隔缺损肺动脉高压（艾森曼格综合征）

左心房室内径增大不明显，右心房室增大，右心室流出道增宽。右心室壁增厚，室间隔运动异常。室间隔（干下部，嵴下部）膜周部巨大回声中断约　　mm，主动脉轻度骑跨于室间隔之上。二、三尖瓣环增宽，瓣叶回声正常，对合欠佳。肺动脉内径明显增宽，肺动脉瓣舒张期膨向右心室流出道。主动脉弓降部未见异常。

多普勒检查：收缩期室水平右向左低速分流（双向低速分流），三尖瓣　　量高速反流。舒张期肺动脉瓣　　量高速反流。

诊断：先天性心脏病；室间隔膜周部（干下部，嵴下部）巨大缺损；室水平右向左（双向）分流；重度肺动脉高压；Eisenmenger 综合征

（四）左心室右心房通道

1. 三尖瓣上型

左右心房室内径均增大，左右心室流出道增宽，室间隔与左心室壁厚度正常，运动幅度增强。房间隔连续完整，室间隔膜部三尖瓣隔叶附着点上部回声中断约　　mm。三尖瓣叶形态结构及启闭运动大致正常。肺动脉内径偏宽，大动脉关系正常，主动脉弓降部未见异常。

多普勒检查：收缩期右心房内探及源于左心室的左向右高速分流信号。

诊断：先天性心脏病；左心室右心房通道（隔瓣上型）；左心室右心房分流

2. 三尖瓣环型

左心房室内径偏大，右心房室内径增大。室间隔与左心室后壁不厚，运动增强。房间隔连续完整，室间隔膜部缺损累及三尖瓣环，回声中断约　　mm。三尖瓣叶隔叶形态变形，对合不良。余各瓣膜形态结构及启闭运动正常。大动脉发育正常，主动脉弓降部未见异常。

多普勒检查：收缩期右心房室内分别探及源于左心室的左向右高速分流信号。

诊断：先天性心脏病；左心室右心房通道（三尖瓣环型）；左心室右心房分流

（五）室间隔缺损术后分流消失

1. 室间隔缺损修补术后

左心房室内径较术前明显减小，右心房室内径正常。室间隔运动幅度偏低，室间隔与左心室后壁不厚，左心室后壁运动正常。房间隔连续完整，室间隔膜周部回声连续良好，可见较强补片回声，补片周围无明显裂隙。各瓣膜形态结构及启闭运动正常。肺动脉内径正常。

多普勒检查：收缩期室水平未探及分流信号。

诊断：先天性心脏病；室间隔缺损修补后；室水平分流消失

2. 室间隔缺损封堵术后

左心房室内径较术前明显减小，右心房室内径正常。室间隔运动幅度偏低，室间隔与左心室后壁不厚，左心室后壁运动正常。房间隔连续完整，室间隔膜周部探及封堵器回声，封堵器位置固定，周围无明显裂隙，对周围组织无明显不良影响。各瓣膜形态结构及启闭运动正常。肺动脉内径正常。

多普勒检查：收缩期室水平未探及分流信号。

诊断：先天性心脏病；室间隔缺损封堵术后；室水平分流消失

（六）室间隔缺损术后残余漏

1. 室间隔缺损修补术后残余漏

左心房室内径仍大。室间隔与左心室后壁不厚，室间隔运动幅度偏低，后壁运动偏强。房间隔连续完整，室间隔膜周部可见补片回声，补片（上缘/下缘）、（三尖瓣侧/肺动脉瓣侧）可探及裂隙约　　mm，各瓣膜形态结构及启闭运动正常。大动脉关系及内径正常。心包腔未见异常。

多普勒检查：收缩期室水平探及少量左向右分流信号，宽约　　mm。

诊断：先天性心脏病；室间隔缺损修补术后残余漏；室水平少量残余分流

2. 室间隔缺损封堵术后残余漏

左心房室内径较术前无明显减小，右心房室内径偏大。室间隔与左心室后壁不厚，室间隔运动幅度偏低，后壁运动偏强。房间隔连续完整，室间隔膜周部可见封堵器回声，封堵器上缘（下缘）探及裂隙约　　mm，各瓣膜形态结构及启闭运动正常。肺动脉内径偏宽，肺动脉瓣舒张期膨向右心室流出道。

多普勒检查：收缩期室水平探及少量左向右分流信号，宽约　　mm，三尖瓣少中量反流，舒张期肺动脉瓣少中量反流。

诊断：先天性心脏病；室间隔缺损封堵术后残余漏；室水平少量残余分流

（七）室间隔缺损合并右心室流出道狭窄

左心房室内径增大，左心室流出道偏宽。右心室前壁及室间隔偏厚，左心室后壁厚度正常，运动偏强。房间隔连续正常，室间隔膜周部回声脱失　　mm。右心室流出道局部肌性（隔膜性）狭窄约　　mm，主肺动脉及左右肺动脉内径不窄，肺动脉瓣下右心室流出道偏宽。主动脉弓降部未见异常。上下腔静脉及肺静脉回流正常。左右冠状动脉未见异常。

多普勒检查：收缩期室水平探及左向右较高速分流信号，三尖瓣少中量反流。收缩期肺动脉内探及源于右心室流出道狭窄部的高速射流信号。

诊断：先天性心脏病；室间隔膜周部缺损；室水平左向右分流；右心室流出道狭窄；三尖瓣少中量反流

（八）室间隔缺损合并肺动脉瓣狭窄

左心房室内径偏大，左心室流出道偏宽。右心室前壁及室间隔增厚，左心室后壁厚度正常，运动偏强。房间隔连续正常，室间隔膜周部回声脱失　　mm。右心室流出道不窄，肺动脉瓣增厚瓣环窄，肺动脉远端偏宽，左右肺动脉内径不窄。主动脉弓降部未见异常。上、下腔静脉及肺静脉回流正常。左右冠状动脉未见异常。

多普勒检查：收缩期室水平探及左向右较低速分流信号，三尖瓣少中量反流。收缩期肺动脉瓣高速射流信号。

诊断：先天性心脏病；室间隔膜周部缺损；室水平左向右低速分流；肺动脉瓣狭窄；三尖瓣反流（　量）

三、超声心动图诊断方法简介

（一）超声诊断依据

（1）2D 超声显示室间隔有明确回声中断。

（2）CDFI 显示有异常血流起自 VSD 处，左右心室间存在血流信号交通，CW 测定高速或较高速的分流信号。

（3）分流速度较低时可利用彩色 M 型判断分流的时相和方向。

（二）血流动力学依据

存在 VSD 时，分流的速度和方向取决于左右心室之间的压力差。正常左心室压明显高于右心室，经 VSD 室水平出现高速左向右分流，因分流使肺循环血流量加大，左心室前负荷加大，左心室扩大。缺损较大时因分流量大，易导致动力性肺动脉高压，此时左右心室间压差减小，左向右分流速度随之下降，如及时手术祛除分流可逆转肺动脉高压。但当分流量超过肺循环的耐受量，使得肺小血管发生病变后，逐渐产生阻力型肺动脉高压，此时左右心室间压差及分流量明显减小，室水平可出现双向分流称为艾森曼格（Eisenmenger）综合征。

（三）VSD 根据缺损所在部位分为以下类型

1. 流出道型（漏斗部）VSD

干下型 VSD（缺损邻近肺动脉瓣环，缺损上缘无肌性组织）

嵴上型（位于室上嵴之上或之内，缺损四周为肌性组织）

2. 膜周型 VSD

单纯膜部（限于膜部室间隔的小缺损，四周为纤维组织）

嵴下型（位于室上嵴之下）

3. 流入道型 VSD

即房室通道型室间隔缺损（位于后间隔基底段，三尖瓣隔叶后下方，缺损周围大部分为肌性组织）

4. 肌部型 VSD

低位肌部室间隔缺损，可为多发，常合并于其他畸形存在。如多发肌部缺损累及范围较大，致肌部室间隔呈筛孔状，可提示室间隔发育不良。

（四）鉴别诊断

主动脉右冠窦瘤破入右心室：当窦瘤膨大不明显或破口显示不清时，二维超声酷似 VSD。VSD 与典型的主动脉窦瘤破入右心室不难鉴别，后者二维检查常见主动脉右冠窦呈囊袋样凸出，顶端出现回声中断。彩色多普勒可直观显示以红色为主的五彩镶嵌血流信号自主动脉窦进入右心室流出道。频谱多普勒检查时频谱呈双期连续性左向右分流，VSD 则为收缩期的左向右分流。

四、病例诊断套用模板举例

（一）例一

1. 病史介绍

患儿男，11 月龄，因呼吸道感染发现心脏杂音，听诊 $L_3 \sim L_4$ 肋间 Ⅳ /6 级。X 线胸片提示：双肺血多，左心室增大，心胸比率约 0.55。

2. 超声图像采集及分析（图 2-2-4）

3. 病例模板套用

左心房室内径增大，左心室流出道增宽，室间隔与左心室后壁不厚，运动增强。房间隔连续完整，室间隔缺损位于膜周部，并与三尖瓣隔瓣粘连呈瘤样膨凸，左心室面回声中断约 7mm，右心室面有效分流口约 4mm。各瓣膜形态结构及启闭运动正常。大动脉发育正常，主动脉弓降部未见异常。

多普勒检查：收缩期室水平探及左向右高速分流信号。

诊断：先天性心脏病；室间隔缺损（膜周部，膜部瘤样结构形成）；室水平左向右分流

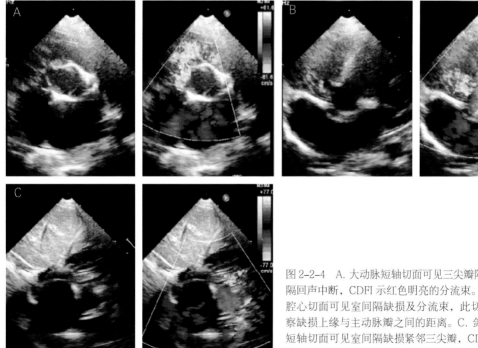

图 2-2-4　A. 大动脉短轴切面可见三尖瓣隔叶下方室间隔回声中断，CDFI 示红色明亮的分流束。B. 胸骨旁五腔心切面可见室间隔缺损及分流束，此切面有助于观察缺损上缘与主动脉瓣之间的距离。C. 剑突下大动脉短轴切面可见室间隔缺损紧邻三尖瓣，CDFI 示花彩高速分流

（二）例二

1. 病史介绍

患儿男，13 岁，自幼发现心脏杂音来诊。听诊 $L_3 \sim L_4$ 肋间Ⅳ/6级，$P_2 > A_2$。X 线胸片提示：双肺血多，全心增大以左心室为著。心胸比率 0.60。

2. 超声图像采集及分析（图 2-2-5）

3. 病例模板套用

全心增大，右心室壁增厚，室间隔与左心室壁厚度正常，运动幅度增强。室间隔缺损紧邻肺动脉瓣，回声中断 11mm，大动脉关系正常，肺动脉内径不宽。主动脉弓降部未见异常。

多普勒检查：收缩期可见低速血流由左心室经缺损口达右心室流出道，经肺动脉瓣射入肺动脉，舒张期可见短暂的右向左分流。三尖瓣口中量高速反流。

诊断：先天性心脏病；室间隔缺损（干下型）；室水平左向右为主双向分流；三尖瓣中量反流；肺动脉高压（中重度）

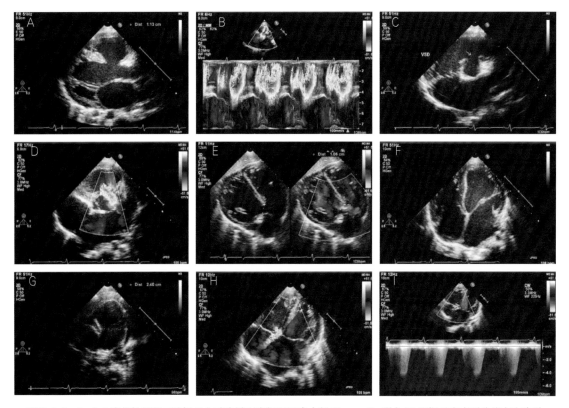

图 2-2-5　A. 左心室长轴切面二维提示主动脉瓣下室间隔回声中断 11mm；B. 彩色 M 型提示室水平分流方向为以左向右为主的双向分流；C. 大动脉短轴切面二维图像可见室间隔缺损上缘紧邻肺动脉瓣；D. 大动脉短轴 CDFI 示室水平分流束紧贴肺动脉瓣；E. 剑突下大动脉短轴切面二维及 CDFI 可见室间隔缺损紧邻肺动脉瓣；F. 心尖四腔心切面可见全心增大，右心室游离壁增厚；G. 显示主肺动脉增宽，提示肺动脉压力升高；H. 胸骨旁四腔心切面 CDFI 提示三尖瓣口中量反流；I. 连续波多普勒测量三尖瓣口高速反流，提示肺动脉高压

五、动态病例演示

1. 干下型室间隔缺损病例演示

患儿女，8 个月，诊断为：干下型室间隔缺损（累及双动脉瓣下），主动脉右冠窦嵌入缺损（使右心室面产生两个分流口分别位于肺动脉瓣下和室上嵴）主动脉瓣少量反流。见动态图 ER-2-2-3-1。

2. 室间隔缺损病例演示

患儿女，7 个月，室间隔缺损（肌部，多发）、二尖瓣少量反流、肺动脉高压。见动态图 ER-2-2-3-2。

动态图演示

ER-2-2-3-1：干下型室间隔缺损（累及双动脉瓣下）

ER-2-2-3-2：室间隔缺损（肌部，多发）

（徐　楠）

第四节　主 – 肺动脉间隔缺损

一、定义

主 – 肺动脉间隔缺损是在胚胎发育过程中，主动脉干分隔成主动脉和肺动脉不完全，在主动脉和肺动脉之间形成间隔缺损。Mori 将本病分为三型：Ⅰ型为主 – 肺动脉间隔近端缺损，Ⅱ型为主 – 肺间隔远端缺损，Ⅲ型为主 – 肺间隔完全缺损。其血流动力学类似于动脉导管未闭，形成左向右分流。由于一般缺损较大，所以较早出现肺动脉高压。

二、超声描述模板

（一）Ⅰ型主动脉 – 肺动脉间隔缺损（近端型）

全心增大，以左心为著，室间隔与左心室后壁不厚，运动幅度增大。房、室间隔延续完整。主动脉瓣环上方探及主动脉根部与主 – 肺动脉之间的间隔回声脱失，缺损长度约　mm。肺动脉及左右肺动脉扩张。主动脉弓降部未见异常。各瓣膜形态、结构、启闭正常。

多普勒检查：主 – 肺动脉间可探及双期连续性以左向右为主的低速分流信号。

诊断：先天性心脏病；Ⅰ型主 – 肺动脉间隔缺损；肺动脉高压

（二）Ⅱ型主动脉 – 肺动脉间隔缺损（远端型）

全心增大，以左心为著，室间隔与左心室后壁不厚，运动幅度增大。房、室间隔延续完整。距主动脉瓣环上方约　mm 的升主动脉部位和主 – 肺动脉之间的间隔回声脱失，缺损长度约为　mm。肺动脉及分支显著扩张。主动脉弓降部未见异常。各瓣膜形态、结构、启闭正常。

多普勒检查：主 – 肺动脉间可探及双期连续性以左向右为主的低速分流信号。

诊断：先天性心脏病；Ⅱ型主 – 肺动脉间隔缺损；肺动脉高压

（三）Ⅲ型主动脉 – 肺动脉间隔缺损（完全缺损型）

全心增大，以左心为著，室间隔与左心室后壁不厚，运动幅度增大。房、室间隔延续完整。从主动脉瓣环上方的升主动脉段与主 – 肺动脉分叉前之间的间隔回声脱失，长度约　mm，并累及肺动脉分叉部位。左右肺动脉显著扩张。主动脉弓降部未见异常。各瓣膜形态、结构、启闭正常。

多普勒检查：主 – 肺动脉间可探及双期连续性以左向右为主的低速分流信号。

诊断：先天性心脏病；Ⅲ型主 – 肺动脉间隔缺损；肺动脉高压

（四）Ⅳ型主动脉 – 肺动脉间隔缺损

全心增大，以左心为著，室间隔与左心室后壁不厚，运动幅度增大。房、室间隔延续完整。距主动脉瓣环约　mm 处，升主动脉和主 – 肺动脉之间可探及两处间隔回声脱失，其长度分别约　mm 及　mm。肺动脉及分支显著扩张。主动脉弓降部未见异常。各瓣膜形态、结构、启闭正常。

多普勒检查：主 – 肺动脉间可探及双期连续性以左向右为主的低速分流信号。

诊断：先天性心脏病；Ⅳ型主 – 肺动脉间隔缺损；肺动脉高压

（五）主动脉 – 肺动脉间隔缺损术后

各房室内径正常范围，室间隔与左心室后壁不厚，运动幅度可。升主动脉与主 – 肺动脉之间可见补片样回声，与周围组织连接完好，无明显的裂隙。各瓣膜形态、结构、启闭正常。

多普勒检查：动脉水平分流消失，心内各部未见明确的异常血流。

诊断：先天性心脏病；主 – 肺动脉间隔缺损术后；动脉水平分流消失

三、超声心动图诊断方法简介

1. 分型

目前常用的是依据主动脉 – 肺动脉间隔缺损部位分为三型（图 2-2-6）。

Ⅰ型（近端型）：主动脉 – 肺动脉间隔缺损紧邻于半月瓣的上方。

Ⅱ型（远端型）：主动脉 – 肺动脉间隔缺损远离半月瓣的上方。

Ⅲ型（完全缺损型）：主动脉 – 肺动脉间隔全部缺损，双半月瓣及瓣叶完整。

2. 超声诊断要点

仔细观察升主动脉与肺动脉之间是否存在回声中断和分流束，但常常因为升主动脉与肺动脉之间的血管壁与超声声束平行，容易出现假性回声失落和分流显示不满意，特别是存在肺动脉高压时，分流束就更不明显，这时候只有依靠多切面探查和经验来检测。部分情况可借助于右心声学造影剂检测，观察造影剂是否能进入升主动脉。

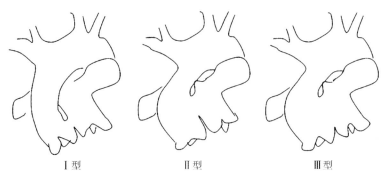

Ⅰ型　　　　　　Ⅱ型　　　　　　Ⅲ型

图 2-2-6　主动脉 – 肺动脉间隔缺损

3. 鉴别诊断

（1）动脉导管未闭：动脉导管未闭是存在于降主动脉与主肺或左肺动脉之间的管状结构，系胚胎至出生后动脉导管没有及时闭合所致，其位置较主 – 肺动脉窗低，但如果存在明显肺动脉压增高的情况，需与主动脉 – 肺动脉间隔缺损相鉴别。只要观察到粗大的导管结构就可以确认。

（2）共同动脉干：共同动脉干为胚胎时期的主动脉干完全没分隔，心脏只有一条大动脉，与主 – 肺动脉窗Ⅲ型很类似，其鉴别点在于主 – 肺动脉窗有两组半月瓣，而共同动脉干则为一组半月瓣。

四、病例诊断套用模板举例

1. 病史介绍

患儿，5 岁，女性，心悸、气急、乏力、易患呼吸系感染，下半身有发绀。查体时在胸骨左缘第 3、4 肋间可闻及连续性机器样杂音。

2. 超声病例图像采集及分析（图 2-2-7）

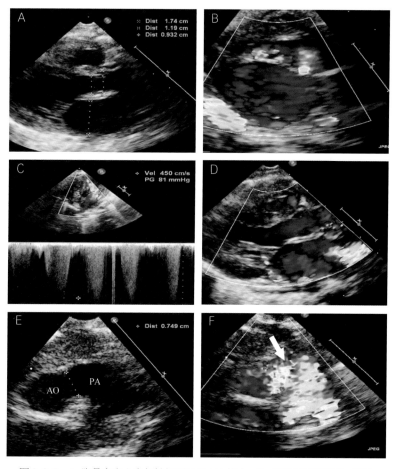

图 2-2-7　A. 胸骨旁左心室长轴切面显示左心扩大；B. 剑突下双房切面：可见房间隔卵圆孔处房水平左向右分流血流信号；C. 心尖四腔心切面，显示三尖瓣的高速反流信号；D. 胸骨旁左心室长轴切面显示二尖瓣少量反流信号；E. 近大动脉短轴或肺动脉长轴切面，显示主动脉与肺动脉之间可见回声中断，中断的长度约 7mm；F. 箭头显示，CDFI 主动脉至肺动脉的左向右连续的分流信号

3. 病例模板套用

全心增大，以左心为著，室间隔与左心室后壁不厚，运动幅度尚可。房间隔卵圆孔处回声分离，室间隔延续完整。主动脉瓣环上方探及主动脉根部与主肺动脉之间的间隔回声脱失，缺损长度约 7mm。肺动脉及左右肺动脉扩张。主动脉弓降部未见异常。各瓣膜形态、结构、启闭正常。

多普勒检查：主 – 肺动脉间可探及双期连续性以左向右为主的低速分流信号。

诊断：先天性心脏病；Ⅰ型主 – 肺动脉间隔缺损；肺动脉高压

五、动态病例演示

主 – 肺间隔缺损病例演示

男性，3 月，诊断为 Berry 综合征，主要包括主 – 肺间隔缺损，右肺动脉起源于升主动脉，主动脉弓离断，见图 ER-2-2-4-1。

动态图演示

ER-2-2-4-1：主 – 肺间隔缺损病例超声图像

（吴伟春）

第三章　左心室流入道疾病

第一节　左侧三房心

一、定义

经典左侧三房心（cor triatriatum）是由一个纤维肌性隔膜将左心房分为两个腔（分别是与肺静脉连接的副房和包含左心耳在内的与二尖瓣口相通的真性左心房），加上右心房总共三个心房，故而得名。

二、超声描述模板

（一）完全性三房心

左心房扩大，余房室内径大致正常。于左心房内探及一隔膜将左心房分为两腔，两腔借隔膜上的交通孔相通，交通口直径　　mm，左心耳与二尖瓣在真性左心房（低压腔）内，各支肺静脉均连接副房（高压腔）。房间隔与室间隔无明显回声脱失。左右心室壁厚度与运动无明显异常，各瓣膜结构与功能未见明显异常。主动脉弓降部无异常。

多普勒检查：左心房内交通孔处连续性高速血流，峰值流速约　　m/s。三尖瓣　　量反流，估测肺动脉收缩压约　　mmHg。

诊断：先天性心脏病；左侧三房心；左心房内梗阻；肺动脉高压

（二）完全性三房心合并房间隔缺损

左心房及右心房室增大，左心室内径正常。左右心室壁厚度与运动无明显异常。于左心房内探及一隔膜将左心房分为两腔，两腔借隔膜上的交通孔相通，交通口直径　　mm，左心耳与二尖瓣在真性左心房内，各支肺静脉均连接副房。房间隔回声脱失约　　mm。室间隔无明显回声脱失。三尖瓣环增宽，瓣叶结构正常，余各瓣膜结构与功能未见明显异常。肺动脉增宽。主动脉弓降部无异常。

多普勒检查：左心房内隔膜交通口处连续性血流，峰值流速约　m/s。房水平左向右分流为左心房高压腔向右心房分流，三尖瓣　量反流，估测肺动脉收缩压约　mmHg。

诊断：先天性心脏病；左侧三房心；Ⅱ孔房间隔缺损；肺动脉高压

（三）部分性三房心

左心房扩大，余房室内径正常范围。于左心房内探及一隔膜将左心房分为真房与副房两腔，两腔借隔膜上的交通口相通，交通口直径　mm。左心耳与二尖瓣及部分肺静脉在真性左心房内，部分肺静脉连接副房。房间隔与室间隔无明显回声脱失。左右心室壁厚度与运动未见明显异常，各瓣膜结构与功能未见明显异常。主动脉弓降部无异常。

多普勒检查：左心房内隔膜交通孔处连续性高速血流，峰值流速在舒张早期，二尖瓣血流流速接近正常。

诊断：先天性心脏病；部分性左侧三房心

（四）三房心合并部分性肺静脉异位引流（心内）

左心房扩大，右心增大，左心室内径正常范围。于左心房内探及一隔膜将左心房分为真性左心房与副房两腔，两腔借隔膜上的交通孔相通，交通口直径　mm，左心耳与二尖瓣在真性左心房内，部分肺静脉连接副房，部分肺静脉连接右心房（或扩张的冠状静脉窦），房间隔回声脱失位于左心房隔膜上（下），室间隔连续完整。左心室壁各节段运动基本正常。各瓣膜结构与功能无明显异常。主动脉弓降部无异常。

多普勒检查：左心房内隔膜交通孔处连续性高速血流，峰值流速约　m/s，二尖瓣前向流速接近正常。房水平左向右分流。三尖瓣少量反流，估测肺动脉收缩压约　mmHg。

诊断：先天性心脏病；左侧三房心；Ⅱ孔房间隔缺损；部分性心内型肺静脉异位引流；肺动脉高压

（五）三房心合并部分性肺静脉异位引流（心上型）

左心房及右心房室扩大，左心室内径正常范围。于左心房内探及一隔膜将左心房分为真房与副房两腔，两腔借隔膜上的交通孔相通，交通口直径　mm，左心耳与二尖瓣在真房内，部分肺静脉连接副房。左上肺静脉与左垂直静脉连接，经无名静脉回流入上腔静脉。房间隔回声缺失位于左心房隔膜之上（或下），室间隔延续完整。左心室壁运动大致正常。各瓣膜结构与功能未见明显异常。主动脉弓降部无异常。

多普勒检查：左心房内交通孔处连续性高速血流，峰值流速约　m/s，二尖瓣跨瓣血流接近正常。房水平左向右（或右向左）分流。上腔静脉回流量增大。三尖瓣与肺动脉瓣反流速度高。

诊断：先天性心脏病；左侧三房心；部分性心上型肺静脉异位引流；Ⅱ孔房间隔缺损；肺动脉高压

（六）左侧三房心术后

各房室大小基本正常。左心房内异常隔膜消失，几乎无残端。左心房内通畅，无梗阻。房间隔探及补片，连续完整。室间隔延续完整。室间隔与左心室壁运动无明显异常，各瓣膜结构及功能未见明显异常。心包腔内未见明显无回声区。

多普勒检查：左心房异常高速血流消失。房水平分流消失。二尖瓣及肺静脉血流无明显异常。

诊断：左侧三房心矫治术后；左心室流入道血流恢复正常；房水平分流消失

三、超声心动图诊断方法简介

1. 直接征象

左心房内异常隔膜将左心房分为后上方的副房腔与前下方的真房腔两部分，隔膜上常有一个或多个偏心孔，左心耳与真房腔相通（图2-3-1）；典型左侧三房心彩色多普勒示隔膜孔处舒张期红色为主的花色血流；频谱多普勒示舒张期高速湍流。

2. 间接征象

可伴或不伴房间隔缺损（图2-3-2），缺损部位可位于副房与右心房之间，右心房与真房之间；肺静脉可回流至副房、真房，也可异位回流至右心房；副房通常大于真房，肺静脉增宽，右心房室增大。合并房间隔缺损，彩色多普勒可见分流，频谱多普勒可见房水平分流，较轻的患者表现为左向右分流。

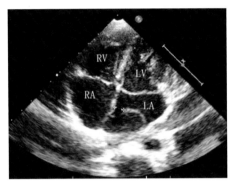 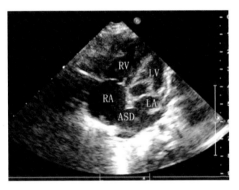

图2-3-1　心尖四腔心切面：左心房内可见一异常的隔膜样回声　　图2-3-2　心尖四腔心切面：可以看到副房与右心房之间存在的房间隔缺损

3. 鉴别诊断

（1）二尖瓣瓣上环：左侧三房心与二尖瓣瓣上环均为心房内的异常隔膜将左心房分隔开来，区别在于左侧三房心为二尖瓣口与左心耳在同一个腔内，而二尖瓣瓣上环为二尖瓣口与左心耳分别在不同的腔内。

（2）完全型肺静脉异位引流：共同肺静脉干与左心房没有交通，回声位于左心房腔之外加以鉴别。

（3）永存左上腔静脉：房室后交界处扩张的冠状窦应与左心房内隔膜鉴别，前者开口于右心房，与左心房无交通，左心房内无异常血流，同时于胸骨上切面可探及左上腔静脉。

4. 超声诊断要点

超声诊断要点为：①明确左心房内隔膜样回声的形态及走行（与冠状窦扩张，肺静脉异位引流鉴别）；②明确真房与副房间是否有交通以及两者之间的压力阶差；③明确左右心房之间是否有交通；④估测肺动脉压力。

（段福建）

第二节　二尖瓣瓣上隔膜

一、定义

二尖瓣瓣上隔膜（supramitral ring）又称为二尖瓣瓣上环，1902年由Fischer首先报道，是指二尖瓣心房面上方形成一纤维环或结缔组织隔膜，通常附着于二尖瓣环上方数毫米，甚至少部分位于二尖瓣瓣叶，左心耳、卵圆孔及四根肺静脉的开口均位于隔膜上方，在隔膜中央有一大小不等的孔，可造成不同程度的左心房到左心室血流受阻，导致二尖瓣狭窄。本病患者二尖瓣瓣叶及二尖瓣下装置发育正常或基本正常，部分患者常合并二尖瓣发育异常和其他心血管畸形。

二、超声描述模板

左心房内径增大，左心室内径正常高限，右心房室不大，室间隔与室壁厚度正常范围，运动幅度正常，房、室间隔连续完整。二尖瓣瓣上部位可见一纤维隔膜回声，隔膜中部的交通口直径为　　mm，距离二尖瓣环距离约　　mm，二尖瓣形态结构启闭尚可，余各瓣膜形态结构正常，主动脉弓降部未见异常。

多普勒检查：自左心房近二尖瓣环水平可探及的高速血流，血流速度为　　m/s。

诊断：先天性心脏病；二尖瓣瓣上隔膜

三、超声心动图诊断方法简介

（1）二维超声心动图胸骨旁左心室长轴、心尖四腔心、心尖二腔心切面示隔膜样结构位于二尖瓣瓣环水平上方约 1~3mm，中央有回声中断，连接左心房的前后壁，舒张期向二尖瓣方向运动，收缩期离开二尖瓣，二尖瓣及瓣下结构可正常（图 2-3-3）。

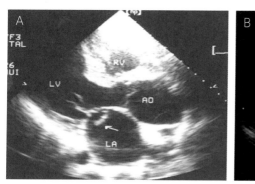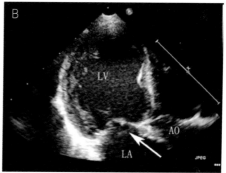

图 2-3-3　A. 胸骨旁左心室长轴切面　箭头所指为生长在二尖瓣瓣体的隔膜样回声；B. 心尖三腔心切面　箭头所指为二尖瓣瓣体的隔膜样组织

（2）彩色多普勒显示起自隔膜口的舒张期花色血流；频谱多普勒显示为舒张期位于零线上的高速血流频谱，与获得性二尖瓣狭窄舒张期湍流频谱无明显差别，可应用相同血流计算方法对二尖瓣狭窄程度做出定量分析。

（3）经食管超声心动图评价二尖瓣上隔膜最有效，可清楚观察到隔膜所附着位置、隔膜长短、中部开口大小及瓣膜启闭时隔膜的运动情况，主要表现为二尖瓣环左心房面出现膜样或带状回声，多平面探查可完整显示全部瓣上环的轮廓和范围，有利于与左侧三房心等畸形鉴别。

（段福建）

第四章　右心室流入道疾病

——— 第一节　右侧三房心 ———

一、定义

右侧三房心（CTD），是指右心房发育异常，右心房内出一隔膜样结构，将其分为两腔。

发生机制：右侧三房心来源于心脏胚胎的右窦瓣完全没有退化。正常情况下这个结构在孕早期吸收退化，留下尤氏瓣和冠状静脉窦瓣（特贝西乌斯瓣）。右静脉窦瓣也可以形成尤氏瓣和希阿里网（Chiari network）。右侧三房心可以单独存在，也可与右心复杂畸形并存。

解剖特点：下腔静脉瓣或冠状静脉窦瓣过度发育，形成心房内膜状结构，将右心房分割为两部分，靠上的心腔与下腔静脉相连，接收腔静脉回心的静脉血，为高压右心房（副房），靠下的心腔连接三尖瓣口和右心耳，为低压右心房（固有右心房）。心房内隔膜上可有一个或多个交通孔道，形状各异，可以完整的或筛网状，从小的限制的到较大的开放的。隔膜大小和形状多变。可为隔膜、漏斗状或带状。孔径大小决定跨隔膜的血流动力学。常合并房间隔缺损、室间隔缺损。

二、超声描述模板

1. 右侧三房心

右心房扩大，其他心腔内径正常。室间隔与左心室壁厚度与运动正常。各组心瓣膜正常。房室间隔无明显回声缺失。右心房腔内隔膜，一端起自下腔静脉缘，另端连接房间隔下部，将右心房分为两部分，使上下腔静脉与三尖瓣口之间被隔膜分隔，经膜上的交通口相通。下腔静脉与肝静脉明显扩张。

多普勒检查：经右心房内隔膜孔的血流速度轻度增高（高于三尖瓣口流速），可见下腔静脉与肝静脉反向流动，提示副房压力增高。三尖瓣少量反流。

诊断：先天性心脏病；右侧三房心（腔静脉回流受阻）

2. 右侧三房心合并房间隔缺损

右心房扩大，其他心腔内径正常。室间隔与左心室壁厚度与运动正常。各组心瓣膜正常。房间隔中部回声脱失　　mm，室间隔无明显回声缺失。右心房腔内隔膜，一端起自下腔静脉缘，另端连接房间隔下部，将右心房分为两部分，使上下腔静脉与三尖瓣口之间被隔膜分隔，经膜上的交通口相通。下腔静脉与肝静脉明显扩张。

多普勒检查：经右心房内隔膜孔的血流速度轻度增高（高于三尖瓣口流速），可见下腔静脉与肝静脉反向流动，提示副房压力增高。三尖瓣少量反流。房水平左向右分流（右向左分流）。

诊断：先天性心脏病；右侧三房心（腔静脉回流受阻）；房间隔缺损（Ⅱ孔型）；房水平左向右分流（右向左分流）

3. 右侧三房心术后

各房室大小恢复正常，右心房内异常隔膜被清除（或残留较小残端），房室间隔回声完整。室间隔与左心室壁运动无明显异常，各组心瓣膜无异常，心包无明显暗区。下腔静脉与肝静脉内径内径较术前减小。

多普勒检查：右心房内无异常血流（房水平分流消失），下腔静脉与肝静脉血流恢复正常。

诊断：右侧三房心术后；右心室流入道血流恢复正常；腔静脉回流通畅

三、超声心动图诊断方法简介

常用切面：胸骨旁大动脉短轴、心尖四腔心切面、胸骨旁四腔心切面及剑下四腔心切面。

二维超声检查：显示右心房内隔膜样结构，观测隔膜交通口大小。

多普勒检查：彩色多普勒显示心房内血流，尤其交通口血流有无加速、变窄、血流花彩，房水平有无分流。多普勒测量隔膜处流速及压差。

四、病例诊断套用模板举例

1. 图像采集及分析

常用切面为心尖四腔心及剑下四腔心切面，重点探查右心房内隔膜样结构，是否存在房间隔缺损或卵圆孔未闭（图2-4-1A）；多普勒超声有助于明确隔膜交通口血流是否加速及房水平分流情况。经食管超声可以明确右心房内隔膜形态，了解交通口梗阻情况（图2-4-1B、C、D、E）。

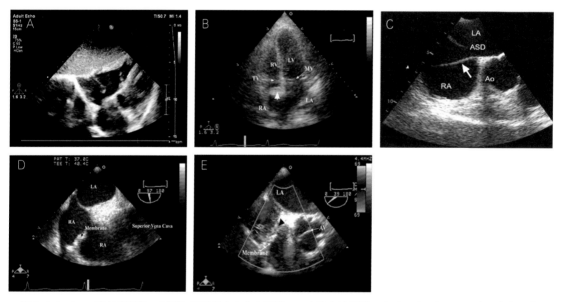

图2-4-1　A. 二维超声图像，剑下切面显示右心房内隔膜；B. 经胸超声图像，心尖四腔心切面显示右心房内隔膜性回声（箭头所示）；C. 箭头所指为右心房内隔膜（ASD：房间隔缺损；RA：右心房；Ao：主动脉）；D. 经食管超声显示右心房内隔膜（箭头所示），上腔静脉扩张（LA：左心房；RA：右心房；Membrance：隔膜；Superior Vena Cava：上腔静脉）；E. 经食管彩色多普勒超声，短轴切面显示血流通过狭窄的隔膜处（箭头所示，LA：左心房；Membrance：三房心的隔膜；AV：主动脉瓣）

2. 病例模板套用

右心房室扩大，左心房室内径正常。室壁厚度及运动正常。房间隔中部回声脱失10mm，室间隔回声连续。右心房内探及隔膜样回声，一端起自下腔静脉缘，另端连接房间隔下部，将右心房分为两部分，使上下腔静脉与三尖瓣口之间被隔膜分隔，经膜上的交通口相通。各瓣膜形态、结构及启闭未见明显异常。心包腔未见明显异常。

多普勒检查：经右心房内隔膜孔的血流速度轻度增高，流速1.5m/s。三尖瓣少量反流。房水平左向右分流。

诊断：先天性心脏病；右侧三房心；房间隔缺损（Ⅱ孔型）；房水平左向右分流

（江　勇）

—— 第二节　三尖瓣下移畸形 ——

一、定义

Ebstein 畸形又称三尖瓣下移畸形，是一种较罕见的先天性心脏畸形，其特点是三尖瓣隔瓣、后瓣下移，而前瓣通常为帆状扩张，瓣叶对合平面下移形成功能瓣环，在功能瓣环与解剖瓣环之间的右心室房化，室壁变薄，失去收缩功能，通常右心房、右心室明显扩大。每 200000 个新生儿中可发生 1 例，约占先天性心脏病的 0.03% ~ 1%。

二、超声描述模板

右心房明显增大。左心房室明显缩小（短径缩小为主），左心室呈香蕉形，房、室间隔延续完整。三尖瓣后叶和隔叶附着点向心尖部移位，后叶下移　　mm，隔叶下移　　mm，瓣叶对合平面下移形成功能瓣环，致部分右心室房化。前叶附着点未见明显移位，形态冗长呈篷帆样改变，功能瓣环扩大，三尖瓣叶关闭不拢。原解剖三尖瓣瓣环内径　　mm。主肺动脉及左右肺动脉未见异常。主动脉弓降部未见异常。房间隔回声分离（或中断　　mm）。

多普勒检查：收缩期右心房内可探及源于三尖瓣口的中等量（大量）反流性血流束。房水平双向分流（或左向右分流）。

诊断：先天性心脏病；三尖瓣下移畸形；三尖瓣反流（中量 / 大量）；卵圆孔未闭（房间隔
　　　缺损）；房水平双向（左向右）分流

三、超声心动图诊断方法简介

主要观察切面：胸骨旁左心室长轴切面、心尖四腔心切面、大动脉短轴切面及右心室流入道切面。

胸骨旁左心室长轴切面重点观察左右心室的比例及三尖瓣前叶形态，超声表现心室明显扩大，室间隔左移，同时显示冗长的前叶（图 2-4-2）。M 型超声测量左心室 EF。

心尖四腔心切面重点观察三尖瓣前叶和隔叶，左右心室的比例，三尖瓣反流量（图 2-4-3，图 2-4-4）。

大动脉短轴切面重点观察三尖瓣叶下移的程度，是否引起右心室流出道梗阻，三尖瓣反流程度及房室缺。

右心室流入道切面重点观察三尖瓣前叶和后叶的位置及形态，瓣膜反流情况（图 2-4-5）。

GOSE 评分：心尖四腔心切面，依次测量右心房面积、房化右心室面积、功能右心室面积、左心室面积、左心房面积，计算 GOSE 分数（即右心房面积加房化右心室面积之和除以功能右心室面积与左心房面积、左心室面积之和）；GOSE 分级，即 GOSE 分数 ≤ 0.5 为 1 级，0.5 ~ 0.99 为 2 级，1 ~ 1.49 为 3 级，≥ 1.50 为 4 级（图 2-4-6，图 2-4-7）。GOSE 分级越高，预后越差，根治手术难度越大，瓣膜修复失败率越高，术后发生低心排或死亡的风险越高。

GOSE 评分 =（右心房 + 右心室面积）/（功能右心室 + 左心房 + 左心室面积）=51.4/45.3=1.13

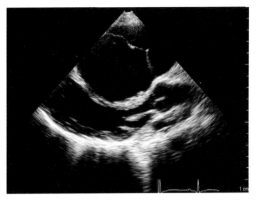

图2-4-2　胸骨旁左心室长轴切面显示右心室扩大，左心室受压变形呈香蕉形，室间隔左移，三尖瓣前叶冗长

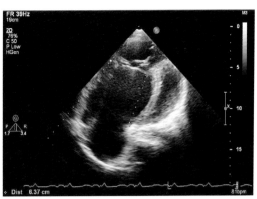

图2-4-3　心尖四腔心切面显示三尖瓣前叶冗长，隔叶明显下移，房化右心室较大

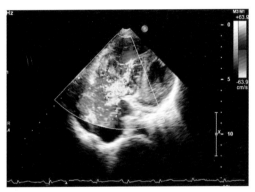

图2-4-4　心尖四腔心切面，彩色多普勒超声显示三尖瓣大量反流

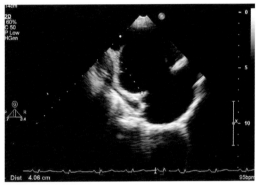

图2-4-5　右心室流入道切面显示三尖瓣后叶明显下移

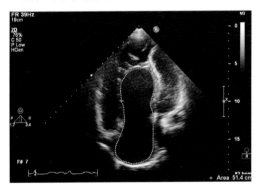

图2-4-6　心尖四腔心测量右心房 + 房化右心室面积 =51.4cm²

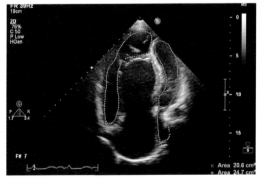

图2-4-7　心尖四腔心测量功能右心室 + 左心房 + 左心室的面积 =45.3cm²

四、病例诊断套用模板举例

　　右心房室明显增大。房、室间隔延续完整。三尖瓣后叶和隔叶附着点向心尖部移位，后叶下移 41mm，隔叶下移 63mm，三尖瓣对合平面下移形成新的功能瓣环，致部分右心室房化。前叶附着点未见明显移位，形态冗长呈篷帆样改变，三尖瓣叶关闭不拢。主肺动脉及左右肺动脉未见异常。主动脉弓降部未见异常。心包未见异常。GOSE 评分为 1.13，分级为 3 级。

多普勒检查：收缩期右心房内可探及源于三尖瓣口的大量反流性血流束。

诊断：先天性心脏病；三尖瓣下移畸形；三尖瓣反流（大量）

五、动态病例演示

1. 三尖瓣下移畸形病例演示

女性，34 岁，诊断为三尖瓣下移畸形，见图 ER-2-4-2-1A ~ 图 ER-2-4-2-1E。

动态图演示

ER-2-4-2-1A：胸骨旁左心室长轴切面 动态显示左右心室比例，右心室明显扩大，室间隔左移，左心室呈香蕉形，下移之三尖瓣启闭活动

ER-2-4-2-1B：左心室短轴切面动态显示左右心室比例，右心室明显扩大，左心室收缩运动增强，也可显示三尖瓣启闭活动

ER-2-4-2-1C：心尖四腔心切面，动态显示左右心室的比例，三尖瓣前叶和隔叶形态及启闭活动

ER-2-4-2-1D：心尖四腔心切面，动态显示三尖瓣反流口位置，反流程度

ER-2-4-2-1E：右心室流入道切面，动态显示冗长之三尖瓣前叶及下移之三尖瓣后叶的启闭活动

2. 三尖瓣下移畸形病例演示

男性，14 岁，诊断为三尖瓣下移畸形，见图 ER-2-4-2-2A ~ 图 ER-2-4-2-2I。

动态图演示

ER-2-4-2-2A：胸骨旁左心室长轴切面，显示右心室扩大更明显，室间隔左移，左心室明显变形

ER-2-4-2-2B：心尖四腔心切面，显示三尖瓣前叶与右心室侧壁间多个细小腱索附着前叶活动受限，隔叶螺旋形下移

ER-2-4-2-2C：心尖四腔心切面，彩色多普勒动态显示三尖瓣口大量反流，反流口平面近心尖部

ER-2-4-2-2D：左心室短轴切面显示右心室明显扩大，舒张期室间隔平直，左心室呈 D 形

ER-2-4-2-2E：左心室短轴切面彩色多普勒显示收缩期三尖瓣大量反流

ER-2-4-2-2F：右心室流入道切面动态显示三尖瓣后叶附着点下移，原解剖瓣环处残迹

ER-2-4-2-2G：右心室流入道切面彩色多普勒动态显示三尖瓣口大量反流

ER-2-4-2-2H：心尖四腔心切面显示三尖瓣前叶和隔叶均受小腱索牵制，活动受限

ER-2-4-2-2I：非标准切面动态显示三尖瓣对合平面，三尖瓣三个瓣叶的启闭活动

3. 三尖瓣下移畸形演示

女性，12 岁，超声诊断三尖瓣下移畸形合并卵圆孔未闭，见图 ER-2-4-2-3A ~ 图 ER-2-4-2-3H。

动态图演示

ER-2-4-2-3A：胸骨旁左心室长轴切面，动态显示右心室扩大，室间隔左移，左心室变形，下移之三尖瓣可见

ER-2-4-2-3B：心尖四腔心切面，动态显示左右心室比例失常，右心扩大，三尖瓣前叶冗长，隔叶下移，房化右心室形成

ER-2-4-2-3C：右心室流入道切面，动态显示三尖瓣后叶下移

ER-2-4-2-3D：实时三维超声动态显示三尖瓣启闭情况，为心底面观

ER-2-4-2-3E：实时三维超声动态显示三瓣启闭情况，从心尖部观察

ER-2-4-2-3F：实时三维超声动态显示功能三尖瓣平面

ER-2-4-2-3G：左心室短轴切面动态显示右心室扩大，三尖瓣下移至心室中部

ER-2-4-2-3H：剑下切面显示卵圆孔未闭

4. 三尖瓣下移畸形

女性，27 岁，见图 ER-2-4-2-4A ~ 图 ER-2-4-2-4J。

动态图演示

ER-2-4-2-4A：胸骨旁左心室长轴切面，动显示左右心室比例及室壁运动

ER-2-4-2-4B：大动脉短轴切面，动态显示右心扩大

ER-2-4-2-4C：大动脉短轴切面显示三尖瓣反流

ER-2-4-2-4D：心尖四腔心切面动态显示三尖瓣隔瓣位置下移

ER-2-4-2-4E：心尖四腔心切面动态显示右心扩大，室间隔左移，左心室呈香蕉形

ER-2-4-2-4F：心尖四腔心显示隔叶下移

ER-2-4-2-4G：心尖四腔心显示隔叶下移，冠状静脉窦开口

ER-2-4-2-4H：心尖四腔心显示三尖瓣大量反流

ER-2-4-2-4I：右心室流入道切面显示三尖瓣大量反流

ER-2-4-2-4J：左心室短轴切面显示右心扩大

（江　勇）

第三节　三尖瓣缺如

一、定义

　　三尖瓣缺如是指三尖瓣发育畸形，部分瓣叶缺失，常见为隔叶和（或）后叶，多与三尖瓣下移畸形合并存在。残留腱索会被误认为瓣叶结构。

二、超声描述模板

　　右心房室明显增大。房、室间隔延续完整。心腔内未能探及明确的三尖瓣叶回声，右心室壁及室间隔的右心室面可探及似藤条样回声，无明确的瓣膜启闭运动，三尖瓣环明显增宽，主肺动脉及左右肺动脉未见异常（扩张）。主动脉弓降部未见异常。右心室流出道增宽（图 2-4-8 ~ 图 2-4-12）。

　　多普勒检查：右心房与右心室之间无明确的过瓣口血流效应。

　　诊断：先天性心脏病；三尖瓣缺如

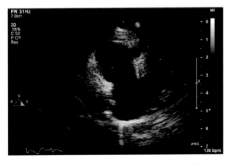 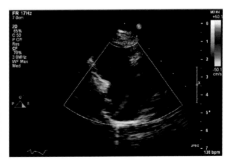

图 2-4-8　右心室流入道切面未探及明确　　　　图 2-4-9　右心室流入道切面显示右心房与
　　　　　的三尖瓣叶回声　　　　　　　　　　　　　　　右心室之间无明确的过瓣口血流效应

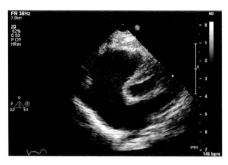

图 2-4-10　不规则大动脉短轴切面未探及明确的三尖瓣叶回声

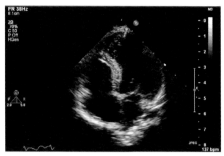

图 2-4-11　心尖四腔切面未探及明确的三尖瓣叶回声

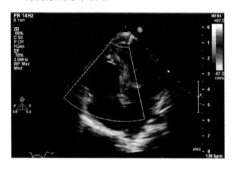

图 2-4-12　心尖四腔切面显示右心房与右心室之间无明确的过瓣口血流效应

（江　勇）

——— 第四节　三尖瓣下移畸形术后 ———

一、定义

三尖瓣下移畸形矫治术式分单纯瓣膜成形术、人工腱索重建术、房化右心室折叠 + 瓣膜成形术、房化右心室折叠 + 瓣膜移植成形术。

二、超声描述模板

1. 三尖瓣下移畸形瓣膜移植术后

右心房室较术前缩小，左心房室不大，三尖瓣后叶与隔叶移至瓣环部位，瓣叶启闭良好，余各瓣膜结构形态未见异常，室间隔运动趋于正常，左心室壁运动尚可，主肺动脉及左右肺动脉未见异常。主动脉弓降部未见异常。

多普勒检查：收缩期右心房内可探及源于三尖瓣口的少量反流性血流束（心内各部未见异常血流）。

诊断：先天性心脏病；三尖瓣下移瓣膜移植术后；三尖瓣少量反流

2. 三尖瓣下移畸形房化右心室折叠 + 三尖瓣成形术后

右心房较术前明显缩小，左心房室不大，三尖瓣后叶与隔叶的附着点折叠至瓣环部位，瓣环环缩，瓣叶启闭良好，其余各瓣膜结构形态未见异常，室间隔运动趋于正常，左心室壁运动尚可，主肺动脉及左右肺动脉未见异常。主动脉弓降部未见异常。

多普勒检查：收缩期右心房内可探及源于三尖瓣口的少量反流性血流束（心内各部未见异常血流）。

诊断：先天性心脏病；三尖瓣下移房化右心室折叠 + 成形术后；三尖瓣少量反流

三、超声心动图诊断方法简介

常用切面同三尖瓣下移畸形术前。

主要观察切面：胸骨旁左心室长轴切面、心尖四腔心切面、大动脉短轴切面及右心室流入道切面。

胸骨旁左心室长轴切面重点观察左右心室的比例，超声表现右心室明显回缩，室间隔左移改善（图2-4-13）。M型超声测量左心室EF，观察室间隔运动。

心尖四腔心切面重点观察三尖瓣环缩小，瓣叶附着点恢复至解剖部位，三尖瓣反流量减少（图2-4-14，图2-4-15）。

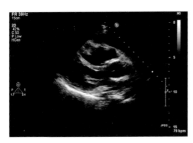 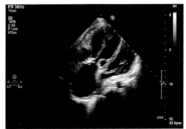 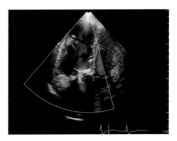

图2-4-13　左心室长轴切面显示三尖瓣下移畸形矫治术后右心缩小　　　图2-4-14　四腔心切面显示术后三尖瓣环明显缩小，瓣环恢复至解剖部位　　　图2-4-15　四腔心切面彩色多普勒显示三尖瓣反流明显改善，为微少量反流

四、病例诊断套用模板举例

右心房较术前明显缩小，左心房室不大，房化右心室缩小，三尖瓣前叶松解，后叶与隔叶的附着点恢复至瓣环部位，瓣环环缩，瓣叶启闭良好，其余各瓣膜结构形态未见异常。房间隔修补术后回声连续。室间隔运动趋于正常，左心室壁运动尚可，主肺动脉及左右肺动脉未见异常。主动脉弓降部未见异常。心包腔少量液性暗区。

多普勒检查：收缩期右心房内可探及源于三尖瓣口的少量反流性血流束，房水平分流消失。

诊断：先天性心脏病；三尖瓣下移房化右心室折叠＋成形术后；三尖瓣少量反流；房间隔缺损修补术后；房水平分流消失

五、动态病例演示

三尖瓣下移畸形矫治术后动态病例

女，27岁（术前参考动态病例ER-2-4-2-4），术后见图ER-2-4-4-1A～图ER-2-4-4-1F。

动态图演示

ER-2-4-4-1A：心尖四腔心切面，动态显示三尖瓣隔叶恢复至解剖部位，三尖瓣瓣环环缩，右心室较前回缩。收缩期微少量反流

ER-2-4-4-1B：心尖四腔心彩色多普勒显示三尖瓣成形术后三尖瓣前向血流无加速

ER-2-4-4-1C：右心室流入道切面，动态显示修复后的三尖瓣后叶

ER-2-4-4-1D：右心室流入道切面，彩色多普勒显示修复后三尖瓣前向血流通畅，收缩期微少量反流

ER-2-4-4-1E：左心室长轴切面，三尖瓣下移畸形矫治术后左右心室比例正常

ER-2-4-4-1F：左心室短轴切面，动态显示右心室回缩

（江　勇）

第五节　希阿里网状结构

一、定义

希阿里网（Chiari network，CN），是一种心血管先天发育异常或变异，胚胎发育过程中，下腔静脉和冠状静脉窦吸收不完全而残留形成的条索状或网状组织结构（图 2-4-16），多位于下腔静脉入口或与下腔静脉口延续，一端止于三尖瓣环的上方近冠状静脉窦入口。该病人群检出率约 3%，常常体检中无意发现，多数无血流动力学意义，一般没有症状。潜在危险因素，影响介入类手术操作，可引起导管或电极线缠绕或血栓或心律失常。

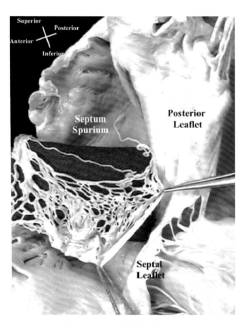

图 2-4-16　希阿里网状结构

二、超声描述模板

各房室内径正常。室间隔与左心室壁厚度与运动正常。各组心瓣膜正常。房间隔、室间隔无明显回声缺失。右心房腔内探及条索样或网状回声，一端起自下腔静脉缘，另端连接冠状静脉窦口，随心动周期活动度大。

多普勒检查：右心房内未见明显血流受阻，三尖瓣少量反流。

诊断：希阿里网状结构

三、超声心动图诊断方法简介

常用切面为心尖四腔心、大动脉短轴及剑下四腔心切面（图 2-4-17，图 2-4-18）。

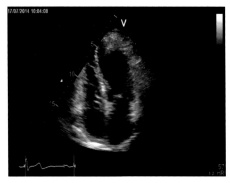

图 2-4-17　心尖四腔心切面显示贴附于房间隔的呈囊性占位的希阿里网

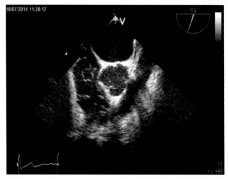

图 2-4-18　经食管超声显示右心房内较大的希阿里网

（江　勇）

第五章　右心室流出道疾病

第一节　房间隔缺损合并肺动脉狭窄

一、定义

法洛三联症这一名词在临床中已经不适用，但是肺动脉瓣狭窄合并房间隔缺损或卵圆孔未闭、右心室肥厚的一组综合征仍旧存在，本章节将房间隔缺损合并肺动脉狭窄的病变共同阐述。

二、超声描述模板

1. 房间隔缺损合并肺动脉瓣狭窄

右心房、右心室扩大，右心室壁增厚，约　　mm，左心内径正常。房间隔中部回声脱失约　　mm。室间隔未见回声中断。左心室壁运动幅度正常。右心室流出道探及肌性肥厚狭窄，内径约　　mm，肺动脉瓣明显增厚、粘连，开放受限，瓣环内径约　　mm，主肺动脉及左右肺动脉发育欠佳。升主动脉及弓降部发育未见异常。心包腔内未见明显异常。

多普勒检查：房水平探及左向右为主双向低速分流。收缩期右心室流出道及肺动脉瓣前向血流速度明显加快，峰值压差约　　mmHg。

诊断：先天性心脏病；Ⅱ孔型房间隔缺损；房水平双向分流；肺动脉狭窄

2. 房间隔缺损合并肺动脉狭窄矫治术后

右心房、右心室仍增大，右心室壁增厚，左心内径正常范围。房间隔修补术后回声，连续完整。左心室壁运动尚正常。右心室流出道内径约　　mm，大致正常范围，主肺动脉内径　　mm，肺动脉瓣关闭欠佳，余瓣膜结构、功能正常。心包腔未见明显液性回声。

多普勒检查：房水平分流消失。收缩期右心室流出道及肺动脉瓣前向血流速度较术前明显减低。

诊断：先天性心脏病；房间隔缺损 + 肺动脉狭窄矫治术后；房水平分流消失；右心室流出道血流速度较术前减低

三、超声评价方法简介

1. 房间隔缺损评价

二维灰阶图像上，在胸骨旁大动脉短轴切面、胸骨旁四腔切面以及剑下双房切面等多角度多切面扫查并确认房间隔连续中断，结合彩色多普勒过隔血流信号明确诊断。详见房间隔缺损章节，本节不再赘述。

2. 瓣口狭窄的常用定量诊断方法

详见第五章第二节肺动脉瓣狭窄。

（权　欣）

第二节　肺动脉瓣狭窄

一、定义

肺动脉瓣瓣膜交界融合、肺动脉瓣膜自身发育异常、肺动脉瓣二叶或四叶畸形均可导致肺动脉瓣狭窄，患者的肺动脉瓣环内径多正常。该病可以单发，也可以与其他先天性心脏畸形伴发，如法洛四联症、完全性大动脉转位、Noonan 综合征等，可以伴发右心室漏斗部狭窄。

二、超声描述模板

右心扩大，右心室壁增厚，左心内径正常，室壁运动正常。房、室间隔连续完整。（肺动脉瓣为二 / 三 / 四叶），肺动脉瓣增厚，回声增强，开放受限。主肺动脉呈狭窄后扩张。余瓣膜形态、回声、启闭未见异常。

多普勒检查：肺动脉瓣前向血流速度明显增快，峰值流速为　 m/s，平均跨瓣压差为　 mmHg。

诊断：先天性心脏病；肺动脉瓣狭窄（　度）

三、超声评价方法简介

（一）瓣口狭窄的常用定量诊断方法

1. 二维灰阶定性评价

成人患者，一般选取改良大动脉短轴切面了解肺动脉瓣的形态结构，包括观察瓣叶的数目，瓣膜明显增厚，钙化，收缩期开放幅度减小，呈穹窿样改变。主肺动脉干呈狭窄后的扩张，亦是肺动脉瓣狭窄的间接证据，但肺动脉扩张程度与狭窄程度多不成比例。合并右心室流出道狭窄多见。二维图像仅能判断肺动脉瓣及右心室形态学改变，但是对于狭窄程度诊断意义有限，还需要结合彩色和连续多普勒成像明确狭窄的程度和部位。

2. 跨瓣压差法评价肺动脉狭窄

通过记录肺动脉瓣口前向血流频谱，测量峰值及平均跨瓣压差，是评价肺动脉瓣狭窄程度的主要手段。

（二）根据测量方法对肺动脉瓣狭窄程度进行判断

肺动脉与右心室之间峰值跨瓣压差大于 25mmHg 即可诊断肺动脉瓣狭窄，小于 36mmHg 为轻度狭窄，36～64mmHg 为中度狭窄，峰值压差＞ 64mmHg（平均压差大于 35mmHg）为重度狭窄。

四、病例诊断套用模板举例

1. 病史介绍

患者男，18 个月，外院体检时听诊发现杂音就诊。

2. 超声病例图像采集及分析（图 2-5-1）

3. 病例模板套用

右心扩大，左心内径正常范围，室壁运动正常。房、室间隔连续完整。肺动脉瓣增厚，回声增强，开放受限。余瓣膜形态、回声、启闭未见异常。

多普勒检查：主肺动脉及左右肺动脉前向血流明显增快。三尖瓣微量反流。

诊断：先天性心脏病；肺动脉瓣狭窄

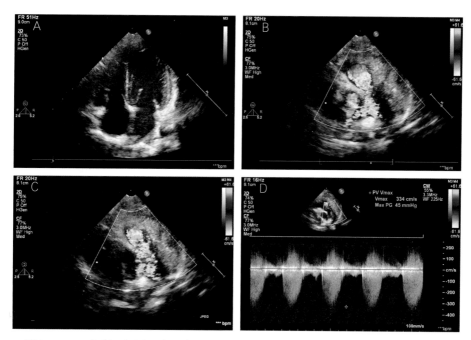

图 2-5-1　A. 心尖四腔心切面提示右心房室内径轻度增大；B 和 C. 胸骨旁大动脉短轴及右心室流出道切面，彩色多普勒提示五色花彩高速血流信号；D. 连续多普勒记录肺动脉瓣跨瓣峰值流速及压力阶差

五、动态病例演示

肺动脉瓣狭窄病例演示

男性，4 个月，诊断为重度肺动脉瓣狭窄，右侧房室瓣狭窄并大量反流，卵圆孔未闭，见图 ER-2-5-2-1。

动态图演示

ER-2-5-2-1：肺动脉瓣狭窄病例超声图像

（权　　欣）

第三节　肺动脉瓣上狭窄

一、定义

肺动脉瓣上至左、右肺动脉，任何部位出现的狭窄。

二、超声描述模板

各房室内径无明显扩大，右心室壁增厚，室壁运动正常。房室间隔连续性完整。各瓣膜形态、回声、启闭未见异常。肺动脉瓣上主肺动脉（肺动脉分叉处，左、右肺动脉）（距肺动脉瓣环　mm 处探及隔膜样回声）内径狭窄约　mm，狭窄长度约　mm。

多普勒检查：肺动脉狭窄处前向血流速度增快。

诊断：先天性心脏病；肺动脉狭窄（主肺动脉、分叉处、左、右肺动脉）

1. 肌束型

右心房室增大，左心内径正常范围。房、室间隔连续完整。右心室壁明显增厚，左心室壁厚度正常。室壁运动幅度尚正常。各瓣膜形态结构及启闭功能未见明显异常。右心室流出道探及异常粗大肌束回声，致流出道内径狭窄。大动脉发育正常。主动脉弓降部未见异常。

多普勒检查：右心室流出道处探及血流加速信号，峰值压差约　　mmHg。余心内未见明显异常血流。

诊断：先天性心脏病；右心室流出道狭窄（肌束型）

2. 肥厚型

右心房室增大，左心内径正常范围。房、室间隔连续完整。右心室壁明显增厚，左心室壁厚度正常。室壁运动幅度尚正常。各瓣膜形态结构及启闭功能未见明显异常。右心室流出道心肌明显肥厚突起，致狭窄，内径约　　mm，上下范围约　　mm。大动脉发育正常。主动脉弓降部未见异常。

多普勒检查：右心室流出道处探及血流加速信号，峰值压差约　　mmHg。余心内未见明显异常血流。

诊断：先天性心脏病；右心室流出道狭窄（肥厚型）

三、病例诊断套用模板举例

1. 病史介绍

患者男，5 岁，发现杂音就诊。

2. 超声病例图像采集及分析（图 2-5-2）

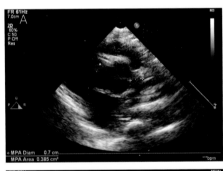
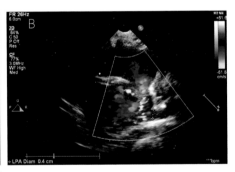
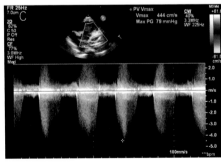

图 2-5-2　A. 胸骨旁短轴切面，二维灰阶图像提示肺动脉及左、右肺动脉狭窄；B. 胸骨旁短轴切面，肺动脉内探及五彩花色高速血流信号；C.连续多普勒记录肺动脉内高速血流频谱

3. 病例模板套用

右心增大，余房室内径正常范围，右心室壁增厚，室壁运动正常。房室间隔连续性完整。各瓣膜形态、回声、启闭未见异常。主肺动脉内径狭窄约 5mm，狭窄长度约 8mm。

多普勒检查：肺动脉狭窄处前向血流速度增快。

诊断：先天性心脏病；肺动脉狭窄

（权　欣）

第四节　右心室双腔心

一、定义

右心室腔内异常肌束或肌性肥厚导致局限性狭窄，将右心室腔分为高压腔和低压腔两个部分。

二、超声描述模板

右心房室增大，左心内径正常范围。房、室间隔连续完整。右心室壁明显增厚，左心室壁厚度正常。室壁运动幅度尚正常。各瓣膜形态结构及启闭功能未见明显异常。右心室流出道下端环形肌束回声，孔径约　　mm，将右心室腔分隔为流入和流出两个腔室。大动脉发育正常。主动脉弓降部未见异常。

多普勒检查：右心室流出道肌环处探及高速血流信号，峰值压差约　　mmHg。

诊断：先天性心脏病；右心室双腔心

三、超声评价方法简介

当梗阻的血流方向与超声声束夹角过大时，往往容易低估血流速度。

四、病例诊断套用模板举例

1. 病史介绍

患者男，2 岁，发现杂音就诊。

2. 超声病例图像采集及分析（图 2-5-3）

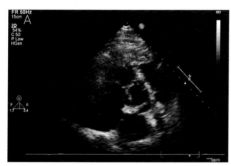
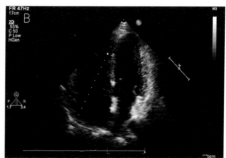
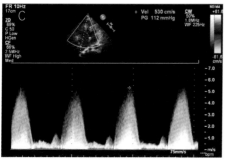

图 2-5-3　A. 胸骨旁短轴切面提示右心室流出道肌性肥厚导致管腔狭窄；B. 心尖四腔切面：右心房室内径增大；C. 连续多普勒记录右心室流出道高速血流频谱

3. 病例模板套用

右心房室增大，左心内径正常范围。房、室间隔连续完整。右心室壁明显增厚，左心室壁厚度正常。室壁运动幅度尚正常。各瓣膜形态结构及启闭功能未见明显异常。右心室流出道下端环形肌束回声，孔径约 5mm，将右心室腔分隔为流入和流出两个腔室。大动脉发育正常。主动脉弓降部未见异常。

多普勒检查：右心室流出道肌环处探及血流高速血流信号，峰值压差约 60mmHg。

诊断：先天性心脏病；右心室双腔心

（权　欣）

第五节　右心室双腔心合并室间隔缺损

一、定义

右心室双腔心多合并室间隔缺损。

二、超声描述模板

左心房室轻度增大，右心内径正常范围。右心室壁明显增厚，左心室壁厚度及运动幅度正常。室间隔膜周部回声中断约　　mm，房间隔延续完整。各瓣膜形态结构及启闭功能未见明显异常。右心室流出道探及异常肌束回声，将右心室腔分隔为流入和流出两个腔室，交通孔径约　　mm；室缺与流入腔相通。大动脉关系及发育正常。主动脉弓降部未见异常。

多普勒检查：收缩期室水平探及左向右低速分流信号。右心室流出道探及高速血流信号，峰值压差约　　mmHg。

诊断：先天性心脏病；右心室双腔心；膜周部室间隔缺损；室水平左向右分流

三、病例诊断套用模板举例

1. 病史介绍

患者男，18 个月，出生后 2 天体检发现杂音就诊。

2. 超声病例图像采集及分析（图 2-5-4）

3. 病例模板套用

左心房室增大，右心室壁明显增厚，右心室内径正常范围。左心室壁厚度及运动幅度正常。室间隔膜周部回声中断约 6mm，房间隔延续完整。于右心室腔内探及异常肌束回声，将右心室腔分隔为近三尖瓣侧流入腔（高压腔）和近肺动脉瓣侧的流出腔（低压腔），两者之间交通孔径约 5mm；室缺与流入腔相通。各瓣膜形态结构及启闭未见明显异常。大动脉关系及发育正常。主动脉弓降部未见异常。

多普勒检查：右心室流出道探及高速血流信号，峰值压差约 46mmHg。收缩期室水平探及左向右低速分流信号。

诊断：先天性心脏病；右心室双腔心；室间隔缺损（膜周部）；室水平左向右分流

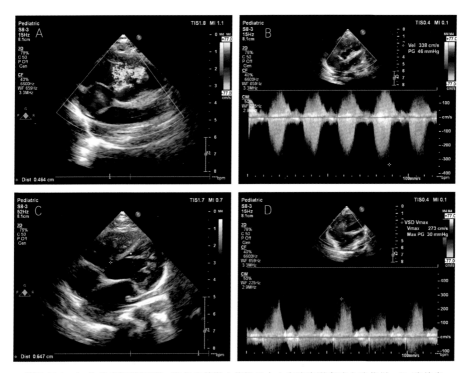

图 2-5-4　A.胸骨旁短轴切面，彩色多普勒血流提示右心室流出道高速血流信号；B. 连续多
普勒记录右心室腔内高速血流，峰值压差 46mmHg；C. 非标准心尖四腔切面：室间隔膜周部
探及约 5mm 回声中断；D. 连续多普勒记录室水平低速左向右分流

四、动态病例演示

右心室双腔心合并室间隔缺损

女性，43 岁，于右心室腔内探及异常肌束回声，将右心室腔分隔为近三尖瓣侧高压腔和近肺动脉瓣侧的低压腔，同时可见室水平分流，见图 ER-2-5-5-1。

动态图演示

ER-2-5-5-1：右心室双腔心合并室间隔缺损病例超声图像

（权　欣）

—— 第六节　右心室流出道梗阻疏通术后 ——

一、定义

肺动脉瓣及瓣下狭窄主要通过者外科手术方式进行治疗。外科常规的矫治方法是通过右心室流出道切口，切除右心室流出道异常肌束、肥厚的室上嵴和漏斗部肥厚肌肉。

二、超声描述模板

右心房室内径仍轻大，较术前略有回缩，右心室壁仍厚。室壁运动幅度尚正常。各瓣膜形态结构及启闭功能未见明显异常。右心室流出道心肌内膜回声较粗糙，流出道内径约　mm，大致正常范围。大动脉内径正常。心包腔未见明显异常液性回声。

多普勒检查：右心室流出道局部血流呈五彩镶嵌回声，峰值流速约　m/s，无明显压差。余心内未见明显异常血流。

诊断：右心室流出道梗阻疏通术后；右心室流出道狭窄改善

三、病例诊断套用模板举例

1. 病史介绍

患者女，40 岁，右心室流出道疏通术后 3 个月复查。

2. 超声病例图像采集及分析（图 2-5-5）

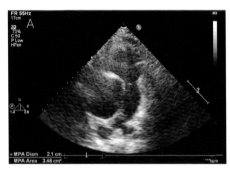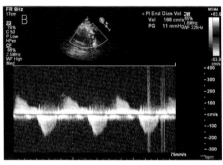

图 2-5-5　A. 胸骨旁大动脉短轴切面，二维灰阶图像提示肺动脉瓣及瓣下无明显狭窄；B. 连续多普勒记录右心室流出道血流流速较术前明显减低

3. 病例模板套用

右心房室内径较术前明显回缩，右心室壁仍厚。室壁运动幅度尚正常。各瓣膜形态结构及启闭功能未见明显异常。右心室流出道内径大致正常范围，约 17mm。大动脉内径正常。心包腔未见明显异常液性回声。

多普勒检查：右心室流出道流速较术前明显减低，峰值流速约 2.3m/s。

诊断：右心室流出道梗阻疏通术后；右心室流出道狭窄改善

（权　欣）

第六章　左心室流出道疾病

第一节　主动脉窦瘤破裂

一、定义

主动脉窦瘤破裂，也称乏氏窦瘤破裂，是一种少见的先天性心脏病。我国发病率占先天性心脏病的 1%～2%。其发病机制的病理基础是主动脉中膜弹力纤维和肌肉组织的分裂或缺乏，主动脉腔内压力使缺陷区逐渐突入低压心腔并逐渐变大成瘤样，多数在后天压力突然升高的情况下发生破裂，发病年龄多数在 20～40 岁之间，约有 1/3 的患者起病急骤。文献统计，约 80% 的乏氏窦瘤破裂发生于右冠窦，约 20% 发生于无冠窦，发生于左冠窦的窦瘤破裂和同时发生于两个主动脉窦的情况极少见。因解剖位置的关系右冠动脉瓣窦动脉瘤多破入右心室腔（约占 70%），少数破入右心房腔，而无冠动脉瓣窦动脉瘤多数破入右心房腔（约占 70%），少数破入右心室腔。破入左心房、左心室和肺动脉以及心包腔的偶有报道，同样极少见。

二、超声描述模板

右（房）室、左心室内径增大，余房室内径正常。房、室间隔未见回声中断。室壁厚度正常，运动增强。主动脉右（左、无）冠窦壁菲薄，呈囊袋样向右心房（室）腔膨出，随血流呈"风袋样"飘动，瘤壁破口为　mm，主动脉右冠瓣脱垂，关闭不良，余瓣膜形态、启闭正常。主动脉弓降部正常。心包腔未见异常回声。

多普勒检查：右心房（右心室）内探及源于主动脉右窦的双期连续性分流信号。主动脉瓣　量反流。

诊断：先天性心脏病；主动脉右（左、无）冠窦瘤破裂；主动脉→右心房（室）分流；主动脉瓣反流（　量）

1. 主动脉右冠窦瘤破裂

右心房室、左心室内径增大，余房室内径正常。房、室间隔未见回声中断。室壁厚度正常，运动增强。主动脉右冠窦壁菲薄，呈囊袋样向右心房（室）腔膨出，随血流呈"风袋样"飘动，瘤壁破口为　mm，主动脉右冠瓣脱垂，关闭不良，余瓣膜形态、启闭正常。主动脉弓降部正常。

多普勒检查：右心房（右心室）内探及源于主动脉右窦的双期连续性分流信号。主动脉瓣　量反流。

诊断：先天性心脏病；主动脉右冠窦瘤破裂；主动脉→右心房（室）分流；主动脉瓣反流（　量）

2. 主动脉无冠窦瘤破裂

右心房右心室内径增大，左心扩大。房、室间隔未见回声中断。室壁厚度正常，运动增强。主动脉无冠窦壁菲薄，呈囊袋样向右心房（室）腔膨出，随血流"风袋样"飘动，瘤壁破口为　mm，主动脉无冠瓣脱垂，关闭不良，余瓣膜形态、启闭正常。主动脉弓降部正常。

多普勒检查：右心房（右心室）内探及源于主动脉无冠窦的双期连续性分流信号。主动脉瓣探及　量反流。

诊断：先天性心脏病；主动脉无冠窦瘤破裂；主动脉→右心房（室）分流；主动脉瓣反流（　量）

3. 主动脉左冠窦瘤破裂

右心房右心室内径增大，左心扩大。房、室间隔未见回声中断。室壁厚度正常，运动增强。主动脉左冠窦壁菲薄，呈囊袋样向右心房（室）（左心房室）腔膨出，随血流"风袋样"飘动，瘤壁破口为　mm。主动脉左冠瓣脱垂，关闭不良，余瓣膜形态、启闭正常。主动脉弓降部正常。

多普勒检查：右心房（右心室）内探及源于主动脉左冠窦的双期连续性分流信号。主动脉瓣　量反流。

诊断：先天性心脏病；主动脉左冠窦瘤破裂；主动脉→右心房（室）（左心房室）分流；主动脉瓣反流（　量）

4. 主动脉窦瘤破裂 +VSD

左右心房室内径增大，室壁厚度正常，运动增强。室间隔膜周部回声中断约　mm。主动脉右（无、左）冠窦壁菲薄，呈囊袋样向右心房（室）腔膨出，随血流呈"风袋样"飘动，瘤壁破口为 mm。主动脉右冠瓣脱垂，关闭不良，余瓣膜形态、启闭正常。主动脉弓降部未见异常。

多普勒检查：右心房（右心室）内探及源于主动脉右窦的双期连续性分流信号。室水平左向右分流。主动脉瓣 量反流。

诊断：先天性心脏病；主动脉右（无、左）冠窦瘤破裂；主动脉→右心房（室）分流；室间隔缺损（膜周部）；室水平左向右分流；主动脉瓣反流（ 量）

5. 主动脉窦瘤破裂术后

左右心房室内径仍大，室壁厚度及运动正常。房、室间隔延续完整。主动脉窦壁完整。主动脉瓣形态、启闭尚可，余瓣膜未见异常。心包腔未见异常。

多普勒检查：主动脉与右心房（右心室）间分流消失（主动脉瓣少量反流）。

诊断：先天性心脏病；主动脉右（无、左）冠窦瘤破裂术后；主动脉右心房（室）间分流消失（主动脉瓣少量反流）

三、超声心动图诊断方法简介

（一）二维超声心动图

通常在胸骨旁大动脉短轴切面，正常主动脉三个窦大小均匀对称分布，而本病则可直观观察到受累窦壁局部明显变薄，瘤样扩张，向低压腔（左心房、右心房、右心室、心包腔等）膨出，一般呈囊袋样，由于主动脉根部的持续压力，囊袋张力大，顶部可有一个或多个破口，由于主动脉根部收缩期、舒张期压力的波动，囊袋呈"风袋"样飘动，破口周围窦壁的组织碎片亦可随分流血流冲击飘动，可据此判断破入的位置。最常见右冠窦破入右心室、右心室流出道和右心房，其次无冠窦破入右心房，破入左心房及左冠窦瘤破裂少见。

（二）彩色多普勒

在上述二维超声图像基础上，加上彩色血流信号，可观察到窦瘤至破入心腔的分流信号，破入左心室者为舒张期分流，破入其他心腔的均为双期的高速分流，信号呈明亮的双期连续性五彩镶嵌色彩，彩色信号汇聚出宽度可帮助测量破口大小，其宽度和彩色信号的分布则可半定量判断分流量。

（三）连续多普勒

在彩色多普勒血流图的引导下，调整探头角度方向，尽量使取样线与分流方向平行，连续多普勒可探查到高速血流频谱，峰值流速可 > 4m/s，可与冠状动脉瘘的分流鉴别，而血流频谱呈双期连续性，可与室间隔缺损的收缩期高速分流鉴别。

（四）M 型彩色多普勒

M 型超声时间分辨率高，容易观察分流的时相及不同时相分流信号在心内的分布空间关系。在某些血流分布混杂，诊断困难的情况下可借助 M 型彩色多普勒方法来判断。

（五）并发症的诊断

1. 室间隔缺损（VSD）

约 70% 的窦瘤破裂合并室间隔缺损。有时小的 VSD 因血流混杂难以探查，需要仔细调整探头角度，在胸骨旁左心室短轴切面、大动脉短轴切面和心尖五腔心切面等切面把窦瘤破口和VSD 分离显现出来，主动脉瓣环上方的为窦瘤破裂，下方的为 VSD，并采用同样的手法，使用多普勒血流图和 M 型彩色多普勒模式来鉴别 VSD，VSD 的高速分流信号仅存在于收缩期，而

RAVS 的为双期高速分流信号。

原发的室间隔缺损尤其是干下型或嵴下型的室间隔缺损因虹吸效应可导致主动脉窦的变形和膨突脱垂，但发生机制不同，无主动脉壁的中层发育缺陷，因而很少出现破裂，不在本章讨论的范畴。

2. 主动脉瓣脱垂关闭不全

主动脉窦瘤累计范围较大或窦瘤位置较低时，可累计相对应窦的主动脉瓣，瓣环瓣叶变形，瓣叶脱垂，从而导致主动脉瓣关闭不全。进一步加重左心室的容量负荷。超声在胸骨旁左心室长轴切面成心尖三腔心及心尖五腔心切面可观察到对应窦的主动脉瓣叶脱垂及偏心性主动脉瓣反流，并评估脱垂程度及反流量。

3. 右心室流出道狭窄

体积较大的主动脉窦瘤瘤体突出于右心室流出道，可形成右心室流出道占位性的狭窄，超声于胸骨旁大动脉短轴切面及右心室流出道观察，可显示主动脉（右）窦瘤突出于右心室流出道形成占位，彩色多普勒观察显示窦瘤的双期分流之外，可测量到右心室流出道收缩期血流速度加快。

四、病例诊断套用模板举例

1. 病史介绍

患者女性，33 岁，十年前因车祸胸部受碰撞伤，后体检发现心脏杂音，因无明显不适，未予重视，近因胸闷不适 3 个月余来诊，体格检查：心脏增大，胸骨旁 3～4 肋间连续性（Ⅳ～Ⅴ）/Ⅵ级杂音；胸片显示：心影增大，心胸比 0.6，双肺血增多。

2. 超声病例图像采集及分析（图 2-6-1）

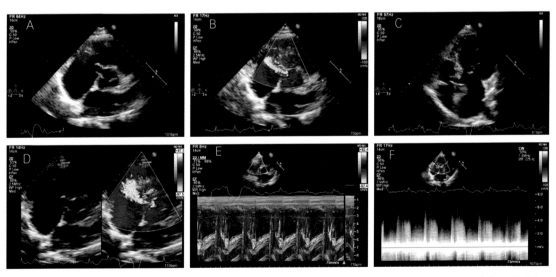

图 2-6-1　A. 胸骨旁大动脉短轴切面可探及主动脉右冠窦局部窦瘤向右心房膨突，呈"风袋样"随血漂动，顶部可见回声缺损；B. A 切面基础上，结合 CDFI 可见窦瘤位置主动脉至右心房的双期的五彩镶嵌分流信号；C. 心尖四腔心切面可见窦瘤膨突，需与室间隔缺损膜部瘤鉴别；D. 同 AB 图，二维与彩色多普勒同步对比可明确分流位置；E. 时间高分辨率的彩色 M 型图像可显示五彩镶嵌的分流信号为收缩期及舒张期双期分流，且分流信号位于右心房，由此可与室间隔缺损收缩期单期分流鉴别；F. CW 测量分流信号为特征性双期高速分流，峰值流速＞4m/s，可明确为窦瘤破裂分流

3. 病例模板套用

左心室、右心房室扩大，左心房内径大致正常。室壁厚度基本正常，运动协调，幅度正常。主动脉右冠窦壁菲薄，局部呈囊袋样向右心房腔膨出，随血流呈"风袋样"飘动，瘤壁破口为7mm，各瓣膜形态、启闭正常。主动脉弓降部正常。

多普勒检查：右心房内探及源于主动脉右窦的双期连续性高速分流信号。

诊断：先天性心脏病；主动脉右冠窦瘤破裂；主动脉→右心房分流

五、动态病例演示

右冠窦瘤破裂入右心房病例演示

男性，36 岁，活动后胸闷气短 1 个月加重 1 周，听诊发现胸骨左缘 2 ~ 3 肋间Ⅵ/Ⅵ双期杂音来诊，超声检查见图 ER-2-6-1-1、ER-2-6-1-2。

动态图演示

ER-2-6-1-1：二维超声显示右冠窦局部壁薄，呈瘤样膨突入右心房，顶部可见回声缺损

ER-2-6-1-2：彩色多普勒超声显示右冠窦窦瘤顶部破口血流高速分流入右心房

（朱振辉）

第二节　左心室流出道狭窄

一、定义

自左心室流出道至主动脉弓近端的左心血流梗阻均属左心室流出道狭窄。这部分的解剖结构可以分为三段。第一段为左心室流出道，由二尖瓣前瓣、左心室前壁和室间隔前部（即漏斗部间隔）环绕而成。第二段为主动脉瓣，由于瓣环系波浪式不在一个平面上，所以这一段组织包括主动脉瓣环、瓣叶和主动脉窦部。第三段为升主动脉，由主动脉窦上缘至无名动脉的起始部。这三段的解剖学梗阻分类如下。

1. 主动脉瓣狭窄

（1）单瓣化狭窄。

（2）二瓣化狭窄。

（3）三个交界粘连的圆顶形狭窄。

（4）其他：包括瓣环狭窄等。

2. 主动脉瓣上狭窄

（1）局限性瓣上狭窄：包括膜样或壶腹样。

（2）广泛性瓣上狭窄，实际为升主动脉发育不全。

3. 主动脉瓣下狭窄

（1）局限性狭窄：包括膜样狭窄和纤维肌性狭窄。

（2）肌肥厚性狭窄。

（3）弥漫型主动脉瓣下狭窄。

（4）二尖瓣梗阻。

先天性主动脉弓异常是指主动脉弓长度、大小和连续性的异常，主要包括主动脉弓缩窄、主

动脉弓离断和先天性血管环畸形。

二、超声描述模板

1. 主动脉瓣二瓣化畸形

各房室腔内径正常范围。左心室壁增厚，运动幅度增强。房、室间隔延续完整。主动脉瓣为二叶，呈左右（前后）排列，瓣叶增厚、回声增强，交界粘连，开放受限，闭合欠佳。余瓣膜形态、结构、启闭正常。升主动脉呈狭窄后扩张。主动脉弓降部未见异常。心包腔未见异常。

多普勒检查：收缩期主动脉瓣前向血流速度加快，平均跨瓣压差为　　mmHg。主动脉瓣　　量反流。

诊断：先天性心脏病；主动脉瓣二瓣化畸形；主动脉瓣狭窄（　度）；主动脉瓣反流（　量）

2. 主动脉瓣狭窄

各房室内径正常范围。左心室壁增厚，运动协调，收缩幅度增强。房、室间隔延续完整。主动脉瓣为三叶瓣，（左、右、无冠瓣发育较小）瓣叶增厚，回声增强，交界粘连，开放受限，闭合不良。余瓣膜形态、结构、启闭正常。升主动脉呈狭窄后扩张，主动脉弓降部未见异常。心包腔未见异常。

多普勒检查：收缩期主动脉瓣前向血流速度加快，平均跨瓣压差　　mmHg。主动脉瓣　　量反流。

诊断：先天性心脏病；主动脉瓣发育异常；主动脉瓣狭窄（　度）；主动脉瓣反流（　量）

3. Ross 术后

各房室内径无明显扩大，室壁运动尚可。主动脉瓣位自体肺动脉瓣形态、回声、启闭良好，肺动脉瓣位同种瓣回声启闭尚可。余瓣膜结构及启闭未见异常。心包腔未见异常。

多普勒检查：主动脉瓣和肺动脉瓣前向血流速度正常，主动脉瓣　　量反流。

诊断：先天性心脏病；主动脉瓣发育异常；Ross 术后；主动脉瓣和肺动脉瓣功能正常；主动脉瓣反流（　量）

4. 主动脉瓣上狭窄（壶腹型）

各房室腔内径大致正常。左心室壁普遍增厚，运动协调，收缩幅度正常。房、室间隔延续完整。距主动脉瓣环约　　mm 处升主动脉局部狭窄，内径约　　mm，远端升主动脉内径正常（狭窄）内径约　　mm，主动脉弓降部未见异常。主动脉瓣为三叶，瓣叶稍增厚，启闭尚可。余瓣膜形态、结构、启闭未见异常。心包腔未见异常。

多普勒检查：收缩期升主动脉内血流速度明显增快，峰值流速　　m/s，跨瓣压差　　mmHg。主动脉瓣　　量反流。

诊断：先天性心脏病；主动脉瓣上狭窄（壶腹型）；主动脉瓣反流（　量）

5. 主动脉瓣上狭窄（隔膜型）

各房室腔内径大致正常。左心室壁增厚，运动协调，收缩幅度正常。房、室间隔延续完整。距主动脉瓣环约　　mm 处升主动脉内探及隔膜样回声，致管腔狭窄，内径约　　mm，远端升主动脉呈狭窄后扩张内径约　　mm，主动脉弓降部未见异常。主动脉瓣轻度增厚，启闭尚可。余瓣膜形态、结构、启闭未见异常。心包腔未见异常。

多普勒检查：收缩期于升主动脉内探及源于瓣上隔膜的高速血流信号。主动脉瓣　　量反流。

诊断：先天性心脏病；主动脉瓣上狭窄（隔膜型）；主动脉瓣反流（　量）

6. 主动脉瓣上狭窄术后（隔膜型、壶腹型）

各房室腔内径大致正常。左心室壁仍厚，运动幅度正常。主动脉瓣上隔膜（狭窄环）消失。主动脉瓣轻度增厚，启闭尚可。余瓣膜形态、结构、启闭未见异常。心包腔未见异常。

多普勒检查：主动脉瓣上升主动脉内血流速度正常。主动脉瓣　量反流。

诊断：先天性心脏病；主动脉瓣上狭窄术后；主动脉瓣上狭窄消失；主动脉瓣反流（　量）

7. 升主动脉缩窄（升主动脉发育不全）

各房室腔内径大致正常。左心室壁增厚，运动尚协调，收缩幅度正常。房、室间隔延续完整。升主动脉探及长约　mm 的弥漫性狭窄段，内径约　mm。主动脉弓降部未见异常。主动脉瓣为三叶，瓣叶轻度增厚，启闭尚可。余瓣膜形态、结构、启闭未见异常。心包腔未见异常。

多普勒检查：收缩期升主动脉内血流速度增快，最大流速　m/s，压差　mmHg。主动脉瓣　量反流。

诊断：先天性心脏病；升主动脉缩窄；主动脉瓣反流（　量）

8. 主动脉瓣下狭窄（隔膜型）

各房室腔内径大致正常。室间隔及左心室壁均匀增厚，运动协调，收缩幅度正常。房、室间隔延续完整。主动脉瓣下距主动脉瓣环约　mm 处探及一隔膜样回声，致左心室流出道狭窄，内径约　mm。主动脉为瓣三叶，瓣叶轻度增厚，启闭尚可。余瓣膜形态、结构、启闭正常。升主动脉及主动脉弓降部未见异常。心包腔未见异常。

多普勒检查：收缩期左心室流出道前向血流明显增快，峰值流速　m/s，压差　mmHg。主动脉瓣　量反流。

诊断：先天性心脏病；主动脉瓣下狭窄（隔膜型）；主动脉瓣反流（　量）

9. 主动脉瓣下狭窄（肌型）

各房室腔内径正常，左心室壁均匀增厚，运动协调，收缩幅度正常。房、室间隔延续完整。主动脉瓣下探及增厚的肌性组织，突向左心室流出道，致其内径狭窄约　mm。主动脉为瓣三叶，瓣叶轻度增厚，启闭尚可。余瓣膜形态、结构、启闭正常。升主动脉及主动脉弓降部未见异常。心包腔未见异常。

多普勒检查：收缩期左心室流出道前向血流增快，峰值流速为　m/s，压差　mmHg。主动脉瓣　量反流。

诊断：先天性心脏病；主动脉瓣下肌性狭窄；主动脉瓣反流（　量）

10. 主动脉瓣下狭窄（隧道型）

各房室腔内径大致正常。左心室壁均匀增厚，运动协调，收缩幅度正常。房、室间隔延续完整。主动脉瓣下探及肌性环形结构长约　mm，内径约　mm，致左心室流出道狭窄。主动脉瓣为三叶，瓣叶边缘轻度增厚，启闭尚可。升主动脉及弓降部未见异常。余瓣膜形态、结构、启闭正常。心包腔未见异常。

多普勒检查：收缩期左心室流出道血流速度明显增快，峰值流速为　m/s，压差为　mmHg。主动脉瓣　量反流。

诊断：先天性心脏病；主动脉瓣下狭窄（隧道型）；主动脉瓣反流（　量）

11. 主动脉瓣下狭窄术后

各房室腔内径大致正常，左心室壁仍增厚，运动幅度正常。主动脉瓣下隔膜样回声消失（肌性组织明显变薄）。主动脉瓣轻度增厚，启闭尚可。余瓣膜形态、结构、启闭正常。心包腔未见异常。

多普勒检查：收缩期左心室流出道前向血流速度正常（较术前明显减低）。主动脉瓣　量反流。

诊断：先天性心脏病；主动脉瓣下狭窄术后；左上流出道狭窄消失（减轻）；主动脉瓣反流（　量）

12. 主动脉缩窄（单纯型）

各房室内径正常范围，左心室壁增厚，室壁运动协调，收缩幅度正常。（室间隔膜周部回声中断　mm）房间隔连续完整。于左锁骨下动脉开口远端主动脉峡部探及局限性狭窄，内径约　mm，狭窄远端降主动脉轻度扩张。各瓣膜形态、结构及启闭未见异常。心包腔未见异常。

多普勒检查：主动脉弓降部狭窄处探及高速射流。峰值流速约　m/s，峰值压差约　mmHg。

诊断：先天性心脏病；主动脉缩窄

13. 主动脉缩窄（复杂型）

各房室内径正常范围，左心室壁增厚，室壁运动协调，收缩幅度正常。（室间隔膜周部回声中断　mm）房间隔连续完整。降主动脉与主肺动脉间探及宽　mm 长　mm 异常通道。主动脉峡部于左锁骨下动脉开口的远端动脉导管前（后）狭窄内径　mm。各瓣膜形态、结构及启闭未见异常。心包腔未见异常。

多普勒检查：降主动脉狭窄处探及高速血流。峰值流速约　m/s，峰值压差约　mmHg。动脉水平探及分流信号。室水平左向右分流。

诊断：先天性心脏病；主动脉缩窄（管前型，管后型）；动脉导管未闭；室间隔缺损（膜周部）

14. 主动脉弓离断（A 型）

各房室内径正常范围，左心室壁增厚，室壁运动尚可。室间隔于干下部（膜周部、肌部）回声中断　mm，房间隔连续正常。各瓣膜形态结构启闭正常。主动脉弓部于左锁骨下动脉起始远端与降主动脉连续性中断。主肺动脉（通过粗大的动脉导管）与降主动脉相延续。（其他心内畸形），心包腔未见异常。

多普勒检查：主动脉弓降部血流于左锁骨下动脉起始远端处中断。室水平分流，动脉水平分流。

诊断：先天性心脏病；主动脉弓离断（A 型）；室间隔缺损；动脉导管未闭

15. 主动脉弓离断（B 型）

各房室内径正常范围，左心室壁增厚，室壁运动尚可。室间隔于干下部（膜周部、肌部）回声中断　mm，房间隔连续正常。各瓣膜形态结构启闭正常。主动脉弓部于左锁骨下动脉和左颈总动脉之间与降主动脉连续性中断。主肺动脉（通过粗大的动脉导管）与降主动脉相延续。（其他心内畸形），心包腔未见异常。

多普勒检查：主动脉弓降部血流于左锁骨下动脉和左颈总动脉之间处中断。室水平分流，动脉水平分流。

诊断：先天性心脏病；主动脉弓离断（B 型）；室间隔缺损；动脉导管未闭

16. 主动脉弓离断（C）

各房室内径正常范围，左心室壁增厚，室壁运动尚可。室间隔于干下部（膜周部、肌部）回声中断　mm，房间隔连续完整。各瓣膜形态结构启闭正常。主动脉弓部于无名动脉和左颈总动脉之间与降主动脉连续性中断。主肺动脉（通过粗大的动脉导管）与降主动脉相延续。（其他心内畸形），心包腔未见异常。

多普勒检查：主动脉弓降部血流于无名动脉和左颈总动脉之间处中断。室水平分流，动脉水平分流。

诊断：先天性心脏病；主动脉弓离断（C 型）；室间隔缺损；动脉导管未闭

三、超声心动图诊断方法简介

（一）先天性主动脉瓣狭窄的诊断方法

先天性主动脉瓣狭窄是由于动脉干的内膜隆起发育不良所造成，因而三个瓣叶、主动脉窦部及主动脉瓣环都会受到影响。可以有单瓣化狭窄，即为主动脉窦部发育不良，整个主动脉瓣为一有孔的隔膜，有时在此隔膜上可见三个交界的痕迹称之为交界缝，它是稍稍隆起的嵴，隔膜中心的孔位于中心或偏向一旁。也可以有二瓣化畸形。还可以有三个瓣叶发育不均或因交界粘连所致的狭窄。

1. 主动脉瓣二瓣化畸形

主动脉瓣只有两个瓣叶和主动脉窦。单纯二瓣化并不一定造成血流动力学的梗阻，只有在瓣膜明显增厚钙化和（或）交界粘连时才会狭窄。窦部的发育异常使得局部产生湍流，可能造成主动脉瓣的反流。

（1）二维超声心动图：左心室长轴观，主动脉窦部形态异常，升主动脉呈狭窄后扩张。左心室壁增厚，运动幅度增强。大动脉短轴观，主动脉瓣叶可呈左右排列或上下排列（图 2-6-2），关闭线失去"Y"形态，部分患者的瓣叶发育大小不均。瓣叶增厚在低龄儿童并不明显，在中老年患者中，瓣膜增厚伴钙化者多见。

（2）彩色多普勒超声：在左心室长轴观及心尖五腔观，可显示收缩期左心室经狭窄的主动脉瓣口进入升主动脉内的高速射流（图 2-6-3）。在部分患者可见主动脉瓣反流。

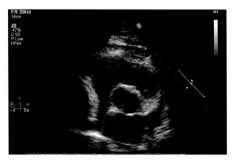
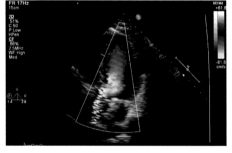

图 2-6-2　大动脉短轴切面显示主动脉瓣为二叶，左右排列

图 2-6-3　心尖五腔心切面 CDFI 显示主动脉瓣前向血流加速

2. 三瓣叶发育不均或因交界粘连所致的狭窄

（1）二维超声心动图：左心室长轴观，瓣开放限制主要在瓣尖水平，主动脉瓣开放时呈典型的圆顶征改变，瓣口开放幅度减小，瓣尖部不能贴近主动脉窦壁。升主动脉呈狭窄后扩张。左心室壁增厚，运动幅度增强。大动脉短轴观，可见瓣叶大小不等，交界区粘连。

（2）彩色多普勒超声：在左心室长轴观及心尖五腔观，可显示收缩期左心室经狭窄的主动脉瓣口进入升主动脉内的高速射流。在部分患者可见主动脉瓣反流。

3. Ross 手术

Ross 手术又称为自体肺动脉瓣移植术，应用于儿童主动脉瓣病变者。由于目前尚无适合儿童患者的人工瓣膜可供选择，而且在换瓣后还存在术后终身抗凝、二次手术等问题，因此用患者自体的肺动脉瓣代替病变的主动脉瓣。再用同种异体带瓣管道重建右心室流出道。

（二）主动脉瓣上狭窄的诊断方法

主动脉瓣上狭窄比较少见，常与主动脉瓣二瓣化畸形并存。有时主动脉瓣上狭窄合并一系列的全身变化（特殊面容、智力障碍和高钙血症等）而形成 Williams 综合征。

1. 根据升主动脉发育不全的程度分三型

（1）膜样主动脉瓣上狭窄：升主动脉内径大致正常，在主动脉窦上缘相当于主动脉崤平面有一中心有孔的薄膜，正遮挡于主动脉瓣口之上。

（2）壶腹样主动脉瓣上狭窄：又称砂时漏样狭窄，主要在主动脉崤平面有环形狭窄同时有一段升主动脉也变细。

（3）升主动脉缩窄：为整个升主动脉发育不全，自主动脉窦上缘直到无名动脉起始部的升主动脉全程管腔都明显变细。此型是最严重的一种。

2. 二维超声心动图

观察升主动脉的发育状态，观察有无隔膜、肌肥厚或血管发育不良。以胸骨左缘标准或高位左心室长轴切面显示较好，主动脉窦管交界部局部内径减小，或窦以上一段血管内径减小，狭窄远心段血管内径一般在正常范围（图 2-6-4）。

3. 彩色多普勒超声

跨瓣口血流多数正常，跨狭窄区血流速度与压差增（图 2-6-5）。

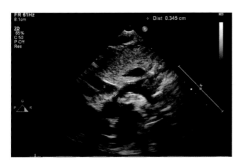 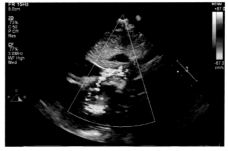

图 2-6-4　胸骨上窝切面	图 2-6-5　胸骨上窝切面
显示升主动脉发育细	CDFI 显示升主动脉狭窄区前向血流加速

（三）主动脉瓣下狭窄的诊断方法

主动脉瓣下狭窄，指在主动脉瓣下出现的各种狭窄性先天性病变，导致左心室流出道梗阻，又称左心室流出道狭窄。

1. 主动脉瓣下狭窄分型

（1）局限性主动脉瓣下狭窄：主要是由于隔膜样组织塞于左心室流出道，根据隔膜的特点又可分为：①由纤维组织薄膜紧贴于主动脉瓣下造成的隔膜样狭窄；②位置更低、组织结构除了纤维成分外尚有肌性组织参与的纤维肌性狭窄。

（2）肌肥厚型主动脉瓣下狭窄：指由于左心室室壁普遍肥厚和（或）室间隔增厚明显，导致左心室流出道狭窄。

（3）弥漫型主动脉瓣下狭窄：这是一种环形纤维肌性肥厚，较局限性狭窄少见。主要由肌性组织构成，有时可有少量纤维组织参与。长度不等，一般 10 ~ 30mm，多数较长，呈管状，故也称隧道型主动脉瓣下狭窄。

（4）二尖瓣所致左心室流出道狭窄：先天性二尖瓣畸形可导致左心室流出道狭窄，但极少见。病变形式比较多样，包括二尖瓣前叶附着处前移，位于主动脉瓣右冠窦下方；二尖瓣前叶中部有异常纤维组织薄膜、异位腱索或纤维索条，连接于二尖瓣和室间隔之间；二尖瓣前叶与室间隔之间直接异常附着粘连等，均可造成左心室流出道阻塞。降落伞状二尖瓣等其他二尖瓣畸形，有时亦可形成左心室流出道阻塞。

2. 二维超声心动图

检查内容包括左心室流出道内是否存在异常结构，异常结构的具体起源，形成的狭窄区距主动脉瓣环的距离。以左心室流出道 - 主动脉长轴图像显示较好，最常见的超声发现是位于主动脉瓣环下方的膜状回声，主要位于室间隔侧，有时在二尖瓣侧也可见隔膜状回声。其次是局部肌性结构使左心室流出道局部减小，狭窄显著者可影响主动脉瓣开放，偶见二尖瓣心室面异常结构呈"囊状"凸向左心室流出道或为多个异常条带状结构附着在二尖瓣与室间隔上。二尖瓣和瓣下结构异常运动与室间隔的距离减小和肥厚型心肌病改变相似。继发改变的超声所见：轻～中度狭窄左心室大小与室壁厚度无显著改变，严重狭窄者左心室壁可增厚，收缩增强，失代偿者室壁收缩幅度减低，左心室扩大，左心大小还与是否合并瓣叶关闭不全及反流量的大小有关。

3. 彩色多普勒超声

显示收缩期血流在隔膜或狭窄环处变细，流速增高出现色彩混叠。隔膜紧邻主动脉瓣环者可影响主动脉瓣关闭，出现轻度反流。

（四）先天性主动脉弓发育异常的诊断方法

1. 主动脉弓缩窄

先天性主动脉缩窄是指主动脉局限性狭窄，可以单独存在，也可合并其他先天性心血管畸形，常见的合并畸形有动脉导管未闭、室间隔缺损、主动脉瓣畸形和二尖瓣畸形。二维超声心动图发现主动脉弓降部局限性或一段血管内径减小是诊断的主要依据。主要切面为胸骨上窝主动脉弓长轴切面，可显示缩窄部位、缩窄程度。超声判断标准：①近段缩窄，无名动脉与左颈总动脉之间血管内径≤升主动脉内径的60%。②中段缩窄，左颈总动脉与左锁骨下动脉开口之间的血管内径≤升主动脉内径的50%。③远段缩窄，左锁骨下动脉开口后降主动脉内径≤升主动脉内径的40%。④局限性管腔缩窄：多发生于主动脉峡部。

CDFI表现为缩窄区五彩镶嵌的喷射性血流（图2-6-6），连续多普勒测量峰值流速和峰值压差可以反映缩窄程度（图2-6-7）。狭窄以远腹主动脉频谱呈现峰值血流速度下降、加速时间延长、负相波消失等。

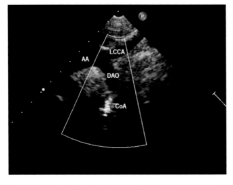
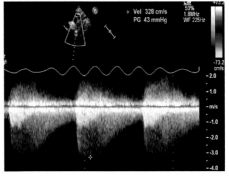

图 2-6-6　降主动脉缩窄的二维彩色血流图像 AA：主动脉弓；LCCA：左颈总动脉；DAO：降主动脉；CoA：降主动脉缩窄

图 2-6-7　降主动脉缩窄的连续波多普勒频谱图像可见降主动脉血流速度增高

2. 主动脉弓中断

主动脉弓延续性中断，按位置分为三型：A型，较常见，中断位于左锁骨下动脉以远；B型，最常见，中断位于左颈总动脉与左锁骨下动脉之间；C型，罕见，中断位于无名动脉起始处至左颈总动脉。主要切面为胸骨上窝主动脉弓长轴切面，评价主动脉升、弓、降部管腔的延续性。还需观察降主动脉与肺动脉是否存在连接关系。动脉导管成为降主动脉血流来源的重要通道，除了动脉导管未闭以外室间隔缺损是最常见的合并畸形。

四、病例诊断套用模板举例

1. 病史介绍

患者女性，53岁，活动后胸闷1年，体格检查：心脏无明显增大，窦性心律，听诊主动脉瓣听诊区收缩期Ⅲ级杂音；胸片显示无明显异常。

2. 超声病例图像采集及分析（图2-6-8）

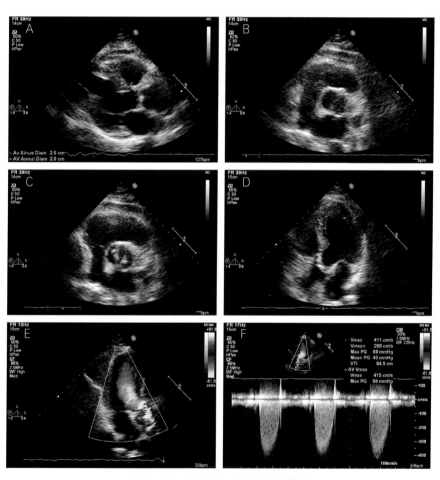

图2-6-8　主动脉瓣二瓣化畸形示例图

A. 胸骨旁左心室长轴切面见主动脉瓣及窦部形态异常；B. 大动脉短轴切面显示主动脉瓣为二叶，左右排列；C. 大动脉短轴切面显示二叶主动脉瓣开放状态；D. 心尖五腔心显示主动脉瓣形态异常；E. 心尖三腔心切面 CDFI 显示主动脉瓣前向血流加速；F. 心尖五腔心切面测量主动脉瓣口跨瓣压差

3. 病例模板套用

各房室腔内径正常范围。左心室壁增厚，运动幅度增强。房、室间隔延续完整。主动脉瓣为二叶，呈左右排列，瓣叶增厚、回声增强，交界粘连，开放受限，闭合尚可。余瓣膜形态、结构、启闭正常。升主动脉呈狭窄后扩张。主动脉弓降部未见异常。心包腔未见异常。

多普勒检查：收缩期主动脉瓣前向血流速度加快，平均跨瓣压差为 40mmHg。

诊断：先天性心脏病；主动脉瓣二瓣化畸形；主动脉瓣狭窄（中重度）

五、动态病例演示

主动脉瓣二瓣化畸形病例演示

男性，26 岁，诊断为：主动脉瓣二瓣化畸形，主动脉瓣重度狭窄，主动脉瓣少中量反流。

动态图演示

ER-2-6-2-1A. 主动脉瓣二瓣化畸形病例超声图像，二维左心室长轴观可见主动脉瓣叶增厚，开放受限

ER-2-6-2-1B. 主动脉瓣二瓣化畸形病例超声图像，彩色多普勒左心室长轴观可见主动脉瓣少中量反流

ER-2-6-2-1C. 主动脉瓣二瓣化畸形病例超声图像，二维大动脉根部短轴观可见主动脉瓣左、右冠瓣融合，与无冠瓣呈二叶式启闭

ER-2-6-2-1D. 主动脉瓣二瓣化畸形病例超声图像，彩色多普勒大动脉根部短轴观

ER-2-6-2-1E. 主动脉瓣二瓣化畸形病例超声图像，二维心尖四腔观可见左心室壁向心性肥厚

ER-2-6-2-1F. 主动脉瓣二瓣化畸形病例超声图像，彩色多普勒心尖四腔观可见主动脉瓣少、中量反流

（孙　欣）

第七章　复杂畸形

第一节　法洛四联症

一、定义

法洛四联症（TOF），是一种常见的发绀型先天性心脏畸形，其基本病理为室间隔缺损、肺动脉狭窄、主动脉骑跨和右心室肥厚。法洛四联症在儿童发绀型心脏畸形中居首位。法洛四联症患儿的预后主要取决于肺动脉狭窄程度及侧支循环情况。

二、超声描述模板

右心房、右心室扩大，右心室壁增厚达　mm，左心内径偏小（大致正常）。室壁运动幅度正常。房间隔完整（卵圆孔处回声分离），室间隔上部（膜周部、干下部）回声脱失约　mm。主动脉增宽前移，骑跨于室间隔上，骑跨率约　%。右心室流出道肌性肥厚狭窄，肺动脉瓣明显增厚粘连，回声增强，开放受限，瓣环内径约　mm。降主动脉内径约　mm。肺动脉及左右肺动脉发育欠佳。余瓣膜结构、功能未见明显异常。主动脉弓降部未见异常。

多普勒检查：室水平探及低速双向分流。收缩期右心室流出道及肺动脉瓣前向血流加速，峰值压差约　mmHg，（房水平左向右分流）。

诊断：先天性心脏病；法洛四联症；室水平双向分流

三、超声心动图诊断方法简介

二维超声：可显示主动脉骑跨、室间隔缺损大小（图 2-7-1）、位置、数目，左心室收缩幅度和左、右心室腔大小以及肺动脉瓣增厚，主肺动脉及左右肺动脉发育程度（图 2-7-2）。

多普勒超声：可显示室水平分流方向，右心室流出道及肺动脉瓣前向流速增快及峰值压差（图 2-7-3，图 2-7-4）。

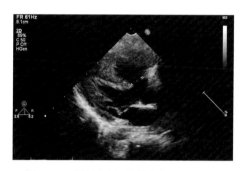

图 2-7-1　测量室间隔缺损大小

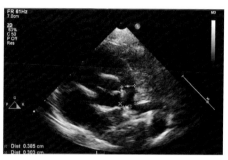

图 2-7-2　测量主肺动脉及左右肺动脉内径

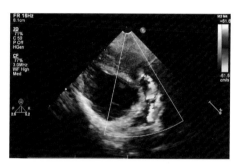

图 2-7-3　彩色多普勒显示右心室流出道流速增快

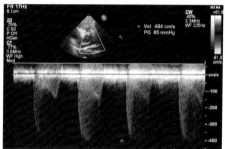

图 2-7-4　连续波多普勒显示右心室流出道峰值压差

四、病例诊断套用模板举例

1. 病史介绍

患者女，8 个月，发绀及心脏杂音就诊。体格检查：唇、指、趾部位发绀，杵状指、趾。胸骨左缘第二~四肋间粗糙收缩期杂音。心电图：一般有电轴右偏，右心室肥厚。胸部 X 线：靴形心，肺血管纹理纤细稀疏。

2. 超声病例图像采集及分析（图 2-7-5）

3. 病例模板套用

右心房、右心室扩大，右心室壁增厚，左心内径偏小。室壁运动幅度正常。房间隔完整，室间隔膜周部回声脱失约 8mm。主动脉增宽前移，骑跨于室间隔上，骑跨率约 50%。右心室流出道肌性肥厚狭窄，肺动脉瓣明显增厚粘连，回声增强，开放受限。肺动脉及左右肺动脉发育欠佳。余瓣膜结构、功能未见明显异常。主动脉弓降部未见异常。

多普勒检查：室水平探及低速双向分流。收缩期右心室流出道及肺动脉瓣前向血流加速，峰值压差约 107mmHg。

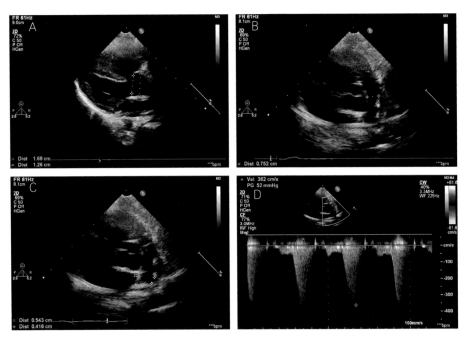

图 2-7-5　A. 胸骨旁左心室长轴切面显示主动脉骑跨，室间隔缺损；B. 大动脉短轴切面测量主肺动脉内径；C. 大动脉短轴切面测量左右肺动脉内径；D. 大动脉短轴切面测量右心室流出道压差

诊断：先天性心脏病；法洛四联症；室水平双向分流

4. 法洛四联症矫治术后

右心房、右心室仍增大，右心室壁增厚，左心内径正常。室间隔修补回声连续完整。室壁运动尚正常。右心室流出道内径约　　mm，大致正常范围，主肺动脉内径　　mm，肺动脉瓣开放改善，关闭欠佳，余瓣膜结构、功能正常。心包腔未见明显液性回声。

多普勒检查：室水平分流消失。收缩期右心室流出道及肺动脉瓣前向血流较术前明显减低，峰值压差约　　mmHg，舒张期肺动脉瓣少（中，大）量反流。

诊断：先天性心脏病；法洛四联症矫治术后；室水平分流消失；右心室流出道通畅

五、动态病例演示

法洛四联症病例演示

男性，3 月，诊断为法洛四联症，包括室间隔缺损，主动脉骑跨，右心室流出道及肺动脉瓣狭窄，右心室肥厚，见图 ER-2-7-1-1。

动态图演示

ER-2-7-1-1：法洛四联症病例超声图像

（王　燕）

第二节　肺动脉闭锁合并室间隔缺损

一、大动脉关系正常的肺动脉闭锁合并室间隔缺损

（一）仅肺动脉瓣闭锁，合并 PDA

1. 定义

肺动脉闭锁视其有无室间隔缺损，可分为两种类型。肺动脉闭锁伴室间隔缺损（PAA-VSD）是一组复杂多样的先天性心脏病，其定义为心室与肺动脉间不存在管道连接，也无血液流通，室间隔有缺损。

2. 超声描述模板

心脏位置正常，心房正位，心室右襻。右心明显扩大，右心室壁增厚。室间隔于膜周（或干下）部回声脱失约　　mm。房间隔延续完整。主动脉增宽，骑跨于室间隔之上，骑跨率约　　%。右心室流出道肌性狭窄，室壁最厚约　　mm。肺动脉瓣部位探及一膜样回声，未见明确瓣叶活动。主肺动脉及分支发育尚可（发育不良）。余各瓣膜形态、启闭未见明显异常。降主动脉与左肺动脉起始部之间可探及一异常通道，内径约　　mm。

多普勒检查：右心室流出道至肺动脉无血流连续性。室水平双向分流。动脉水平左向右分流。三尖瓣少量反流。

诊断：先天性心脏病；肺动脉闭锁；室间隔缺损；室水平双向分流；动脉导管未闭；动脉水平左向右分流

二维超声：可显示主动脉骑跨、室间隔缺损大小、位置、数目，左心室收缩幅度和左、右心室腔大小以及肺动脉瓣膜性闭锁，主肺动脉及左右肺动脉发育程度。

多普勒超声：可显示室水平分流方向，右心室流出道及肺动脉瓣无前向血流，房水平右向左分流。

3. 病例诊断套用模板举例

（1）病史介绍：患者男，6 月，发绀及心脏杂音就诊。体格检查：唇、指、趾部位发绀。胸骨左缘第二～四肋间粗糙收缩期杂音。心电图：一般有电轴右偏，右心室肥厚。胸部 X 线：肺血管纹理纤细稀疏。

（2）超声病例图像采集及分析，如图 2-7-6 所示。

（3）病例模板套用：心脏位置正常，心房正位，心室右襻。右心明显扩大，右心室壁增厚。室间隔于膜周部回声脱失约 11mm。房间隔延续完整。主动脉增宽，骑跨于室间隔之上，骑跨率约 50%。右心室流出道肌性狭窄。肺动脉瓣部位探及一膜样回声，未见明确瓣叶活动。主肺动脉及分支发育尚可。余各瓣膜形态、启闭未见明显异常。降主动脉与左肺动脉起始部之间可探及一异常通道，内径约 3mm。

多普勒检查：右心室流出道至肺动脉无血流连续性。室水平双向分流。动脉水平左向右分流。

诊断：先天性心脏病；肺动脉闭锁；室间隔缺损；室水平双向分流；动脉导管未闭；动脉水平左向右分流

（二）肺动脉瓣及主肺动脉闭锁，合并 PDA

1. 超声描述模板

心脏位置正常，心房正位，心室右襻。右心明显扩大，右心室壁增厚。室间隔于膜周（或干下）部回声脱失约　　mm。房间隔延续完整。主动脉增宽，骑跨于室间隔之上，骑跨率约　　%。右心室流出道为盲端，未探及肺动脉瓣，主肺动脉近端呈条索状强回声，主肺动脉远端及左右肺

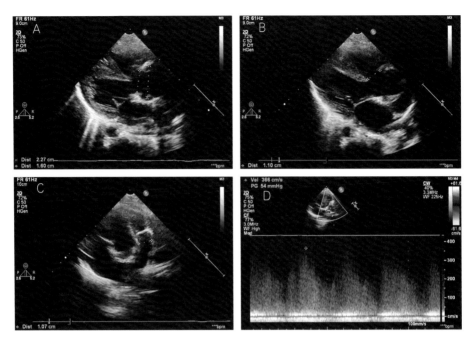

图 2-7-6　A.胸骨旁左心室长轴切面显示主动脉骑跨；B.测量室间隔缺损大小；C.大动脉短轴切面显示肺动脉瓣膜性闭锁，测量主肺动脉内径；D.连续波多普勒显示动脉导管未闭连续性分流

动脉发育不良。余各瓣膜形态、启闭未见明显异常。降主动脉与左肺动脉起始部之间可探及一异常通道，内径　　mm。

多普勒检查：右心室流出道至肺动脉无血流连续性。室水平双向分流。动脉水平左向右分流。三尖瓣少量反流（图 2-7-7）。

诊断：先天性心脏病；肺动脉闭锁；室间隔缺损；室水平双向分流；动脉导管未闭；动脉水平左向右分流

2. 病例模板套用

心脏位置正常，心房正位，心室右襻。右心明显扩大，右心室壁增厚。室间隔于膜周部回声脱失约 15mm。房间隔延续完整。主动脉增宽，骑跨于室间隔之上，骑跨率约 50%。右心室流出道肌性狭窄。右心室流出道为盲端，未探及肺动脉瓣，主肺动脉近端呈条索状强回声，主肺动脉远端及左右肺动脉发育不良。余各瓣膜形态、启闭未见明显异常。降主动脉与左肺动脉起始部之间可探及一异常通道，内径约 4mm。

多普勒检查：右心室流出道至肺动脉无血流连续性。室水平双向分流。动脉水平左向右分流。

诊断：先天性心脏病；肺动脉闭锁；室间隔缺损；室水平双向分流；动脉导管未闭；动脉水平左向右分流

（三）肺动脉瓣及主肺动脉闭锁，合并大的体肺侧支

心脏位置正常，心房正位，心室右襻。右心明显扩大，右心室壁增厚。室间隔于膜周（或干下）部回声脱失约　　mm。房间隔延续完整。主动脉增宽，骑跨于室间隔之上，骑跨率约　　%。右心室流出道为盲端，未探及肺动脉瓣，主肺动脉近端呈条索状强回声，主肺动脉远端及左右肺动脉发育不良。余各瓣膜形态、启闭未见明显异常。

多普勒检查：右心室流出道至肺动脉无血流连续性。室水平双向分流。左（或右）肺动脉内

探及自远端向近端的逆向连续性血流信号（图 2-7-8）。

　　诊断：先天性心脏病；肺动脉闭锁；室间隔缺损；室水平双向分流；体肺侧支循环形成；动
　　　　　脉水平左向右分流

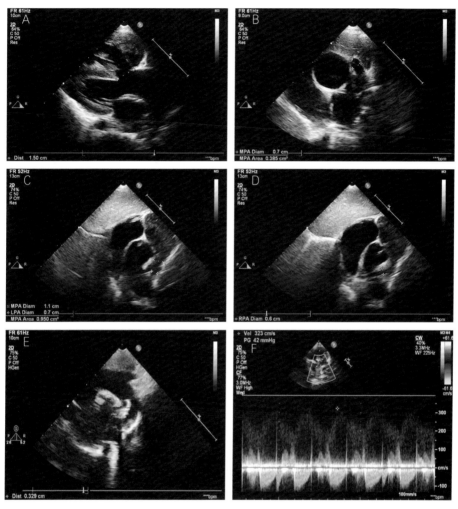

图 2-7-7　A. 胸骨旁左心室长轴切面显示主动脉骑跨，测量室间隔缺损大小；B. 大动脉短轴切
面未探及肺动脉瓣，测量主肺动脉内径；C. 测量主肺动脉及左肺动脉内径；D. 测量右肺动脉内
径；E. 显示动脉导管未闭内径；F. 连续波多普勒显示动脉导管未闭连续性分流

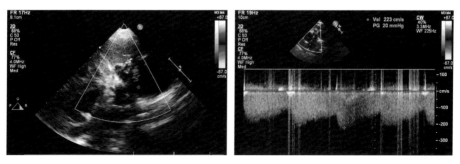

图 2-7-8　（左）彩色多普勒显示体肺侧支循环血流信号；（右）连续波多普勒显示动脉水平
连续性分流频谱

（四）动态病例演示

肺动脉闭锁病例演示

男性，11 月，诊断为肺动脉闭锁，包括室间隔缺损、主动脉骑跨、肺动脉瓣闭锁、多发体肺侧支循环形成，见图 ER-2-7-2-1。

动态图演示

ER-2-7-2-1：肺动脉闭锁病例超声图像

二、大动脉关系异常的 PAA-VSD

（一）仅肺动脉瓣闭锁，合并 PDA

心脏位置正常，心房正位，心室右襻。右心明显扩大，右心室壁增厚。大动脉位置异常，主动脉位于前，肺动脉位于后。室间隔于主动脉瓣下（肺动脉瓣下）回声脱失约　mm。房间隔延续完整。主动脉增宽。肺动脉瓣部位仅探及一膜样回声，未见明确瓣叶活动。主肺动脉及分支发育尚可（发育不良）。余各瓣膜形态、启闭未见明显异常。降主动脉与左肺动脉起始部之间可探及一异常通道，内径约　mm。

多普勒检查：肺动脉内未探及通过瓣口的前向血流信号。室水平双向分流。动脉水平左向右分流。三尖瓣少量反流。

诊断：先天性心脏病；大动脉异位；肺动脉闭锁；室间隔缺损；室水平双向分流；动脉导管未闭；动脉水平左向右分流

（二）肺动脉瓣及主肺动脉闭锁，合并 PDA

心脏位置正常，心房正位，心室右襻。右心明显扩大，右心室壁增厚。大动脉位置异常，主动脉位于前，肺动脉位于后。室间隔于主动脉瓣下（或肺动脉瓣下）回声脱失约　mm。房间隔延续完整。主动脉增宽。未探及肺动脉瓣，主肺动脉近端呈条索状强回声，主肺动脉远端及左右肺动脉发育不良。余各瓣膜形态、启闭未见明显异常。降主动脉与左肺动脉起始部之间可探及一异常通道，内径　mm。

多普勒检查：肺动脉内未探及通过瓣口的前向血流信号。室水平双向分流。动脉水平左向右分流。三尖瓣少量反流。

诊断：先天性心脏病；大动脉异位；肺动脉闭锁；室间隔缺损；室水平双向分流；动脉导管未闭；动脉水平左向右分流

（三）肺动脉瓣及主肺动脉闭锁，合并大的体肺侧支

心脏位置正常，心房正位，心室右襻。右心明显扩大，右心室壁增厚。大动脉位置异常，主动脉位于前，肺动脉位于后。室间隔于主动脉瓣下（或肺动脉瓣下）回声脱失约　mm。房间隔延续完整。主动脉增宽。未探及肺动脉瓣，主肺动脉近端呈条索状强回声，主肺动脉远端及左右肺动脉发育不良。余各瓣膜形态、启闭未见明显异常。

多普勒检查：肺动脉内未探及通过瓣口的前向血流信号。室水平双向分流。左（或右）肺动脉内探及自远端向近端的逆向连续性血流信号。

诊断：先天性心脏病；大动脉异位；肺动脉闭锁；室间隔缺损；室水平双向分流；体肺侧支循环形成；动脉水平左向右分流

（王　燕）

—— 第三节　室间隔完整的肺动脉闭锁 ——

一、定义

室间隔完整的肺动脉闭锁（PAA/IVS）是指主肺动脉、肺动脉瓣及肺动脉左右分叉部这三者中的一处或几处发生闭锁，常伴有不同程度的右心室、三尖瓣发育不良。室间隔完整，大动脉关系正常。

二、超声描述模板

心脏位置正常，心房正位，心室右襻。右心室壁明显增厚，室腔变小，右心房扩大，左心内径正常。室间隔延续完整，房间隔中部回声脱失约　　mm。右心室流出道为盲端，未探及肺动脉瓣，主肺动脉及分支发育不良。三尖瓣发育不良，瓣叶短小，（开放受限，关闭不良）。余瓣膜未见明显异常。降主动脉与主肺动脉之间可探及一异常通道，内径　　mm。

多普勒检查：肺动脉内未探及前向血流。房水平右向左分流。动脉水平左向右分流。三尖瓣前向流速偏快（三尖瓣中量反流）。

诊断：先天性心脏病；肺动脉闭锁；房间隔缺损；房水平右向左分流；动脉导管未闭；动脉水平左向右分流；右心室及三尖瓣发育不良（三尖瓣中量反流）

三、病例诊断套用模板举例

1. 病史介绍

患儿男，6 月，发绀及心脏杂音就诊，体格检查：唇、指、趾部位发绀。胸骨左缘粗糙收缩期杂音。胸部 X 线：肺血管纹理纤细稀疏。

2. 超声病例图像采集及分析（图 2-7-9）

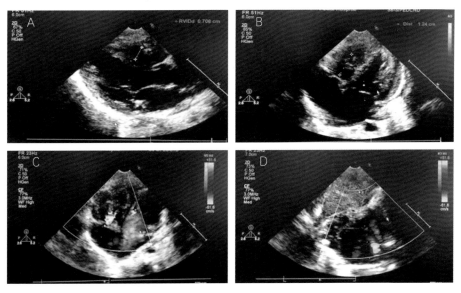

图 2-7-9　A. 胸骨旁左心室长轴切面显示右心室前后径较小；B. 胸骨旁四腔心切面示右心室发育不良；C. 胸骨旁四腔心切面显示三尖瓣环小，开放受限；D. 剑突下双房切面显示房水平右向左分流。

3. 病例模板套用

心脏位置正常，心房正位，心室右襻。右心室壁明显增厚，室腔变小，右心房扩大，左心内径正常。室间隔延续完整，房间隔中部回声脱失约 4mm。右心室流出道为盲端，未探及肺动脉瓣，主肺动脉及分支发育不良。三尖瓣发育不良，瓣环减小，开放受限。余瓣膜未见明显异常。降主动脉与主肺动脉之间可探及一异常通道，内径 3mm。

多普勒检查：肺动脉内未探及前向血流。房水平右向左分流。动脉水平左向右分流。三尖瓣前向流速偏快。

诊断：先天性心脏病；肺动脉闭锁；房间隔缺损；房水平右向左分流；动脉导管未闭；动脉水平左向右分流；右心室及三尖瓣发育不良

四、动态病例演示

肺动脉闭锁病例演示

患儿，男性，16 个月，诊断为室间隔完整的肺动脉闭锁，包括肺动脉瓣闭锁、动脉导管未闭、三尖瓣反流、冠状动脉右心室瘘，见图 ER-2-7-3-1。

动态图演示

ER-2-7-3-1　肺动脉闭锁病例超声图像

（王　燕）

<hr />

第四节　共同动脉干

一、定义

共同动脉干（共干）是指心底部发出单一动脉干，该动脉干支持冠状动脉、肺动脉及体循环系统。大多数共干病例多合并室间隔缺损和单一半月瓣。半月瓣可能是二叶、三叶、四叶甚至更多瓣叶，偶见发育不良。动脉干骑跨在室间隔缺损上方。极少见病例未合并室间隔缺损，此时动脉干完全起自右心室，二尖瓣和左心室发育不良。

目前共有 2 种分型（图 2-7-10）。第一种是 Collett/Edwards 分型，这是基于肺动脉起源进行

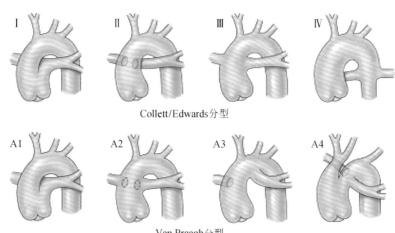

Collett/Edwards分型

Van Praagh分型

图 2-7-10　共同动脉干分型

分类。包括：Ⅰ型，主肺动脉起自共同动脉干；Ⅱ型，左、右肺动脉分别起自共同动脉干的后壁，开口邻近；Ⅲ型，左、右肺动脉分别起自共同动脉干的左、右后侧壁；Ⅳ型，固有肺动脉缺失，肺血流均来自体肺侧枝，也称为假性共干，目前更多认为是Ⅳ型肺动脉闭锁。第二种是 Van Pragh 分型。包括：A 型，有室间隔缺损。A1 型，主肺动脉起自共同动脉干；A2 型，无主肺动脉，左、右肺动脉分别起自共同动脉干；A3 型，一侧肺动脉起自共同动脉干，另一侧肺动脉"缺失"，其血流来自动脉导管；A4 型，主动脉弓发育不良甚至离断，动脉干发出左、右肺动脉，且合并粗大动脉导管连接降主动脉。

二、超声描述模板

1. 共同动脉干Ⅰ型

全心扩大，室间隔及室壁厚度正常，运动协调，收缩幅度正常。右心室壁增厚，运动正常（减低）。房间隔连续完整。室间隔干下部位（或膜周部）回声脱失约　　mm。心腔内仅探及一条粗大的动脉干和一组半月瓣，动脉干骑跨于室间隔之上，骑跨率约 50%。动脉干瓣环上方发出主肺动脉，分出左、右肺动脉，肺动脉发育尚可（内径增宽或狭窄）。动脉干瓣为三叶瓣（四叶或六叶），瓣叶边缘增厚，卷曲，开放可，关闭欠佳。二、三尖瓣形态、结构、启闭未见异常。主动脉弓降部未见明显异常。心包腔未见明显异常。

多普勒检查：室水平收缩期探及双向分流。舒张期探及源于动脉干瓣的　　量反流。

诊断：先天性心脏病；共同动脉干Ⅰ型；室间隔缺损；室水平双向分流；动脉干瓣反流（　　量）

2. 共同动脉干Ⅱ型

全心扩大，室壁厚度正常，运动协调，收缩幅度正常。右心室壁增厚，运动正常（减低）。房间隔回声连续完整。室间隔干下部位（或膜周部）回声脱失约　　mm。心腔内仅探及一条粗大的动脉干和一组半月瓣，动脉干骑跨于室间隔之上，骑跨率约 50%。动脉干后壁由左、右肺动脉发出，其内径正常（增宽或狭窄），未能探及主肺动脉。动脉干瓣为三叶瓣（四叶或六叶），瓣叶边缘增厚，卷曲，开放可，闭合欠佳。二、三尖瓣形态，结构及启闭未见异常。主动脉弓降部未见明显异常。心包腔未见明显异常。

多普勒检查：室水平收缩期探及双向分流。舒张期探及源于动脉干瓣的　　量反流。

诊断：先天性心脏病；共同动脉干Ⅱ型；室间隔缺损；室水平双向分流；动脉干瓣反流（　　量）

3. 共同动脉干Ⅲ型（共同动脉干 A3 型）

全心扩大，室间隔与室壁厚度正常，运动协调，收缩幅度正常。右心室壁增厚，运动正常（减低）。房间隔回声连续完整。室间隔干下（膜周部）回声脱失约　　mm。心腔内仅探及一条粗大的动脉干和一组半月瓣，动脉干骑跨于室间隔之上，骑跨率约 50%。动脉干侧壁分别发出左、右肺动脉，（或仅发出一支肺动脉分支，于主动脉弓部可见发出一支异常血管），未能探及主肺动脉。动脉干瓣为三叶瓣（四叶或六叶），瓣叶边缘增厚，卷曲，开放可，关闭欠佳。二、三尖瓣形态、结构、启闭未见异常。主动脉弓降部未见明显异常。心包腔未见明显异常。

多普勒检查：室水平收缩期探及双向分流。舒张期探及源于动脉干瓣的　　量反流。

诊断：先天性心脏病；共同动脉干Ⅲ型（共同动脉干 A3 型）；室间隔缺损；室水平双向分流；动脉干瓣反流（　　量）

4. 共同动脉干术后

全心较术前缩小（至正常范围），室间隔与室壁厚度正常，运动尚协调。房间隔回声延续完整。室间隔部位可见补片样回声，连续完整，未见明显回声裂隙，主动脉与左心室连续性恢复，右心室与肺动脉之间可见带瓣人工血管。主动脉瓣回声仍增强，开放尚可，关闭欠佳，二、三尖瓣形态、结构、启闭未见异常。主动脉弓降部未见明显异常。心包腔未见明显异常。

多普勒检查：收缩期室水平分流消失。右心室与肺动脉之间带瓣人工血管血流通畅。

诊断：先天性心脏病；共同动脉干术后；室水平分流消失；右心室 – 肺动脉带瓣血管血流通畅

三、超声心动图诊断方法简介

1. 二维超声

二维灰阶成像是目前探查主肺动脉及其分支动脉的临床常用手段，需要在胸骨旁长轴及高位短轴等切面，沿着单一动脉干寻找左右肺动脉分支；在胸骨上窝切面检查有无异常动脉血管发出。

2. 彩色多普勒显像

观察房、室水平分流情况；观察共同动脉瓣及房室瓣的启闭情况；检查肺血管有无狭窄；有无体肺侧支及动脉导管血流情况。

3. 频谱多普勒显像

连续波多普勒可以定量评估房、室、动脉分流的峰值流速，以此计算右心室及肺动脉压力；也可以测量肺动脉内的前向血流，根据伯努利方程计算峰值压差，可以定量评估其严重程度。

四、病例诊断套用模板

（一）病例一

1. 病史介绍

男，2 岁 1 月，体重 10kg，身高 82cm，因感冒体检发现心脏杂音。平素无明显发绀，偶有感冒，无蹲踞、晕厥、抽搐，生长智力发育与同龄儿童无明显差异。

2. 超声病例图像采集及分析（图 2-7-11）

3. 病例模板套用

全心扩大，室间隔及室壁厚度正常，运动协调，收缩幅度正常。右心室壁增厚，运动正常。房间隔连续完整。室间隔干下回声脱失约 18mm。心腔内仅探及一条粗大的动脉干和一组半月瓣，动脉干骑跨于室间隔之上，骑跨率约 40%～50%。距动脉干瓣环上方约 19mm 处发出主肺动脉，分出左、右肺动脉，肺动脉发育尚可。动脉干瓣为三叶瓣，瓣叶边缘增厚，开放可，关闭欠佳。二、三尖瓣形态、结构、启闭未见异常。主动脉弓降部未见明显异常。心包腔未见明显异常。

多普勒检查：室水平收缩期探及双向分流。舒张期探及源于动脉干瓣的少量反流。

诊断：先天性心脏病；共同动脉干 Ⅰ 型；室间隔缺损；室水平双向分流；动脉干瓣反流（少量）

4. 动态病例演示

见图 ER-2-7-4-1、图 ER-2-7-4-2。

动态图演示

ER-2-7-4-1、ER-2-7-4-2：共同动脉干 Ⅰ 型病例超声图像

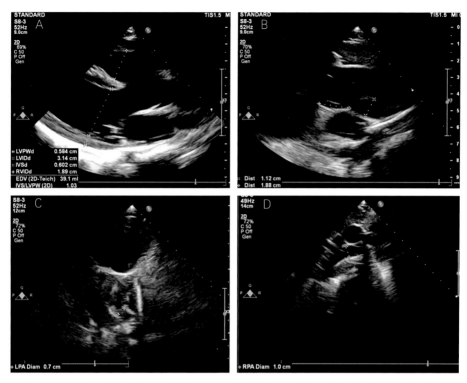

图 2-7-11 A. 胸骨旁长轴显示：双心室增大，动脉下室间隔连续性中断，动脉骑跨缺损上方，骑跨率 40%~50%；B. 胸骨旁长轴显示：动脉瓣环上方 19mm 处动脉干后壁发出主肺动脉，内径 11mm，开口未见狭窄；C. 胸骨旁短轴显示：主动脉发出左肺动脉，内径 7mm，内径尚可；D. 胸骨旁短轴显示：主肺动脉发出右肺动脉，内径 10mm，发育好

（二）病例二

1. 病史介绍

男，1 岁 11 个月，体重 10.2kg，身高 89cm，因感冒体检发现心脏杂音。平素偶有感冒，无蹲踞、晕厥、抽搐，哭闹活动后口唇青紫加重，无缺氧发作。生长智力发育与同龄儿童无明显差异。

2. 超声病例图像采集及分析（图 2-7-12）

3. 病例模板套用

全心扩大，室间隔及室壁厚度正常，运动协调，收缩幅度正常。右心室壁增厚，运动正常。房间隔中部回声中断 5mm。室间隔膜周部回声脱失约 14mm。心腔内仅探及一条粗大的动脉干和一组半月瓣，动脉干骑跨于室间隔之上，骑跨率约 50% ~ 60%。距动脉干瓣环上方约 25mm 处发出增宽主肺动脉，延续为右肺动脉，内径增宽，未探及左肺动脉发出。动脉干瓣为三叶瓣，瓣叶边缘增厚，开放可，关闭欠佳。二、三尖瓣形态、结构、启闭未见异常。主动脉横弓部远端发出较粗大体肺侧支供应左肺动脉，内径约 4.5mm。降主动脉发出多条体肺侧支。主动脉弓降部未见明显异常。心包腔未见明显异常。

多普勒检查：室水平收缩期探及双向分流。舒张期探及源于动脉干瓣的少量反流。动脉水平左向右分流。

诊断：先天性心脏病；共同动脉干 A3 型；室间隔缺损；室水平双向分流；动脉干瓣反流（少量）

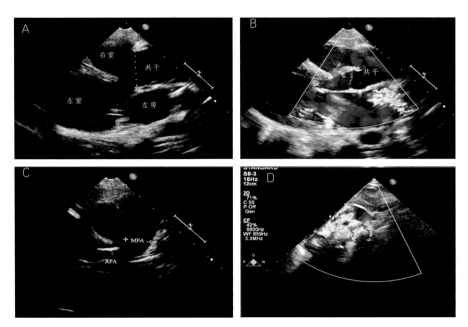

图 2-7-12　A.胸骨旁长轴显示：双心室增大，动脉下室间隔连续性中断，动脉骑跨缺损上方，骑跨率 50%～60%，右心室前壁增厚；B. 彩色多普勒显示：共同瓣膜瓣关闭欠佳，少量反流；C. 胸骨旁短轴显示：动脉干发出一粗大动脉，延续为右肺动脉，发育好，但未探及左肺动脉；D. 胸骨上窝切面显示主动脉横弓部远端发出较粗大体肺侧支供应左肺动脉，内径约 4.5mm

4. 动态病例演示

见图 ER-2-7-4-3。

动态图演示

ER-2-7-4-3：共同动脉干 A3 型病例超声图像

（孟　红）

<hr />

第五节　右肺动脉异位起源于主动脉

一、定义

右肺动脉未起自主肺动脉，而是发自升主动脉，可合并或不合并动脉导管未闭，可合并或不合并心内畸形。

二、超声描述模板

右心增大，左心房室内径正常，房间隔连续完整，室间隔连续完整。室间隔与左心室壁厚度正常，运动幅度正常。主动脉瓣环上方　　mm 处可见一动脉血管，起源于主动脉后壁，内径宽约　　mm，向右肺走行。大动脉短轴及右心室流出道长轴断面未能探及右肺动脉，主肺动脉仅延续为左肺动脉。各瓣膜形态、结构、启闭未见明显异常。主动脉弓降部未见明显异常。心包腔未见明显异常。

多普勒检查：收缩期可见主动脉内的血流进入异常起源于主动脉的右肺动脉内。

诊断：先天性心脏病；右肺动脉异位起源于主动脉

三、超声心动图诊断方法简介

1. 二维超声

需要在胸骨旁长轴及短轴等切面，探及升主动脉发出右肺动脉，主肺动脉只发出左肺动脉。

2. 彩色多普勒显像

观察右肺血管开口及内径有无狭窄；有无房、室、动脉水平分流；估测肺动脉收缩压。

3. 频谱多普勒显像

连续波多普勒可以定量评估房、室、动脉分流的峰值流速，以此计算右心室及肺动脉压力。

四、病例诊断套用模板

1. 病史介绍

男，2 个月，体重 4.9kg，身高 54cm。生后因黄疸就诊，体检发现心脏杂音。平素无感冒发热，无蹲踞、晕厥、抽搐，哭闹时口唇发绀及呼吸困难。生长智力发育与同龄儿童无明显差异。

2. 超声病例图像采集及分析（图 2-7-13）

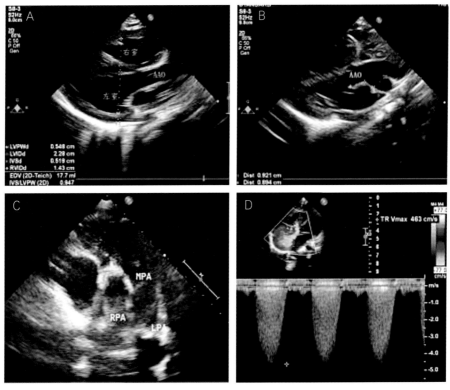

图 2-7-13　A. 胸骨旁长轴显示：右心室增大，左心室内径正常范围，室间隔连续完整，右心室前壁增厚；B. 胸骨旁长轴显示主动脉瓣上 9mm 处升主动脉后壁发出异常动脉，内径 9mm；C. 胸骨旁短轴显示：主肺动脉（MPA）发育好，仅延续为左肺动脉（LPA），右肺动脉（RPA）起自升主动脉而非主肺动脉，内径正常；D. 四腔心切面显示三尖瓣大量反流，连续多普勒测量反流峰值流速 4.6m/s

3. 病例模板套用

右心房室内径增大，左心房室内径正常范围。房、室间隔连续完整。室间隔与左心室壁厚度正常，运动幅度正常，主动脉根部内径正常，主动脉瓣环上 9mm 处升主动脉后壁发出异常动脉，内径宽约 9mm，主肺动脉仅延续为左肺动脉。三尖瓣瓣环增宽，瓣叶关闭不良，余瓣膜形态、结构、启闭未见明显异常。主动脉弓降部未见异常。心包腔未见明显异常。

多普勒检查：收缩期可见主动脉内的血流进入异常起源于主动脉的右肺动脉腔内。

诊断：先天性心脏病；右肺动脉异位起源于主动脉

4. 动态病例演示见图 ER-2-7-5-1

动态图演示

ER-2-7-5-1：右肺动脉异位起源于主动脉病例超声图像

（孟　红）

—————— 第六节　右心室双出口 ——————

一、定义

两条大动脉完全起自右心室或一条大动脉完全起自右心室，另一条大动脉大部分起自右心室，主动脉瓣与二尖瓣之间纤维连接可有可无。经典的右心室双出口是两条大动脉完全起自右心室，两组半月瓣与房室瓣之间均无纤维延续性，而以肌性圆锥结构分开，形成双肌性流出道，常合并室间隔缺损作为左心室的唯一出口，伴或不伴肺动脉瓣或瓣下狭窄。对于大部分起自右心室双出口，一般认为骑跨率大于 50% 为就定义为右心室双出口。

二、超声描述模板

1. 右心室双出口（肺动脉高压型）

心房正位，心室右襻。各房室内径正常，室壁运动良好。房间隔延续完整，室间隔膜周部缺损　　mm，缺损靠近主动脉瓣下。两大动脉均主要发自右心室，关系正常，主动脉位于右后，主动脉瓣与二尖瓣环肌性连接。肺动脉于左前。各瓣膜结构、功能正常。主动脉弓降部未见异常。

多普勒检查：室水平可探及左向右为主低速分流。

诊断：先天性心脏病；右心室双出口（大动脉关系正常型）；室间隔缺损（膜周部，主动脉瓣下）；肺动脉高压

2. 右心室双出口（法洛四联症型）

心房正位，心室右襻。右心房室扩大，右心室壁增厚，左心内径正常。房间隔延续完整，室间隔膜周部缺损　　mm，缺损位于主动脉瓣下。大动脉关系正常，肺动脉位于左前，瓣及瓣下狭窄，主动脉位于右后，骑跨于室间隔缺损之上，骑跨率大于 50%。余瓣膜结构、功能正常。主动脉弓降部未见异常。

多普勒检查：室水平可探及左向右为主分流信号，收缩期肺动脉瓣及瓣下前向血流速度加快，峰值压差约　　mmHg。

诊断：先天性心脏病；右心室双出口（法洛四联症型）

3. 右心室双出口（Taussig-Bing 畸形）

心房正位，心室右襻。各房室内径正常。房间隔延续完整，室间隔上端回声脱失，流出部缺损　　mm，缺损位于肺动脉瓣下。大动脉关系异常，主动脉位于左前，瓣下肌性圆锥结构，肺动脉位于左后，内径增宽，骑跨于室间隔缺损之上，骑跨率 50%。各瓣膜结构、功能正常。主动

脉弓降部未见异常。

多普勒检查：室水平可探及左向右为主双向低速分流。

诊断：先天性心脏病；右心室双出口（Taussig–Bing 畸形）；肺动脉高压

4. 右心室双出口（双动脉下）

心房正位，心室右襻。左心增大，右心内径正常。房间隔延续完整，室间隔干下部缺损　mm，缺损位于双动脉下。两大动脉均起自右心室，关系正常（异常），瓣下无肌性圆锥结构。各瓣膜结构、功能正常。主动脉弓降部未见异常。

多普勒检查：室水平可探及左向右分流信号。

诊断：先天性心脏病；右心室双出口（大动脉关系正常 / 异常型）；室间隔缺损（双动脉下）；
　　　肺动脉高压

5. 右心室双出口（远离型）

心房正位，心室右襻。右心房室扩大，左心房室内径正常。房间隔延续完整，室间隔流入部缺损　mm，缺损远离两大动脉。两大动脉均起自右心室，关系正常（异常）。各瓣膜结构、功能正常。主动脉弓降部未见异常。

多普勒检查：室水平可探及左向右为主信号。

诊断：先天性心脏病；右心室双出口（大动脉关系正常 / 异常型）；室间隔缺损（流入部，
　　　远离型）；肺动脉高压

三、超声心动图诊断方法简介

右心室双出口的分类主要根据两大动脉的关系位置和大动脉与室间隔缺损的位置。如根据大动脉排列或室间隔缺损的类型，以及有无肺动脉瓣狭窄分型。

（一）根据动脉空间关系分类

（1）大动脉关系正常，主动脉在肺动脉的右后方，肺动脉瓣环位置高于主动脉瓣环。

（2）大动脉关系异常：包括两大动脉并列，主动脉位于右侧，肺动脉位于左侧。

（3）右位型大动脉异位，主动脉在肺动脉的右前方。

（4）左位型大动脉异位，主动脉在肺动脉的左侧或左前侧。

（二）根据室间隔缺损位置分类

（1）主动脉下室间隔缺损：室缺位于主动脉瓣下，最常见，通常为膜周部室缺，主动脉瓣骑跨于室间隔缺损上。

（2）肺动脉下室间隔缺损：缺损位于室间隔前上方，上缘为肺动脉瓣环或瓣下圆锥，常见Taussig–Bing 畸形。

（3）两大动脉下室间隔缺损，缺损位于两大动脉下、室间隔上方和漏斗间隔处。

（4）远离大动脉开口的室间隔缺损，缺损位于室间隔流入部，两大动脉开口与缺损之间的距离大于 2cm，两者之间有乳头肌、三尖瓣瓣叶与腱索组织。

四、病例诊断套用模板举例

1. 病史介绍

患者男性，11 岁，发现心脏杂音 2 年。体格检查：心脏增大，无发绀，胸骨旁Ⅲ～Ⅳ收缩期二级杂音。正常心电图。

2. 超声病例图像采集及分析（图 2-7-14）

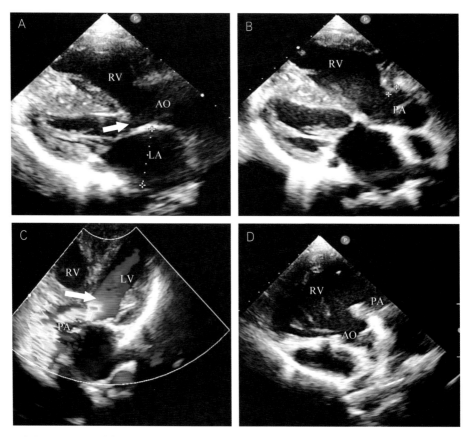

图 2-7-14 A.胸骨旁左心室长轴切面，主动脉完全起自右心室，室缺位于主动脉瓣下；B.右心室流出道长轴切面，显示肺动脉起自右心室，肺动脉下有肌性组织；C.胸骨旁五腔心切面，左心室的血通过室间隔缺损，进入肺动脉，箭头：室间隔缺损；D.大动脉短轴切面显示大动脉的空间关系为大动脉正常型，即肺动脉位于主动脉左前方

3. 病例模板套用

内脏，心房正位，心室右襻，右心增大，室壁运动良好。房间隔延续完整，室间隔膜周部 12mm，缺损靠近主动脉瓣下。两大动脉均主要发自右心室，关系正常，肺动脉位于左前，主动脉位于右后，主动脉瓣与二尖瓣环肌性连接。肺动脉于左前。各瓣膜结构、功能正常。主动脉弓降部未见异常。主动脉瓣下有隔膜，致左心室流出道狭窄。

多普勒检查：室水平可探及双向分流。左心室流出道血流速度增快。

诊断：先天性心脏病；右心室双出口（大动脉关系正常型）；室间隔缺损（膜周部，主动脉瓣下）；室水平双向分流；左心室流出道狭窄；肺动脉高压

五、动态病例演示

右心室双出口病例演示：女性，1月，发绀来诊，远离型右心室双出口（大动脉关系正常），室间隔缺损（流入道）。见图 ER-2-7-6-1。

动态图演示

ER-2-7-6-1：右心室双出口超声图像

（逄坤静）

第七节　大动脉转位

一、完全型大动脉转位

（一）定义

完全型大动脉转位（TGA）是新生儿期最常见的发绀型先天性心脏病，发病率为 0.2‰～0.3‰。约占先天性心脏病总数的 5%～7%，居发绀型先心病的第二位。其特征是房室连接一致但心室与大动脉连接不一致的圆锥动脉干畸形，即主动脉完全或大部分起自右心室，肺动脉完全或大部分自左心室发出。

（二）超声描述模板

1. 完全型大动脉转位合并室间隔缺损

内脏正位，心脏位于左侧胸腔，心房正位，心室右襻。右心增大，右心室壁增厚，左心内径正常。房间隔完整，室间隔膜周部回声脱失约　　mm。主动脉位于右前，起源于解剖右心室。肺动脉位于左后，起源于解剖左心室，肺动脉瓣增厚，开放受限，主肺动脉及左右肺动脉发育欠佳。余瓣膜形态、结构、启闭未见明显异常。主动脉弓降部未见异常。

多普勒检查：室水平可探及双向分流。收缩期肺动脉前向血流加速，峰值压差约　　mmHg。

诊断：先天性心脏病；完全型大动脉转位；室间隔缺损；室水平双向分流；肺动脉瓣狭窄

2. 完全型大动脉转位不合并室间隔缺损

内脏正位，心脏位于左侧胸腔，心房正位，心室右襻。右心增大，右心室壁增厚，左心内径偏小。房间隔中部回声脱失约　　mm。室间隔延续完整。主动脉位于右前，起源于解剖右心室。肺动脉位于左后，起源于解剖左心室。各瓣膜形态、结构、启闭未见明显异常。主动脉峡部与左肺动脉起始处间探及内径约　　mm 导管。主动脉弓降部未见异常。

多普勒检查：动脉水平可探左向右连续性分流。房水平可探及左向右分流。

诊断：先天性心脏病；完全型大动脉转位；Ⅱ孔型房间隔缺损；房水平左向右分流；动脉导管未闭；动脉水平左向右分流

（三）超声心动图诊断方法简介

1. 二维超声心动图

观察内脏位置和心脏位置，按照节段分析法依次判定心房位、心室襻和大动脉空间方位，判断各节段的连接关系。若二维超声显示房室连接正常，心室大动脉连接不一致，则可建立诊断。主动脉常位于右前，发自右心室，肺动脉位于左后，发自左心室。同时注意观察有无其他心脏畸形。

2. 多普勒超声心动图

彩色多普勒注意观察房室间隔缺损的血流分流，合并肺动脉瓣狭窄时，可显示高速五彩的血流信号，采用连续多普勒可判断狭窄程度。

3. 合并畸形的诊断

多数合并其他心血管畸形，常见的合并心血管畸形有房间隔缺损、室间隔缺损、肺动脉瓣狭窄等。

（四）病例诊断套用模板举例

1. 病例一

（1）病史介绍：患儿男性，4 岁，出生后发绀就诊。

（2）超声病例图像采集及分析（图 2-7-15）。

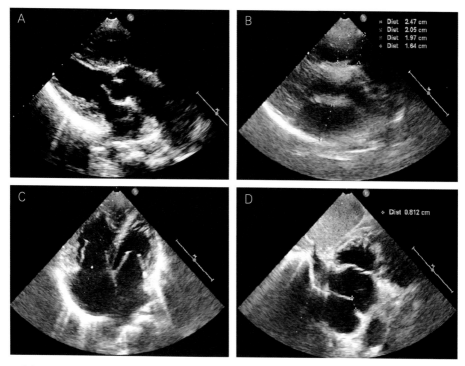

图 2-7-15　A. 左心室长轴切面显示肺动脉起源于解剖左心室；B. 示主动脉起源于解剖右心室，测量主动脉瓣环、窦部、升主动脉内径以及左心房前后径；C. 心尖四腔心切面显示右心增大，室间隔延续完整；D. 剑突下双房切面显示房间隔缺损

（3）病例模板套用：内脏正位，心脏位于左侧胸腔，心房正位，心室右襻。右心增大，右心室壁增厚，左心内径低限。房间隔中部回声脱失约 8mm。室间隔延续完整。主动脉位于右前，起源于解剖右心室。肺动脉位于左后，起源于解剖左心室。各瓣膜形态、结构、启闭未见明显异常。主动脉弓降部未见异常。

多普勒检查：房水平可探及双向分流。

诊断：先天性心脏病；完全型大动脉转位；Ⅱ孔型房间隔缺损；房水平双向分流

2. 病例二

（1）病史介绍：患儿男性，7 岁，出生后发绀，心脏杂音。

（2）超声病例图像采集及分析（图 2-7-16）。

（3）病例模板套用：内脏正位，心脏位于左侧胸腔，心房正位，心室右襻。右心增大，右心室壁增厚，左心内径正常。房间隔完整，室间隔膜周部回声脱失约 17mm。主动脉位于右前，起源于解剖右心室。肺动脉位于左后，起源于解剖左心室，肺动脉瓣增厚，开放受限，主肺动脉及左右肺动脉发育欠佳。余瓣膜形态、结构、启闭未见明显异常。主动脉弓降部未见异常。

多普勒检查：室水平可探及双向分流。收缩期肺动脉前向血流加速，峰值压差约 71mmHg。

诊断：先天性心脏病；完全型大动脉转位；室间隔缺损；室水平双向分流；肺动脉瓣狭窄

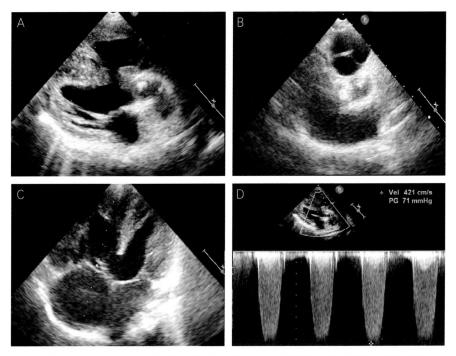

图 2-7-16　A. 左心室长轴切面显示室间隔缺损，右心室壁增厚，并可见两大动脉并列，主动脉在前，起源于解剖右心室；肺动脉在后，起源于解剖左心室；肺动脉瓣增厚，开放受限。B. 示主动脉位于右前，肺动脉位于左后。C. 心尖四腔心切面显示室间隔缺损，右心增大，右心室壁增厚。D. 频谱多普勒显示收缩期肺动脉前向血流加速

（五）动态病例演示

患儿男性，1 天，发现发绀就诊。心房正位，心室右襻。右心增大，左心内径正常。房间隔卵圆孔 3mm，室间隔延续完整。主动脉位于右前，起源于解剖右心室。肺动脉位于左后，起源于解剖左心室。余瓣膜形态、结构、启闭未见明显异常，发育尚可。主动脉弓降部未见异常，可见动脉导管内径 3mm。多普勒检查：房水平可见左向右分流，动脉水平可探及左向右为主双向分流。

动态图演示

ER-2-7-7-1：完全型大动脉转位（室间隔完整）超声图像

二、矫正型大动脉转位

（一）定义

矫正型大动脉转位（C-TGA）是一种少见的先天性心血管畸形，其发病率约占先天性心脏病的 1%。其特征是房室连接不一致且心室与大动脉连接也不一致，即左心房—解剖右心室—主动脉，右心房—解剖左心室—肺动脉，使血流动力学在功能上得以基本矫正，故称为矫正型大动脉转位，常合并室间隔缺损和三尖瓣畸形等。虽然该病得到了血流动力学的矫正，但常常因为右心室功能失代偿和三尖瓣大量反流等仍需要进行手术矫正。

（二）超声描述模板

1. 矫正型大动脉转位合并心内畸形

心脏位置正常，心房正位，心室左襻，呈左右并列，左侧解剖右心室增大，室壁增厚，左右径约　　mm，右侧解剖左心室左右径约　　mm。房间隔中部回声脱失约　　mm，室间隔上端回声脱

失约　　mm，室壁运动尚可。大动脉位置异常，主动脉位于左前，发自左侧解剖右心室，肺动脉位于右后，起源于解剖左心室，呈左心房—解剖右心室—主动脉、右心房—解剖左心室—肺动脉连接关系。肺动脉瓣增厚，开放受限，肺动脉发育略欠佳，余瓣膜形态、结构、启闭未见明显异常。主动脉根部及弓降部未见异常。

多普勒检查：房水平可探及左向右分流信号，室水平可探及双向分流信号。收缩期肺动脉前向血流速度增快，峰值压差约　　mmHg。

诊断：先天性心脏病；矫正型大动脉转位；Ⅱ孔房间隔缺损（中央型）；室间隔缺损；肺动脉瓣狭窄

2. 矫正型大动脉转位无合并心内畸形

心脏位置正常，心房正位，心室左襻，呈左右并列，左侧解剖右心室增大，室壁增厚，左右径约　　mm，右侧解剖左心室左右径约　　mm。房室间隔未见缺损，室壁运动尚可。大动脉位置异常，主动脉位于左前，发自左侧解剖右心室，肺动脉位于右后，起源于解剖左心室，呈左心房—解剖右心室—主动脉、右心房—解剖左心室—肺动脉连接关系。两大动脉发育尚正常，各瓣膜形态、结构、启闭未见明显异常。主动脉根部及弓降部未见异常。

多普勒检查：心内未探及明显异常血流信号。

诊断：先天性心脏病；矫正型大动脉转位

（三）超声心动图诊断方法简介

1. 二维超声心动图

观察内脏位置和心脏位置，按照节段分析法依次判定心房位、心室襻和大动脉空间方位，判断各节段的连接关系。胸骨旁无法显示标准左心室长轴切面。心尖四腔心切面判断房室瓣结构及左、右心室位置，观察心室的形态、瓣膜发育情况，此切面可显示左侧房室瓣为三尖瓣形态，位置较右侧房室瓣低，左侧心室有较多肌小梁，而右侧心室较光滑，室间隔无乳头肌，故判定左侧为解剖右心室，右侧为解剖左心室，显示房室连接不一致。大动脉短轴切面确定主动脉与肺动脉的关系，一般主动脉位于肺动脉左前方，证实心室与大动脉连接不一致。

观察有无其他心脏畸形。

2. 多普勒超声心动图

彩色多普勒注意观察三尖瓣有无反流及反流程度。另可显示房室间隔缺损的血流分流，合并肺动脉瓣狭窄时，可显示高速五彩的血流信号，采用连续多普勒可判断狭窄程度。

3. 合并畸形的诊断

多数合并其他心血管畸形，常见的合并心血管畸形有室间隔缺损、肺动脉及形态左心室流出道狭窄和三尖瓣畸形等。

（1）室间隔缺损：最常见的合并畸形，发生率约 60%～70%。缺损通常较大，主要位于肺动脉下和靠近两大动脉。

（2）肺动脉及形态左心室流出道狭窄：发生率约 40%～50%。肺动脉狭窄时，包括主肺动脉、肺动脉瓣和瓣环均可能狭窄，偶有肺动脉闭锁。形态左心室流出道狭窄包括肌厚型狭窄和纤维环样狭窄等。

（3）三尖瓣畸形：最多见的为三尖瓣增厚发育不良、Ebstein 畸形等。

（四）病例诊断套用模板举例

1. 病例一

（1）病史介绍：患儿女性，6 岁，发现心脏杂音 1 周就诊。

（2）超声病例图像采集及分析（图 2-7-17）。

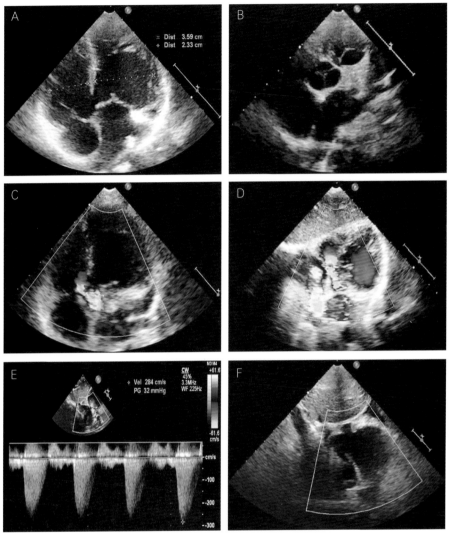

图 2-7-17　A. 心尖四腔心切面判断左右心室位置，并测量左右心室左右径；B. 大动脉短轴切面显示主动脉位于肺动脉的左前方；C. 示肺动脉起源于右侧的解剖左心室，且血流花彩；D. 剑突下切面示肺动脉起源于解剖左心室，且血流花彩；E. 剑突下切面频谱多普勒超声显示主肺动脉血流频谱；F. 剑突下切面彩色多普勒超声显示卵圆孔未闭

（3）病例模板套用：心脏位置正常，心房正位，心室左襻，呈左右并列。左侧解剖右心室增大，左右径约 36mm，室壁增厚，右侧解剖左心室左右径约 23mm，游离壁偏薄，运动未见明显异常。房间隔卵圆孔处回声分离；室间隔膜部薄弱，向左心室流出道膨突，收缩期致肺动脉瓣下流出道狭窄。大动脉位置异常，主动脉位于左前，发自左侧解剖右心室，肺动脉位于右后，起源于解剖左心室，呈左心房—解剖右心室—主动脉、右心房—解剖左心室—肺动脉连接关系。各瓣膜形态、结构、启闭未见明显异常。主肺动脉及左右肺动脉扩张。右位主动脉弓降部未见异常。

多普勒检查：房水平可探及少量左向右分流信号。收缩期肺动脉瓣下及瓣口血流速度增快。肺动脉瓣微量反流。

诊断：先天性心脏病；矫正型大动脉转位；肺动脉瓣下狭窄；卵圆孔未闭

2. 病例二

（1）病史介绍：患儿男性，12 月，心脏杂音就诊，肺动脉环缩术后 3 月。

（2）超声病例图像采集及分析（图 2-7-18）

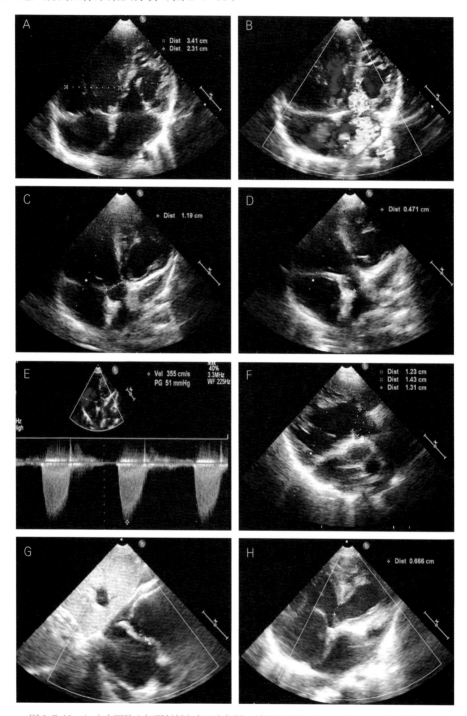

图 2-7-18　A. 心尖四腔心切面判断左右心室位置，并测量左右心室左右径；B. 心尖四腔心彩色多普勒显示解剖三尖瓣大量反流；C. 心尖切面测量肺动脉瓣环径；D. 心尖：切面测量肺动脉环缩部内径；E. 频谱多普勒显示肺动脉前向血流速度增快；F. 测量主动脉瓣环、窦部及升主动脉内径；G. 剑突下切面彩色多普勒超声显示卵圆孔未闭；H. 心尖四腔心切面测量室间隔缺损

（3）病例模板套用：心脏位置正常，心房正位，心室左襻，呈左右并列。房间隔居中，左、右心室基本等大（左右径分别约34mm、23mm），室壁运动尚可。房间隔卵圆孔处回声分离；室间隔上端回声脱失约7mm。大动脉位置异常，主动脉位于左前，发自左侧解剖右心室，肺动脉位于右后，起源于解剖左心室，呈左心房—解剖右心室—主动脉、右心房—解剖左心室—肺动脉连接关系。三尖瓣瓣环增宽，关闭欠佳，余瓣膜形态、结构、启闭未见明显异常。主动脉根部及弓降部未见异常。肺动脉环缩术后，瓣环径约12mm，环缩部内径约5mm。

多普勒检查：房水平可探及微少量左向右分流信号。室水平探及双向分流。收缩期肺动脉前向血流速度增快，峰值压差约51mmHg。二尖瓣少量反流。三尖瓣大量反流。

诊断：先天性心脏病；矫正型大动脉转位；室间隔缺损（膜周部）；室水平双向分流；卵圆孔未闭；房水平左向右分流；解剖三尖瓣大量反流；肺动脉环缩术后；肺动脉前向血流压差

（王剑鹏）

第八节　单心室

一、定义

单心室属发绀型先天性心脏畸形，占先心病的1%～2%，又称共同心室、三腔二房心、原始心室或左心室双入口等，是指心脏的一侧或两侧的心室窦部和（或）室间隔缺如，仅有一个心室腔，有或无流出腔，一个心室腔通过两个房室瓣口或共同房室瓣口同时接受左、右心房的血液。自1824年Andre F.Holmes报告只有一个心室的心脏（左心室双入口，右心室未发育，心室动脉连接一致，称Holmes Heart）以来，单心室的定义一直存在争议。1964年，Van Praagh将单心室定义为：两组房室瓣或共同房室瓣向单个心腔开放。此定义将双入口连接作为诊断单心室的标准而排除了房室瓣闭锁。随着对复杂性先心病心脏研究的不断深入，人们逐渐认识到大部分单心室有两个心腔，一个较大占优势，另一个较小且缺乏一个或两个部分。1979年，Anderson将单心室定义为全部的心房血流进入心室肌形成的单腔，此定义不排除心脏有两个心腔，但第二心室并不直接接受心房血流。

二、超声描述模板

（一）单心室（左/右心室型）不伴随大动脉异位

内脏位置正常，心脏位于左侧胸腔，心房正位，房间隔完整（中部缺损约　mm）。心室腔内未探及明显室间隔回声，主心室腔（左右径　mm）呈解剖左（右）心室形态，其右（左）侧见一残余流出腔。大动脉相对位置正常，均发自主心室腔，主、肺动脉发育尚可。房室瓣为两组（共同房室瓣/三尖瓣/二尖瓣），启闭尚可，余瓣膜结构、功能未见明显异常。心包腔未见明显异常。

多普勒检查：双侧心房血流入主心室腔（房水平探及左向右分流信号）。

诊断：先天性心脏病；单心室（左/右心室型）；Ⅱ孔型房间隔缺损

（二）单心室（不定型）不伴随大动脉异位

内脏位置正常，心脏位于左侧胸腔，心房正位，房间隔完整（中部缺损约　mm）。心室腔（左右径　mm）内未探及明显室间隔回声。大动脉相对位置正常，主、肺动脉发育尚可。房室瓣为两组（共同房室瓣），启闭尚可，余瓣膜结构、功能未见明显异常。心包腔未见明显异常。

多普勒检查：双侧心房血流入主心室腔（房水平探及左向右分流信号）。

诊断：先天性心脏病；单心室（不定型）；Ⅱ孔型房间隔缺损

（三）单心室（左/右心室型）伴随大动脉异位

内脏位置正常，心脏位于左侧胸腔，心房正位，房间隔完整（中部缺损约　　mm）。心室腔内未探及明显室间隔回声，主心室腔（左右径　　mm）呈解剖左（右）心室形态，其右（左）侧见一残余流出腔。大动脉位置异常，主动脉位于右前，肺动脉位于左后，均发自主心室腔，主动脉发育尚可，弓降部未见异常，肺动脉瓣增厚粘连，开放受限，肺动脉发育欠佳。房室瓣为两组（共同房室瓣/三尖瓣/二尖瓣），启闭尚可，余瓣膜结构、功能未见明显异常。心包腔未见明显异常。

多普勒检查：双侧心房血流入主心室腔（房水平探及左向右分流信号）。收缩期肺动脉瓣前向血流速度增快。

诊断：先天性心脏病；单心室（左/右心室型）；大动脉异位；肺动脉瓣狭窄；Ⅱ孔型房间隔缺损

（四）单心室（不定型）伴随大动脉异位

内脏位置正常，心脏位于左侧胸腔，心房正位，房间隔完整（中部缺损约　　mm）。心室腔（左右径　　mm）内未探及明显室间隔回声。大动脉位置异常，主动脉位于右前，肺动脉位于左后，主动脉发育尚可，弓降部未见异常，肺动脉瓣增厚粘连，开放受限，肺动脉发育欠佳。房室瓣为两组（共同房室瓣），启闭尚可，余瓣膜结构、功能未见明显异常。心包腔未见明显异常。

多普勒检查：双侧心房血流入主心室腔（房水平探及左向右分流信号）。收缩期肺动脉瓣前向血流速度增快。

诊断：先天性心脏病；单心室（不定型）；大动脉异位；肺动脉瓣狭窄；Ⅱ孔型房间隔缺损

三、超声心动图诊断方法简介

（一）二维超声心动图

二维超声心动图是诊断单心室的主要检查方法，通常能清晰显示其主要的组合畸形，如心腔内无室间隔回声、两组或单组房室瓣、房室瓣瓣器畸形、大动脉位置排列异常、大动脉与心室连接关系和其他合并畸形等。

（二）多普勒超声心动图

可显示心血管内的血流方向，通常两侧心房血流均汇入主心室腔内，心室腔内无室间隔回声，心室腔内血流呈混叠状态。肺动脉口狭窄者，血流进入肺动脉瓣口时呈五彩镶嵌色，入口效应的汇聚现象标明了狭窄口的水平，连续多普勒可探及肺动脉内高速血流的速度，并可计算压差。合并房室瓣反流者，在心房侧探及五彩的反流性血流。

（三）合并畸形的诊断

多数合并其他心血管畸形，常见的合并心血管畸形有房间隔缺损、肺动脉瓣狭窄、大动脉转位等。

四、病例诊断套用模板举例

1. 病史介绍

患儿男性，4月，发现心脏杂音4月就诊，查体轻度发绀。

2. 超声病例图像采集及分析（图 2-7-19）

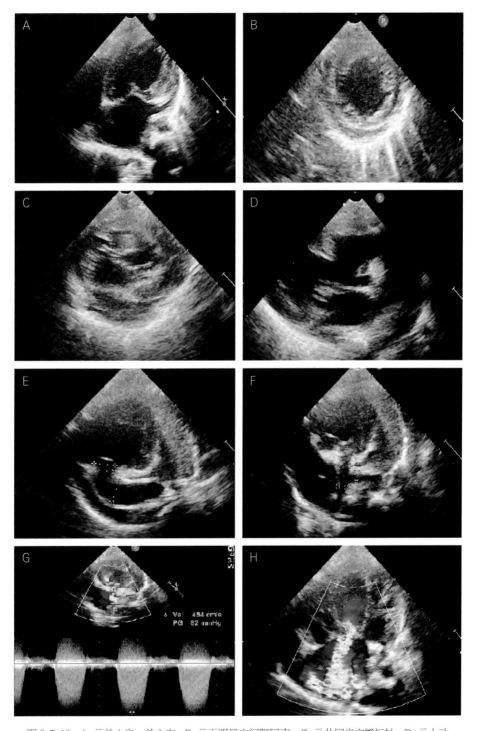

图 2-7-19　A. 示单心房、单心室；B. 示无明显室间隔回声；C. 示共同房室瓣短轴；D. 示大动脉位置异常，主动脉位于右前，肺动脉位于左后；E. 示主动脉发育尚可，测量主动脉瓣环、窦部及升主动脉内径；F. 示肺动脉发育欠佳，测量主肺动脉及左、右肺动脉内径；G. 彩色多普勒示收缩期肺动脉瓣前向血流速度增快；H. 彩色多普勒示共同房室瓣大量反流

3. 病例模板套用

内脏位置正常，心脏位于左侧胸腔，心房正位，房间隔缺如。心室腔（左右径 34mm）内未探及明显室间隔回声。大动脉位置异常，主动脉位于右前，肺动脉位于左后，主动脉发育尚可，弓降部未见异常，肺动脉瓣增厚粘连，开放受限，肺动脉发育欠佳。房室瓣为共同房室瓣，开放尚可，关闭不良，余瓣膜结构、功能未见明显异常。心包腔未见明显异常。

多普勒检查：双侧心房血流入主心室腔。共同房室瓣大量反流。收缩期肺动脉瓣前向血流速度增快。

诊断：先天性心脏病；单心房；单心室（不定型）；大动脉异位；共同房室瓣大量反流；肺动脉瓣狭窄

五、动态病例演示

患儿男性，1 岁 7 个月，发现心脏杂音，发绀就诊。心房正位，房间隔延续完整。单心室（不定型），大动脉位置异常，主动脉位于左，肺动脉位于右，主动脉发育尚可，弓降部未见异常，肺动脉瓣增厚粘连，开放受限，肺动脉发育欠佳。两组房室瓣，启闭尚可。多普勒检查可见收缩期肺动脉瓣前向血流速度增快。见图 ER-2-7-8-1。

动态图演示

ER-2-7-8-1：单心室超声图像

（王剑鹏）

第九节　三尖瓣闭锁

一、定义

三尖瓣闭锁（大动脉位置正常）是一组少见的复杂发绀型先天性心脏畸形，是三尖瓣包括瓣下装置缺如或发育不全，右侧房室之间没有直接交通的先天性心血管畸形。

二、超声描述模板

左心室扩大，右心室发育较小（尚可）。房间隔上部（中部／下部）回声中断　　mm。室间隔上端回声中断　　mm。十字交叉存在。未探及明确的三尖瓣叶活动（未探及三尖瓣叶的结构），三尖瓣叶呈闭锁状，代之以回声增强的组织。大动脉与心室的连接关系正常。右心室流出道狭窄，内径为　　mm。肺动脉瓣增厚、回声增强，开放受限。主肺动脉及左右肺动脉发育尚可（欠佳）。主动脉弓降部未见异常。

多普勒检查：房水平探及右向左分流，室水平探及双向分流。三尖瓣口未能探及明确的前向血流。收缩期右心室流出道及肺动脉瓣前向血流速度加快。

诊断：先天性心脏病；三尖瓣闭锁；房水平右向左分流；室水平双向分流；右心室流出道及肺动脉瓣狭窄

三、超声心动图诊断方法简介

重点探查：三尖瓣结构发育，右心室发育及肺动脉发育情况，有无动脉导管及体肺侧支。常常合并卵圆孔未闭或房间隔缺损，多普勒有助于明确房水平的分流方向。

心尖四腔心切面检查明确三尖瓣是否闭锁，明确房间隔缺损及室间隔缺损，左右心室的比例（图 2-7-20）；剑突下切面重点显示房间隔缺损及分流情况（图 2-7-21，图 2-7-22）；大动脉短轴及胸骨上窝切面探查肺动脉发育及动脉导管或体肺侧支。

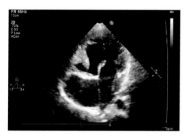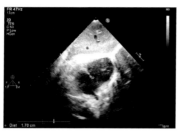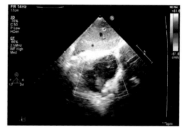

图 2-7-20　心尖四腔心显示三尖瓣呈闭锁状，右心室发育不良　　图 2-7-21　剑下切面显示三尖瓣闭锁患者房间隔缺损　　图 2-7-22　剑下切面显示房水平右向左分流

四、病例诊断套用模板举例

左心室扩大，右心室发育不良，腔较小 13mm×11mm。房间隔中部回声中断 17mm。室间隔上端回声中断 11mm。十字交叉存在。未探及三尖瓣叶的结构，三尖瓣叶呈闭锁状，代之以回声增强的组织。大动脉与心室的连接关系正常。右心室流出道狭窄。肺动脉瓣增厚、回声增强，开放明显受限。主肺动脉及左右肺动脉发育欠佳。主动脉弓降部探及 4mm 导管。

多普勒检查：房水平探及右向左分流，室水平探及双向分流。三尖瓣口未能探及明确的前向血流。收缩期右心室流出道及肺动脉瓣前向血流速度加快。肺动脉内探及左向右分流。

诊断：先天性心脏病；三尖瓣闭锁；房水平右向左分流；室水平双向分流；右心室流出道及肺动脉瓣狭窄；动脉导管未闭；动脉水平左向右分流

（江　勇）

第十节　右侧房室无连接

一、定义

与三尖瓣闭锁表现相似，特征性表现是无三尖瓣环、三尖瓣叶和隔膜样结构，而显示瓣环位置由较厚的组织替代，呈三角形，外侧缘较厚多为纤维或脂肪组织，向内逐渐变薄，与二尖瓣环连接。

二、超声描述模板

左心室扩大，右心室发育不良。房间隔上部（中部 / 下部）回声中断　　mm。室间隔上端回声中断　　mm。十字交叉存在。未探及明确的三尖瓣环及三尖瓣叶的活动，原三尖瓣环部位可见较宽的强回声组织。右心室流出道狭窄，内径为　　mm。肺动脉瓣增厚、回声增强，开放受限。主肺动脉及左右肺动脉发育尚可（欠佳）。主动脉弓降部未见异常。

多普勒检查：房水平探及右向左分流，室水平探及双向分流。三尖瓣口未探及明确的前向血流。收缩期右心室流出道及肺动脉瓣前向血流速度加快。

诊断：先天性心脏病；右侧房室无连接；房水平右向左分流；室水平双向分流；右心室流出道及肺动脉瓣狭窄

（江　勇）

第十一节　左心发育不良综合征

一、定义

左心发育不良综合征（HLHS）是指左心室流出道系统和流入系统重度狭窄或闭锁使左心明显发育不良的一组复合心血管畸形。发生率占先天性心脏病的 1.4%。此病凶险，生后即有症状，HLHS 占出生第 1 周心源性死亡的 25%，如果不接受治疗，几乎所有的婴儿 6 周内死亡。

二、超声描述模板

（一）左心发育不良综合征（主动脉闭锁）

心脏位置正常，心房正位，心室右襻。右心房室明显增大，右心室壁增厚、运动未见明显异常。三尖瓣及肺动脉瓣未见明显异常，肺动脉内径明显增宽。房间隔中部回声脱失约　mm。左心房内径尚可，二尖瓣瓣环及瓣叶发育不良，开放受限。左心室小，室间隔与左心室壁明显增厚。左心室流出道为盲端，未探及明确的主动脉瓣叶活动，主动脉根部及升主动脉内径极细，发育不良，弓降部尚好。降主动脉与主肺动脉之间探及一异常通道，内径约　mm。

多普勒检查：主动脉内未探及前向血流。室水平左向右分流。动脉水平左向右分流。舒张期二尖瓣口可探及低速前向血流（左心室壁开放窦状隙与左心室腔间可见交通血流）。

诊断：先天性心脏病；左心发育不良综合征；主动脉闭锁；二尖瓣发育不良；房间隔缺损；动脉导管未闭

（二）左心发育不良综合征（二尖瓣闭锁）

内脏心房正位，心室右襻，右心房室内径增大，右心室壁增厚、运动未见明显异常。左心房明显扩大，左心室发育差，内径仅为　mm，室间隔与左心室壁增厚，运动减弱。室间隔上部可见回声中断约　mm，房间隔二孔处可见回声中断约达　mm，左心房及左心室之间未见正常的二尖瓣瓣叶启闭运动，仅见纤维条索样回声，余瓣膜形态启闭尚可。主动脉瓣发育差，主动脉内径较窄，主动脉弓降部未见异常。

多普勒检查：舒张期二尖瓣口未能探及明确的血流通过，房、室水平均可探及双向分流性血流束，主动脉内可探及低速的血流通过。

诊断：先天性心脏病；左心发育不良综合征；二尖瓣闭锁；主动脉发育不良；（房、室间隔缺损）；房、室水平双向分流

（三）左心发育不良综合征（二尖瓣及主动脉发育不良）

心脏位置正常，心房正位，心室右襻。右心扩大，右心室壁增厚、运动未见明显异常。左心室内径减小，室间隔与左心室壁明显增厚。房间隔中部回声脱失约　mm，室间隔延续完整。二尖瓣瓣环及瓣叶发育不良，开放受限。主动脉瓣发育差，升主动脉内径较细，发育不良。三尖瓣及肺动脉瓣未见明显异常。降主动脉与主肺动脉之间探及一异常通道，内径约　mm。

多普勒检查：收缩期主动脉内可探及低速的前向血流。舒张期二尖瓣口可探及少量血流通过，房水平左向右分流。动脉水平左向右分流。舒张期二尖瓣前向血流增快。

诊断：先天性心脏病；左心发育不良综合征；主动脉发育不良；二尖瓣发育不良；房间隔缺
　　　损；房水平左向右分流未闭

三、超声心动图检查

（一）超声心动图诊断要点

（1）左心室腔明显变小。

（2）左心室流出道病变：主动脉瓣严重狭窄或者闭锁、升主动脉和主动脉弓发育不良，即左
心室流出道梗阻是左心发育不良的不变特征。

（3）左心室流出道病变：二尖瓣严重狭窄或闭锁。

（4）右心扩大。

（5）伴发畸形：降主动脉近端缩窄、粗大的动脉导管未闭、房间隔缺损、室间隔缺损等。

（6）HLHS 患者根据其主动脉和二尖瓣的状况可分为四个亚型：

Ⅰ型：主动脉瓣、二尖瓣狭窄。

Ⅱ型：主动脉瓣、二尖瓣闭锁。

Ⅲ型：主动脉闭锁、二尖瓣狭窄。

Ⅳ型：主动脉瓣狭窄、二尖瓣闭锁。

（二）鉴别诊断

与单心室鉴别：单心室是指一个心室腔通过 2 组或 1 组房室瓣口同时接受两个心房的血液，
通常由一个主心腔和一个小的残余心腔组成，也可以仅为一个单腔心室。根据主心室腔的形态结
构分为 3 型：A 型，主心室腔为左心室型；B 型，主心室腔为右心室型；C 型，未定心室型。可
以根据主腔和残腔的位置关系来判别是 A 型还是 B 型，通常选用左心室长轴切面和心室各短轴
切面，若残腔位于主腔的上方，则为 A 型；若残腔位于主腔的下方，则为 B 型；若多切面观察
均无残腔的存在，则为 C 型。心室与大动脉的连接较复杂。可以连接一致，也可以连接不一致，
主腔或残腔双出口以及主腔或残腔单出口，因而分为各种亚型。但是在 A 型，大动脉关系可正
常，可完全性大动脉转位，右心室（残腔）双出口等，左心室主腔双出口少见；在 B 型，左心
室残腔五大动脉连接，右心室发出两条大动脉，即右心室双出口。

其中 B 型应与 HLHS 相鉴别。因 B 型的大动脉的连接关系为右心室双出口型，而 HLHS 的
大动脉关系通常正常，故从左心室流出道切面、右心室流出道切面观察大动脉关系即可鉴别。

四、病例诊断套用模板举例

1. 病史介绍

患儿，女，3 月，因"先天性心脏病"明确诊断入院。

2. 超声病例图像采集及分析（图 2-7-23 ~ 图 2-7-29）

3. 病例模板套用

心脏位置正常，心房正位，心室右襻。右心房室增大，左心腔较小。房间隔卵圆孔位回声中
断约 6mm，室间隔膜周部回声缺失约 13mm，肌部脱失约 7mm。左心房室之间未探及二尖瓣瓣
叶，仅见纤维条索及肌肉样回声。主动脉瓣三叶，回声偏强，启闭尚可，肺动脉内径增宽。降主
动脉峡部与主肺动脉见探及导管，内径约 3mm。主动脉降部远端缩窄。

多普勒检查：舒张期二尖瓣瓣口未探及血流通过。房水平左向右分流，室水平双向分流，动
脉水平左向右分流。降主动脉峡部远端探及高速血流信号，峰值流速约 2.2m/s。

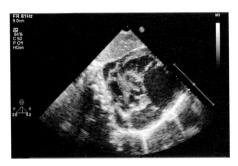

图 2-7-23　动态图像显示正常启闭的房室瓣有三叶,为三尖瓣

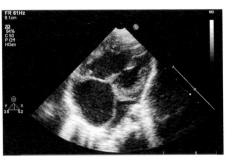

图 2-7-24　四腔心切面,左心房室之间未探及二尖瓣瓣叶,仅见纤维条索及肌肉样回声;右心增大,可见室间隔缺损

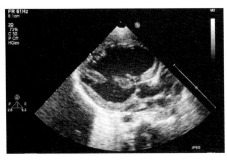

图 2-7-25　左心室长轴切面,左心房室之间未探及二尖瓣瓣叶,仅见纤维条索及肌肉样回声;右心室增大,可见室间隔缺损

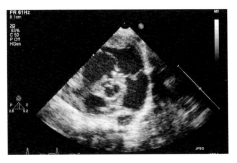

图 2-7-26　大动脉短轴切面显示肺动脉增宽

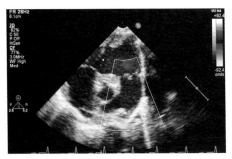

图 2-7-27　大动脉短轴切面探及未闭的动脉导管

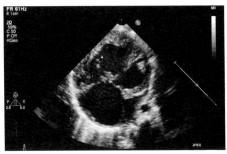

图 2-7-28　四腔心切面显示房间隔回声中断

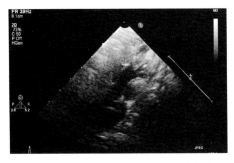

图 2-7-29　主动脉弓长轴切面显示降主动脉缩窄

诊断：先天性心脏病；二尖瓣闭锁；降主动脉缩窄；（左心室发育不良综合征）；房间隔缺损；房水平左向右分流；室间隔缺损（多发）；室水平双向分流；动脉导管未闭；动脉水平左向右分流；肺动脉高压

（李永青）

———— 第十二节　右心发育不良综合征 ————

一、定义

右心发育不良综合征（HRHS）是指右心室心肌发育不良，部分或完全被脂肪纤维组织等所取代，室壁很薄，缺乏收缩功能，最轻的形式是右心室普遍发育不良、三尖瓣环缩小，但漏斗部和肺动脉瓣发育相对正常，而最严重的形式是室间隔完整的肺动脉闭锁合并三尖瓣闭锁。

二、超声描述模板

（一）右心发育不良综合征（肺动脉闭锁）

心脏位置正常，心房正位，心室右襻。右心房扩大，房间隔部回声脱失约　　mm。三尖瓣发育不良，瓣叶短小、增厚，开放受限，瓣环径　　mm。右心室壁明显增厚，运动未见明显异常，右心室腔变小。左心内径正常，左心室壁厚度及运动未见明显异常。室间隔延续完整，右心室流出道为盲端，未能探及明确的肺动脉瓣启闭运动，主肺动脉及分支发育不良。二尖瓣及主动脉瓣未见明显异常。降主动脉与主肺动脉之间可探及一异常通道，内径　　mm。主动脉弓降部未见明显异常。心包腔未见明显异常。

多普勒检查：肺动脉内未探及明确的前向血流。房水平可探及右向左分流。动脉水平左向右分流。三尖瓣口可探及低速血流通过（血流速度增高）。（右心室壁开放窦状隙与右心室腔间可见交通血流）。

诊断：先天性心脏病；右心发育不良综合征；肺动脉闭锁；三尖瓣发育不良；房间隔缺损；动脉导管未闭；右心室依赖冠脉循环

（二）右心发育不良综合征（肺动脉狭窄）

心脏位置正常，心房正位，心室右襻。右心房扩大，房间隔部回声脱失约　　mm。三尖瓣发育不良，瓣叶短小、增厚，开放受限，瓣环径　　mm。右心室壁明显厚。右心室腔变小。左心内径正常，左心室壁厚度及运动未见明显异常。室间隔延续完整，右心室流出道狭窄，肺动脉瓣开发受限，主肺动脉及分支发育不良。二尖瓣及主动脉瓣未见明显异常。降主动脉与主肺动脉之间可探及一异常通道，内径　　mm。主动脉弓降部未见明显异常。心包腔未见明显异常。

多普勒检查：肺动脉内未探及明确的前向血流。房水平可探及右向左分流。动脉水平左向右分流。舒张期三尖瓣口可探及低速血流通过（血流速度增高）。

诊断：先天性心脏病；右心发育不良综合征；肺动脉狭窄；三尖瓣发育不良；房间隔缺损；动脉导管未闭

三、超声心动图检查

（一）超声心动图诊断要点

（1）右心室腔明显变小。

（2）右心室流出道病变：肺动脉瓣严重狭窄或者闭锁、肺动脉发育不良。

（3）右心室流出道病变：三尖瓣发育不良或隔膜样改变。

（4）伴发畸形：动脉导管未闭、房间隔缺损、室间隔缺损等。

（二）鉴别诊断

与重度法洛四联症鉴别，右心发育不良综合征通常三尖瓣及肺动脉瓣有发育异常，而重度法洛四联症的肺动脉瓣狭窄严重，但是三尖瓣发育正常，右心室腔相对缩小，其缩小是由于肌肉肥厚还是右心室发育不良，需仔细分析，注意右心室各部分发育情况，右心室心肌是否肥厚，综合分析才可以准确诊断。另外，心血管造影可显示确切病变及其程度（图 2-7-30 ~ 图 2-7-32）。

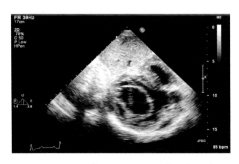

图 2-7-30　剑突下切面显示正常启闭的房室瓣有二叶，为二尖瓣

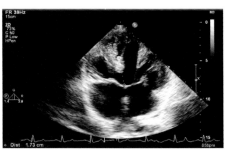

图 2-7-31　心尖四腔切面，右心房室之间未探及三尖瓣瓣叶，仅见纤维条索样回声，可见室间隔缺损

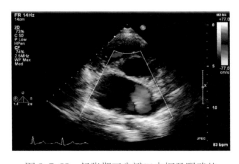

图 2-7-32　舒张期三尖瓣口未探及明确的血流通过

（李永青）

—— 第十三节　其他畸形 ——

一、先天性心室憩室

（一）定义

心室憩室是一种罕见的心脏疾患，表现为心室壁局部突出呈指状或囊袋样结构，以一狭窄的交通口与心室相连，可为先天性或获得性，排除冠状动脉疾病、局部或全身性炎症或创伤性原因以及心肌病后可进行诊断。先天性心室憩室可为孤立性或与其他心内畸形合并发生。根据憩室壁的构成不同，分为肌性憩室和纤维性憩室两种。

（二）超声描述模板

各房室内径正常。室壁厚度正常，室壁运动未见明显异常。左心室心尖部 / 侧壁室壁局限性膨凸呈囊袋样 / 半球形，与心室腔交通口相对狭小，其壁为室壁三层结构，与心室同步收缩。各瓣膜形态、启闭未见异常。（或左心室壁于近二尖瓣 / 主动脉瓣瓣环处探及局限性膨凸的囊袋样结构，与心室腔交通口相对狭小,其壁呈纤维性强回声,无收缩功能,其腔内可见/未见异常回声附着。二尖瓣/主动脉瓣关闭欠佳,余瓣膜形态、启闭未见异常)。主动脉弓降部未见异常。心包腔未见异常。

多普勒检查:心室与囊腔交通口处血流信号呈双向。余心内未见异常血流(或二尖瓣/主动脉瓣反流)。

诊断:先天性心室憩室

(三)超声心动图诊断方法简介

1. 憩室的超声描述(图2-7-33)

憩室的数目、部位、形态、大小,内部回声。憩室与心室的连接情况。憩室壁的结构,憩室壁运动情况。憩室与心室交通口处的血流信号。有无合并畸形。

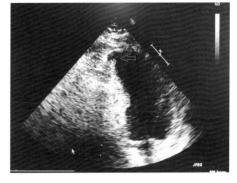

图2-7-33 左心室肌性憩室:心尖部指样膨出

动态图演示

ER-2-7-13-1:右心室憩室

A. 胸骨旁心室短轴切面示心包积液;B. 胸骨旁非标准切面示右心室憩室;C. 彩色多普勒示憩室与右心室交通口处双向血流信号;D. 剑突下切面示憩室与右心室交通口处双向血流信号;E. 胸骨旁非标准切面示憩室与右心室交通口;F. 憩室与右心室交通口处双向血流频谱;G. 剑突下切面示憩室与右心室交通口

ER-2-7-13-2:左心室心尖部憩室

A. 心尖四腔心切面示左心室心尖部憩室;B. 左心室心尖部憩室的局部放大显示;C. 彩色多普勒示憩室与左心室交通口处双向血流信号;D. 心尖三腔心切面示左心室心尖部憩室;E. 心尖两腔心切面示左心室心尖部憩室;F. 憩室与左心室的交通口

2. 并发症的诊断

(1)附壁血栓:憩室腔内可见异常团块状回声附着(或充填),其形态不规则,回声不均。

(2)二尖瓣/主动脉瓣反流:常由靠近瓣环的左心室纤维性憩室所致。

(四)病例诊断套用模板举例

1. 病史介绍

患者男,43岁,体检发现心脏形态异常1周。体格检查未见明显异常。胸片未见异常。

2. 超声病例图像采集及分析(图2-7-34)

3. 病例模板套用

各房室内径正常。室壁厚度正常,室壁运动未见明显异常。左心室心尖部局限性膨凸呈囊袋样,与心室腔连接处相对狭小,其壁呈三层结构,有收缩功能。各瓣膜形态、启闭未见异常。主

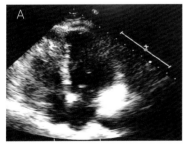
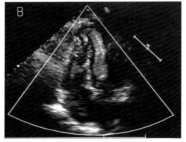
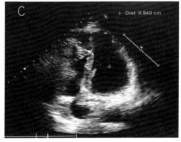

图2-7-34 左心室肌性憩室

A. 心尖四腔心切面示左心室心尖部局限性膨凸;B. 彩色多普勒示憩室与心室交通口处双向血流;C. 憩室与心室交通口相对狭小,直径约9mm

动脉弓降部未见异常。心包腔未见异常。

多普勒检查：心室与囊腔交通口处血流信号呈双向。余心内各部未见异常血流。

诊断：左心室憩室

二、特发性肺动脉扩张

（一）定义

特发性肺动脉扩张指单独存在的肺动脉主干扩张，伴或不伴其分支扩张，不伴有心血管疾病、肺部疾病及全身性疾病（如马方综合征）的先天性心血管畸形。

（二）超声描述模板

各房室内径正常范围。室间隔与左、右心室壁厚度正常，室壁运动未见明显异常。房间隔、室间隔延续完整。升主动脉升部及主动脉弓降部无明显异常。主肺动脉与左右肺动脉内径明显增宽，肺动脉瓣环径增宽，瓣叶形态未见明显异常，对合欠佳。主动脉与肺动脉之间无异常交通。各瓣膜形态、启闭未见明显异常。心包腔未见异常。

多普勒检查：房水平、室水平及动脉水平无异常分流，肺动脉瓣　量低速反流。肺动脉内可见低速涡流。

诊断：特发性肺动脉扩张

（三）超声心动图诊断方法简介

1. 特发性肺动脉扩张的诊断标准

①肺动脉干扩张，伴或不伴肺动脉分支扩张；②无心内分流；③无心肺疾病证据；④无其他动脉性疾病，如梅毒；⑤右心室压和肺动脉压正常。

2. 特发性肺动脉扩张的超声描述

①肺动脉干扩张，肺动脉干直径＞30mm，肺动脉瓣环扩张，肺动脉瓣环 / 主动脉瓣环≥ 1.5。②可有肺动脉瓣反流。③房室大小正常，无肺动脉狭窄，无肺动脉高压，无心内异常分流。主动脉内径正常。

（四）病例诊断套用模板举例

1. 病史介绍

患者女性，48 岁，体检发现心脏杂音 1 周。体格检查：肺动脉瓣区 P_2 增强、分裂，胸骨左缘第 2、3 肋间收缩期杂音。胸片示：肺动脉段隆起，外周肺纹理正常，心影大小正常。

2. 超声病例图像采集及分析（图 2-7-35）

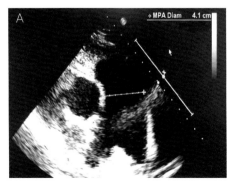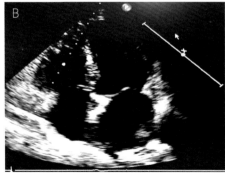

图 2-7-35　A. 胸骨旁大动脉短轴切面示主肺动脉扩张，内径约 41mm，左、右肺动脉增宽；
B. 心尖四腔心切面示各房室内径正常，房间隔及室间隔延续完整

3. 病例模板套用

各房室内径正常范围。室间隔与左、右心室壁厚度正常，室壁运动未见明显异常。房间隔、室间隔延续完整。升主动脉升部及主动脉弓降部无明显异常。主肺动脉与左右肺动脉内径明显增宽，肺动脉瓣环径增宽，瓣叶形态未见明显异常，对合欠佳。主动脉与肺动脉之间无异常交通。各瓣膜形态、启闭未见明显异常。心包腔未见异常。

多普勒检查：房水平、室水平及动脉水平无异常分流，肺动脉瓣少量低速反流。

诊断：肺动脉扩张，特发性肺动脉扩张可能性大

（赵　星）

第**3**篇　瓣膜病

第一章　风湿性心脏病

第一节　二尖瓣狭窄

一、定义

二尖瓣狭窄（MS）指正常二尖瓣口面积约 $4 \sim 6cm^2$，当瓣口缩小到正常瓣口的 1/2 即 $2cm^2$ 时，二尖瓣开始出现血流动力学梗阻，故瓣口面积小于 $2.0cm^2$ 为狭窄。$2.0 \sim 4.0cm^2$ 也可以诊断为二尖瓣轻度病变。

二、超声描述模板

左心房扩大，余房室内径正常，室壁厚度及运动尚可；二尖瓣瓣叶增厚，钙化，回声增强，尤以瓣尖明显，交界处粘连，瓣下腱索增粗，致开放受限，舒张期估测瓣口开放面积约　cm^2，关闭尚可；余心瓣膜形态，结构，启闭大致正常；心包腔未见明显异常。

多普勒超声：二尖瓣舒张期血流明显增快。余心内各部未见明确的异常血流。

诊断：风湿性心脏病；二尖瓣狭窄（　度）

附：二尖瓣狭窄轻、中、重度模板

1. 二尖瓣轻度狭窄

左心房轻度扩大，余各房室内径正常范围。室壁厚度基本正常，运动协调，幅度正常。二尖瓣瓣叶轻度增厚，回声增强，尤以瓣尖明显，交界处粘连，瓣下腱索未见明显增粗，开放轻度受限，舒张期瓣口开放面积约　cm^2，关闭尚可。余心瓣膜形态，结构，启闭大致正常。

多普勒检查：二尖瓣舒张期血流增快，峰值/平均跨瓣压差约为　mmHg。

诊断：风湿性心脏病；二尖瓣狭窄（轻度）；Wilkins 评分　分

2. 二尖瓣中度狭窄

左心房，右心室轻度扩大，余房室内径大致正常。室壁厚度基本正常，运动协调，幅度正常。二尖瓣瓣叶增厚，回声增强，轻度钙化，尤以瓣尖明显，交界处粘连，瓣下腱索增粗，致开放受限，舒张期瓣口开放面积约　cm^2，关闭尚可。余瓣膜形态，结构，启闭大致正常。

多普勒检查：二尖瓣舒张期血流增快，峰值/平均跨瓣压差约为　mmHg。三尖瓣反流，估测肺动脉收缩压约为　mmHg。

诊断：风湿性心脏病；二尖瓣狭窄（中度）；Wilkins 评分　分；三尖瓣反流（　量）；肺动脉高压

3. 二尖瓣重度狭窄

左心房，右心室扩大，余房室内径大致正常。室壁厚度基本正常，运动尚可。二尖瓣瓣叶增厚，钙化，回声增强，尤以瓣尖明显，交界处粘连，瓣下腱索增粗，致开放受限，舒张期瓣口开放面积约　cm²，关闭尚可。三尖瓣开放尚可，关闭欠佳。余心瓣膜形态，结构，启闭大致正常。

多普勒检查：二尖瓣舒张期血流增快，峰值/平均跨瓣压差约为　mmHg。三尖瓣反流，估测肺动脉收缩压约　mmHg。

诊断：风湿性心脏病；二尖瓣狭窄（重度）；Wilkins 评分　分；三尖瓣反流（　量）；肺动脉高压

三、超声心动图诊断方法简介

（一）瓣口狭窄的常用定量诊断方法

1. 最常用的二维法

测量要点在二尖瓣短轴，采用电影回放，选择舒张中期最小瓣口，连续描记二尖瓣口内侧缘，房颤时需采用测量的平均值；该测量方法优点：直接准确，不受其他因素影响；缺点：需要有经验，当图像质量不好，瓣叶严重钙化时测量会有误差（图 3-1-1）。

2. 跨瓣压差法

二尖瓣口前向血流频谱，描记频谱获得平均压差；该测量方法优点：容易获得；缺点：受心率及血流状态的影响，如一般要窦性心率 60~80 次/分（图 3-1-2）。

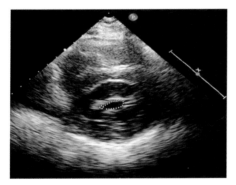

图 3-1-1　二尖瓣短轴水平连续描记法测量瓣口面积

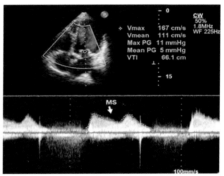

图 3-1-2　描记二尖瓣前向频谱计算二尖瓣平均压差
meanGP: 平均压差

3. 压差半降时间（PHT）

PHT 指左心房-左心室舒张早期最大压差值下降一半所需要时间，测量方法是由 E 峰下降支频谱获得压差半降时间。PHT 与二尖瓣狭窄的程度成正比：二尖瓣口面积（MVA）=220/PHT。优点：容易获得；缺点：易受其他因素影响，如二尖瓣及主动脉瓣反流，左心室舒张功能。

（二）根据测量方法对二尖瓣狭窄程度进行判断（表 3-1-1）

表 3-1-1　二尖瓣狭窄分度简表

	瓣口面积（cm²）	平均压差（mmHg）（窦性心律）	肺动脉压（mmHg）
轻度	1.5~2.0	<5	<30
中度	1.0~1.5	5~10	30~50
重度	<1.0	>10	>50

（三）关于瓣膜及瓣下结构的评价

瓣膜形态及结构对瓣膜形态进行评分，可帮助选择治疗方案。目前最常见的评分方法首推 Wilkins 法（表 3-1-2）。

表 3-1-2 Wilkins 评分法

评分	活动度	增厚度	钙化	瓣下病变
1	高度活动	正常 4 ~ 5mm	回波亮度增强仅在瓣叶单个区域	仅瓣叶下方有轻度增厚
2	瓣叶中部和底部活动正常	边缘显著厚（5 ~ 8mm），中部正常	增亮区散在局限于瓣叶边缘	腱索增厚扩展至腱索长度 1/3
3	舒张期瓣叶持续向前运动，主要从底部向前	整个瓣叶厚（5 ~ 8mm）	增亮扩展至瓣叶中部	腱索增厚扩散至腱索的远 1/3
4	舒张期瓣叶向前运动无或极小	全部瓣叶增厚 > 8 ~ 10mm，并扩展至乳头肌	大部分瓣叶广泛增亮	全部腱索结构广泛增厚

Wilkins 评分 MS 的最低分数为 4 分，最高分数为 16 分。一般认为评分≤ 8 分者适合二尖瓣球囊扩张，而 > 11 分者则考虑外科手术治疗。

（四）并发症的诊断

1. 心房纤颤

发生率约 40% ~ 50%。从 M 型超声即可诊断，表现为前叶 EF 的间距宽窄不等，A 波消失。

2. 左心房血栓

发生率约 25%。胸前超声诊断的阳性率较低，仅能检出部分病例，且多为陈旧性血栓。主要靠经食管超声检查，敏感性和特异性均在 98% 以上。显示为形状不规则的团块状回声。新鲜血栓的中央部分回声较淡，边缘较强似壳状，周围有浓密的云雾状回声，大多位于心耳部，左心房内也可见；陈旧性血栓回声较强（图 3-1-3）。

3. 三尖瓣反流及肺循环高压

由于二尖瓣狭窄导致左心房舒张期血流进入左心室不畅，左心房压力增高，进而导致肺静脉压力升高，乃至肺毛细血管压力、肺动脉压力增高。增高的肺循环压力最终引起右心扩大，三尖瓣环扩张，三尖瓣反流（图 3-1-4）。

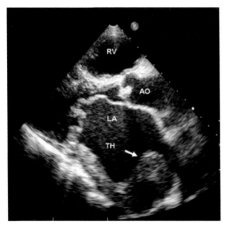

图 3-1-3 胸骨旁左心室长轴切面显示左心房内中等回声的附壁血栓回声
TH. 血栓

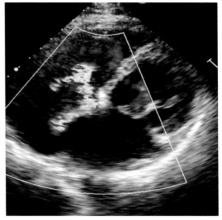

图 3-1-4 胸骨旁斜四腔心切面 CDFI 显示三尖瓣反流

四、病例诊断套用模板举例

1. 病史介绍

患者女性，48 岁，心慌气促一年，体格检查：心脏增大，房颤心律，心尖部舒张期隆隆样杂音；胸片显示：左心房明显增大，左心缘变直，右心缘双房影，左主支气管上抬。

2. 超声病例图像采集及分析（图 3-1-5）

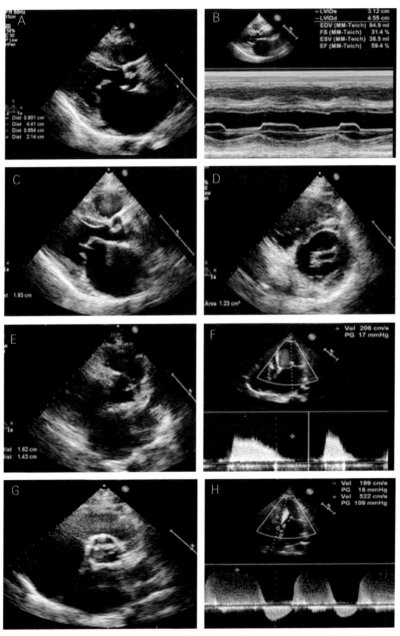

图 3-1-5　A. 胸骨旁左心室长轴切面测量左心室腔前后径；B. 二尖瓣 M 超显示二尖瓣前后叶粘连呈"城墙样"；C. 胸骨旁左心室长轴切面测量右心室腔前后径；D. 二尖瓣短轴切面描记二尖瓣口面积；E. 大动脉短轴切面显示左心耳血栓；F. 心尖四腔心切面测量二尖瓣口跨瓣压差；G. 主动脉瓣短轴切面显示主动脉瓣叶增厚；H. 心尖五腔心切面测量主动脉瓣跨瓣压差及反流压差

3. 病例模板套用

左心房轻度扩大，余房室内径大致正常。室壁厚度基本正常，运动协调，幅度正常。二尖瓣瓣叶增厚，回声增强，轻度钙化，尤以瓣尖明显，交界处粘连，瓣下腱索增粗，致开放受限，舒张期瓣口开放面积约 1.2cm^2，关闭尚可。主动脉瓣三叶，瓣叶增厚，启闭欠佳，余心瓣膜形态，结构，启闭大致正常。多切面探查，左心耳内可见团块样中等回声附着，大小约为 16mm×14mm，无明显活动性。

多普勒检查：二尖瓣舒张期血流增快，峰值跨瓣压差约为 17mmHg。主动脉瓣收缩期血流速度增快，峰值跨瓣压差约 16mmHg，伴少中量分流信号。

诊断：风湿性心脏病（联合型瓣膜病）；二尖瓣狭窄（中度）；主动脉瓣狭窄（轻度）；主动脉瓣关闭不全（轻中度）；左心房内附壁血栓形成

（王志民）

第二节　二尖瓣关闭不全

一、定义

二尖瓣关闭不全（MR）是二尖瓣的风湿性病变（瓣叶增厚，钙化）或瓣下结构的病变（如腱索缩短）导致瓣膜的关闭不全，收缩期左心室的血流反流到左心房。

二、超声描述模板

左心房扩大，余房室内径大致正常。室壁厚度基本正常，运动协调，幅度正常。二尖瓣瓣叶增厚，回声增强，交界处粘连，开放尚可，关闭欠佳，二尖瓣瓣叶未见明显脱垂、未见明显异常赘生物。余瓣膜形态，结构，启闭大致正常。

多普勒检查：二尖瓣　量反流。三尖瓣　量反流，估测肺动脉收缩压约为　mmHg。

诊断：风湿性心脏病；二尖瓣损害以关闭不全为主；二尖瓣关闭不全（　度）；三尖瓣关闭不全（　度）；肺循环高压

附：二尖瓣关闭不全轻、中、重度模板

1. 二尖瓣轻度关闭不全

左心房扩大，余房室内径大致正常。室壁厚度基本正常，运动协调，幅度正常。二尖瓣瓣叶增厚，回声增强，交界处粘连，开放尚可，关闭欠佳。二尖瓣瓣叶未见明显脱垂、未见明显异常赘生物。余瓣膜形态，结构，启闭大致正常。

多普勒检查：二尖瓣少量反流。

诊断：二尖瓣轻度损害；二尖瓣关闭不全（轻度）；不除外风湿性心脏病

2. 二尖瓣中度关闭不全

左心房扩大，余房室内径大致正常。室壁厚度基本正常，运动协调，幅度正常。二尖瓣瓣叶增厚，回声增强，交界处粘连，开放尚可，关闭欠佳，二尖瓣瓣叶未见明显脱垂、未见明显异常赘生物。余瓣膜形态，结构，启闭大致正常。

多普勒检查：二尖瓣中量反流。三尖瓣少量反流，估测肺动脉收缩压约为 41mmHg。

诊断：风湿性心脏病；二尖瓣损害以关闭不全为主；二尖瓣关闭不全（中度）；三尖瓣关闭不全（轻度）；肺动脉高压

3. 二尖瓣重度关闭不全

左心房扩大，余房室内径大致正常。室壁厚度基本正常，运动协调，幅度正常。二尖瓣瓣叶增厚，回声增强，交界处粘连，开放尚可，关闭欠佳。二尖瓣瓣叶未见明显脱垂、未见明显异常赘生物。余瓣膜形态，结构，启闭大致正常。

多普勒检查：二尖瓣大量反流。三尖瓣少量反流，估测肺动脉收缩压约为 61mmHg。

诊断：风湿性心脏病；二尖瓣损害以关闭不全为主；二尖瓣关闭不全（中度）；三尖瓣关闭不全（轻度）；肺动脉高压

三、超声心动图诊断方法简介

风湿性二尖瓣关闭不全的病理改变同风湿性二尖瓣狭窄超声心动图表现。

1. 瓣口关闭不全裂隙

瓣口关闭不全裂隙小于 2mm，在二维图像上一般不容易检出，需行多个切面反复观察，常需配合彩色多普勒血流显像。裂隙大于 3mm 者，常常可以检出。

2. 瓣叶、瓣环、腱索、乳头肌的回声

风湿性心脏病：同风湿性二尖瓣狭窄。

3. 房、室改变

轻度关闭不全，房室可以无明显变化。

关闭不全较重者，左心房室增大，最后全心增大。

4. 二尖瓣关闭不全的检查

二尖瓣关闭不全出现二尖瓣反流，主要依靠多普勒进行检测，尤其是对于不能直接显示出关闭不全裂隙者尤为重要。

CDFI 表现：在心尖四腔心切面或左心室长轴切面可见收缩二尖瓣上出现蓝色或以蓝色为主的五彩反流血流信号至左心房

频谱多普勒表现：取样线置于二尖瓣口，探及收缩大半时间或全收缩期的负向充填、单峰频谱，流速较高时产生混叠现象。

生理性反流：部分正常人在二、三尖瓣口，主、肺动脉瓣口检出血流反流，范围一般局限于瓣口附近，范围往往小于 1.5cm，时限较短，小于收缩期或舒张期 2/3。

5. 二尖瓣半定量检测

根据彩色血流束或频谱多普勒提及的范围，可以对关闭不全程度作一个粗略的估计，具有一定的临床价值（表 3-1-3）。

表 3-1-3　二尖瓣关闭不全程度估测方法

关闭不全程度	反流深度	反流束面积 / 左心房面积
轻度	仅在瓣口周围及左心房下部	< 20%
中度	到达左心房中部	20% ~ 40%
重度	到达左心房上部	> 40%

四、病例诊断套用模板举例

1. 病史介绍

患者男性，52 岁，心慌气促五年，体格检查：心脏增大，房颤心律，胸骨左缘收缩期病理性杂音；胸片显示：左心房室明显增大。

2. 超声病例图像采集及分析（图 3-1-6）

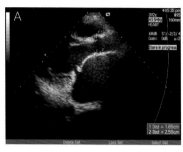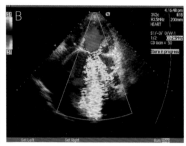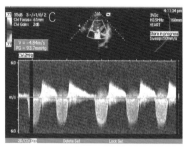

图 3-1-6　A. 胸骨旁左心室长轴切面显示瓣口关闭不全，有明显的裂隙；B. CDFI 表现：在心尖四腔心切面可见收缩二尖瓣上出现以蓝色为主的五彩反流血流信号至左心房顶部；C. 取样线置于二尖瓣口，探及收缩大半时间或全收缩期的负向充填、单峰频谱

3. 病例模板套用

左心房扩大，余房室内径大致正常。室壁厚度基本正常，运动协调，幅度正常。二尖瓣瓣叶增厚，回声增强，交界处粘连，开放尚可，关闭欠佳。二尖瓣瓣叶未见明显脱垂、未见明显异常赘生物。余瓣膜形态，结构，启闭大致正常。

多普勒检查：二尖瓣大量反流。三尖瓣少量反流，估测肺动脉收缩压约为 65mmHg。

诊断：风湿性心脏病；二尖瓣损害以关闭不全为主；二尖瓣关闭不全（重度）；三尖瓣关闭不全（轻度）；肺动脉高压

（王志民）

—— 第三节　二尖瓣狭窄 + 二尖瓣关闭不全 ——

一、定义

二尖瓣狭窄 + 二尖瓣关闭不全，是二尖瓣的风湿性病变，瓣叶增厚，钙化或瓣下结构的病变（腱索缩短），导致瓣膜既有开放狭窄，舒张期血流明显增快，又有关闭不全，收缩期左心室的血流反流到左心房。

二、超声描述模板

左心房扩大，余房室内径大致正常。室壁厚度基本正常，运动协调，幅度正常。二尖瓣瓣叶增厚，钙化，回声增强，尤以瓣尖明显，交界处粘连，瓣下腱索增粗，致开放受限，舒张期估测瓣口开放面积约　　cm²，关闭欠佳。二尖瓣瓣叶未见明显脱垂、未见明显异常赘生物。余瓣膜形态，结构，启闭大致正常。

多普勒检查：二尖瓣舒张期血流明显增快，二尖瓣　量反流。三尖瓣　量反流，估测肺动脉收缩压约为　　mmHg。

诊断：风湿性心脏病；二尖瓣狭窄（　度）；二尖瓣关闭不全（　度）；三尖瓣关闭不全（　度）；肺动脉高压

三、超声心动图诊断方法简介

瓣口狭窄的常用定量诊断方法：参见二尖瓣狭窄。

瓣口关闭不全的常用定量诊断方法：参见二尖瓣关闭不全。

四、病例诊断套用模板举例

1. 病史介绍

患者女性，49岁，心悸胸闷4年多，体格检查：心脏增大，房颤心律，胸骨左缘收缩期病理性杂音；胸片显示：左心房明显增大。

2. 超声病例图像采集及分析（图3-1-7）

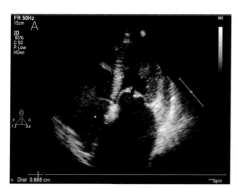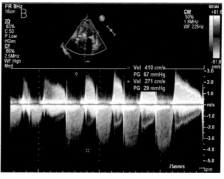

图3-1-7　A. 心尖四腔心切面显示二尖瓣回声增强，开放受限；B. 取样线置于二尖瓣口，舒张期探及二尖瓣前向加快的频谱，收缩期探及负向充填、单峰反流频谱

3. 病例模板套用

左心房、右心室内径扩大，余各房室内径正常范围。室间隔及左心室壁各节段厚度正常，运动尚可。二尖瓣瓣叶增厚，钙化，回声增强，尤以瓣尖明显，交界处粘连，瓣下腱索增粗，致开放受限，舒张期估测瓣口开放面积约1.1cm²，关闭欠佳。二尖瓣瓣叶未见明显脱垂、未见明显异常赘生物。主动脉瓣增厚，开放关闭可。余瓣膜结构、启闭未见明显改变。

多普勒检查：舒张期二尖瓣前向血流流速加快，二尖瓣中量反流，三尖瓣少量反流，估测肺动脉收缩压约52mmHg。

诊断：风湿性心脏病；二尖瓣狭窄（中度）；二尖瓣关闭不全（中度）；三尖瓣关闭不全（轻度）；肺动脉高压

（王志民）

第四节　主动脉瓣狭窄

一、定义

正常主动脉瓣瓣口面积约2~4cm²，当瓣口面积减小为1.5~2.0cm²时为轻度狭窄；1.0~1.5cm²时为中度狭窄；< 1.0cm²时为重度狭窄。超声心动图以多普勒测值作为重要的标准，ESC指南以平均跨瓣压差30~50mmHg为中度主动脉瓣狭窄，小于30mmHg为轻度，大于50mmHg为重度。ESC与AHA/ACC标准稍有差异（表3-1-4）。

表 3-1-4 主动脉瓣瓣膜狭窄程度分级

程度	主动脉瓣峰值流速（m/s）	Esc 平均跨瓣压（mmHg）	AHA/ACC 平均跨瓣压（mmHg）	EOS（有效瓣口面积（cm²）	EOS/体表面积（cm²/m²）	速度比
轻	2.6 ~ 2.9	< 30	< 20	> 1.5	> 0.85	> 0.5
中	3 ~ 4	30 ~ 50	20 ~ 40	1.0 ~ 1.5	0.6 ~ 0.85	0.25 ~ 0.5
重	> 4	> 50	> 40	< 1.0	< 0.6	< 0.25

二、超声描述模板

各房室内径测值大致正常。室间隔及左心室壁各节段增厚，运动协调，幅度正常。主动脉瓣三叶，瓣缘增厚、钙化、粘连，开放受限，连续方程法估测主动脉瓣瓣口面积约 cm²，瓣叶关闭尚可。余瓣膜形态运动未见明显异常。升主动脉呈狭窄后扩张，主动脉根部扩张，心包腔内未见异常。

多普勒检查：主动脉瓣前向血流加快，平均跨瓣压差为 mmHg。

诊断：符合风湿性心脏病改变；主动脉瓣狭窄（ 度）

三、超声心动图诊断方法简介

风湿性瓣膜病病理改变，瓣膜增厚、粘连、钙化，多同时合并关闭不全及二尖瓣病变，单纯的主动脉狭窄很少见。超声心动图表现如下。

（1）瓣膜的表现 左心室长轴切面显示主动脉瓣的右冠瓣及无冠瓣开放幅度明显减小，主动脉瓣开放幅度小于 15mm。

（2）房、室的改变 室间隔及左心室游离壁肥厚，一般为均匀性肥厚。失代偿期：左心房、左心室扩大，主动脉增粗，运动僵硬，弹性差（因高速血流的冲击导致主动脉壁的弹性纤细变性）。

（3）多普勒超声表现 于心尖五腔心切面探查，也可在胸骨旁左心室长轴切面。

CDFI：彩色血流流束自左心室流出道开口逐渐变细，色彩为五彩嵌合，在瓣叶流束最细，彩色最明亮。

频谱多普勒：表现为负向高速充填湍流频谱，流速一般在 2m/s 以上。并测量出跨瓣压差。

（4）定量诊断（表 3-1-5）

表 3-1-5 瓣口狭窄程度的判断

狭窄程度	瓣口面积（cm²）	峰值流速 Vp（m/s）	平均压差（mmHg）
轻	1.5 ~ 2.0	2 ~ 3	5 ~ 30
中	1.0 ~ 1.5	3 ~ 4	30 ~ 50
重	< 1.0	> 4	> 50

四、病例诊断套用模板举例

1. 病史介绍

患者男性，46 岁，胸闷痛 1 年多，体格检查：心脏增大，胸骨左缘收缩期病理性杂音；胸片显示：主动脉影增大。

2. 超声病例图像采集及分析（图 3-1-8）

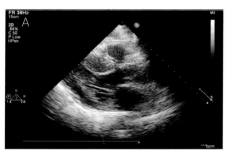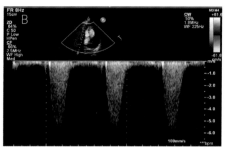

图 3-1-8　A. 胸骨旁左心室长轴切面显示左心室壁增厚和增厚的主动脉瓣；B. 心尖五腔心切面，取样线置于主动脉瓣瓣口，收缩期探及主动脉瓣前向加快的频谱，为负向充填、单峰频谱

3. 病例模板套用

各房室内径测值大致正常。室间隔及左心室壁各节段增厚，运动协调，幅度正常。主动脉瓣三叶，瓣缘增厚、钙化、粘连，开放受限，关闭尚可。余瓣膜形态运动未见明显异常。升主动脉呈狭窄后扩张，主动脉根部扩张，心包腔内未见异常。

多普勒检查：主动脉瓣前向血流加快，平均跨瓣压差为 63mmHg。

诊断：符合风湿性心脏病改变；主动脉瓣狭窄（重度）

（王志民）

第五节　主动脉瓣关闭不全

一、定义

主动脉瓣关闭不全是主动脉瓣的风湿性病变，瓣叶增厚，钙化，导致瓣膜的关闭不全，舒张期升主动脉的血流反流到左心室。

二、超声描述模板

左心室扩大，余各房室内径大致正常。室间隔及左心室壁各节段厚度正常，运动协调，幅度正常。主动脉瓣三叶，瓣缘增厚、钙化，开放尚可，关闭欠佳。余瓣膜结构、启闭未见明显改变。升主动脉及主动脉根部扩张，心包腔内未见异常。

多普勒检查：主动脉瓣口探及　　量反流。

诊断：符合风湿性心脏病改变；主动脉瓣损害以关闭不全为主；主动脉瓣关闭不全（　　度）

三、超声心动图诊断方法简介

（一）超声心动图表现

1. 瓣膜的改变

风湿性心脏病、退行性心瓣膜病：瓣叶增厚、变形、动度减退，舒张期瓣膜对合不佳，有错位或关闭不全裂隙，主动脉根部短轴切面可显示主动脉瓣关闭不全裂隙大小和形状。

2. 血液反流引起的改变

（1）左心室腔扩大，室壁运动幅度增强（代偿期）。失代偿期，左心室进一步扩大，左心室壁运动幅度减低。

（2）主动脉瓣反流沿着二尖瓣前叶冲击瓣膜，致二尖瓣不能充分打开，M型超声心动图上可见E峰后出现细小震颤。

3. 多普勒超声表现

一般取心尖五腔心切面或心尖，胸骨旁长轴切面。

CDFI：红色为主的多彩血流束自主动脉瓣向左心室流出道，心尖或左心室长轴切面蓝色反流血流沿二尖瓣前叶向腱索及左心室腔流动。

频谱多普勒：取样线置于主动脉瓣下彩色反流束处，可探及正向宽频充填的湍流频谱。

4. 定量诊断和病因鉴别诊断（表3-1-6）

表3-1-6　关闭不全程度的估计

关闭不全程度	反流束长度	反流束宽度/LVOT宽度
轻度	局限于主动脉瓣下	1%～29%
中度	达到二尖瓣前叶尖部	30%～60%
重度	接近心尖	＞60%

四、病例诊断套用模板举例

1. 病史介绍

患者男性，55岁，胸闷4年多。体格检查：心脏增大，胸骨左缘收缩期病理性杂音；胸片显示：心影增大。

2. 超声病例图像采集及分析（图3-1-9）

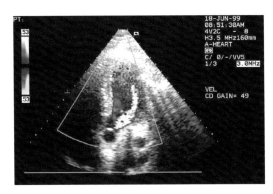

图3-1-9　心尖五腔心切面，CDFI显示主动脉瓣中量反流信号

3. 病例模板套用

左心室扩大，余各房室内径大致正常。室间隔及左心室壁各节段厚度正常，运动协调，幅度正常。主动脉瓣三叶，瓣缘增厚、钙化，开放尚可，关闭欠佳。余瓣膜结构、启闭未见明显改变。升主动脉及主动脉根部扩张，心包腔内未见异常。

多普勒检查：主动脉瓣口探及中量反流。

诊断：符合风湿性心脏病改变；主动脉瓣损害以关闭不全为主；主动脉瓣关闭不全（中度）

（王志民）

—— 第六节　主动脉瓣狭窄＋主动脉瓣关闭不全 ——

一、定义

主动脉瓣狭窄＋主动脉瓣关闭不全，是主动脉瓣的风湿性病变，瓣叶增厚，钙化，导致瓣膜既有开放狭窄，收缩期血流明显增快，又有关闭不全，舒张期升主动脉的血流反流到左心室。

二、超声描述模板

左心室扩大，余各房室内径大致正常。室壁各节段增厚，运动协调，幅度正常。主动脉瓣三叶，瓣缘增厚、钙化、粘连，开放受限，关闭欠佳。余瓣膜形态、运动未见明显异常。升主动脉及主动脉根部扩张，心包腔内未见异常。

多普勒检查：主动脉瓣前向血流加快，平均跨瓣压差为　　 mmHg，伴舒张期　　 量反流。

诊断：符合风湿性心脏病改变；主动脉瓣狭窄（　　度）；主动脉瓣关闭不全（　　度）

三、超声心动图诊断方法简介

瓣口狭窄的常用定量诊断方法参见主动脉瓣狭窄。

瓣口关闭不全的常用定量诊断方法参见主动脉瓣关闭不全。

四、病例诊断套用模板举例

1. 病史介绍

患者男性，59 岁，心悸胸闷 7 年多，体格检查：心脏增大，房颤心律，胸骨左缘收缩期病理性杂音；胸片显示：左心明显增大。

2. 超声病例图像采集及分析（图 3-1-10）

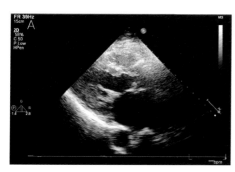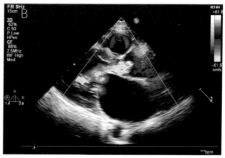

图 3-1-10　A. 左心室长轴切面：主动脉瓣开放幅度明显减小。B. 左心室长轴切面，CDFI 显示主动脉瓣中～大量反流信号

3. 病例模板套用

左心室扩大，余各房室内径大致正常。室壁各节段增厚，运动协调，幅度正常。主动脉瓣三叶，瓣缘增厚、钙化、粘连，开放受限，关闭欠佳。余瓣膜形态、运动未见明显异常。升主动脉及主动脉根部扩张，心包腔内未见异常。

多普勒检查：主动脉瓣前向血流加快，平均跨瓣压差为 54mmHg，伴舒张期中量反流。

诊断：符合风湿性心脏病改变；主动脉瓣狭窄（重度）；主动脉瓣关闭不全（中～重度）

（王志民）

第七节　二尖瓣狭窄＋二尖瓣关闭不全＋ 主动脉瓣狭窄＋主动脉瓣关闭不全

一、定义

二尖瓣狭窄＋二尖瓣关闭不全＋主动脉瓣狭窄＋主动脉瓣关闭不全，是二尖瓣＋主动脉瓣的风湿性病变，瓣叶增厚，钙化，导致瓣膜既有开放狭窄，又有关闭不全。

二、超声描述模板

左心房、右心室内径增大，余房室内径正常范围。室壁各节段厚度正常，运动尚可。二尖瓣增厚，回声增强，瓣尖钙化明显，交界处粘连，开放受限，瓣口面积　cm²，关闭欠佳。二尖瓣瓣叶未见明显脱垂、未见明显异常赘生物。主动脉瓣三叶，瓣叶增厚，开放受限，连续方程法估测主动脉瓣口面积约　cm²，瓣叶关闭欠佳。余瓣膜结构、启闭未见明显改变。升主动脉及主动脉根部扩张，心包腔内未见异常。

多普勒检查：舒张期二尖瓣前向血流流速加快，平均跨瓣压差约为　mmHg，伴收缩期　量反流。主动脉瓣前向血流加快，平均跨瓣压差约　mmHg，伴舒张期　量反流。

诊断：符合风湿性心脏病改变；二尖瓣狭窄（　度）；二尖瓣关闭不全（　度）；主动脉瓣狭窄（　度）；主动脉瓣关闭不全（　度）

三、超声心动图诊断方法简介

瓣口狭窄的常用定量诊断方法参见二尖瓣狭窄。

瓣口关闭不全的常用定量诊断方法参见二尖瓣关闭不全。

瓣口狭窄的常用定量诊断方法参见主动脉瓣狭窄。

瓣口关闭不全的常用定量诊断方法参见主动脉瓣关闭不全。

四、病例诊断套用模板举例

1. 病史介绍

患者男性，51 岁，心悸胸闷 11 年。体格检查：心脏增大，房颤心律，胸骨左缘收缩期病理性杂音；胸片显示：左心明显增大。

2. 超声病例图像采集及分析（图 3-1-11）

3. 病例模板套用

左心房、右心室内径增大，余房室内径正常范围。室壁各节段厚度正常，运动尚可。二尖瓣增厚，回声增强，瓣尖钙化明显，交界处粘连，开放受限，瓣口面积1.0cm²，关闭欠佳。二尖瓣瓣叶未见明显脱垂、未见明显异常赘生物。主动脉瓣三叶，瓣叶增厚，开放受限，关闭欠佳。余瓣膜结构、启闭未见明显改变。

多普勒检查：舒张期二尖瓣前向血流流速加快，平均跨瓣压差约6mmHg，伴收缩期中量反流。主动脉瓣前向血流加快，平均跨瓣压差约41mmHg，伴舒张期中大量反流。升主动脉及主动

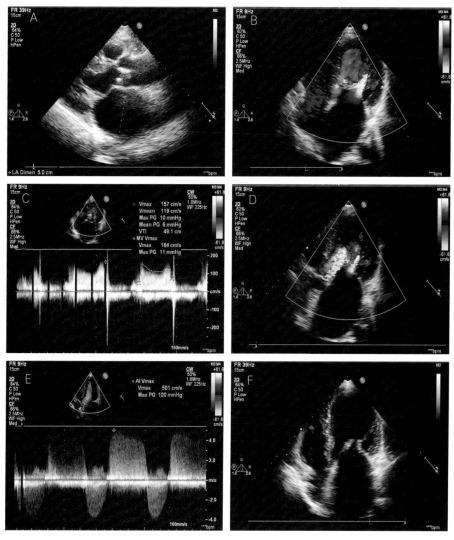

图 3-1-11　A. 左心室长轴切面，显示主动脉瓣及二尖瓣增厚、钙化；B. 心尖四腔心切面，CDFI 显示二尖瓣舒张期的前向彩色血流信号；C. 频谱多普勒显示二尖瓣前向血流频谱；D. 心尖五腔心切面，CDFI 显示主动脉瓣中量反流信号；E. 频谱多普勒显示主动脉瓣前向血流频谱和反流频谱；F. 心尖四腔心切面，显示增厚的二尖瓣，开放幅度明显减小

脉根部扩张，心包腔内未见异常。

　　诊断：符合风湿性心脏病改变；二尖瓣狭窄（重度）；二尖瓣关闭不全（中度）；主动脉瓣狭窄（中度）；主动脉瓣关闭不全（中～重度）

（王志民）

第八节　二尖瓣狭窄＋二尖瓣关闭不全＋主动脉瓣狭窄＋主动脉瓣关闭不全＋三尖瓣关闭不全

一、定义

　　二尖瓣狭窄＋二尖瓣关闭不全＋主动脉瓣狭窄＋主动脉瓣关闭不全＋三尖瓣关闭不全，是二

尖瓣＋主动脉瓣的风湿性病变，瓣叶增厚，钙化，导致瓣膜既有开放狭窄，又有关闭不全，三尖瓣反流大多数为继发性改变。

二、超声描述模板

全心扩大。室壁各节段厚度正常，运动尚可。二尖瓣增厚，回声增强，交界处粘连，瓣下腱索增粗，开放受限，瓣口面积　　cm²，关闭欠佳。二尖瓣瓣叶未见明显脱垂、未见明显异常赘生物。主动脉瓣三叶，瓣叶增厚，开放受限。连续方程法估测主动脉瓣口面积约　　cm²，瓣叶关闭欠佳。三尖瓣瓣环扩张，瓣叶开放尚可，关闭欠佳。升主动脉及主动脉根部扩张，心包腔内未见异常。下腔静脉内径约　　cm，吸气塌陷率大于 50%。

多普勒检查：舒张期二尖瓣前向血流流速加快，平均跨瓣压差约为　　mmHg，伴收缩期　量反流。三尖瓣反流，估测肺动脉收缩压约　　mmHg。主动脉瓣前向血流加快，平均跨瓣压差约　　mmHg，伴舒张期　量反流。

诊断：符合风湿性心脏病改变；二尖瓣狭窄（　度）；二尖瓣关闭不全（　度）；主动脉瓣狭窄（　度）；主动脉瓣关闭不全（　度）；三尖瓣关闭不全（　度）；肺动脉高压

三、超声心动图诊断方法简介

瓣口狭窄的常用定量诊断方法参见二尖瓣狭窄。

瓣口关闭不全的常用定量诊断方法参见二尖瓣关闭不全。

瓣口狭窄的常用定量诊断方法参见主动脉瓣狭窄。

瓣口关闭不全的常用定量诊断方法参见主动脉瓣关闭不全。

三尖瓣疾病的超声诊断联合瓣膜病除了观察二尖瓣及主动脉瓣病变外，要注意有无三尖瓣的病变。

大多数三尖瓣关闭不全为继发性改变，即各种原因所致的右心室扩大，瓣环扩大，可引起三尖瓣相对关闭不全，原发性很少见，多为先天性三尖瓣发育不全，下移畸形，风湿性三尖瓣关闭不全亦很少见。继发性病理改变：瓣膜正常。原发性：风湿性同二尖瓣风湿性改变。超声心动图表现如下。

（1）对关闭不全裂隙的检出率较低，多用多普勒探及反流血流信号。

（2）瓣膜的回声、风湿性心脏病：同二尖瓣狭窄。继发：为多正常。

（3）多普勒表现：三尖瓣关闭不全的诊断主要依靠多普勒超声束确定。CDFI：收缩期自三尖瓣口出现蓝色为主的多彩血流束向右心房顶或沿房间隔流动。频谱多普勒：取样线置于三尖瓣上，可探及收缩期负向宽频充填频谱。

（4）半定量诊断：根据彩色血流束或频谱多普勒提及的范围，可以对反流量做一个粗略的估计，具有一定的临床价值（表 3-1-7）。

表 3-1-7　三尖瓣关闭不全程度分级

反流程度	反流深度	反流束面积 / 右心房面积
轻度	仅在瓣口周围及右心房下部	＜ 20%
中度	到达右心房中部	20% ~ 40%
重度	到达右心房上部	＞ 40%

四、病例诊断套用模板举例

（一）病例一

1. 病史介绍

患者女，56 岁，心悸十余年就诊，体格检查：心脏增大，房颤心律，胸骨左缘及心尖部收缩期病理性杂音；胸片显示：心影明显增大。

2. 超声病例图像采集及分析（图 3-1-12）

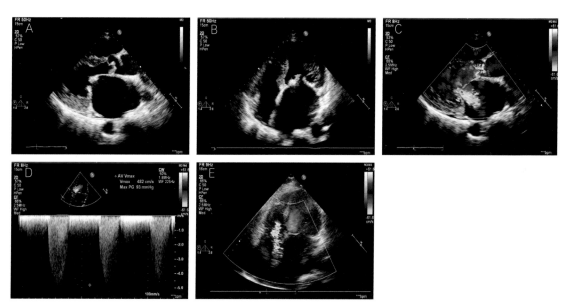

图 3-1-12　A. 左心室长轴切面，显示主动脉瓣及二尖瓣增厚、钙化；B. 左心室长轴切面，显示二尖瓣增厚、钙化，开放幅度明显减小；C. 左心室长轴切面，CDFI 显示二尖瓣中量反流信号；D. 心尖五腔心切面，频谱多普勒显示主动脉瓣前向血流频谱；E. 心尖四腔心切面，CDFI 显示三尖瓣中量反流信号

3. 病例模板套用

左心房扩大，余房室腔内径正常范围。室壁各节段厚度正常，运动幅度尚可。二尖瓣增厚、钙化，回声增强，交界处粘连，瓣下腱索增粗，开放受限，最大瓣口面积约 $0.7cm^2$，关闭欠佳。二尖瓣瓣叶未见明显脱垂、未见明显异常赘生物。主动脉瓣三叶，瓣叶增厚、钙化，开放受限，关闭欠佳。三尖瓣瓣环扩张，瓣叶开放尚可，关闭欠佳。余瓣膜形态、运动正常。升主动脉及主动脉根部扩张，心包腔内未见异常。

多普勒检查：舒张期二尖瓣前向血流流速加快，平均跨瓣压差约 13mmHg，伴收缩期中量反流。主动脉瓣前向血流加快，平均跨瓣压差约 58mmHg，伴舒张期中量反流。三尖瓣中量反流，估测肺动脉收缩压约 70mmHg。

诊断：风湿性心脏病；二尖瓣狭窄（重度）；二尖瓣关闭不全（中度）；主动脉瓣狭窄（重度）；主动脉瓣关闭不全（中度）；三尖瓣关闭不全（中度）；肺动脉高压

（二）病例二

1. 病史介绍

患者女，48 岁，心悸十余年就诊，体格检查：心脏增大，房颤心律，胸骨左缘及心尖部收缩期病理性杂音；胸片显示：心影明显增大。

2. 超声病例图像采集及分析（图 3-1-13）

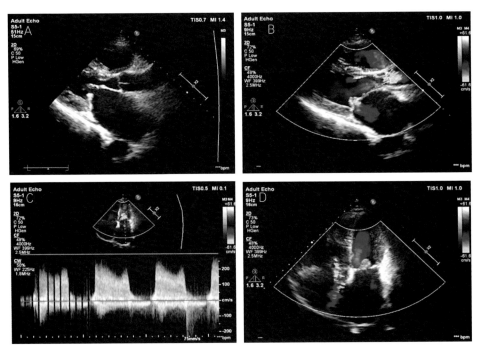

图 3-1-13　A. 左心室长轴切面，显示二尖瓣增厚、钙化，开放幅度明显减小；B. 左心室长轴切
面，CDFI 显示二尖瓣少量反流，主动脉瓣前向流速加快；C. 心尖四腔心切面，CW 显示二尖
瓣前向血流频谱；D. 心尖四腔心切面，CDFI 显示三尖瓣中量反流信号

动态图演示

ER-3-1-8-1　A. 左心室长轴切面，显示二尖瓣增厚、钙化，开放幅度明显减小；B，C. 左心室长轴切面，CDFI 显示
二尖瓣少量反流，主动脉瓣前向流速加快；D: 左心室长轴切面，显示二尖瓣增厚、钙化，开放幅度明显
减小；E. 左心室短轴切面，显示二尖瓣增厚、钙化，开放幅度明显减小；F. 心尖四腔心切面，显示二尖
瓣增厚、钙化，开放幅度明显减小；G. 心尖四腔心切面，CDFI 显示三尖瓣中量反流信号。

3. 病例模板套用

左心房扩大，余房室腔内径正常范围。室壁各节段厚度正常，运动幅度尚可。二尖瓣增厚、
钙化，回声增强，交界处粘连，瓣下腱索增粗，开放受限，最大瓣口面积约 0.8cm²，关闭欠佳。
二尖瓣瓣叶未见明显脱垂、未见明显异常赘生物。主动脉瓣三叶，瓣叶增厚、钙化，开放受限，
关闭尚可。三尖瓣瓣环扩张，瓣叶开放尚可，关闭欠佳。余瓣膜形态、运动正常。升主动脉及主
动脉根部扩张，心包腔内未见异常。

多普勒检查：舒张期二尖瓣前向血流流速加快，平均跨瓣压差约 15mmHg，伴收缩期少量反
流。主动脉瓣前向血流加快，平均跨瓣压差约 14mmHg。三尖瓣中量反流，估测肺动脉收缩压约
123mmHg。

诊断：符合风湿性心脏病改变；二尖瓣狭窄（重度）；二尖瓣关闭不全（轻度）；主动脉瓣
狭窄（轻度）；三尖瓣关闭不全（中度）；肺动脉高压

（王志民）

第二章　感染性心内膜炎

感染性心内膜炎指因细菌、真菌和其他微生物（如病毒、立克次体、衣原体、螺旋体等）直接感染而产生心瓣膜或心室壁内膜的炎症，有别于由于风湿热、类风湿、系统性红斑狼疮等所致的非感染性心内膜炎。感染性心内膜炎典型的临床表现，有发热、杂音、贫血、栓塞、皮肤损害、脾肿大和血培养阳性等，部分患者因赘生物脱落导致脑梗。超声表现为赘生物形成，瓣叶损毁。

第一节　二尖瓣赘生物形成

一、超声描述模板

左心房室内径增大。室间隔及左心室游离壁厚度正常，运动收缩幅度尚可。二尖瓣前叶（后叶）增厚，瓣下腱索断裂，探及异常条索（或团块）状异常回声附着于　叶，大小约　mm×　mm，随心动周期摆动，瓣叶关闭不良，未见明显穿孔。余瓣膜形态、启闭未见明显异常。心包腔未见积液。

多普勒检查：收缩期二尖瓣探及中量偏心性反流。

诊断：感染性心内膜炎；二尖瓣赘生物形成；二尖瓣关闭不全（　度）

二、超声心动图诊断

超声心动图诊断见图 3-2-1 ~ 图 3-2-3。

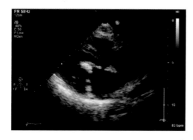

图 3-2-1　二尖瓣叶上赘生物形成

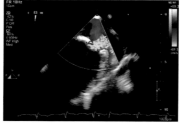

图 3-2-2　经食管超声心动图显示赘生物导致瓣口狭窄

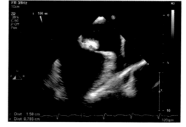

图 3-2-3　经食管超声心动图显示赘生物附着在二尖瓣叶上

动态图演示

ER-3-2-1-1：患者间断发热1个月，胸闷待查，经胸超声显示赘生物附着于二尖瓣叶上。

（李晓妮）

第二节　主动脉瓣赘生物形成

一、超声描述模板

左心室内径明显增大。室间隔及左心室游离壁厚度正常，运动收缩幅度尚可。主动脉瓣增厚，左（右、无）冠瓣探及异常条索（团块）状异常回声附着于（　）冠瓣，大小约　mm×　mm，随心动周期摆动，瓣叶关闭不良，未见明显穿孔。余瓣膜形态、启闭未见明显异常。心包腔未见积液。

多普勒检查：舒张期主动脉瓣探及中量偏心性反流。

　　诊断：感染性心内膜炎；主动脉瓣赘生物形成；主动脉瓣关闭不全（　度）

二、超声心动图诊断

　　超声心动图诊断见图 3-2-4 ~ 图 3-2-6。

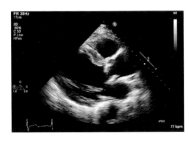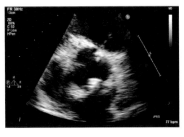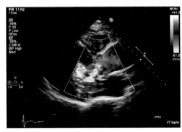

图 3-2-4　主动脉瓣叶有赘生物　　　　图 3-2-5　大动脉短轴切面显示　　　　图 3-2-6　主动脉瓣反流
附着　　　　　　　　　　　　　　　　主动脉瓣赘生物形成

动态图演示

ER-3-2-2-4：患者有发热病史，进行性胸闷气短3个月，经胸超声探查发现赘生物附着于主动脉瓣，瓣叶损害。

（李晓妮）

第三节　二尖瓣 + 主动脉瓣赘生物形成

一、超声描述模板

　　左心房室内径明显增大。室间隔及左心室游离壁厚度正常，运动收缩幅度尚可。主动脉瓣及二尖瓣增厚，二尖瓣瓣下腱索断裂，左（右、无）冠瓣及二尖瓣前（后）叶探及异常条索（团块）状异常回声附着于（　）位置，大小分别约　mm×　mm、　mm×　mm，随心动周期摆动，瓣叶关闭不良，未见明显穿孔。余瓣膜形态、启闭未见明显异常。心包腔未见积液。

　　多普勒检查：收缩期二尖瓣探及中量偏心性反流，舒张期主动脉瓣探及中量反流。

　　诊断：感染性心内膜炎；二尖瓣及主动脉瓣赘生物形成；二尖瓣关闭不全（　度）；主动脉瓣关闭不全（　度）

二、超声心动图诊断

　　超声心动图诊断见图 3-2-7，图 3-2-8。

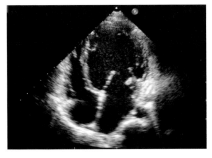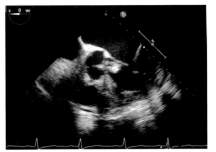

图 3-2-7　二尖瓣赘生物形成　　　　　图 3-2-8　主动脉瓣赘生物形成

（李晓妮）

—— 第四节 三尖瓣赘生物形成 ——

一、超声描述模板

右心房室内径明显增大。左心房室内径正常范围，室间隔及左心室游离壁厚度正常，运动欠协调，收缩幅度正常。三尖瓣叶增厚，瓣下腱索断裂，探及异常条索（或团块）状异常回声附着于（ ）瓣，大小约 mm× mm，随心动周期摆动，瓣叶关闭不良，未见明显穿孔。余瓣膜形态、启闭未见明显异常。心包腔未见积液。下腔静脉内径约 cm，吸气塌陷率大于50%。

多普勒检查：收缩期三尖瓣探及中量偏心性反流，估测肺动脉压力约（ ）mmHg。

诊断：感染性心内膜炎；三尖瓣赘生物形成；三尖瓣关闭不全（ 度）

二、病例诊断套用模板举例

1. 病史介绍

患者男性，23岁，先天性心脏病术后1年，间断高热2月，心慌气促1月，体格检查：心脏增大，心前区收缩期隆隆样杂音；胸片显示：右心增大。

2. 超声病例图像采集及分析（图3-2-9）

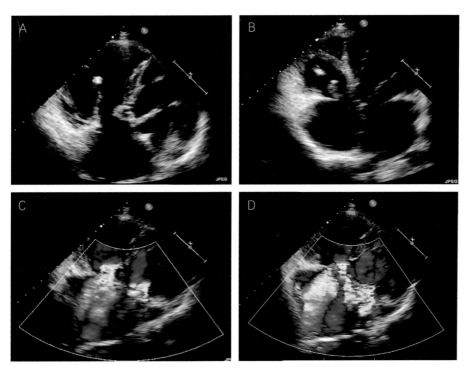

图3-2-9 A，B.心尖四腔显示三尖瓣赘生物形成；C，D.三尖瓣反流

动态图演示

ER-3-2-4-1：A、B、C.多个切面显示二尖瓣增厚及三尖瓣叶赘生物形成；D.二尖瓣及三尖瓣反流

3. 病例模板套用

右心房室腔内径增大，左心房室内径大致正常。室壁厚度基本正常，运动协调，幅度正常。

二尖瓣瓣叶增厚，回声增强，瓣叶欠光滑，瓣叶开放可，关闭不良。三尖瓣叶增厚，瓣下腱索增粗，探及异常多个团块状异常回声附着于前瓣，其一大小约 13mm×7mm，随心动周期摆动，瓣叶关闭不良。余瓣膜形态、启闭未见明显异常。心包腔未见积液。

多普勒检查：收缩期三尖瓣探及中大量反流，估测肺动脉压力约45mmHg。二尖瓣中量反流。

诊断：感染性心内膜炎；三尖瓣赘生物形成并瓣叶损害；三尖瓣关闭不全（中-重度）；二尖瓣关闭不全（中度）；轻度肺动脉高压；先天性心脏病术后

（李晓妮）

第五节　肺动脉瓣赘生物形成

一、超声描述模板

右心室内径增大。左心房室内径正常范围，室间隔及左心室游离壁厚度正常，运动收缩幅度正常。肺动脉瓣增厚，探及异常条索（或团块）状异常回声附着，大小约　mm×　mm，随心动周期摆动，瓣叶形态异常，关闭不良。（肺动脉内壁探及异常条索（或团块）状异常回声附着，大小约　mm×　mm，随心动周期摆动）。余瓣膜形态、启闭未见明显异常。心包腔未见积液。

多普勒检查：舒张期肺动脉瓣探及中量偏心性反流。

诊断：感染性心内膜炎；肺动脉瓣上赘生物形成；肺动脉瓣关闭不全（　度）

二、超声心动图诊断方法简介

瓣膜上的赘生物可由超声心动图探得（图 3-2-10），尤其在血培养阳性的感染性心内膜炎中起着特别重要的作用，能探测到赘生物所在部位、大小、数目和形态。机械瓣因受回声影响，不易检出。对瓣膜上稀松的钙化或假性赘生物有时较难鉴别。

近来发展的经食管二维超声心动图（图 3-2-11）显著地优于经胸壁二维超声心动图。90% 的病例可发现赘生物，能检出更小的直径在 1～1.5mm 的赘生物。不受机械瓣回声的影响，更适用于因经胸图像较差的患者（如肺气肿、肥胖、胸廓畸形等）。经食管超声还能探测瓣膜破坏的程度，更准确的评估瓣膜反流的严重程度和左心室功能，可作为判断预后和确定是否需要手术的参考。

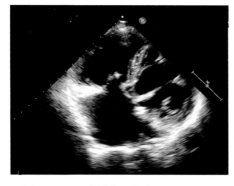 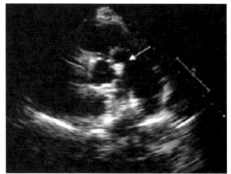

图 3-2-10　三尖瓣赘生物形成　　　　图 3-2-11　肺动脉赘生物形成

动态图演示

ER-3-2-5-1：患者胸闷憋气 2 月余，经胸超声心动图探查发现赘生物附着于肺动脉壁上，肺动脉瓣损毁。

（李晓妮）

第三章 退行性瓣膜病变

—— 第一节 轻度瓣膜退行性病变 ——

一、定义

退行性瓣膜病变（DVHD）是常见的老年心脏瓣膜退行性病变。通常以主动脉瓣及二尖瓣后叶根部受累多见。

二、超声描述模板

各房室内径大致正常。室壁厚度正常，收缩幅度尚可。二尖瓣瓣叶、主动脉瓣瓣叶、瓣环轻度增厚，并可见散在钙化点，瓣叶开放尚可，关闭欠佳；余瓣膜形态、结构未见明显异常。升主动脉及主动脉根部扩张，主动脉壁可见斑块形成，心包腔未见明显异常。见图3-3-1，图3-3-2。

多普勒检查：二尖瓣、主动脉瓣少量反流。

诊断：结合（年龄等）考虑瓣膜退行性变可能；二尖瓣、主动脉瓣关闭不全（ 度）

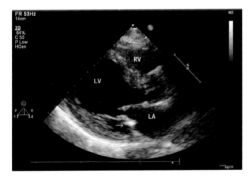 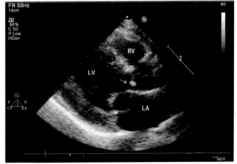

图3-3-1 胸骨旁左心室长轴切面显示增厚、钙化的二尖瓣后叶根部　　图3-3-2 胸骨旁左心室长轴切面显示增厚、钙化的主动脉瓣叶

三、动态病例演示

主动脉瓣退行性变：男性，71岁，诊断为主动脉瓣退行性改变，瓣叶增厚、钙化，见图ER-3-3-1-1，ER-3-3-1-2，ER-3-3-1-3，ER-3-3-1-4，ER-3-3-1-5，ER-3-3-1-6。

动态图演示

ER-3-3-1-1

ER-3-3-1-2

ER-3-3-1-3

ER-3-3-1-4

ER-3-3-1-5

ER-3-3-1-6

（田　月）

———— **第二节　中重度瓣膜退行性病变** ————

一、定义

中重度退行性瓣膜病变：本病进展缓慢，随着年龄的增长瓣叶显著钙化导致瓣叶的狭窄及关闭不全。

二、超声描述模板

各房室内径大致正常。室壁厚度正常高值，收缩幅度尚可。主动脉瓣增厚、钙化，开放受限，关闭欠佳；二尖瓣增厚，后叶根部钙化，开放尚可，关闭欠佳；余瓣膜形态、结构未见明显异常。升主动脉及主动脉根部扩张，主动脉壁可见斑块形成，心包腔未见明显异常。

多普勒检查：收缩期主动脉瓣前向流速增快，峰值/平均跨瓣压差约为　　mmHg，舒张期少量反流。收缩期二尖瓣少量反流。

诊断：结合（年龄等）考虑瓣膜退行性变可能；主动脉瓣狭窄（中度）；主动脉瓣关闭不全（　度）；二尖瓣关闭不全（　度）

附：重度瓣膜退行性变

左心扩大，右心房室内径正常范围。左心室壁增厚，运动及收缩幅度普遍减低。主动脉瓣增厚、钙化，瓣叶开放明显受限，关闭不良；二尖瓣增厚、后叶根部钙化，瓣环扩张，瓣叶开放尚可，关闭欠佳；余心瓣膜形态，结构，启闭大致正常。大动脉关系正常，升主动脉及主动脉根部扩张，主动脉壁可见斑块形成，心包腔未见明显异常。

多普勒检查：收缩期主动脉瓣前向流速增快，峰值/平均跨瓣压差约为　　mmHg，舒张期中量反流。二尖瓣舒张期血流偏快，收缩期少中量反流。

诊断：结合（年龄等）考虑瓣膜退行性变可能；主动脉瓣狭窄（重度）；主动脉瓣关闭不全（　度）；二尖瓣关闭不全（　度）；左心室收缩功能减低

三、超声心动图诊断方法简介

（一）瓣口狭窄的常用定量诊断方法

1. 主动脉瓣最大射流速度的测量

在主动脉短轴切面，沿收缩期开放的瓣叶交界处内缘描绘，通常显著钙化的主动脉瓣边缘不易辨清，则不易应用二维描绘法测定。

2. 平均跨瓣压差法

主动脉瓣口前向血流频谱，描记频谱获得平均压差；该测量方法优点：容易获得；缺点：受左心室收缩功能、心率及血流状态的影响。

3. 连续方程测定瓣口面积

根据连续方程，血流流经左心室流出道的流量等于流经主动脉瓣口流量。

连续方程：$AVA \times VTI_{AV} = A_{LVOT} \times VTI_{LVOT}$

（二）超声病例图像采集（图 3-3-3）

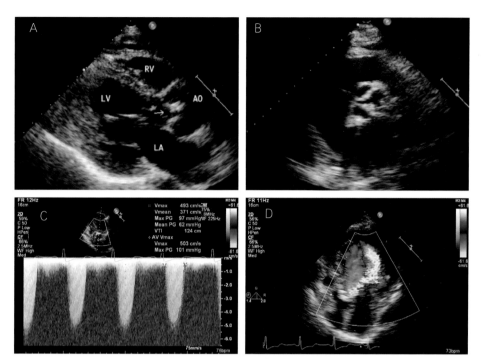

图 3-3-3　A. 胸骨旁左心室切面显示增厚、钙化的主动脉瓣叶；B. 大动脉短轴切面显示增厚、钙化的主动脉瓣叶；C. 心尖五腔心切面测量主动脉瓣口跨瓣压差；D. 心尖五腔心切面 CDFI 显示主动脉瓣反流

（三）根据测量方法对主动脉瓣狭窄程度进行判断（表 3-3-1）

表 3-3-1　主动脉瓣狭窄分度简表

	瓣口射流速度（m/s）	平均压差（mmHg）	瓣口面积（cm²）
轻度	2.6 ~ 3.0	< 20	1.0 ~ 1.5
中度	3.0 ~ 4.0	20 ~ 40（30*）	0.75 ~ 1.0
重度	> 4.0	> 40（50*）	< 0.75

*　括号中显示 ESC 指南中应用平均压差判断主动脉瓣狭窄的争议。

（田　月）

第四章　二尖瓣脱垂

—— 第一节　二尖瓣前叶脱垂 ——

一、定义

二尖瓣脱垂是一种常见心脏瓣膜疾病，发生率高达一般人群的 2%~3% 左右，女性多于男性。各种原因引起的二尖瓣装置异常，致二尖瓣叶于心脏收缩期越过二尖瓣环脱向左心房，并导致二尖瓣关闭不全。发生二尖瓣脱垂多数原因在于二尖瓣黏液样变性，也可能与遗传有关或继发于其他结缔组织病等。

根据病因，二尖瓣脱垂分为原发性和继发性。原发性二尖瓣脱垂是一种先天性结缔组织疾病，其确切病因尚未明确，可发生于各年龄组，较多发生于青年女性。其病理特征为二尖瓣黏液样变性，海绵层增生并侵入纤维层，海绵层明显增厚伴蛋白多糖堆积，瓣叶心房面局限性增厚，表面有纤维素和血小板沉积。脱垂的二尖瓣瓣叶腱索间部分膨出，朝向左心房的瓣叶膨出呈半球状隆起，瓣叶变长面积增大，严重者二尖瓣环扩张。同时，腱索变细、变长、扭曲、张力增加，可发生腱索断裂。乳头肌及其四周的心肌可因过分牵拉，摩擦而引起缺血和纤维化，瓣环的扩大和钙化进一步加重脱垂的程度。

继发性二尖瓣脱垂可见于马方综合征、风湿性疾病、病毒感染的炎症、冠心病、心肌病、先天性心脏病、系统性红斑狼疮、甲状腺功能亢进症患者等，以前叶脱垂多见。继发性二尖瓣脱垂主要由二尖瓣器功能失调造成，其二尖瓣大体解剖和组织结构可以正常。

根据脱垂的部位，二尖瓣脱垂可以分为前叶脱垂、后叶脱垂及前、后叶脱垂。根据二尖瓣局部解剖结构的外科修正命名，将二尖瓣前、后叶由外向内依次分为三个区域，前叶命名为 A1、A2、A3；后叶命名为 P1、P2、P3。二维超声可以精确定位二尖瓣具体脱垂部位，从而为外科手术提供有效的信息。

二、超声描述模板

左心房、左心室扩大，右心房室内径大致正常。室间隔及左、右心室壁厚度正常，运动协调，收缩幅度正常。二尖瓣前叶稍厚，近内（外）交界部分瓣叶收缩期脱向左心房，致对合不拢，脱垂范围约占瓣叶　%，瓣下腱索未见明显断裂；二尖瓣后叶形态、对合尚可，二尖瓣瓣环　cm。余瓣膜形态、结构、启闭未见明显异常。大动脉关系、内径正常。心包腔未见明显异常。

多普勒检查：二尖瓣中量反流，反流束偏向左心房后壁。

诊断：二尖瓣前叶脱垂（　区）；二尖瓣关闭不全（　度）

三、超声心动图诊断方法简介

（一）二维超声表现

二维超声是判断 MVP 的重要方法，可以直观地观察到二尖瓣脱垂的部位、程度、心脏大小及是否合并二尖瓣腱索断裂。当合并二尖瓣中～大量反流时，二维超声可以观察到左心房、左心室的扩大。

超声定义二尖瓣脱垂是指在左心室长轴切面瓣叶脱过瓣环至少 2mm，经典的脱垂是 5mm。观察二尖瓣脱垂的较好切面有：胸骨旁左心室长轴切面、左心室短轴切面、心尖长轴切面、心尖四腔心切面等。二尖瓣瓣环不是平面，为马鞍型立体结构，马鞍高点位于前后方，低点位于内外侧；心尖四腔心切面从内外侧横截二尖瓣瓣环时，正常人也可能显示二尖瓣部分瓣体越过瓣环入左心房。因此，不能单靠心尖四腔心切面下诊断，需要多切面观察二尖瓣前、后叶情况。左心室长轴切面、心尖长轴切面从前后方高点横截二尖瓣瓣环，若该两切面探查二尖瓣叶越过瓣环脱入左心房才能反映真正的"脱垂"。因此，常规采用胸骨旁左心室长轴切面作为超声诊断参考标准，即脱垂的二尖瓣组织部分或完全超过假想连线——主动脉瓣后壁起始部位至房室沟的连线。

（二）M 型超声表现

二尖瓣脱垂的 M 型超声声像图有较为鲜明的特征。M 型超声心动图诊断二尖瓣脱垂的参考标准：二尖瓣瓣叶呈现多条回声，二尖瓣 C-D 段呈收缩中、晚期下陷或全收缩期下陷，即呈吊床样改变，但 M 型超声的诊断价值有限，有较高的假阳性和假阴性。需要结合二维超声才能诊断二尖瓣脱垂。

（三）多普勒超声表现

可检测到出现在收缩早期、中晚期或全收缩期的二尖瓣反流、反流束方向及反流量大小。根据彩色多普勒观察反流方向可以推测是二尖瓣前叶还是后叶脱垂。如反流束朝向左心房后壁，推测可能是二尖瓣前叶脱垂。而反流束朝向左心房前壁或房间隔可推断为后叶脱垂。根据反流束大小估测反流量大小时，由于反流束偏心，常常低估反流量的大小。

（四）经食管超声和三维超声

由于 TEE 能够获得二尖瓣高质量的图像，所以对二尖瓣脱垂具有重要的诊断和分区意义。其能够全方位观察二尖瓣结构，准确判断二尖瓣腱索情况，诊断二尖瓣的脱垂分区。

三维超声是一种新兴的超声检查方法，能够立体观察到二尖瓣叶脱入左心房的"瓢勺样"结构，能够更好地诊断二尖瓣脱垂及帮助外科分区。

四、病例诊断套用模板举例

1. 病史介绍

患者女性，48 岁，心慌气促 1 年，体格检查：心脏增大，心尖部收缩期喀喇样杂音；胸片显示：心影增大。

2. 超声病例图像采集及分析（图 3-4-1）

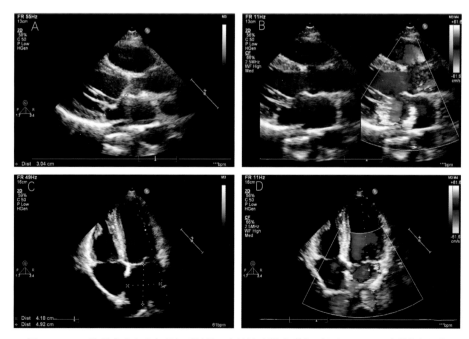

图 3-4-1　A. 胸骨旁左心室长轴切面显示二尖瓣前叶脱垂于瓣环超过 2mm；B. 胸骨旁左心室长轴彩色多普勒显示二尖瓣反流偏向左心房后侧壁；C. 心尖四腔心切面测量左心房上下径及左右径；D. 心尖四腔心切面彩色多普勒显示二尖瓣反流偏向左心房侧壁

3. 病例模板套用

左心房增大，余房室内径大致正常。室间隔及左、右心室壁厚度正常，运动协调，收缩幅度正常。二尖瓣前叶稍厚，近外交界部分瓣叶收缩期脱向左心房，致对合不拢，瓣下腱索未见明显断裂；二尖瓣后叶形态、对合尚可。余瓣膜形态、结构、启闭未见明显异常。大动脉关系、内径正常。心包腔未见明显异常。

多普勒检查：二尖瓣中量反流，反流束偏向左心房后侧。

诊断：二尖瓣前叶脱垂（A1 区）；二尖瓣关闭不全（中度）

（牛丽莉）

第二节　二尖瓣前叶脱垂伴瓣下腱索断裂

一、定义

二尖瓣腱索除有牵拉瓣膜防止翻向左心房的功能外，其在关闭上有非常重要的作用。二尖瓣腱索断裂使受损瓣叶失去牵拉导致前后瓣叶收缩期对合错位，主腱索断裂甚至使瓣叶翻入左心房，是造成二尖瓣关闭不全最常见的原因之一。患者可突然发生呼吸困难、胸痛及心力衰竭。临床上多种原因可以引起二尖瓣腱索断裂，如外伤、感染、缺血等。根据二尖瓣腱索断裂连接的瓣叶不同，可分为前叶腱索断裂和后叶腱索断裂两型。根据腱索断裂的程度分为完全腱索断裂和部分腱索断两型。根据腱索断裂的部位又分Ⅰ、Ⅱ、Ⅲ级腱索断裂。

二、超声描述模板

左心房、左心室扩大，右心房室内径大致正常。室间隔及左、右心室壁厚度正常，运动协调，收缩幅度正常。二尖瓣前叶轻度增厚，瓣叶运动幅度增大，近内（外）交界部分瓣叶收缩期脱入左心房，致瓣对合不拢，脱垂范围约占瓣叶　%，可见甩动的断裂腱索残端；二尖瓣后叶形态、对合尚可，二尖瓣环约　cm。余瓣膜形态、结构、启闭未见明显异常。大动脉关系、内径正常。心包腔未见明显异常。

多普勒检查：二尖瓣大量反流，反流束偏向左心房后侧。

诊断：二尖瓣前叶脱垂（　区）伴瓣下腱索断裂；二尖瓣关闭不全（　度）

三、超声心动图诊断方法简介

（一）二维超声表现

二维超声在胸骨旁左心室长轴切面、心尖长轴切面、心尖四腔心切面可以观察到失去腱索牵拉的瓣叶及断裂的腱索残端收缩期甩入左心房，呈"连枷样"改变，瓣下断裂的腱索随心动周期甩动，呈"挥鞭样"改变，与单纯二尖瓣脱垂的区别是其瓣尖在收缩期朝向左心房，而脱垂是朝向左心室。腱索断裂的二尖瓣由于失去支持结构，导致瓣叶摆动性明显增加，并且可以观察到摆动的腱索残端组织。

（二）M 型超声表现

二尖瓣腱索断裂时 M 型超声心动图二尖瓣 DE 幅度增大，EF 斜率增快，CD 段呈多重回声、重度后移，形似二尖瓣脱垂的"吊床样"改变，但幅度明显增大。但 M 型超声的诊断价值有限，有较高的假阳性和假阴性。需要结合二维超声才能诊断二尖瓣脱垂。

（三）多普勒超声表现

可观察到二尖瓣反流、反流束方向及反流量大小。观察情况和方法类似于二尖瓣脱垂。

（四）经食管超声

经食管超声对于判断二尖瓣小腱索断裂的敏感性和特异性高于经胸超声，对于术前判断腱索断裂程度和部位具有重要意义。

四、病例诊断套用模板举例

1. 病史介绍

患者女性，45 岁，心慌 1 年，体格检查：心脏增大，心尖部收缩期喀喇样杂音；胸片显示：左心房明显增大。

2. 超声病例图像采集及分析（图 3-4-2）

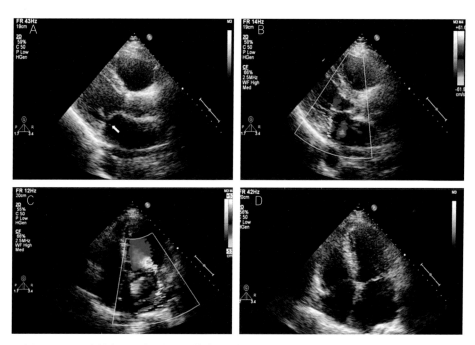

图 3-4-2　A. 胸骨旁左心室长轴切面箭头所指位置显示二尖瓣前叶瓣下断裂的腱索残端组织；B. 胸骨旁左心室长轴彩色多普勒显示二尖瓣反流偏向左心房后侧壁；C. 心尖四腔心切面彩色多普勒显示二尖瓣反流偏向左心房侧壁；D. 心尖四腔心切面显示左心房增大

3. 病例模板套用

左心房扩大，余房室内径大致正常。室间隔及左、右心室壁厚度正常，运动协调，收缩幅度正常。二尖瓣前叶轻度增厚，瓣叶运动幅度增大，近外交界部分瓣叶收缩期脱入左心房，致瓣对合不拢，可见甩动的断裂腱索残端，二尖瓣后叶形态、对合尚可。余瓣膜形态、结构、启闭未见明显异常。大动脉关系、内径正常。心包腔未见明显异常。

多普勒检查：二尖瓣大量反流，反流束偏向左心房后侧。

诊断：二尖瓣前叶脱垂（A1 区）伴瓣下腱索断裂；二尖瓣关闭不全（重度）

（牛丽莉）

—— 第三节　二尖瓣后叶脱垂 ——

一、定义

二尖瓣后叶脱垂是指各种原因引起的二尖瓣后叶于心脏收缩期越过二尖瓣环脱向左心房，并导致二尖瓣关闭不全。

二、超声描述模板

左心房、左心室扩大，右心房室内径大致正常。室间隔及左、右心室壁厚度正常，运动协调，收缩幅度正常。二尖瓣后叶稍厚，近内（外）交界部分瓣叶收缩期脱向左心房，致对合不拢，脱垂范围约占瓣叶　%，瓣下腱索未见明显断裂；二尖瓣前叶形态、对合尚可，二尖瓣环　cm。余瓣膜形态、结构、启闭未见明显异常。大动脉关系、内径正常。心包腔未见明显异常。

多普勒检查：二尖瓣中量反流，反流束偏向左心房前壁、房间隔。

诊断：二尖瓣后叶脱垂（　区）；二尖瓣关闭不全（　度）

三、超声心动图诊断方法简介

超声心动图诊断方法同本章第一节，在此不作赘述。

（牛丽莉）

—— 第四节　二尖瓣后叶瓣下腱索断裂 ——

一、定义

二尖瓣后叶瓣下腱索断裂使受损后叶失去牵拉导致前后瓣叶收缩期对合错位，主腱索断裂甚至使二尖瓣后叶翻入左心房，造成二尖瓣关闭不全。

二、超声描述模板

左心房、左心室扩大，余房室内径大致正常。室间隔及左、右心室壁厚度正常，运动协调，收缩幅度正常。二尖瓣后叶轻度增厚，瓣叶运动幅度增大，近内（外）交界部分瓣叶收缩期脱入左心房，致瓣对合不拢，脱垂范围约占瓣叶　%，可见甩动的断裂腱索残端；二尖瓣前叶形态、对合尚可，二尖瓣环　cm。余瓣膜形态、结构、启闭未见明显异常。大动脉关系、内径正常。心包腔未见明显异常。

多普勒检查：二尖瓣大量反流，反流束偏向左心房前侧。

诊断：二尖瓣后叶脱垂（　区）伴瓣下腱索断裂；二尖瓣关闭不全（　度）

三、超声心动图诊断方法简介

超声心动图诊断方法同本章第二节，在此不作赘述。TEE 诊断见图 3-4-3 ~ 图 3-4-6。

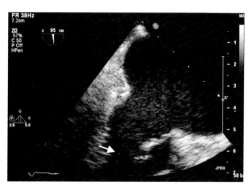

图 3-4-3　经食管超声心动图显示二尖瓣部分
腱索断裂

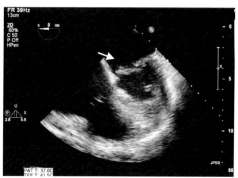

图 3-4-4　经食管超声心动图四腔心切面显示
二尖瓣后叶脱垂

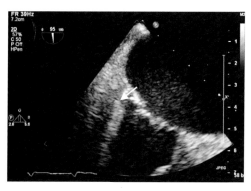

图 3-4-5　经食管超声心动图两腔心切面显示
二尖瓣后叶脱垂

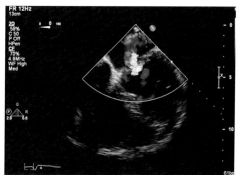

图 3-4-6　经食管超声心动图显示二尖瓣反流

四、动态病例演示

二尖瓣后叶瓣下腱索断裂病例演示：女性，胸闷半年，超声心动图二维超声显示二尖瓣后叶瓣下腱索断裂，断裂腱索随心动周期甩动；彩色多普勒显示二尖瓣后叶 P_2 区脱垂，二尖瓣大量偏心性反流；诊断为二尖瓣后叶瓣下腱索断裂，图见 ER-3-4-4-1。

动态图演示

ER-3-4-4-1：二尖瓣后叶瓣下腱索断裂超声图像

（牛丽莉）

—— **第五节　二尖瓣前、后叶脱垂** ——

一、定义

二尖瓣前、后叶脱垂是指各种原因引起的二尖瓣前、后叶于心脏收缩期均越过二尖瓣环脱向左心房，并导致二尖瓣关闭不全。

二、超声描述模板

左心房、左心室扩大，右心房室内径大致正常。室间隔及左、右心室壁厚度正常，运动协调，收缩幅度正常。二尖瓣叶稍厚，前、后叶近内（外）交界部分瓣叶收缩期脱向左心房，致对合不拢，脱垂范围约占瓣叶　　%，瓣下腱索未见明显断裂。二尖瓣环约　　cm，余瓣膜形态、结构、启闭未见明显异常。大动脉关系、内径正常。心包腔未见明显异常。

多普勒检查：二尖瓣中量反流。

诊断：二尖瓣前、后叶脱垂（　　区）；二尖瓣关闭不全（　　度）

三、超声心动图诊断方法简介

超声心动图诊断方法同本章第一节，在此不作赘述。

四、病例诊断套用模板举例

1. 病史介绍

患者男性，56 岁，胸闷半年，体格检查：心脏增大，心尖部收缩期吹风样杂音，胸片显示：心影明显增大。

2. 超声病例图像采集及分析（图 3-4-7）

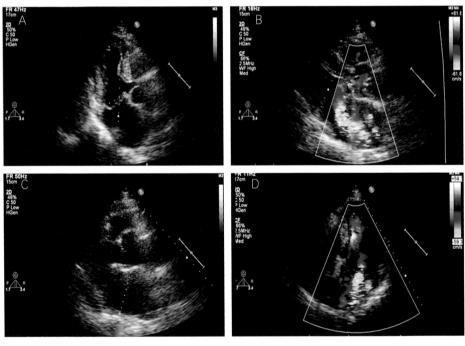

图 3-4-7　A. 心尖左心室长轴切面显示二尖瓣前、后叶脱垂于瓣环均超过 2mm；B. 胸骨旁左心室长轴彩色多普勒显示二尖瓣反流；C. 胸骨旁左心室长轴切面测量左心房前后径；D. 心尖四腔心切面彩色多普勒显示二尖瓣反流

3. 病例模板套用

左心房扩大，余房室内径大致正常。室间隔及左、右心室壁厚度正常，运动协调，收缩幅度正常。二尖瓣叶稍厚，前、后叶收缩期整体脱向左心房，致对合不拢，瓣下腱索未见明显断裂。

余瓣膜形态、结构、启闭未见明显异常。大动脉关系、内径正常。心包腔未见明显异常。

多普勒检查：二尖瓣中大量反流。

诊断：二尖瓣前、后叶脱垂；二尖瓣关闭不全（中~重度）

（牛丽莉）

第六节　二尖瓣对合错位合并少量反流

一、定义

正常情况下，二尖瓣关闭时前、后叶瓣尖相对合，当其中一个瓣叶瓣尖与另一瓣叶瓣体或瓣根对合时，往往引起轻度的二尖瓣关闭不全。通常称为二尖瓣对合错位。

二、超声描述模板

各房室内径大致正常。室间隔及左、右心室壁厚度正常，运动协调，收缩幅度正常。二尖瓣叶回声正常，前（后）叶瓣尖对合轻度错位，致关闭略欠佳，瓣下腱索未见明显断裂。余瓣膜形态、结构、启闭未见明显异常。大动脉关系、内径正常。心包腔未见明显异常。

多普勒检查：二尖瓣少量反流。

诊断：二尖瓣叶对合错位；二尖瓣关闭不全（　　度）

三、超声心动图诊断方法简介

二维超声在胸骨旁左心室长轴切面、心尖长轴切面可观察到收缩期二尖瓣前（后）叶瓣尖与后（前）叶瓣体或瓣根对合。彩色多普勒可检测到收缩期源于二尖瓣口的反流，一般反流量仅为少量。

（牛丽莉）

第七节　二尖瓣成形术后

一、定义

多数二尖瓣脱垂患者无须治疗，但是当患者出现临床症状加重，或左心扩大，或心功能减低时，就需要行二尖瓣置换术或二尖瓣成形术。瓣环成形术是二尖瓣成形术的基石，所有的二尖瓣成形术均包含瓣环成形。二尖瓣脱垂的外科手术方案主要取决于术前超声心动图对二尖瓣病变的病因学提示及病变部位的定位。通常后叶 P_2 区脱垂常采用后叶矩形切除，前叶 A_2 区脱垂常采用腱索转移或是人工腱索移植，而交界区的病变及 A_2 区联合 P_2 区的病变，多采用缘对缘缝合。准确的病变小叶分区定位将指导外科合理的术式选择，有利于患者的围术期生存率及远期预后。

二、超声描述模板

左心内径较术前减小。右心内径正常范围。室间隔及左、右心室壁厚度正常，运动幅度正常。二尖瓣位置可见成形环回声，成形环与周围组织协调运动，未探及明显裂隙，瓣膜启闭尚可。余瓣膜形态、结构、启闭未见明显异常。大动脉关系、内径正常。心包腔未见明显异常。

多普勒检查：二尖瓣　量反流。

诊断：二尖瓣成形术后；二尖瓣功能未见明显异常

三、超声心动图诊断方法简介

对于二尖瓣病变，术前经胸超声心动图可以清楚探查到瓣膜的形状、厚度、活动度、有无钙化及腱索、乳头肌等瓣下结构等，观察二尖瓣脱垂、赘生物、穿孔等其他病变，准确判断二尖瓣的反流量，对手术方法的选择有重要参考意义。其中，经食管超声心动图因食管探头距二尖瓣更近，超声图像分辨率高，可以更清楚地观察到上述内容。根据瓣膜病变损害程度不同，实施成形手术采取的方式及效果也不尽相同。

对于术中评价手术效果，常选用经食管超声心动图，需在体外循环停机后，患者血压、心率稳定，基本恢复生理状态时进行。常用超声切面包括左心室长轴、心尖四腔和两腔心切面。判断反流程度是评价手术是否成功的关键。通常采用反流束面积法按 0～Ⅳ级判定反流程度。即 0 级：无反流；Ⅰ级：反流较少，局限于瓣口；Ⅱ级：反流束面积与左心房面积比小于 30%；Ⅲ级：反流束面积占左心房面积 30%～50%；Ⅳ级：反流束面积占左心房面积 50% 以上。对于附壁偏心性反流束长度超过左心房中部即为Ⅲ级，超过左心房 2/3 即为Ⅳ级。二尖瓣成形术中，将术后残余Ⅱ级以下反流视为可接受的治疗效果。若残余反流大于或等于Ⅲ级，则必须重新处理二尖瓣，外科医师将视当时患者情况和瓣膜条件选择再次成形或实施瓣膜置换术。

同时，术中超声心动图也要注意成形术后有无出现二尖瓣口狭窄，注意二维超声观察瓣叶开放幅度、瓣口大小，彩色多普勒观察瓣口有无血流会聚现象及花色血流信号，频谱多普勒技术测量二尖瓣前向血流速度，估算二尖瓣跨瓣压差（图 3-4-8）。

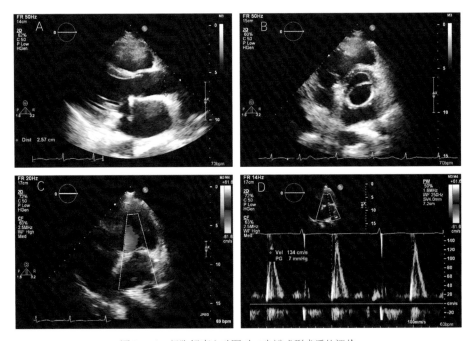

图 3-4-8　经胸超声心动图对二尖瓣成形术后的评价

A. 胸骨旁左心室长轴切面箭头所指显示二尖瓣成形环；B. 胸骨旁左心室短轴二尖瓣水平显示二尖瓣成形环，如箭头所指；C. 心尖四腔心切面彩色多普勒显示收缩期二尖瓣口无反流；D. 频谱多普勒显示二尖瓣成形术后二尖瓣口未见明显狭窄。

附：Barlow 综合征

Barlow 综合征由 Barlow 首先描述，故称 Barlow 综合征，也被称为"二尖瓣脱垂综合征""收缩期喀喇音杂音综合征""瓣膜松软综合征"等。Barlow 综合征（二尖瓣脱垂综合征）并不等同于二尖瓣脱垂，前者是临床术语，指二尖瓣脱垂患者具有除外冠心病或其他心脏病引起的胸痛、头晕、疲劳、心悸、呼吸困难等的临床综合征。

（牛丽莉）

第五章　二尖瓣穿孔

第一节　二尖瓣前叶穿孔

一、定义

二尖瓣穿孔多见于感染性心内膜炎，二尖瓣赘生物脱落造成二尖瓣叶穿孔，收缩期瓣口启闭可能良好，瓣叶上的穿孔使左心室收缩时血流通过孔道反流入左心房。二尖瓣穿孔为感染性心内膜炎并发症之一，根据二尖瓣穿孔的部位，可分为二尖瓣前叶穿孔及二尖瓣后叶穿孔。本节主要介绍二尖瓣前叶穿孔。

二、超声描述模板

左心房、左心室扩大，右心房室内径大致正常。室间隔及左、右心室壁厚度正常，运动协调，收缩幅度正常。二尖瓣叶增厚，前叶瓣体上可见多个回声不均匀的团块附着，并随瓣叶启闭而甩动，致瓣叶对合不拢。主动脉瓣形态、对合未见明显异常。余瓣膜形态、结构、启闭正常。大动脉关系、内径正常。心包腔未见明显异常。

多普勒检查：二尖瓣大量偏心性反流，主要源于前叶瓣体。

诊断：二尖瓣赘生物形成；二尖瓣前叶穿孔；二尖瓣关闭不全（　　度）

三、超声心动图诊断方法简介

二维超声可通过左心室长轴、左心室短轴二尖瓣水平、心尖四腔、心尖长轴、心尖两腔心切面等多切面、多角度观察发现二尖瓣前叶局部连续不佳，结合彩色血流现象有助于鉴别反流出现的位置。二尖瓣前叶穿孔时，彩色血流出现于前叶瓣体，有时与二尖瓣口反流同时出现（图 3-5-1）。

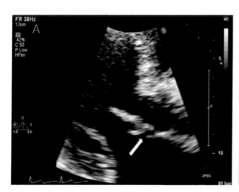
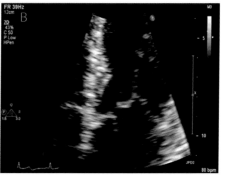

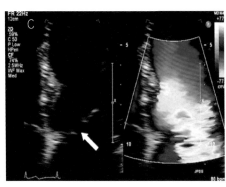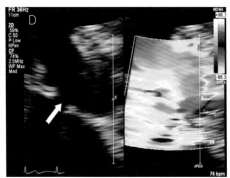

图 3-5-1 经胸超声心动图对二尖瓣前叶穿孔的评价

A. 胸骨旁左心室长轴切面箭头所指位置显示二尖瓣前叶局部回声中断；B. 心尖四腔心切面箭头所指位置显示二尖瓣前叶局部回声中断；C. 心尖四腔心切面彩色多普勒显示二尖瓣反流源于二尖瓣前叶瓣体；D. 胸骨旁左心室长轴切面彩色多普勒显示二尖瓣反流源于二尖瓣前叶瓣体

四、动态病例演示

二尖瓣前叶穿孔病例演示：男性，59 岁，半年前因感染性心内膜炎，于外院行二尖瓣成形术，复查发现二尖瓣大量反流。心脏超声心动图二维超声显示二尖瓣前叶 A_1 区回声中断，彩色多普勒显示反流源于二尖瓣前叶 A_1 区回声中断处，诊断为二尖瓣前叶穿孔（图 ER-3-5-1-1）。

动态图演示

ER-3-5-1-1：二尖瓣前叶穿孔超声图像

（牛丽莉）

第二节 二尖瓣前叶穿孔伴腱索断裂

一、定义

二尖瓣穿孔为感染性心内膜炎并发症之一，除引起穿孔外，二尖瓣赘生物也可导致腱索断裂等损害，出现严重二尖瓣关闭不全。根据病变部位的不同，本节主要介绍二尖瓣前叶穿孔伴腱索断裂。

二、超声描述模板

左心房、左心室扩大，余房室内径大致正常。室间隔及左、右心室壁厚度正常，运动协调，收缩幅度正常。二尖瓣叶增厚，前叶瓣体及瓣下腱索上可见多个回声不均匀的团块附着，并随瓣叶启闭而甩动，对合不拢，并可见甩动的断裂腱索残端。主动脉瓣形态、启闭未见明显异常。余瓣膜形态、结构、启闭正常。大动脉关系、内径正常。心包腔未见明显异常。

多普勒检查：二尖瓣大量偏心性反流，分别源于瓣口和前叶瓣体。

诊断：二尖瓣赘生物形成；二尖瓣前叶穿孔伴腱索断裂；二尖瓣关闭不全（　　度）

三、超声心动图诊断方法简介

二维超声可通过左心室长轴、左心室短轴二尖瓣水平、心尖四腔、心尖长轴、心尖两腔心切面等多切面、多角度可观察发现前叶瓣体局部连续不佳，伴前叶脱垂，失去腱索牵拉的前叶及断裂的腱索残端收缩期甩入左心房，呈"连枷样"改变，并且可以观察到摆动的腱索残端组织。多普勒超声有助于鉴别反流出现的位置。二尖瓣前叶穿孔伴腱索断裂时，可观察到彩色血流一部分源于二尖瓣前叶瓣体，一部分源于瓣口，后者偏向左心房后壁或左心房侧壁。

（牛丽莉）

———— 第三节　二尖瓣后叶穿孔 ————

一、定义

感染性心内膜炎累及二尖瓣后叶时，二尖瓣后叶赘生物脱落可造成二尖瓣后叶穿孔。

二、超声描述模板

左心房、左心室扩大，右心房室内径大致正常。室间隔及左、右心室壁厚度正常，运动协调，收缩幅度正常。二尖瓣叶增厚，后叶瓣体上可见多个回声不均匀的团块附着，并随瓣叶启闭而甩动，致瓣叶对合不拢。主动脉瓣形态、对合未见明显异常。余瓣膜形态、结构、启闭正常。大动脉关系、内径正常。心包腔未见明显异常。

多普勒检查：二尖瓣大量偏心性反流，主要源自后叶瓣体。

诊断：二尖瓣赘生物形成；二尖瓣后叶穿孔；二尖瓣关闭不全（　　度）

三、超声心动图诊断方法简介

二维超声观察切面与前叶穿孔相似，可通过左心室长轴、左心室短轴二尖瓣水平、心尖四腔、心尖长轴、心尖两腔心切面等多切面、多角度观察，可发现二尖瓣后叶局部连续不佳，结合彩色血流现象有助于鉴别反流出现的位置为后叶瓣体，有时与二尖瓣口反流同时出现。

（牛丽莉）

———— 第四节　二尖瓣后叶穿孔伴腱索断裂 ————

一、定义

当感染性心内膜炎累及二尖瓣后叶，赘生物脱落除引起穿孔外，有时可同时累及腱索，导致腱索断裂等损害，出现严重二尖瓣关闭不全。

二、超声描述模板

左心房、左心室扩大，右心房室内径大致正常。室间隔及左、右心室壁厚度正常，运动协调，收缩幅度正常。二尖瓣叶增厚，后叶瓣体及瓣下腱索可见多个回声不均匀的团块附着，并随瓣叶启闭而甩动，对合不拢，并可见甩动的断裂腱索残端。主动脉瓣形态、启闭未见明显异常。余瓣膜形态、结构、启闭正常。大动脉关系、内径正常。心包腔未见明显异常。

多普勒检查：二尖瓣大量偏心性反流，分别源自瓣口和后叶瓣体。

诊断：二尖瓣赘生物形成；二尖瓣后叶穿孔伴腱索断裂；二尖瓣关闭不全（　　度）

三、超声心动图诊断方法简介

同二尖瓣前叶穿孔伴腱索断裂相似，二维超声可通过左心室长轴、左心室短轴二尖瓣水平、心尖四腔、心尖长轴、心尖两腔心切面等多切面、多角度可观察发现后叶瓣体局部连续不佳，伴后叶脱垂，失去腱索牵拉的后叶及断裂的腱索残端收缩期甩入左心房，呈"连枷样"改变，并且可以观察到摆动的腱索残端组织。多普勒超声有助于鉴别反流出现的位置。二尖瓣后叶穿孔伴腱索断裂时，可观察到彩色血流一部分源于二尖瓣后叶瓣体，一部分源于瓣口，后者偏向左心房前壁或房间隔。

（牛丽莉）

第六章　主动脉瓣脱垂

主动脉瓣脱垂（AVP）是主动脉瓣反流的病因之一，为舒张期主动脉瓣异常向下超过主动脉瓣环水平。彩色多普勒显示主动脉瓣反流束偏心，冲击二尖瓣前叶或室间隔侧（图 3-6-1，图 3-6-2）。

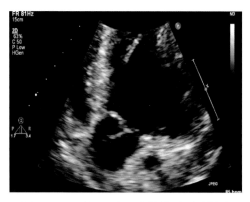

图 3-6-1　心尖五腔心显示脱垂的主动脉瓣无冠瓣脱垂

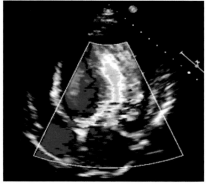

图 3-6-2　心尖五腔心显示脱垂的主动脉瓣中量反流

第一节　右冠瓣脱垂

一、超声描述模板

左心室扩大，余房室内径大致正常。室壁厚度正常，运动幅度正常。主动脉瓣三叶，右冠瓣稍厚，舒张期脱向左心室流出道，致瓣叶对合不拢，左、无冠瓣形态、对合尚可。余瓣膜形态、结构、启闭未见明显异常。大动脉关系正常，升主动脉及窦部扩张。

多普勒检查：主动脉瓣中量偏心性反流。

诊断：主动脉瓣脱垂（右冠瓣）；主动脉瓣二尖瓣关闭不全（　　度）

二、动态病例演示

主动脉瓣脱垂病例演示：男性，46岁，诊断为主动脉瓣右冠瓣脱垂，见图 ER-3-6-1-1，
ER-3-6-1-2，ER-3-6-1-3，ER-3-6-1-4，ER-3-6-1-5，ER-3-6-1-6。

动态图演示

ER-3-6-1-1

ER-3-6-1-2

ER-3-6-1-3

ER-3-6-1-4

ER-3-6-1-5

ER-3-6-1-6

（田　月）

第二节　左冠瓣脱垂

超声描述模板

左心室扩大，余房室内径大致正常。室壁厚度正常，运动幅度正常。主动脉瓣三叶，左冠瓣
稍厚，舒张期脱向左心室流出道，致瓣叶对合不拢，右、无冠瓣形态、对合尚可。余瓣膜形态、
结构、启闭未见明显异常。大动脉关系正常，升主动脉及窦部扩张。见图 3-6-3 和图 3-6-4。

多普勒检查：主动脉瓣中量偏心性反流。

诊断：主动脉瓣脱垂（左冠瓣）；主动脉瓣二尖瓣关闭不全（　　度）

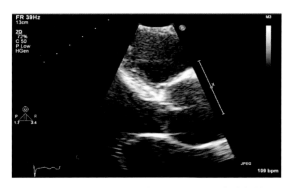

图 3-6-3　舒张期主动脉瓣左冠瓣脱向左心室流出道

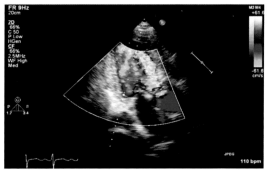

图 3-6-4　主动脉瓣大量反流

（田　月）

第三节　无冠瓣脱垂

超声描述模板

左心室扩大，余房室内径大致正常。室壁厚度正常，运动幅度正常。主动脉瓣三叶，无冠瓣
稍厚，舒张期脱向左心室流出道，致瓣叶对合不拢，左、右冠瓣形态、对合尚可。余瓣膜形态、
结构、启闭未见明显异常。大动脉关系正常，升主动脉及窦部扩张。见图 3-6-5 ~ 图 3-6-7。

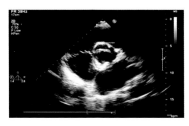

图 3-6-5　大动脉短轴切面显示主动脉无冠瓣增厚

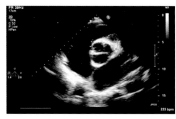

图 3-6-6　大动脉短轴切面显示舒张期主动脉无冠瓣脱垂

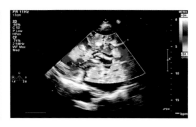

图 3-6-7　主动脉瓣反流

多普勒检查：主动脉瓣中量偏心性反流。

诊断：主动脉瓣脱垂（无冠瓣）；主动脉瓣二尖瓣关闭不全（　度）

（田　月）

—— 第四节　右、左冠瓣脱垂 ——

超声描述模板

左心室扩大，余房室内径大致正常。室壁厚度正常，运动幅度正常。主动脉瓣三叶，右、左冠瓣轻度增厚，舒张期脱向左心室流出道，致瓣叶对合不拢，对合尚可。余瓣膜形态、结构、启闭未见明显异常。大动脉关系正常，升主动脉及窦部扩张。

多普勒检查：主动脉瓣中～大量反流。二尖瓣少量反流。

诊断：主动脉瓣脱垂（右、左、无冠瓣）；主动脉瓣二尖瓣关闭不全（　度）

（田　月）

—— 第五节　右、无冠瓣脱垂 ——

超声描述模板

左心室扩大，余房室内径大致正常。室壁厚度正常，运动幅度正常。主动脉瓣三叶，右、无冠瓣轻度增厚，舒张期脱向左心室流出道，致瓣叶对合不拢，对合尚可。余瓣膜形态、结构、启闭未见明显异常。大动脉关系正常，升主动脉及窦部扩张。

多普勒检查：主动脉瓣中～大量反流。二尖瓣少量反流。

诊断：主动脉瓣脱垂（右、无冠瓣）；主动脉瓣二尖瓣关闭不全（　度）

（田　月）

—— 第六节　左、无冠瓣脱垂 ——

超声描述模板

左心室扩大，余房室内径大致正常。室壁厚度正常，运动幅度正常。主动脉瓣三叶，左、无冠瓣轻度增厚，舒张期脱向左心室流出道，致瓣叶对合不拢，对合尚可。余瓣膜形态、结构、启闭未见明显异常。大动脉关系正常，升主动脉及窦部扩张。

多普勒检查：主动脉瓣中～大量反流。二尖瓣少量反流。

诊断：主动脉瓣脱垂（左、无冠瓣）；主动脉瓣二尖瓣关闭不全（　度）

（田　月）

第七章　人工瓣置换术后

自 20 世纪 60 年代 Harken 首次采用人造球笼瓣进行主动脉瓣位原位替换术获得临床成功以来，随着生物医学工程的进步，人工心脏瓣膜的研制和临床应用获得了重大进展。目前置换人工瓣的患者越来越多，准确评价人工瓣的功能成为临床研究的重要课题。随着彩色多普勒技术及经食管超声心动图的开展，很大程度上提高了人工瓣狭窄、反流、赘生物和血栓形成等并发症的检出率，使超声心动图成为其他检查方法无法取代的评价人工瓣功能的首要方法。

第一节　机械瓣置换术后

一、定义

人工瓣是完全使用人造材料制成的心脏瓣膜代用品。基本机构由瓣架、阀体和缝环构成。人工心脏瓣膜大致分为生物瓣或机械瓣，种类很多，双叶瓣、倾斜式碟瓣、带支架猪心包生物瓣、无支架猪心包生物瓣、同种异体移植瓣以及自体移植瓣（Ross 手术），目前临床上常用的有侧倾碟瓣和双叶瓣。机械瓣是全部用人造材料制成的称机械瓣。

二. 超声描述模板

（一）机械瓣

1. 二尖瓣置换术后

（1）二尖瓣机械瓣功能良好　左心房内径较术前减小，左心室不大。室间隔及左心室游离壁厚度正常，收缩幅度正常。二尖瓣位机械瓣瓣环与周围组织协调运动，未探及明显裂隙，瓣叶回声清晰，启闭无受限，瓣周未见异常回声。余瓣膜形态、启闭未见明显异常。心包腔内未探及明显液性暗区。

多普勒检查：二尖瓣机械瓣舒张期峰值流速正常，跨瓣平均压差约　mmHg，无明确瓣周漏。

诊断：二尖瓣位机械瓣置换术后；机械瓣功能良好

（2）二尖瓣机械瓣瓣周漏　左心房、室内径增大。室间隔及左心室游离壁厚度正常，收缩幅度正常。二尖瓣位机械瓣瓣周前内（前外 / 后内 / 后外）象限（　点方位）探及瓣环与瓣周组织回声分离，宽约　mm，瓣环活动度不大（瓣环活动度大），瓣叶启闭尚可。心包腔未见明显液性暗区。

多普勒检查：二尖瓣机械瓣舒张期跨瓣平均压差约　mmHg，收缩期左心房内探及源于二尖瓣机械瓣瓣周的中量反流信号。

诊断：二尖瓣位机械瓣置换术后；二尖瓣机械瓣瓣周漏（中量反流）

2. 主动脉瓣置换术后

（1）主动脉瓣机械瓣功能良好　左心室内径较术前减小。室壁厚度及收缩幅度未见明显异常。主动脉瓣位机械瓣瓣环与周围组织协调运动，未探及明显裂隙，瓣叶回声清晰，启闭无受限，瓣周未见异常回声。余瓣膜形态、启闭未见明显异常。心包腔内未探及明显液性暗区。

多普勒检查：主动脉瓣机械瓣收缩期峰值流速正常，跨瓣平均压差约　　mmHg，无明确瓣周漏。

诊断：主动脉瓣位机械瓣置换术后；机械瓣功能良好

（2）主动脉瓣机械瓣瓣周漏、左心室收缩功能正常　左心室内径增大。室间隔及左心室游离壁厚度正常，收缩幅度正常。主动脉瓣位机械瓣瓣周前（后 / 左 / 右）方（　点方位）探及瓣环与瓣周组织回声分离，宽约　　mm，瓣环活动度不大（瓣环活动度大），瓣叶启闭尚可。

多普勒检查：主动脉瓣机械瓣收缩期跨瓣平均压差约　　mmHg，舒张期左心室流出道内探及源于主动脉瓣机械瓣瓣周的中量反流信号。

诊断：主动脉瓣位机械瓣置换术后；主动脉瓣机械瓣瓣周漏（中量反流）

（3）主动脉瓣机械瓣瓣周漏、左心室收缩功能减低　左心室内径明显增大。室间隔及左心室游离壁厚度正常，收缩幅度弥漫性减低。主动脉瓣位机械瓣瓣周前（后 / 左 / 右）方（　点方位）探及瓣环与瓣周组织回声分离，宽约　　mm，瓣环活动度不大（瓣环活动度大），瓣叶启闭尚可。心包腔探及少量液性暗区。

多普勒检查：主动脉瓣机械瓣收缩期跨瓣平均压差约　　mmHg，舒张期左心室流出道内探及源于主动脉瓣机械瓣瓣周的中量反流信号。

诊断：主动脉瓣位机械瓣置换术后；主动脉瓣机械瓣瓣周漏（中量反流）；少量心包积液；
　　　　左心室收缩功能减低

3. 二尖瓣 + 主动脉瓣置换术后

（1）BVR 功能良好　左心房内径较术前减小，左心室不大。室间隔及左心室游离壁厚度正常，收缩幅度正常。二尖瓣位、主动脉瓣位机械瓣瓣环与周围组织协调运动，未探及明显裂隙，瓣叶回声清晰，启闭无受限，瓣周未见异常回声。余瓣膜形态、启闭未见明显异常。心包腔内未探及明显液性暗区。

多普勒检查：二尖瓣机械瓣舒张期峰值流速正常，跨瓣平均压差约　　mmHg；主动脉瓣位机械瓣收缩期峰值流速正常，跨瓣平均压差约　　mmHg；均未见明确瓣周漏。

诊断：二尖瓣及主动脉瓣位机械瓣置换术后；机械瓣功能良好

（2）BVR + 二尖瓣机械瓣瓣周漏　左心房、室内径增大。室间隔及左心室游离壁厚度正常，收缩幅度正常。主动脉瓣位机械瓣瓣环与周围组织协调运动，未探及明显裂隙，瓣叶回声清晰，启闭无受限，瓣周未见异常回声。二尖瓣位机械瓣瓣周前内（前外 / 后内 / 后外）象限（　点方位）探及瓣环与瓣周组织回声分离，宽约　　mm，瓣环活动度不大（瓣环活动度大），瓣叶启闭尚可。心包腔未见明显液性暗区。

多普勒检查：主动脉瓣机械瓣收缩期峰值流速正常，跨瓣平均压差约　　mmHg，无明确瓣周漏。二尖瓣机械瓣舒张期跨瓣平均压差约　　mmHg，收缩期左心房内探及源于二尖瓣机械瓣瓣周的中量反流信号。

诊断：二尖瓣及主动脉瓣位机械瓣置换术后；主动脉瓣机械瓣功能良好；二尖瓣位机械瓣
　　　　瓣周漏（中量反流）

（3）BVR + 主动脉瓣机械瓣瓣周漏　左心房、室内径增大。室间隔及左心室游离壁厚度正常，收缩幅度正常。二尖瓣位机械瓣瓣环与周围组织协调运动，未探及明显裂隙，瓣叶回声清晰，启闭无受限，瓣周未见异常回声。主动脉瓣位机械瓣瓣周前（后 / 左 / 右）方（　点方位）探及瓣环与瓣周组织回声分离，宽约　　mm，瓣环活动度不大（瓣环活动度大），瓣叶启闭尚可。心包腔未见明显液性暗区。

多普勒检查：二尖瓣机械瓣舒张期峰值流速正常，跨瓣平均压差约　　mmHg，无明确瓣周漏。主动脉瓣机械瓣收缩期跨瓣平均压差约　　mmHg，舒张期左心室流出道内探及源于主动脉瓣机械瓣瓣周的中量反流信号。

　　　　诊断：二尖瓣及主动脉瓣位机械瓣置换术后；二尖瓣位机械瓣功能良好；主动脉瓣位机械瓣瓣周漏（中量反流）

（李叶丹）

—————— 第二节　生物瓣置换术后 ——————

一、定义

　　生物瓣是用生物组织制成的称生物瓣。

二、超声描述模板

　　1. 二尖瓣置换术后

　　（1）二尖瓣生物瓣功能良好　左心房内径较术前减小，左心室不大。室间隔及左心室游离壁厚度正常，收缩幅度正常。二尖瓣位生物瓣瓣架与周围组织协调运动，未探及明显裂隙，瓣叶回声纤细，启闭正常，未见明确异常回声附着。余瓣膜形态、启闭未见明显异常。心包腔内未探及明显液性暗区。

　　　　多普勒检查：二尖瓣位生物瓣舒张期峰值流速正常，跨瓣平均压差约　　mmHg，未见瓣周漏。

　　　　诊断：二尖瓣位生物瓣置换术后；生物瓣功能良好

　　（2）二尖瓣生物瓣毁损（撕脱）　左心房室内径明显增大，右心房室亦大。室间隔左心室厚壁厚度正常，收缩幅度尚可。二尖瓣位人工生物瓣瓣架与周围组织协调运动，未探及明显裂隙，瓣叶增厚，形态异常，随心动周期呈不规则摆动，瓣周未见明显异常回声。三尖瓣环增宽，瓣叶对合欠佳。

　　　　多普勒检查：收缩期二尖瓣探及中量反流，三尖瓣探及中量反流。

　　　　诊断：二尖瓣生物瓣毁损；二尖瓣生物瓣中量反流；三尖瓣关闭不全（　度）

　　（3）二尖瓣生物瓣毁损（狭窄）　左心房内径明显增大，右心房室亦大，左心室不大。室间隔及左心室游离壁厚度正常，收缩幅度尚可。二尖瓣位人工生物瓣瓣架与周围组织协调运动，未探及明显裂隙，瓣叶增厚、粘连，回声增强，开放明显受限，关闭尚可，瓣周未见明显异常回声。三尖瓣环增宽，瓣叶对合欠佳。

　　　　多普勒检查：二尖瓣位生物瓣舒张期血流流速增高，跨瓣平均压差约　　mmHg。三尖瓣探及中量反流。

　　　　诊断：二尖瓣生物瓣毁损；二尖瓣生物瓣狭窄；三尖瓣关闭不全（　度）

　　2. 主动脉瓣置换术后

　　（1）主动脉瓣生物瓣功能良好　左心室内径较术前减小。室间隔及左心室游离壁厚度正常，收缩幅度正常。主动脉瓣位生物瓣瓣架与周围组织协调运动，未探及明显裂隙，瓣叶回声纤细，启闭正常，未见明确异常回声附着。余瓣膜形态、启闭未见明显异常。心包腔内未探及明显液性暗区。

　　　　多普勒检查：主动脉瓣位生物瓣收缩期峰值流速正常，跨瓣平均压差约　　mmHg，未见瓣周漏。

诊断：主动脉瓣位生物瓣置换术后；生物瓣功能良好

（2）主动脉瓣生物瓣毁损（撕脱）　左心室内径增大。室间隔及左心室游离壁厚度正常，收缩幅度尚可。主动脉瓣位人工生物瓣瓣架与周围组织协调运动，未探及明显裂隙，瓣叶增厚，形态异常，随心动周期呈不规则摆动，瓣周未见明显异常回声。

多普勒检查：舒张期主动脉瓣探及中量反流。

诊断：主动脉瓣生物瓣毁损；主动脉瓣生物瓣中量反流

（3）主动脉瓣生物瓣毁损（狭窄）　左心房轻度增大。室间隔及左心室游离壁厚度正常，收缩幅度尚可。主动脉瓣位人工生物瓣瓣架与周围组织协调运动，未探及明显裂隙，瓣叶增厚、粘连，回声增强，开放明显受限，关闭尚可，瓣周未见明显异常回声。

多普勒检查：主动脉瓣位生物瓣收缩期血流流速增高，跨瓣平均压差约　　mmHg。

诊断：主动脉瓣生物瓣毁损；主动脉瓣生物瓣狭窄

3. 三尖瓣生物瓣

（1）三尖瓣生物瓣功能良好　右心房室内径较术前减小。室间隔及左心室游离壁厚度正常，收缩幅度正常。三尖瓣位生物瓣瓣架与周围组织协调运动，未探及明显裂隙，瓣叶回声纤细，启闭正常，未见明确异常回声附着。余瓣膜形态、启闭未见明显异常。心包腔内未探及明显液性暗区。

多普勒检查：三尖瓣位生物瓣舒张期峰值流速正常，跨瓣平均压差约　　mmHg，未见瓣周漏。

诊断：三尖瓣位生物瓣置换术后；生物瓣功能良好

（2）三尖瓣生物瓣毁损（狭窄）　右心房增大。室间隔及左心室游离壁厚度正常，收缩幅度尚可。三尖瓣位人工生物瓣瓣架与周围组织协调运动，未探及明显裂隙，瓣叶增厚、粘连，回声增强，开放明显受限，关闭尚可，瓣周未见明显异常回声。

多普勒检查：三尖瓣位生物瓣舒张期血流流速增高，跨瓣平均压差约　　mmHg。

诊断：三尖瓣位生物瓣毁损；三尖瓣生物瓣狭窄

三、超声心动图检查

（一）超声心动图评价

瓣膜置换术后患者的超声心动图评价包括心腔大小、左心室心肌厚度和心肌质量以及左心室收缩和舒张功能指数的标准测量与评价。应当多切面地观察人工瓣膜，尤其需要注意以下几点。

（1）人工瓣膜活动部分的启闭运动（机械瓣的瓣阀以及生物瓣的瓣叶）

（2）瓣叶是否存在钙化以及瓣环、瓣阀、瓣叶、支架或瓣笼表面是否存在异常的回声强度。

（3）评价缝合环的形态：仔细观察其与自体瓣环之间是否存在分离以及其在整个心动周期是否发生异常摆动。一般而言，将瓣叶或瓣阀的实时动态图像放大将有助于观察。瓣膜的轻度增厚常常是生物瓣早期功能障碍的第一征象，也是需要严密随访患者的信号。对于人工主动脉瓣，瓣膜的摆动往往提示人工瓣环与周围组织撕脱。一般而言，将瓣叶或瓣阀的实时动态图像放大将有助于观察。瓣膜的轻度增厚常常是生物瓣早期功能障碍的第一征象，也是需要严密随访患者的信号。无论患者是否有感染性心内膜炎的病史，我们都应该仔细检查人工瓣瓣环或缝合环周围是否有脓肿形成。经食管超声心动图通常能更好地显示上述大多数结构异常（图 3-7-1 ～图 3-7-3）。

1. 多普勒超声心动图人工瓣膜狭窄和反流的评价

类似于自身瓣膜，包括彩色血流显像、脉冲多普勒（PW）和连续多普勒（CW）。同样需

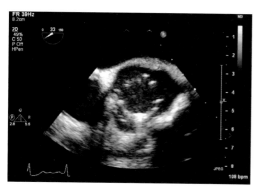

图 3-7-1 大动脉短轴切面显示主动脉瓣人工瓣结构

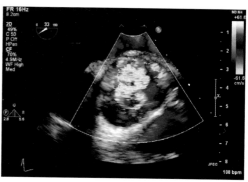

图 3-7-2 大动脉短轴切面显示收缩期主动脉瓣人工瓣口血流情况

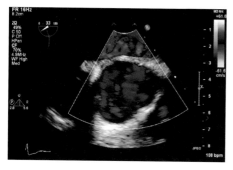

图 3-7-3 大动脉短轴切面显示舒张期主动脉瓣人工瓣反流情况

要多个切面观察以达到最佳图像，并尽可能地使得多普勒取样线和血流方向平行。主要观察参数包括峰值速度 / 压差，平均压差，速度频谱形态，有效瓣口面积，是否存在反流、反流程度和部位等。

（1）简化的 Bernoulli 方程 是无创评估各种心脏瓣膜的跨瓣压差的重要手段，人工瓣膜也不例外。对于人工主动脉瓣，连续性方程可以简化为多普勒速度指数（DVI），表示为接近瓣膜的血流速度和通过瓣口的血流速度的比值，优点在于不需要测量左心室流出道的面积。

（2）生理性反流 所有人工机械瓣膜都存在轻微反流。有两种类型的生理性反流：一种是由于瓣膜关闭产生的流量（一种瓣膜运动导致血流位移所造成的），另一种是真正的在叶片闭合处轻微或轻度反流。典型双叶瓣膜多束细微反流位于缝合环内侧的瓣叶与瓣架交接处，以及在瓣环中心分两个瓣叶关闭处。这些"清洗射流"被认为可防止瓣架处淤血形成血栓。相关的反流分数与瓣膜的大小直接相关，在低心排血量时反流分数较大。虽然反流分数通常小于 10% ~ 15%，但反流起始处却很窄。双叶瓣膜的反流对称的排列在瓣叶的中轴两侧。这些低速射流束色彩均匀，仅射流起始处略呈湍流。目前超声仪器性能灵敏，故更容易观察到生物瓣的生理性反流。无支架瓣膜包括同种移植瓣膜和自体移植瓣膜，比带支架瓣膜更易出现轻微反流。经皮植入的人工主动脉瓣膜可以有瓣膜中央和（或）瓣周反流。

（3）病理性人工瓣膜反流 病理性反流为中心型或瓣周型的。病理性的中心型反流常见于生物瓣膜，瓣周反流可见于任何类型瓣膜，但多见于机械瓣膜。瓣周反流的准确定位是很困难的，只有当缝合环外周反流的轨迹完全可视的情形下才可以确定。这需要使用多个探查切面包括非标准切面，多平面食管超声也是必需的。尽管人工瓣瓣周反流多是异常的，但细小的瓣周反流还是很常见。通过瓣周反流所占瓣膜缝环的圆周比例可以大致判断反流的严重程度（图 3-7-4）。

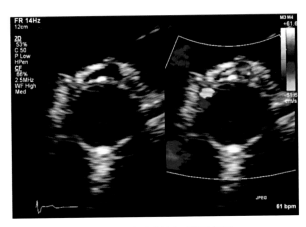

图 3-7-4　主动脉瓣人工瓣瓣周漏

（4）术中超声心动图　自 20 世纪 70 年代初应用以来，术中超声心动图已逐步成为瓣膜手术中重要的诊断工具。由于外科手术结果可能不理想，术中有必要判断人工瓣膜功能状态。现有多种途径成像方式，如经食管超声心动图、经心外膜超声心动图和围主动脉超声等。在手术室里，术中超声心动图仍可以为术者提供丰富的信息，如测量瓣环大小利于人工瓣膜的选择。体外循环心脏手术后，及时评估植入瓣膜非常重要。超声心动图可通过多个切面观察瓣叶的正常活动，彩色多普勒可以排除瓣周漏。人工瓣膜可因相对较小（无支架瓣膜或 ROSS 手术）而与周围组织或瓣环产生几何形状不匹配，从而导致反流，对于此类患者术中超声心动图检查也很重要。手术后，任何反流分级达到中度或重度的都需要立即手术纠正。其他并发症，如机械瓣卡瓣、瓣膜裂开及相邻瓣膜功能障碍也可以被发现，并需要立即手术处理。

2. 人工瓣膜并发症

（1）早期并发症：术后瓣膜功能障碍，早期瓣周漏通常是轻微的，临床或经胸超声心动图难以发现。几何形状不匹配是瓣膜置换术后越发常见的并发症，手术后早期，特别是在无支架瓣膜，可能会发生水肿和血肿，形似一个无壁的脓肿。脓肿的进展可能会导致心腔之间形成瘘管，此时彩色多普勒对发现分流很有帮助。

（2）晚期并发症：晚期人工瓣膜功能障碍的发生率及性质受多种因素影响，如选用的人工瓣膜的类型、瓣膜的耐用性和血栓形成可能性以及患者的因素（如发生感染性心内膜炎的危险性）。尽管人工生物瓣膜的改进已显著改善其耐用性，但瓣膜退化导致狭窄和（或）关闭不全仍然是最常见的并发症。主动脉瓣联合主动脉根部置换术同单纯瓣膜置换有着相同的并发症，此外还可能出现冠状动脉吻合口处或瓣环结合处假性动脉瘤或开裂。虽然这种并发症经胸超声心动图检查会发现问题，通常仍需要经食管超声心动图进一步评价。赘生物通常是形态不规则的，超声心动图显示为孤立的、活动度大的、相对低回声的组织。人工瓣膜的赘生物常位于瓣环区域，并可能蔓延到人工瓣膜的瓣叶、支架、阀体，影响瓣膜的开放和关闭。人工机械瓣膜比生物瓣膜更容易形成血栓。考虑溶栓治疗时，有必要对造成梗阻的血栓和血管翳进行鉴别。血栓一般较大且有柔和的近似于心肌组织的回声。血管翳表现为较小的强回声的团块，多普勒超声心动图是首选的评估溶栓后血流动力学变化的方法。

（二）人工瓣膜功能的评估

1. 人工主动脉瓣功能的评估

超声心动图需显示人工瓣膜瓣环、瓣叶或瓣阀以及周围组织。球笼瓣和机械碟瓣由于回声混响通常显示不清，而正常瓣叶回声细弱且活动度很大。无支架人工瓣或同种异体生物瓣与自体瓣膜很难区分。显示人工主动脉瓣反流的理想切面包括胸骨旁长轴切面、胸骨旁短轴切面、心尖长轴切面及心尖五腔切面。有时非标准切面也有助于确定反流束的位置及起源。在胸骨旁短轴观应用彩色多普勒探查瓣周缝合缘处瓣周漏的位置和范围，但这个切面中无冠窦部位的血流图像容易受声影的影响。应用彩色多普勒显示主动脉瓣反流束形状特点（血流汇聚、射流紧缩及血流在左心室流出道和左心室腔内的分布范围）、反流的起源和反流的方向，这是准确评价瓣膜反流程度必不可少的内容。正常"生理性"反流的动能较低，表现为反流束色彩均匀且反流束短小。中心性反流的最佳评价指标是胸骨长轴切面反流束宽度与左心室流出道内径的比值，以及紧邻人工瓣膜下方的胸骨旁短轴切面反流束横截面积与左心室流出道横截面积的比值。表 3-7-1、表 3-7-2 列出了现有的相关文献给出的多种用于评估人工主动脉瓣功能的多普勒参数。

表 3-7-1　评价机械和生物支架主动脉瓣功能的多普勒参数

参数	正常	可疑狭窄	明显狭窄
峰值速度（m/s）	< 3	3 ~ 4	> 4
平均压差（mmHg）	< 20	20 ~ 35	> 35
有效瓣口面积（cm²）	> 1.2	1.2 ~ 0.8	< 0.8

表 3-7-2　评价人工主动脉瓣反流严重程度的多普勒参数

参数	轻度	中度	重度
反流束宽度 /LVOT	≤ 25%	26% ~ 64%	≥ 65%
反流束回声密度	不完整或弱	密	密
降主动脉舒张期反流	无或仅舒张早期	介于两者之间	明显，全舒张期

2. 人工二尖瓣的功能评估

人工二尖瓣功能的评价包括 E 峰速度、平均压差、心率、压差降半时间以及是否存在或者可疑二尖瓣反流。其他的评价指标包括 LV 及 RV 的大小、功能，左心房大小和肺动脉收缩压。因为超声可以发现瓣膜增厚或运动减低。如果很难显示瓣阀，那么所有切面均没有彩色信号充盈瓣口也有助于诊断狭窄。怀疑瓣膜狭窄后，E 峰速度和跨瓣压差增大、压力半降时间延长都支持存在狭窄。表 3-7-3、表 3-7-4 列出了现有的相关文献和专家共识给出的多种用于评估人工二尖瓣功能的多普勒参数。如果所有指标都正常，那么瓣膜功能异常的可能性极小。但是如果大多数指标都是异常的，那么提示瓣膜功能异常的预测值为 100%。压力半降时间增加同时伴有其他的反应速度和压差增加的参数异常多提示为瓣膜狭窄而不反流。评估人工二尖瓣的反流，左心房内小的窄束血流（血流面积 < 4cm²）通常提示为轻度 MR，而宽大的血流束（血流面积 > 8cm²）提示为中至重度 MR。根据射流紧缩区的最大宽度评估 MR 的严重程度与血管造影评估的人工 MR 严重程度显著相关，尤其是存在瓣周漏时；轻度、中度和大量瓣周漏时射流紧缩处的宽度分别为

1 ~ 2mm，2 ~ 6mm 及≥ 6mm。

表 3-7-3　评价人工二尖瓣功能的多普勒指标

参数	正常	可能狭窄	提示显著狭窄
峰值速度（m/s）	< 1.9	1.9 ~ 2.5	≥ 2.5
平均压差（mmHg）	≤ 5	6 ~ 10	> 10
有效瓣口面积（cm²）	≥ 2.0	1 ~ 2	< 1
PHT（ms）	< 130	130 ~ 200	> 200

表 3-7-4　评价人工二尖瓣反流严重程度的多普勒参数

参数	轻度反流	中度反流	重度反流
彩色血流面积	< 4cm² 或 < 20% 左心房面积	可变	> 8cm² 或 > 40% 左心房面积
血流汇聚	无或轻度	中量	大量
反流束轻度：CW	信号显示不全或模糊	高密度信号	高密度信号
反流束形状：CW	抛物线形	多为抛物线形	早期达峰，三角形
肺静脉血流	收缩期明显	收缩期波峰变钝	收缩期逆向血流
射流紧缩宽度（cm）	< 0.3	0.3 ~ 0.59	> 0.6
反流分数（%）	< 30	30 ~ 49	≥ 50
有效反流面积（cm²）	< 0.20	0.20 ~ 0.49	≥ 0.50

3. 人工三尖瓣的功能评估

跨人工三尖瓣的流速不仅受心动周期长短的影响，而且还受呼吸的影响。因此用多普勒测量时需要记录多个心动周期。不管患者是窦性心律还是房颤，都要记录至少五个心动周期的结果再取平均值；另一方面，可以在呼气中期患者屏气时进行测量。测量的参数包括 E 峰速度、A 峰速度（窦性心律的患者）、压力半降时间、平均压差和 VTI。对于三尖瓣狭窄程度的评估详见表 3-7-5。TTE 超声多普勒是筛查 TR 很好的技术，但其应用受到回声衰减的限制，尤其是机械瓣患者回声衰减尤为明显。观察的最佳切面可能在 RV 流入道或剑下切面。彩色多普勒定量技术可以用于评估自体瓣膜反流，但对评估人工瓣膜反流的作用有限。宽大的血流汇聚区或射流紧缩区常常提示重度 TR，血流汇聚出现的位置可能有助于发现反流的起源。频谱多普勒方面，用 CW 多普勒筛查要优于 PW 多普勒技术。提示重度反流的 CW 多普勒频谱图像包括频谱回声增强呈三角形，峰值速度提前及三尖瓣舒张期峰值和平均压差升高。对于三尖瓣狭窄反流程度的评估，详见表 3-7-6。

表3-7-5　评价人工三尖瓣功能的多普勒指标

参数	考虑存在瓣膜狭窄
峰值速度（m/s）	> 1.7
平均压差（mmHg）	≥ 6
压力降半时间（ms）	≥ 230

表3-7-6　评价人工三尖瓣反流严重程度的超声心动和多普勒参数

参数	轻度	中度	重度
瓣膜结构	通常正常	异常或瓣膜裂开	异常或瓣膜裂开
反流束面积，仅用于向心性反流（cm²）	< 5	5-10	> 10
收缩期肝静脉血流多普勒	正常或变钝	变钝	全收缩期逆流
右心房、右心室、IVC	正常	扩张	显著扩张
射流紧缩宽度（cm）	不明确	不明确，但是< 0.7	> 0.7

四、病例诊断套用模板举例

1. 病史介绍

患者男性，60岁，心慌呼吸困难1个月，体格检查：心脏增大，心尖区典型的吹风样收缩期杂音；胸片显示：左心房左心室明显增大。

2. 超声病例图像采集及分析（图3-7-5）

3. 病例模板套用

左心房左心室及右心室内径增大，右心房内径正常范围。室间隔及左心室壁厚度基本正常，运动协调，幅度正常。二尖瓣位机械瓣瓣周前内象限探及瓣周组织撕脱，瓣环松动向左心房侧移位，瓣周缝隙宽约10mm，瓣叶启闭尚可，未见明显异常团块。三尖瓣开放尚可，关闭欠佳，余心瓣膜形态，结构，启闭大致正常。大动脉关系、内径正常。心包腔未见明显异常。

多普勒检查：收缩期左心房内探及源于二尖瓣机械瓣瓣周的大量反流信号。三尖瓣少中量反流，估测肺动脉收缩压约70mmHg。

诊断：二尖瓣位机械瓣置换术后；二尖瓣机械瓣瓣周漏（大量反流）；三尖瓣关闭不全（轻~中度）；肺动脉高压（重度）

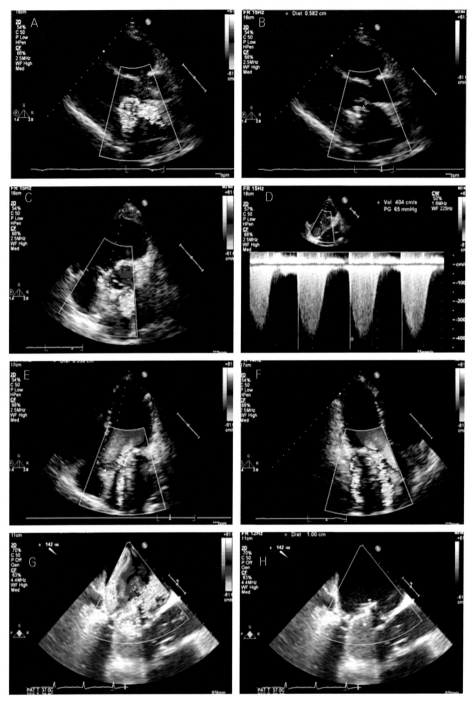

图 3-7-5　A. 胸骨旁左心室长轴切面显示二尖瓣机械瓣的大量瓣周漏；B. 二尖瓣机械瓣与瓣周组织撕脱，瓣环松动向左心房侧移位；C. 三尖瓣少~中量反流；D. 三尖瓣反流 404cm/s；E. 四腔心显示二尖瓣的大量瓣周漏；F. 心尖三腔心切面显示二尖瓣瓣周漏；G. 经食管超声在心尖三腔心显示二尖瓣大量瓣周漏；H. 经食管超声测量瓣周缝隙宽约 10mm

动态图演示

ER-3-7-2-1

附：二尖瓣机械瓣卡瓣（图 3-7-6～图 3-7-11）

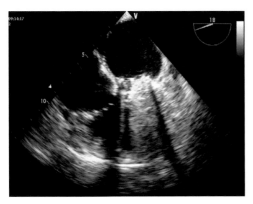

图 3-7-6　术前：经食管超声心动图动态图像显示机械瓣活动间歇无开放

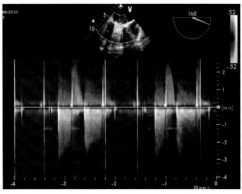

图 3-7-7　术前：患者为窦性心律，频谱无血流信号提示卡瓣

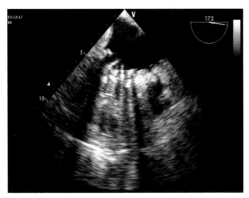

图 3-7-8　再次换瓣术后，机械瓣功能正常

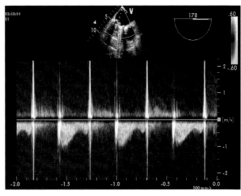

图 3-7-9　频谱显示窦性心律，血流信号完整

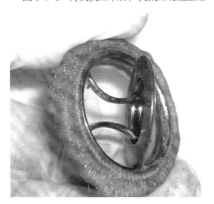

图 3-7-10　已取下引起卡瓣组织的单叶瓣

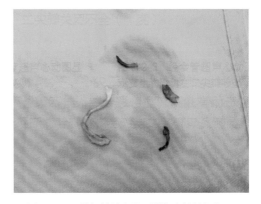

图 3-7-11　从机械瓣上取下引起卡瓣的组织

（李叶丹）

第4篇 心肌病

第一章　肥厚型心肌病

一、定义

肥厚型心肌病（HCM）是一种原发于心肌的遗传性疾病，以心室异常肥厚为特征，通常是左心室壁非对称性肥厚（以室间隔肥厚最为多见），也可表现为对称性肥厚。诊断时需排除负荷因素（如高血压、瓣膜病等）和高强度体育锻炼（运动员）引起的心脏肥厚。

目前发现 50% ~ 70% 的肥厚型心肌病由基因突变所致，故有人把肥厚型心肌病定义为"先天性心脏病"。目前已发现至少 11 个基因 1400 多种突变可导致肥厚型心肌病。编码下列蛋白的基因突变可致肥厚型心肌病：β－肌球蛋白重链、肌球蛋白结合蛋白、肌钙蛋白 T、肌钙蛋白 I、α－原肌球蛋白、肌球蛋白轻链必需链、肌球蛋白轻链调节链、肌动蛋白、α－肌球蛋白重链、肌性 LIM 蛋白、肌联蛋白。两种基因突变以左心室肥厚为主，常伴预激综合征：① PRKAG2 突变（AMP 激活的蛋白激酶 r-2 调节亚单位）；②溶酶体相关蛋白 -2（LAMP-2）基因突变。

二、超声描述模板

（一）肥厚型心肌病（梗阻性）

1. 左心室流出道（前间隔基底部）

左心房扩大，左心室腔内径相对略小。前间隔明显增厚，最厚处约　mm，室壁回声增强，呈斑点样改变，运动减低。余室壁厚度正常（轻度增厚）。M 型可见二尖瓣叶完全（部分）SAM 现象，主动脉瓣收缩中期提前关闭。二尖瓣关闭欠佳，余瓣膜形态、启闭良好。左心室流出道内径狭窄，最窄处位于室间隔基底部，约　mm。心包腔未见异常。

多普勒检查：左心室流出道内可见收缩期高速射流延伸至主动脉腔内，峰值压差　mmHg。收缩期左心房内可探及源于二尖瓣口的少量反流信号。二尖瓣舒张期血流频谱 E/A（　m/s）< 1，二尖瓣瓣环运动速率 e'（室间隔 e'　cm/s，侧壁 e'　cm/s），平均的 E/e'。

诊断：肥厚型心肌病（前间隔基底部梗阻），左心室舒张功能减低

2. 左心室流出道（室间隔基底部）

左心房扩大，左心室腔内径相对略小。整个室间隔增厚，以中部增厚为著，最厚处约　mm，病变处回声增强，呈斑点样改变，运动减低。余室壁厚度正常（轻度增厚）。M 型可见二尖瓣叶完全（部分）SAM 现象，主动脉瓣收缩中期提前关闭。二尖瓣关闭欠佳，余瓣膜形态、启闭良好。左心室流出道内径狭窄，最窄处位于室间隔基底部，约　mm。心包腔未见异常。

多普勒检查：左心室流出道内可见收缩期高速射流延伸至主动脉腔内，峰值压差　mmHg。收缩期左心房内可探及源于二尖瓣口的少量反流信号。二尖瓣舒张期血流频谱 E/A（　m/s）< 1，

二尖瓣瓣环运动速率 e'（室间隔 e'　cm/s，侧壁 e'　cm/s），平均的 E/e'。

诊断：肥厚型心肌病（室间隔梗阻），左心室舒张功能减低

3. 左心室流出道（二尖瓣前叶远端）

左心房扩大，左心室腔内径相对略小。室间隔增厚，以中部增厚为著，最厚处约　mm，室壁回声增强，呈斑点样改变，运动减低。余室壁厚度正常（轻度增厚）。M 型可见二尖瓣前叶远端完全（部分）SAM 现象，主动脉瓣收缩中期提前关闭。二尖瓣关闭欠佳，余瓣膜形态、启闭良好。左心室流出道内径狭窄，最窄处位于二尖瓣远端，约　mm。心包腔未见异常。

多普勒检查：左心室流出道自二尖瓣前叶远端可见收缩期高速射流，延伸至主动脉腔内，峰值压差　mmHg。收缩期左心房内可探及源于二尖瓣口的少量反流信号。二尖瓣舒张期血流频谱 E/A（　m/s）＜ 1，二尖瓣瓣环运动速率 e'（室间隔 e'　cm/s，侧壁 e'　cm/s），平均的 E/e'。

诊断：肥厚型心肌病（二尖瓣前叶远端梗阻），左心室舒张功能减低

4. 左心室流出道（左心室中部）

左心房扩大，余房室内径相对略小。室间隔增厚，以中部增厚为著，最厚处约　mm，室壁回声增强，呈斑点样改变，运动减低。余室壁厚度正常（轻度增厚）。M 型可见二尖瓣腱索完全（部分）SAM 现象，主动脉瓣收缩中期提前关闭。二尖瓣关闭欠佳，余瓣膜形态、启闭良好。收缩期左心室中部内径狭窄，约　mm。心包腔未见异常。

多普勒检查：自左心室中部可见收缩期高速射流延伸至主动脉腔内，峰值压差　mmHg。收缩期左心房内可探及源于二尖瓣口的少量反流信号。二尖瓣舒张期血流频谱 E/A（　m/s）＜ 1，二尖瓣瓣环运动速率 e'（室间隔 e'　cm/s，侧壁 e'　cm/s），平均的 E/e'。

诊断：肥厚型心肌病（左心室中部梗阻），左心室舒张功能减低

5. 右心室流出道

双房扩大，心室腔内径相对略小。室间隔明显增厚，以中部增厚为著，最厚处约　mm，室壁回声增强，呈斑点样改变，运动减低。室间隔突向右心室流出道，致右心室流出道内径狭窄，约　mm。余室壁厚度正常（轻度增厚）。各瓣膜形态、启闭良好。心包腔未见异常。

多普勒检查：右心室流出道内可探及高速射流延伸至肺动脉腔内，峰值压差　mmHg。

诊断：肥厚型心肌病（右心室流出道梗阻）

6. 双室流出道

双房扩大，心室腔内径相对略小。室间隔明显增厚，以中部增厚为著，最厚处约　mm，室壁回声增强，呈斑点样改变，运动减低。余室壁厚度正常（轻度增厚）。左心室流出道内径狭窄，约　mm。室间隔突向右心室流出道，致右心室流出道内径狭窄，约　mm。M 型可见二尖瓣完全（部分）SAM 现象，主动脉瓣收缩中期提前关闭。二、三尖瓣关闭欠佳。心包腔未见异常。

多普勒检查：左心室流出道可探及高速血流信号，峰值流速约　m/s，压差　mmHg。右心室流出道可探及高速血流信号，峰值流速约　m/s，压差　mmHg。二尖瓣可见少量反流。二尖瓣舒张期血流频谱 E/A（　m/s）＜ 1，二尖瓣瓣环运动速率 e'（室间隔 e'　cm/s，侧壁 e'　cm/s），平均的 E/e'。三尖瓣可见少量反流。

诊断：肥厚型心肌病（双室流出道梗阻），左心室舒张功能减低

（二）肥厚型心肌病（非梗阻性）

1. 非对称性（前间隔）

左心房扩大，左心室腔内径相对略小。前间隔明显增厚，最厚处约　mm，病变处回声增强，呈斑点样改变，运动减低。余室壁厚度正常。二尖瓣关闭欠佳，余瓣膜形态、启闭良好。左

心室流出道内径正常。心包腔未见异常。

多普勒检查：左心室流出道血流速度正常，无明显压差。二尖瓣可见少量反流。二尖瓣舒张期血流频谱 E/A（　m/s）＜ 1，二尖瓣瓣环运动速率 e'（室间隔 e'　cm/s，侧壁 e'　cm/s），平均的 E/e'。

诊断：肥厚型心肌病（非梗阻性，非对称性），左心室舒张功能减低

2. 非对称性（全室间隔）

左心房扩大，左心室腔内径相对略小。整个室间隔明显增厚，最厚处约　mm，病变处回声增强，呈斑点样改变，运动减低。余室壁厚度正常。二尖瓣关闭欠佳，余瓣膜形态、启闭良好。左心室流出道内径正常。心包腔未见异常。

多普勒检查：左心室流出道血流速度正常，无明显压差。二尖瓣可见少量反流。二尖瓣舒张期血流频谱 E/A（　m/s）＜ 1，二尖瓣瓣环运动速率 e'（室间隔 e'　cm/s，侧壁 e'　cm/s），平均的 E/e'。

诊断：肥厚型心肌病（非梗阻性，非对称性），左心室舒张功能减低

3. 非对称性（后间隔）

左心房扩大，左心室腔内径相对略小。后间隔明显增厚，最厚处约　mm，病变处回声增强，呈斑点样改变，运动减低。余室壁厚度正常。二尖瓣关闭欠佳，余瓣膜形态、启闭良好。左心室流出道内径正常。心包腔未见异常。

多普勒检查：左心室流出道血流速度正常，无明显压差。二尖瓣可见少量反流。二尖瓣舒张期血流频谱 E/A（　m/s）＜ 1，二尖瓣瓣环运动速率 e'（室间隔 e'　cm/s，侧壁 e'　cm/s），平均的 E/e'。

诊断：肥厚型心肌病（非梗阻性，非对称性），左心室舒张功能减低

4. 非对称性（前外侧壁）

左心房扩大，左心室腔内径相对略小。前侧壁明显增厚，最厚处约　mm，病变处回声增强，呈斑点样改变，运动减低。余室壁厚度正常。二尖瓣关闭欠佳，余瓣膜形态、启闭良好。左心室流出道内径正常。心包腔未见异常。

多普勒检查：左心室流出道血流速度正常，无明显压差。二尖瓣可见少量反流。二尖瓣舒张期血流频谱 E/A（　m/s）＜ 1，二尖瓣瓣环运动速率 e'（室间隔 e'　cm/s，侧壁 e'　cm/s），平均的 E/e'。

诊断：肥厚型心肌病（非梗阻性，非对称性），左心室舒张功能减低

5. 非对称性（后间隔 + 下壁）

左心房扩大，左心室腔内径相对略小。后间隔及左心室下壁明显增厚，最厚处约　mm，病变处回声增强，呈斑点样改变，运动减低。余室壁厚度正常。二尖瓣关闭欠佳，余瓣膜形态、启闭良好。左心室流出道内径正常。心包腔未见异常。

多普勒检查：左心室流出道血流速度正常，无明显压差。二尖瓣可见少量反流。二尖瓣舒张期血流频谱 E/A（　m/s）＜ 1，二尖瓣瓣环运动速率 e'（室间隔 e'　cm/s，侧壁 e'　cm/s），平均的 E/e'。

诊断：肥厚型心肌病（非梗阻性，非对称性），左心室舒张功能减低

6. 对称性

左心房扩大，左心室腔内径相对略小。室间隔与左心室壁呈均匀性增厚，室壁回声增强，呈斑点样改变。室间隔及左心室壁运动幅度及收缩期增厚率减低（正常）。左心室流出道未见明

显狭窄。M 型二尖瓣 EF 斜率减低。二尖瓣关闭欠佳，余瓣膜形态、结构及活动未见明显异常。心包腔未见异常。

多普勒检查：左心室流出道血流速度正常，无明显压差。二尖瓣可见少量反流。二尖瓣舒张期血流频谱 E/A（　m/s）＜1，二尖瓣瓣环运动速率 e'（室间隔 e'　cm/s，侧壁 e'　cm/s），平均的 E/e'。

诊断：肥厚型心肌病（非梗阻性对称性），左心室舒张功能减低

7. 心尖部

左心房扩大，左心室腔内径相对略小。左心室心尖部明显增厚，最厚处约　mm，病变处回声增强，呈毛玻璃样。收缩期左心室腔心尖部近于闭塞。二尖瓣关闭欠佳，余瓣膜形态、结构及运动未见异常。心包腔未见异常。

多普勒检查：收缩期左心房内可探及源于二尖瓣口的少量反流信号。

诊断：肥厚型心肌病（心尖部）

（三）肥厚型心肌病 – 激发实验

左心房增大，左心室腔内径相对略小。室间隔中上部增厚明显，最厚处为　mm，回声增强，呈斑点样改变。室间隔运动幅度及收缩期增厚率明显减低，后壁运动代偿性增强。左心室流出道静息状态下无明显狭窄，宽度约为　mm；应用硝酸酯类药物或异丙肾上腺素后，左心室流出道内径缩小，宽度约为　mm。二尖瓣关闭欠佳，余瓣膜结构未见明显异常。心包腔未见异常。

多普勒检查：左心室流出道静息状态下血流速度正常，应用硝酸酯类药物或异丙肾上腺素后血流速度明显增快，最高压差　mmHg。收缩期左心房内可探及源于二尖瓣口的少量反流信号。

诊断：肥厚型心肌病

（四）肥厚型心肌病（左心室中部梗阻）

左心房扩大，左心室腔内径相对略小。左心室中部明显增厚，最厚处约　mm，病变处回声增强，呈斑点样改变，运动减低。余室壁厚度正常（轻度增厚）。二尖瓣关闭欠佳，余瓣膜形态、启闭良好。左心室流出道内正常。心包腔未见异常。

多普勒检查：左心室中部可见收缩期高速射流，左心室心尖部与左心室基底部间最高压差　mmHg。收缩期左心房内可探及源于二尖瓣口的少量反流信号。二尖瓣舒张期血流频谱 E/A（　m/s）＜1，二尖瓣瓣环运动速率 e'（室间隔 e'　cm/s，侧壁 e'　cm/s），平均的 E/e'。

诊断：肥厚型心肌病（左心室中部梗阻），左心室舒张功能减低

三、超声心动图诊断方法简介

（一）超声心动图分型诊断

1. 梗阻性

指在静息时左心室流出道存在着梗阻征象（左心室流出道压力梯度 ≥ 30mmHg）。

2. 非梗阻性

指在静息时及激发试验时，左心室流出道均无梗阻征象（左心室流出道压力梯度 ＜ 30mmHg）。

3. 隐匿梗阻性

指静息时左心室流出道压力梯度 ＜ 30mmHg，运动或在药物诱发下，出现梗阻征象。

4. 肥厚型左心室中部梗阻性心肌病

其主要特征表现为左心室壁心肌非对称性增厚，伴左心室心尖部与基底部之间存在压力阶差。超声心动图提示左心室中部收缩期梗阻，左心室心尖部与左心室基底部压力阶差 ≥ 30mmHg。

（二）超声心动图表现

1. 心肌肥厚

肥厚型心肌病患者左心室增厚的形式可能是各种各样的，从"经典"的室间隔增厚到孤立的心尖肥厚，甚至在同一家族中，心肌增厚的程度也是变化很大的。增厚心肌通常 > 15mm,多数在 19～30mm。多呈非对称性局部增厚，与正常心肌厚度之比 > 1.3。肥厚的模式和程度需由多个切面观察来评估。应用长轴和短轴切面可准确显示肥厚心肌的分布部位、程度，并可做出分型。长轴切面也为观察室间隔肥厚模式与流出道之间的确切关系提供了机会。

2. 肥厚心肌回声特征

肥厚心肌回声增强，内部结构呈毛玻璃样或粗斑点状强弱不等的纹理图像，失去正常较均质的心肌纹理特征。

3. 左心室舒张功能

典型变化有等容舒张时间延长，E 峰血流速度降低，A 峰血流速度增高，肺静脉逆向血流速度 α 波增加及持续时间延长。

4. 动力性流出道梗阻

（1）二尖瓣前叶收缩期前向运动（SAM）　SAM 表现为 M 型超声心动图二尖瓣前叶 CD 段局限性上抬，驼峰样向前弧形隆起；2DE 左心室长轴切面中，二尖瓣前叶于收缩期移向室间隔，超越二尖瓣关闭结合点和乳头肌尖部之间的连线。SAM 是梗阻性肥厚型心肌病的特征性表现，是左心室流出道发生功能性梗阻的标志。SAM 的程度和时限与梗阻的程度相关，如 SAM 与室间隔相碰，历时越长，提示梗阻越重。

（2）主动脉瓣收缩中期提前关闭　重度梗阻者主动脉瓣收缩早期开放正常，但由于血流在左心室流出道受阻，收缩中期瓣膜提前关闭，收缩晚期再次开放，于收缩末期再关闭。右冠瓣呈"M"形，无冠瓣呈"W"形，出现收缩期半关闭切迹。

（3）流出道高速血流于收缩晚期达峰　肥厚型心肌病（梗阻性），利用连续式多普勒超声可记录左心室流出道收缩期射流频谱，流速明显高于左心室流出道的正常最大流速，流速高低取决于梗阻程度。彩色多普勒可观察到射流束的起始部位，在梗阻远端有五彩镶嵌的紊乱血流。从心尖的连续波多普勒检查方法显示左心室流出道动力性梗阻的患者典型的高速血流于收缩晚期达峰的特点，形态呈匕首样。

（4）流出道梗阻的严重程度在不同状态下有高度可变性　潜在的流出道梗阻者，可由于一个自发的室性期前收缩、Valsalva 动作、运动锻炼、餐后或某些药物等而增加梗阻。

5. 二尖瓣异常

在多数肥厚型心肌病患者，二尖瓣在解剖学和功能上是异常的。从解剖学上讲，瓣叶比正常的个体增大。从功能上讲，由于收缩期瓣叶前移进入流出道，导致收缩晚期二尖瓣不能关闭，随之产生向后的二尖瓣反流束。

（三）超声诊断要点

（1）室间隔及心室壁部分或全部肥厚，厚度 ≥ 15mm，以室间隔与左心室后壁不对称性增厚最常见，增厚心肌与正常心肌厚度之比 ≥ 1.3，比例达 1.5 时，诊断特异性较高。

（2）增厚心肌回声增强，呈毛玻璃样或粗颗粒状不均质回声，收缩期增厚率减低。

（3）左心室舒张功能受损。

（4）可伴有二尖瓣轻、中度反流。

（5）梗阻性肥厚型心肌病伴有左心室流出道狭窄、二尖瓣前叶 SAM、主动脉瓣收缩中期关闭，多普勒超声可记录到左心室流出道收缩期射流。

（6）无导致心室壁增厚的其他心脏疾病存在。

（四）超声鉴别诊断

1. 高血压心脏病

患者有高血压病史。超声一般表现为左心室壁向心性对称性增厚，室间隔厚度 / 左心室后壁厚度＜ 1.3；增厚心肌内部回声均匀，无排列紊乱；无 SAM 现象及主动脉瓣收缩中期提前关闭现象。

2. 主动脉瓣狭窄

包括主动脉瓣先天性（主动脉瓣二瓣化等）、老年性及风湿性狭窄等。因狭窄的主动脉瓣，使得左心室后负荷增加，左心室壁增厚，但本病超声可观察到增厚、钙化的主动脉瓣叶，收缩期主动脉瓣口面积减小，收缩期过主动脉瓣口血流速度加快。

3. 主动脉狭窄性病变

包括主动脉瓣下狭窄、主动脉瓣上狭窄、主动脉缩窄等。超声主要表现为室间隔与左心室后壁向心性对称性增厚，内部回声均匀；于主动脉瓣上 / 瓣下可见膜性 / 肌性狭窄或局限性主动脉缩窄。

4. 甲状腺功能减退性心肌病或尿毒症心肌病

多有明确的相关疾病病史。通常表现为心肌均匀一致的对称性增厚，常伴程度不等的心包积液。

5. 运动员心脏

经过多年高强度体育训练后，左心室壁会发生肥厚，在二维超声心动图上与肥厚型心肌病相似。但运动员心脏肥厚多为向心性，肥厚很少超过 17mm，左心室腔是增大的，而肥厚型心肌病心腔通常减小或正常。

6. 其他疾病

如心肌淀粉样变、嗜铬细胞瘤、Fabry 病和 Friedreich 共济失调等与肥厚型心肌病超声心动图表现会有某些相似。根据相关疾病超声心动图特殊征象，结合其临床表现，一般可鉴别。

四、病例诊断套用模板举例

1. 病史介绍

患者女，9 岁，因胸闷、活动耐力减低一年就诊。体格检查：心脏增大，主动脉瓣听诊去收缩期隆隆样杂音，4/6 级；X 线平片显示：两肺淤血、未见实变，主动脉结不宽，肺动脉段平直，左心房室增大，心胸比 0.52。考虑左心受累疾患。

2. 超声病例图像采集及分析（图 4-1-1）

3. 病例模板套用

左心房增大，左心室内径正常。室间隔、左心室前壁、左心室侧壁增厚，最厚处位于前间隔中上段，约 24mm，病变处回声增强，收缩幅度尚可。余室壁厚度大致正常。M 型可见二尖瓣叶 SAM 现象，主动脉瓣收缩中期提前关闭。二尖瓣关闭欠佳，余瓣膜形态、启闭良好。左心室流出道内径狭窄，心包腔未见异常。

多普勒检查：静息状态下，左心室流出道内前向血流速度轻度增快，约 3.6m/s，最高压 52mmHg。收缩期左心房内可探及源于二尖瓣口的少中量反流信号。二尖瓣舒张期血流频谱 E/A ＜ 1。

诊断：肥厚型心肌病（梗阻性），左心室流出道轻度梗阻，二尖瓣关闭不全（轻～中度），
　　　左心室舒张功能减低

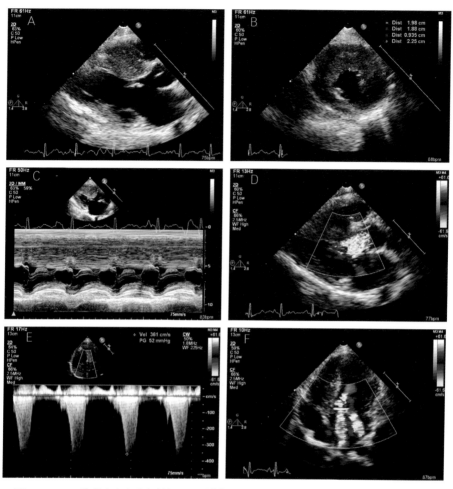

图 4-1-1　A. 胸骨旁左心室长轴切面显示室间隔明显增厚、心肌排列紊乱，呈"毛玻璃"样改变，左心房增大；B. 胸骨旁左心室短轴近乳头肌切面显示室间隔、左心室前壁、左心室侧壁心肌明显增厚，心肌排列紊乱；C. 二尖瓣前叶 M 型出现 SAM 现象；D. 彩色多普勒可见左心室流出道五彩镶嵌高速血流信号；E. 连续多普勒显示左心室流出道高速血流，呈"匕首"样；F. 心尖四腔心切面可见室间隔增厚，彩色多普勒显示二尖瓣少～中量反流

五、动态病例演示

1. 梗阻性肥厚型心肌病病例动态演示

男性，6 岁，超声表现为整个室间隔及左心室前壁明显增厚，左心室流出道内径窄，血流明显加速；右心室流出道内径正常，血流通畅。诊断为梗阻性肥厚型心肌病。见图 ER-4-1-1-1。

2. 非梗阻性肥厚型心肌病病例动态演示

男性，40 岁，超声表现为室间隔、左心室前壁、侧壁增厚，左心室流出道血流加速不明显。诊断为非梗阻性肥厚型心肌病（图 ER-4-1-1-2）。

动态图演示

ER-4-1-1-1：梗阻性肥厚型心肌病病例超声图像

ER-4-1-1-2：非梗阻性肥厚型心肌病病例超声图像

（张　丽）

第二章　扩张型心肌病

第一节　全心扩大

一、定义

　　以全心扩大为主的扩张型心肌病（DCM）。是一种病因不清、发病机制尚待阐明、原发于心肌、以全心功能减低为特征的疾病，可以是特发性、家族性（遗传性）、病毒性和（或）免疫性、酒精性或中毒性，或者并发于已知的心血管疾病，但其心功能损伤程度不能以异常负荷或缺血损伤的范围来解释，可能代表着由各种迄今未确定的心肌损害因素所造成的心肌损伤的一种共同表现。可伴充血性心力衰竭，室性或房性心律失常多见。病情呈进行性加重，死亡可发生于疾病的任何阶段。

二、超声描述模板

　　全心增大，以左心为著。左心室流出道增宽，室间隔及左、右心室游离壁变薄（厚度正常），左、右心室壁运动幅度呈弥漫性减弱（以左心室下后壁为著），室壁收缩期增厚率明显减低。二尖瓣形态正常，瓣环扩张，开放幅度减小，关闭点下移，闭合不良，EPSS 明显增大。三尖瓣环扩张，瓣叶开放幅度减小，关闭欠佳，TAPSE　　mm。余各瓣膜形态、结构未见明显异常。心包腔未见异常。

　　多普勒检查：收缩期二尖瓣口可见　量反流，三尖瓣口可见　量反流。估测肺动脉收缩压约为　mmHg。

　　诊断：符合扩张型心肌病表现，二尖瓣关闭不全（　度），三尖瓣关闭不全（　度），全心功能减低，肺动脉高压（　度）

三、超声心动图诊断方法简介

（一）心腔扩大，左心室形态改变

　　2DE 及 M 型超声心动图可见全心增大，左心室舒张末期内径 ≥ 60mm，右心室舒张末期内径 ≥ 26mm，右心室前壁向前凸出，左心室后壁向后凸出。

（二）室壁运动及回声改变

　　2DE 及 M 型超声心动图显示左、右心室壁变薄，厚薄均匀，回声增强，室壁运动普遍减低，幅度为室间隔 ≤ 3mm，左心室后壁 ≤ 7mm，收缩期增厚率减低，室间隔增厚率一般为 25%~30%。

（三）全心功能明显降低

1. 2DE 及 M 型超声心动图

　　左心室射血分数（EF）≤ 45%，左心室内径缩短分数（FS）< 20%，左心室短轴收缩率（ΔD）≤ 25%，左心室射血时间（ET）减慢，射血时间（ET）缩短，射血前期（PET）延长，射血前期与射血期之比（PET/ET）增大。右心室壁运动幅度亦明显减低，M 型超声测定三尖瓣瓣环收缩期位移（TAPSE）< 17mm，TAPSE < 8mm 常提示有严重的右心功能障碍。

2. 彩色多普勒

　　DCM 患者各瓣口血流色彩暗淡，血流显示均匀，很少出现色彩混叠。

3. 频谱多普勒

　　主动脉瓣口收缩期最大流速和流速积分均降低，射血时间（ET）缩短，射血前期（PET）延长，射血前期与射血期之比（PET/ET）增大，一般认为，主动脉收缩期最大流速和流速积分是评价 DCM 患者左心是收缩功能较为敏感的指标。

（四）瓣膜开放幅度减低

1. 二维超声心动图

瓣膜形态回声一般无明显异常，但瓣膜开放幅度减低，开放时间缩短，以二尖瓣尤著，舒张期前后瓣叶开放不充分，常＜20mm，形成"大心腔，小开口"的特征性改变。

2. M 型超声心动图

二尖瓣前后叶开放幅度减小，前后叶 E–E' 间距＜10mm，E 峰与 A 峰变窄，幅度减低，C–E 振幅＜15mm，C–D 段平直，D–E 幅度降低，但前后叶仍呈镜像运动，图像呈"钻石样"低矮的菱形曲线改变，E 峰至室间隔距离（EPSS）明显增大，一般＞10mm，多数达 20mm 以上，前叶 A–C 段有时出现"B"平台现象，其机制可能是由于左心室舒张末期压较高，左心室充盈受阻，瓣口血流量减少所致。

（五）瓣膜反流

本病普遍合并瓣膜反流，彩色多普勒显示反流束较局限，反流程度会随心室收缩功能、心室大小和瓣环扩张程度不同而发生变化，患者几乎 100% 合并二尖瓣反流，三尖瓣反流发生率约 85%～90%，肺动脉瓣反流发生率约 60%～70%，主动脉瓣反流约占 45%。

（六）舒张功能减低

本病不仅以心室收缩功能减退为其特征，也并有舒张功能异常。在病程早期左心室收缩功能尚无明显降低时，左心室舒张末压轻度升高，二尖瓣口舒张期血流频谱呈 E 峰低，A 峰高，E/A 比值＜1.0；伴有较严重的二尖瓣反流时，二尖瓣 E 峰正常或稍高，A 峰减低，E/A 比值增大＞1.0，呈现所谓"假性正常化"的频谱形态。TDI 可帮助鉴别其真伪；疾病发展到终末期出现严重心衰时，常出现"限制性"充盈形式，E/A 比值＞1.5～2.0，此时多为不可逆性舒张功能减低，E 峰多呈高耸的尖峰波，A 峰极低或消失。

（七）心腔血栓

心腔内血栓形成最常位于左心室心尖部，其次是右心室、右心房、左心房。诊断时注意不要把增厚的肌小梁结构误认为血栓，血栓附着处室壁多伴有局部运动异常，血栓回声水平可根据形成时间不同而呈略低或略高回声，血栓较大者可回声不均，一般左心室面回声略强，中心部位回声略低。

（八）其他

扩张型心肌病合并严重心力衰竭时，左心室后壁心包内可有少量积液，心包膜回声正常。

四、病例诊断套用模板举例

1. 病史介绍

患者男性，45 岁，无明显诱因出现心悸，伴出汗，四肢乏力，程度可忍受，持续数小时至数天不等，无胸痛胸闷，无咳嗽咯血，无恶心呕吐，无黑矇、晕厥，安静及夜间多发生，与活动及体位变化无明显关系，心电图示"心房纤颤，心室律不齐"。

2. 超声病例图像采集及分析（图 4-2-1）

3. 病例模板套用

全心增大，以左心为著。左心室流出道增宽，室间隔及左、右心室游离壁变薄，左、右心室壁运动幅度呈弥漫性减弱，室壁收缩期增厚率明显减低。二尖瓣形态正常，瓣环扩张，开放幅度减小，关闭点下移，闭合不良，EPSS 明显增大。三尖瓣环扩张，瓣叶开放幅度减小，关闭欠佳，TAPSE：12mm。余各瓣膜形态、结构未见明显异常。心包腔未见异常。

　　多普勒检查：收缩期二尖瓣口可见少中量反流，三尖瓣口可见少量反流。估测肺动脉收缩压约为 51mmHg。

　　诊断：符合扩张型心肌病表现，二尖瓣关闭不全（轻～中度），三尖瓣关闭不全（轻度），全心功能减低，肺动脉高压（轻度）

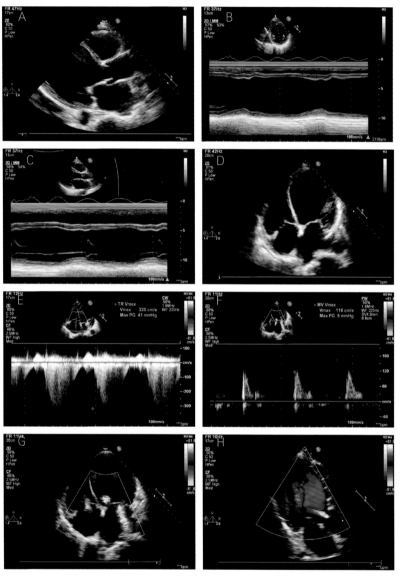

图 4-2-1　A. 胸骨旁左心室长轴切面测量左心室腔前后径；B. 左心室短轴 M 超显示左心室收缩功能；C. 二尖瓣 M 超显示二尖瓣前后叶开放幅度减小；D. 心尖四腔心切面显示房室腔大小及比例；E. 胸骨旁四腔心切面测量三尖瓣反流，估测肺动脉收缩压；F. 心尖四腔心切面测量二尖瓣血流频谱；G. 心尖四腔心切面显示二、三尖瓣反流；H. 心尖三腔心切面显示主动脉瓣反流

动态图演示

ER-4-2-1-1：扩张型心肌病（全心扩大）

（苏文惠）

—— 第二节　左心扩大 ——

一、定义

以左心扩大为主的扩张型心肌病（DCM）是一种病因不清、发病机制尚待阐明、原发于心肌、以左心功能减低为特征的疾病。可以是特发性、家族性（遗传性）、病毒性和（或）免疫性、酒精性或中毒性，或者并发于已知的心血管疾病，但其心功能损伤程度不能以异常负荷或缺血损伤的范围来解释。可能代表着由各种迄今未确定的心肌损害因素所造成的心肌损伤的一种共同表现。室性或房性心律失常多见。病情呈进行性加重，死亡可发生于疾病的任何阶段。

二、超声描述模板

左心明显增大，左心室流出道增宽，右心房、室内径大致正常。室间隔及左心室游离壁变薄（厚度正常），室间隔凸向右心室侧，左心室壁运动幅度呈弥漫性减弱（以下后壁为著），室壁收缩期增厚率明显减低，右心室壁运动幅度大致正常。二尖瓣形态正常，瓣环扩张，开放幅度减小，关闭点下移，闭合不良，EPSS 明显增大。余瓣膜形态、结构未见明显异常。心包腔未见异常。

多普勒检查：收缩期二尖瓣口可见　量反流，三尖瓣口可见　量反流，估测肺动脉收缩压约为　mmHg。

诊断：符合扩张型心肌病表现，二尖瓣关闭不全（　度），左心功能减低，肺动脉高压（　度）

三、超声心动图诊断方法简介

（一）心腔扩大，左心室形态改变

2DE 及 M 型超声心动图可见左心房室扩大，右心房室内径正常范围，左心室舒张末期内径 ≥ 60mm，左心室长轴切面显示室间隔因左心室扩大而向右心室侧膨出，左心室后壁向后凸，乳头肌位置向上、向后移位，二尖瓣前叶亦被牵拉向后远离室间隔，左心室流出道增宽，呈"喇叭形"，左心室由正常的椭圆形变成球形。

（二）室壁运动及回声改变

2DE 及 M 型超声心动图显示左心室壁相对变薄，厚薄均匀，回声增强，室壁运动普遍减低，或以左心室下后壁为著，幅度为室间隔 ≤ 3mm，左心室后壁 ≤ 7mm，收缩期增厚率减低，室间隔增厚率一般为 25% ~ 30%。

（三）左心室收缩功能明显降低

1. 2DE 及 M 型超声心动图

左心室射血分数（EF）≤ 45%，左心室内径缩短分数（FS）< 20%，左心室短轴收缩率（ΔD）≤ 25%，左心室射血时间（ET）减慢，射血时间（ET）缩短，射血前期（PET）延长，射血前期与射血期之比（PET/ET）增大。

2. 彩色多普勒

DCM 患者各瓣口血流色彩暗淡，血流显示均匀，很少出现色彩混叠。

3. 频谱多普勒

主动脉瓣口收缩期最大流速和流速积分均降低，射血时间（ET）缩短，射血前期（PET）延长，射血前期与射血期之比（PET/ET）增大，一般认为，主动脉收缩期最大流速和流速积分是评价 DCM 患者左心是收缩功能较为敏感的指标。

（四）瓣膜开放幅度减低

1. 二维超声心动图

瓣膜形态回声一般无明显异常，但瓣膜开放幅度减低，开放时间缩短，以二尖瓣尤著，舒张期前后瓣叶开放不充分，常＜20mm，形成"大心腔，小开口"的特征性改变。

2. M 型超声心动图

二尖瓣前后叶开放幅度减小，前后叶 E-E' 间距＜10mm，E 峰与 A 峰变窄，幅度减低，C-E 振幅＜15mm，C-D 段平直，D-E 幅度降低，但前后叶仍呈镜像运动，图像呈"钻石样"低矮的菱形曲线改变，E 峰至室间隔距离（EPSS）明显增大，一般＞10mm，多数达 20mm 以上，前叶 A-C 段有时出现"B"平台现象，其机制可能是由于左心室舒张末期压较高，左心室充盈受阻，瓣口血流量减少所致。

（五）瓣膜反流

本病普遍合并瓣膜反流，彩色多普勒显示反流束较局限，反流程度会随心室收缩功能、心室大小和瓣环扩张程度不同而发生变化，患者几乎 100% 合并二尖瓣反流。

（六）舒张功能减低

本病不仅以左心室收缩功能减退为其特征，也并有舒张功能异常。在病程早期左心室收缩功能尚无明显降低时，左心室舒张末压轻度升高，二尖瓣口舒张期血流频谱呈 E 峰低，A 峰高，E/A 比值＜1.0；伴有较严重的二尖瓣反流时，二尖瓣 E 峰正常或稍高，A 峰减低，E/A 比值增大＞1.0，呈现所谓"假性正常化"的频谱形态。TDI 可帮助鉴别其真伪；疾病发展到终末期出现严重心衰时，常出现"限制性"充盈形式，E/A 比值＞1.5～2.0，此时多为不可逆性舒张功能减低，E 峰多呈高耸的尖峰波，A 峰极低或消失。

（七）心腔血栓

心腔内血栓形成最常位于左心室心尖部。

（八）其他

扩张型心肌病合并严重心力衰竭时，左心室后壁心包内可有少量积液，心包膜回声正常。

四、病例诊断套用模板举例

1. 病史介绍

患者男性，49 岁，患者劳累后出现夜间呼吸困难，不能平卧入睡，伴咳嗽、双下肢凹陷性水肿，无咳痰、咯血、胸痛等，无腹胀、消化不良等，胸片：左心房室增大，右膈抬高，肺动脉 CT：双侧段以上肺动脉未见肺栓塞现象，心脏扩大，左心室扩大为著，双肺渗出改变，考虑左心功能不全所致可能，肺内感染不除外。

2. 超声病例图像采集及分析（图 4-2-2）

3. 病例模板套用

左心明显增大，左心室流出道增宽。室间隔及左心室游离壁变薄，室间隔凸向右心室侧，左心室壁运动幅度呈弥漫性减弱，室壁收缩期增厚率明显减低。二尖瓣形态正常，瓣环扩张，开放幅度减小，关闭点下移，闭合不良，EPSS 明显增大。余瓣膜形态、结构未见明显异常。心包腔未见异常。

多普勒检查：收缩期二尖瓣口可见少中量反流，三尖瓣口可见微量反流，估测肺动脉收缩压约 41mmHg。

诊断：符合扩张型心肌病表现；二尖瓣关闭不全（轻～中度）；左心功能减低；肺动脉高压（轻度）

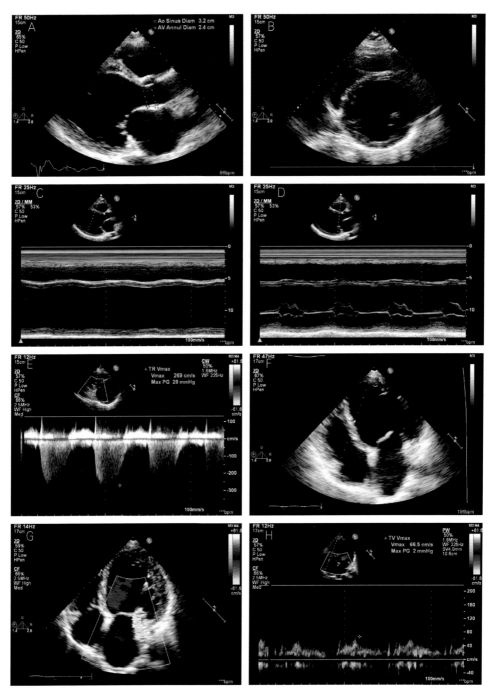

图 4-2-2 A. 胸骨旁左心室长轴切面测量左心室腔前后径；B. 左心室短轴可见左心室壁变薄；
C. 左心室长轴 M 超显示左心室壁运动幅度减低；D. 二尖瓣 M 超显示二尖瓣前后叶开放幅度减小；
E. 胸骨旁四腔心测量三尖瓣反流，估测肺动脉收缩压；F. 心尖四腔心切面显示各房室大小及比例；
G. 心尖四腔心显示二尖瓣反流；H. 心尖四腔心测量二尖瓣血流频谱

动态图演示

ER-4-2-2-1：扩张型心肌病（左心扩大）动态图

（苏文惠）

第三章　限制型心肌病

一、定义

限制型心肌病：心室内膜和内膜下纤维组织增生，心室壁硬化，心室腔缩小或闭塞，导致一侧或两侧心室舒张充盈严重受损，心室收缩功能正常或轻度减低。

心肌淀粉样变性：由于蛋白代谢障碍所产生的均质性淀粉样物质沉积在人体的心肌纤维间、乳头肌内、传导系统、瓣膜等部位，导致心肌肥厚、心肌僵硬度逐渐增加，进而对机体造成以舒张功能障碍及心律失常为主要表现的一种限制性心肌病。该病会累及全身多个器官，其中以肾脏和心脏受累最为常见。

二、超声描述模板

1. 左心室型

左心房明显扩大，右心房亦扩大，左心室腔尤其是心尖区明显缩小。左心室心内膜不均匀性增厚，回声致密增强。左心室壁增厚不显著，运动幅度减低，充盈明显受限。二尖瓣瓣叶增厚，回声增强，瓣环扩张，开放幅度减小，腱索增厚、缩短，导致瓣叶关闭不拢。M 型可见二尖瓣 EF 斜率减低。三尖瓣环扩张，关闭欠佳。心包腔内可探及　量液性暗区。

多普勒检查：收缩期二尖瓣口可见　量反流，三尖瓣可见　量反流。二尖瓣舒张期血流频谱 E 峰显著增高，A 峰减低，E/A 值＞ 2。估测肺动脉收缩压约为　mmHg。组织多普勒：二尖瓣环运动速度明显减低。

诊断：限制型心肌病（左心室型），二尖瓣关闭不全（　度），三尖瓣关闭不全（　度），左心室心肌顺应性减低 / 限制性充盈；肺循环高压（　度），心包积液（　量）

2. 右心室型

右心房极度扩大，左心房轻度扩大，双室内径缩小（内径正常）。右心室心内膜不均匀增厚，回声致密增强。右心室壁增厚不显著，运动幅度普遍明显减低。三尖瓣隔叶（后叶与室间隔）室壁粘连，瓣环受压下移，腱索缩短、粘连，三尖瓣环明显扩张，致三尖瓣关闭不拢。其余瓣膜形态、结构及运动未见明显异常。下腔静脉和肝静脉内径扩张，吸气塌陷率＜ 50%。心包腔内可探及　量液性暗区。

多普勒检查：收缩期三尖瓣口可探及　量反流信号，延伸至下腔静脉。组织多普勒：三尖瓣环运动速度明显减低。

诊断：限制型心肌病（右心室型），三尖瓣关闭不全（　度），二尖瓣关闭不全（　度），右心室心肌顺应性减低 / 限制性充盈，心包积液（　量）

3. 心肌淀粉样变性

左、右心房明显扩大，心室内径正常（偏小）。心室壁弥漫性增厚，心内膜心肌呈现闪烁的颗粒状强回声，呈"闪耀症"，室壁搏动减弱，运动僵硬，增厚不显著，充盈明显受限。二、三尖瓣回声增强，乳头肌及腱索增厚、缩短，房室瓣环扩张，导致房室瓣关闭不拢。下腔静脉和肝静脉内径扩张，吸气塌陷率＜ 50%。心包腔内可探及　量液性暗区。

多普勒检查：收缩期二尖瓣口可见　量反流，三尖瓣口可见　量反流。二尖瓣舒张期血流频谱 E 峰显著增高，A 峰减低，E/A 值＞ 2。估测肺动脉收缩压约为　mmHg。组织多普勒：二尖瓣及三尖瓣环运动速度明显减低。

诊断：限制型心肌病（心肌淀粉样变性）；二尖瓣关闭不全（　度），三尖瓣关闭不全（　度），心肌顺应性减低 / 限制性充盈，肺循环高压（　度），心包积液（　量）

三、超声心动图诊断方法简介

（一）二维及 M 型超声心动图诊断特点（一侧心室腔或双侧受累）

（1）心内膜增厚，可达正常心脏的 10 倍，回声增强，以心尖部为著，心尖部由僵硬的异常回声占据，导致心尖部闭塞。因室壁可有浸润改变和间质纤维化增加，可表现为室壁心肌内呈浓密的点状回声，心肌淀粉样变时表现为特异性的"闪耀症"。

（2）双心房明显增大，可有附壁血栓。

（3）心室腔内径正常或轻度增大，心室腔变形，心室壁运动幅度减弱，收缩期增厚率减低，心室舒张受限。

（4）二、三尖瓣可增厚、变形，固定于开放位置，关闭欠佳，乳头肌、腱索常受累。

（5）肺动脉、肺静脉及腔静脉内径增宽。有时可见心包积液。

（6）M 型超声心室波群可显示室壁及心内膜增厚，室壁运动幅度消失，心室壁收缩期运动幅度和增厚率明显减低。

（二）频谱及彩色多普勒超声心动图

（1）二、三尖瓣血流频谱改变，E 峰高尖，E 峰减速时间缩短 DT < 150ms。A 峰减低，E/A 增高 > 2.0。等容舒张期缩短 < 60ms。二、三尖瓣血流频谱不随呼吸变化或变化不明显。

（2）二、三尖瓣反流。

（3）肺静脉血流频谱改变，D 波增高，S 波减低甚至缺如。

（4）肺动脉高压根据三尖瓣反流压差可估测，通常肺动脉压力增高，但一般不超过 50mmHg。

（5）组织多普勒测量房室瓣环的运动速度明显减低。

（三）限制型心肌病与缩窄性心包炎的超声鉴别诊断要点

表 4-3-1　限制型心肌病与缩窄性心包炎的超声鉴别诊断要点

	限制型心肌病	缩窄性心包炎
心腔扩大	双房	双房
心内膜增厚	有	无
心包增厚	无	有
频谱多普勒	二、三尖瓣血流频谱不随呼吸变化或变化不明显	吸气二尖瓣 E 波较呼气减小幅度 > 25%；三尖瓣 E 波较呼气减小幅度 > 40%
组织多普勒	房室瓣环运动速度减低 E/E' > 10，E' < 5cm/s	房室瓣环运动速度无变化 E/E' < 10，E' > 8cm/s

四、病例诊断套用模板举例

（一）病例一

1. 病史介绍

患者男性，38 岁，胸闷、心悸、乏力半年，伴腹胀，下肢水肿 2 月。体格检查：心脏增大，消瘦，颈静脉怒张，下肢水肿，肝脏肿大；胸片显示：右心房室及左心房增大。

2. 超声病例图像采集及分析（图 4-3-1）

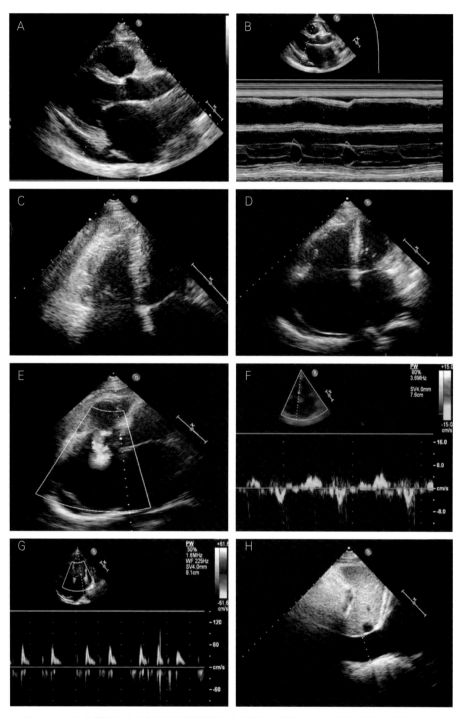

图 4-3-1　A. 胸骨旁左心室长轴切面测量房室大小及心包积液；B. 左心室长轴 M 超显示左心室收缩功能正常；C. 心尖四腔切面示右心室内膜不均匀增厚，回声增强；D. 心尖四腔心切面显示右心房极度扩大，左心房增大；E. 心尖四腔心切面显示三尖瓣反流；F. 瓣环组织多普勒示瓣环运动幅度减低；G. 频谱多普勒示二尖瓣前向血流频谱；H. 剑突下切面示下腔静脉增宽

3. 病例模板套用

右心房极度扩大，左心房轻度扩大，双室内径缩小。右心室心内膜不均匀增厚，回声致密增强。右心室壁增厚不显著，运动幅度普遍明显减低。三尖瓣隔叶与室壁粘连，瓣环受压下移，腱索缩短、粘连，三尖瓣环明显扩张，致三尖瓣关闭不拢。其余瓣膜形态、结构及运动未见明显异常。下腔静脉和肝静脉内径扩张，吸气塌陷率＜ 50%。心包腔内可探及少量液性暗区。

多普勒检查：收缩期三尖瓣口可探及中量反流信号，延伸至下腔静脉。

诊断：限制型心肌病（右心室型），三尖瓣关闭不全（中度），右心室限制性充盈，心包积液（少量）

（二）病例二

1. 病史介绍

患者男性，45 岁，呼吸困难、乏力 1 月。体格检查：心脏增大，消瘦，颈静脉怒张，下肢水肿；胸片显示：双心房增大。

2. 超声病例图像采集及分析（动态图演示图 ER-4-3-1-1 ~ 图 ER-4-3-1-5）

动态图演示

ER-4-3-1-1：示左心房增大超声图像

ER-4-3-1-2：示心内膜心肌增厚，心包积液超声图像

ER-4-3-1-3：示双房扩大，心包积液超声图像

ER-4-3-1-4：二、三尖瓣少量反流超声图像

ER-4-3-1-5：下腔静脉超声图像

3. 病例模板套用

左、右心房明显扩大，心室腔内径正常。心内膜心肌呈不均匀性增厚，回声致密增强。室壁运动僵硬，增厚不显著，舒张明显受限。二、三尖瓣形态异常，回声增强，房室瓣环扩张，导致房室瓣关闭不拢。下腔静脉和肝静脉内径扩张，吸气塌陷率＜ 50%。心包腔内可探及中量液性暗区。

多普勒检查：收缩期二尖瓣口可见少量反流，三尖瓣口可见少量反流。二尖瓣舒张期血流频谱 E 峰显著增高，A 峰减低，E/A 值＞ 2。组织多普勒：二尖瓣及三尖瓣环运动速度明显减低。

诊断：限制型心肌病（双室型），二尖瓣关闭不全（轻度），三尖瓣关闭不全（轻度），心肌限制性充盈，心包积液（中量）

（三）病例三

1. 病史介绍

患者女性，52 岁，呼吸困难、乏力、食欲减退、水肿 3 月。体格检查：心脏增大，消瘦，颈静脉怒张，下肢水肿；胸片显示：双心房增大。心电图显示：肢体导联 QRS 波低电压。

2. 超声病例图像采集及分析（动态图演示图 ER-4-3-2-1 ~ 图 ER-4-3-2-5）

动态图演示

ER-4-3-2-1：示左心房扩大，左心室内径正常超声图像

ER-4-3-2-2：示室壁增厚，心肌回声呈"闪耀症"超声图像

ER-4-3-2-3：示双房扩大，室壁增厚超声图像

ER-4-3-2-4：二尖瓣少中量反流，三尖瓣少量反流超声图像

ER-4-3-2-5：示下腔静脉扩张超声图像

3. 病例模板套用

左、右心房明显扩大，心室内径正常。心室壁弥漫性增厚，心内膜心肌呈现闪烁的颗粒状强回声，呈"闪耀症"，室壁搏动减弱，运动僵硬，增厚不显著，舒张明显受限，心室收缩功能轻度减低。二、三尖瓣回声增强，房室瓣关闭欠佳。下腔静脉和肝静脉内径扩张，吸气塌陷率＜50%。

多普勒检查：收缩期二尖瓣口可见少中量反流，三尖瓣口可见少量反流。二尖瓣舒张期血流频谱 E 峰显著增高，A 峰减低，E/A 值＞2。组织多普勒：二尖瓣及三尖瓣环运动速度明显减低。

诊断：限制型心肌病（心肌淀粉样变性），二尖瓣关闭不全（轻～中度），三尖瓣关闭不全（轻度），心室限制性充盈；收缩功能轻度减低

（李　慧）

第四章　致心律失常右心室心肌病

一、定义

致心律失常右心室心肌病（ARVC）也称为右心室心肌病，是一种右心室心肌被纤维脂肪组织进行性替代的心肌病，起初为区域性，逐渐呈全心弥漫性受累，有时左心室亦可受累。常为家族性发病，多为常染色体显性遗传。临床主要表现为室性心动过速、右心室进行性扩大、难治性右心衰，猝死多见于年轻患者。

二、超声描述模板

1. 右心受累

右心扩大，左心内径缩小（内径正常）。右心室壁变薄，呈弥漫性运动减低，TAPSE　mm，FAC　%，右心室流出道内径膨隆，内径约　mm。室间隔厚度正常，呈矛盾性运动。三尖瓣环扩张，致三尖瓣关闭不拢。余瓣膜形态、结构及运动未见明显异常。下腔静脉和肝静脉扩张。心包腔内可探及少量液性暗区。

多普勒检查：收缩期三尖瓣口可探及　量反流信号。

诊断：致心律失常右心室心肌病，右心受累，三尖瓣关闭不全（　度），右心功能减低

2. 全心受累

全心扩大，右心为著。室壁变薄，呈弥漫性运动减低，以右心为著。室间隔厚度正常，呈矛盾性运动。二、三尖瓣环扩张，致瓣叶关闭不拢。余瓣膜形态、结构及运动未见明显异常。下腔静脉和肝静脉扩张。心包腔内可探及少量液性暗区。

多普勒检查：收缩期二、三尖瓣口可探及　量反流信号。

诊断：致心律失常右心室心肌病，全心受累，二尖瓣关闭不全（　度），三尖瓣关闭不全（　度），心功能减低

三、超声心动图诊断方法简介

（一）超声心动图诊断特点

（1）右心室明显扩大，右心室射血分数明显减低；左心室射血分数可正常或轻度异常。

（2）右心室室壁局限或广泛变薄，常累及右心室心尖、膈面或下壁、右心室流出道，构成所谓的"发育不全三角"，受累室壁呈节段性或弥漫性运动明显减低或无运动，右心室可有血栓形成，多见于右心室心尖部。

（3）右心室扩大：弥漫性、瘤样扩张，或囊袋样扩张。

（4）右心室乳头肌形态、结构异常、肌小梁排列紊乱。

（5）因右心室功能显著低下，三尖瓣反流峰值速度可显著减小（低于 2m/s），右心室流入道和流出道血流速度显著低下。

附：欧洲心脏病学会致心律失常右心室心肌病诊断标准

1. 广泛或局限功能和结构改变

主要标准（1）右心室明显扩大和右心室射血分数显著减低而没有（或轻微）左心室受累
　　　　（2）右心室局限性室壁瘤（室壁无运动 / 反常运动，舒张期向外膨出）
　　　　（3）右心室明显节段性扩大

次要标准（1）轻度右心室普遍扩大或射血分数下降而左心室正常
　　　　（2）轻度右心室节段性扩大
　　　　（3）局限性右心室壁活动减低

2. 室壁组织特征

主要标准：心肌活检心肌被纤维脂肪组织代替

3. 心电除极异常

次要标准：右胸导联（V_1、V_2）T 波倒置（患者大于 12 岁，无右束支传导阻滞）

4. 心电除极 / 传导异常

主要标准：右胸导联（V_1、V_2）QRS 波群 ε 波或局限延长大于 110ms

次要标准：晚电位（信号平均心电图）阳性

5. 心律失常

次要标准（1）左束支阻滞型心动过速（持续性或非持续性）
　　　　（2）室早次数大于 1000/24h（Holter）

6. 家族史

主要标准：尸检或手术证实的家族史

次要标准：根据目前标准家族成员（小于 35 岁）中怀疑 ARVC 猝死

具备 2 项主要指标，或 1 项主要指标加 2 项次要指标既可诊断。

（二）右心功能常用超声心动图评估方法

1. 三尖瓣环平面收缩期位移

三尖瓣环平面收缩期位移（TAPSE，图 4-4-1）：应用 M 型超声于心尖四腔心切面，调节探头以显示最大右心室，取样点置于三尖瓣环侧壁处，M 型取样线尽量平行于右心室游离壁，获得三尖瓣环运动曲线。于曲线测量三尖瓣环从舒张末至收缩末的位移即 TAPSE。TAPSE 可以定量评价右心室长轴收缩功能。虽然 TAPSE 使用方便，但仅限于评价右心室游离壁在长轴方向上的收缩功能，而不能反映室间隔及右心室流出道功能。TAPSE ＜ 17mm 提示右心室收缩功能异常。

2. 右心室心肌做功指数

右心室心肌做功指数（RVMPI）或称右心室 Tei 指数：是指右心室等容收缩期及等容舒张期时间之和与心室射血时间之比。可以利用脉冲多普勒测量，也可用组织多普勒测得。是反映右心室整体功能的指标，包含了收缩及舒张功能的信息。当右心房压升高时，RVMPI 可假性减低。PW：RIMPI > 0.43；DTI：RIMPI > 0.54，提示右心室功能异常。

3. DTI 侧壁三尖瓣环收缩期速度 S'

心尖四腔心切面测量三尖瓣环侧壁运动频谱评价右心室收缩及舒张功能。右心室游离壁 S' < 9.5cm/s 提示右心室收缩功能异常（图 4-4-2）。

4. 右心室二维面积变化分数

右心室二维面积变化分数（RVFAC）（图 4-4-3）是右心室舒张末期和收缩末期面积之差与舒张末期面积之比。测量 RVFAC 于心尖四腔心切面，分别描记右心室舒张末期及收缩末期心内膜的边缘，得出对应的面积值。RVFAC < 35% 提示右心室收缩功能异常。

5. 三维右心室射血分数

三维超声显像评价右心室射血分数是一项反映右心室整体收缩功能的指标（图 4-4-4），其对于心脏手术后缺乏显著室间隔位移的患者，传统的反映右心室长轴功能的指标（如 TAPSE，S'波）减小或不能如实反映右心室的整体功能的情况下，具有特殊的临床价值。三维右心室射血分数 < 45% 提示右心室收缩功能异常。

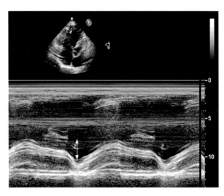

图 4-4-1　三尖瓣环平面收缩期位移

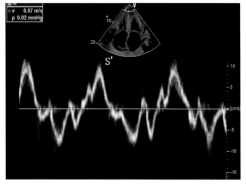

图 4-4-2　DTI 侧壁三尖瓣环收缩期速度 S'

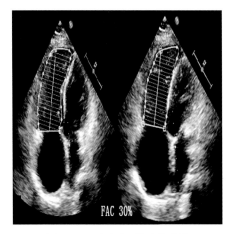

图 4-4-3　右心室面积变化分数

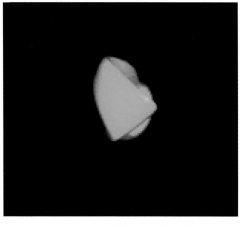

图 4-4-4　三维右心室射血分数

四、病例诊断套用模板举例

（一）病例一

1. 病史介绍

患者女性，48 岁，气促、心慌、乏力、下肢浮肿 1 年，体格检查：心脏增大，心律不齐；胸片显示：右心增大。

2. 超声病例图像采集及分析（图 4-4-5）

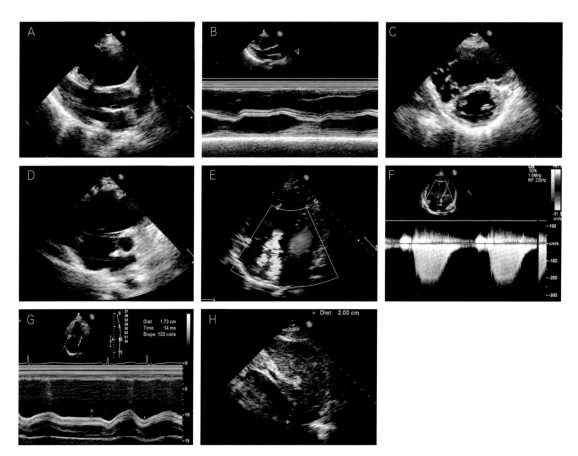

图 4-4-5　A. 胸骨旁左心室长轴切面测量右心室腔前后径；B. M 超显示左心室收缩功能及室间隔运动；C. 右心室流出道切面显示右心室壁局限性膨出，室壁变薄；D. 心室短轴切面示右心室壁局限性膨出；E. 心尖四腔心切面示三尖瓣反流；F. 心尖四腔心切面测量三尖瓣反流压差；G. 心尖四腔心切面测量三尖瓣环平面收缩期位移；H. 剑下长轴测量下腔静脉内径

3. 病例模板套用

右心扩大，右心室游离壁及流出道呈局限性膨出，室壁变薄，呈弥漫性运动减低，TAPSE 约 14mm。左心内径缩小。室间隔厚度正常，呈矛盾性运动。三尖瓣环扩张，致三尖瓣关闭不拢。余瓣膜形态、结构及运动未见明显异常。下腔静脉扩张。心包腔未见明显异常。

多普勒检查：收缩期三尖瓣口可探及中大量反流信号。

诊断：致心律失常右心室心肌病，右心受累，三尖瓣关闭不全（中～重度），右心功能减低

（二）病例二

1. 病史介绍

患者女性，38 岁，劳力性呼吸困难、乏力、下肢浮肿 1 月，曾因心律失常急诊行抢救治疗，体格检查：心脏增大；胸片显示：右心增大。

2. 超声病例图像采集及分析（动态图 ER-4-4-1-1 ~ 图 ER-4-4-1-6）

动态图演示

ER-4-4-1-1：示右心室扩大，左心室偏小超声图像

ER-4-4-1-2：示右心室流入道扩张，三尖瓣关闭不拢超声图像

ER-4-4-1-3：示右心扩大，右心功能减低超声图像

ER-4-4-1-4：示三尖瓣大量反流超声图像

ER-4-4-1-5：示三尖瓣大量反流超声图像

ER-4-4-1-6：示下腔静脉扩张超声图像

3. 病例模板套用

右心扩大，左心内径缩小。右心室壁变薄，呈弥漫性运动减低，TAPSE 约 12mm，FAC 约 30%，右心室流出道内径膨隆。室间隔厚度正常，呈矛盾性运动。三尖瓣环扩张，致三尖瓣关闭不拢。余瓣膜形态、结构及运动未见明显异常。下腔静脉和肝静脉扩张。心包腔未见明显异常。

多普勒检查：收缩期三尖瓣口可探及大量反流信号。

诊断：致心律失常右心室心肌病，右心受累，三尖瓣关闭不全（重度），右心功能减低

（李　慧）

第五章　继发性心肌病

一、概述

继发性心肌病亦称特发性心肌病，指由已知原因引起或发生于其他疾病的心肌病变。继发性心肌病为全身性疾病的一个组成部分，是由于各种原因导致的心肌损害，进而引起心室收缩功能减低，心脏扩大的一类疾病，常见的有酒精性心肌病、药物性心肌病、病毒性心肌炎、围生期心肌病等，冠状动脉狭窄引起的心肌缺血也属于心肌受累疾患范畴。本组疾病的超声心动图表现大多类似于扩张型心肌病，临床诊断需要结合病史及各种实验室检查，超声心动图提供临床诊断支持。

（一）酒精性心肌病

与长期大量饮酒有关，临床表现多为心功能不全与心律失常，症状类似扩张型心肌病。乙醇（或其代谢产物）为其主要致病因素，患者多有长期、大量饮酒史。临床常以冠脉造影除外冠心病和排除其他心脏病后即考虑本病。

本病超声心动图表现与扩张型心肌病基本相似，主要有：心脏扩大；左心室壁运动弥漫性减低；由于瓣环扩张引起的瓣膜反流；EPSS 明显增大；左心室舒张功能明显减低；部分患者心肌内可见散在斑点状强回声，提示心肌纤维化；左心室收缩功能减低等等。单纯的超声心动图检查并不能确诊为酒精性心肌病，但可以为临床提供诊断支持，具有重要的临床诊断价值。由于本病

较扩张型心肌病预后较好，所以做出正确临床诊断十分重要。

（二）药物性心肌病

指由于药物对心肌的毒性作用，引起心肌损害产生心肌肥厚和（或）心脏扩大的心肌病变。药物性心肌病常见于抗肿瘤药物、某些治疗精神病的药物、治疗心血管病的药物和抗寄生虫药等。多数药物性心肌病的重症病人临床上表现类似扩张型心肌病，有的药物如儿茶酚胺类对心脏的长期作用可引起心室肌的增厚，犹如肥厚型心肌病。超声心动图缺乏特异性，多数患者主要为心脏扩大，心功能受损等表现。

（三）病毒性心肌炎

病毒性心肌炎是指病毒感染引起的心肌局限性或弥漫性的急性或慢性炎症病变，属于感染性心肌疾病。超声心动图对诊断本病具有重要意义，可除外其他心血管系统病因及评估心脏功能，主要表现为心脏扩大，室壁运动幅度减低，部分患者可有类似心肌梗死的节段性室壁运动异常，超声心动图缺乏特异性，确诊有赖于心内膜心肌活检。

（四）围生期心肌病

指无心血管疾病的孕产妇，在妊娠最后 3 个月或产后 6 个月内发生的不明原因的以心肌受累（心脏扩大，心力衰竭）为主的病变，病因尚不明确，可能与病毒感染、免疫、高血压、遗传等因素有关，临床诊断是排除其他心血管系统疾病。本病超声心动图亦缺乏特异性，主要表现为心脏扩大（多数表现为左心扩大），室壁运动幅度减低，左心室射血分数减低等。超声心动图对其诊断、疗效监测具有重要价值。

综上所述，继发性心肌病超声心动图大多表现类似，确诊需要结合临床综合考虑，超声心动图仅提供心脏扩大，心功能减低等证据供临床做参考，所以建议超声诊断为心肌受累疾患，并分条描述瓣膜及心功能情况。

二、超声描述模板

左心明显增大，左心室流出道增宽。室间隔及左心室游离壁厚度正常，室壁回声正常，左心室壁运动幅度呈弥漫性减弱（节段性室壁运动异常），室壁收缩期增厚率明显减低。二尖瓣形态正常，瓣环扩张，开放幅度减小，关闭点下移闭合不全。三尖瓣环扩张，关闭欠佳。余瓣膜形态、结构未见明显异常。心包腔未见异常。

多普勒检查：收缩期二尖瓣口可见　量反流，三尖瓣口可见　量反流。估测肺动脉收缩压约为　mmHg。

诊断：心肌受累疾患（符合　心肌病超声表现），左心增大，二尖瓣关闭不全（　度），三尖瓣关闭不全（　度），左心功能减低，肺动脉高压（　度）

三、超声心动图诊断方法简介

（一）二维超声心动图

左心室长轴切面：左心扩大，左心室可呈球形改变，左心室流出道增宽，可通过测量室间隔及左心室后壁的厚度，并观察心内膜有无回声增强，以区分陈旧性心肌梗死。四腔心切面：左心明显扩大，左心室壁运动幅度弥漫性减低，室壁收缩期增厚率明显减低，部分患者可见心腔内血液自发显影并可在心尖部发现附壁血栓（图 4-5-1）。

（二）M 型超声心动图

二尖瓣波群见左心室明显增大，二尖瓣前后叶开放幅度变小，EPSS 明显增大。左心室壁运动幅度弥漫性减低，左心室收缩功能减低（图 4-5-2）。

（三）多普勒超声心动图

因左心室扩大，二尖瓣瓣环扩张，所以二尖瓣关闭不全较为常见。可通过三尖瓣反流情况估测肺动脉收缩压（图 4-5-3，图 4-5-4）。

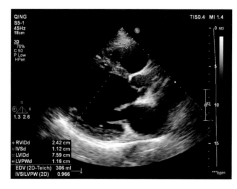

图 4-5-1　左心室长轴测量左心室前后径及左心室壁厚度

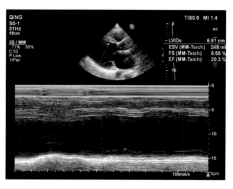

图 4-5-2　M 型可见左心室壁运动幅度减低

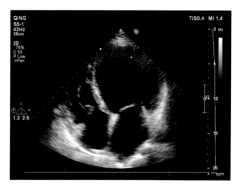

图 4-5-3　四腔心切面可评价左右心比例和各房室大小等

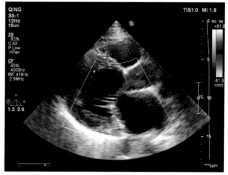

图 4-5-4　收缩期可见二尖瓣近中量反流

四、病例诊断套用模板举例

（一）病例一

1. 病史介绍

患者男性，38 岁，胸闷气短一年余，自述饮酒 20 余年，体格检查：心脏增大，心律齐，无杂音；心电图：T 波改变。胸片显示：左心增大。

2. 超声病例图像采集及分析（图 4-5-5）

3. 动态图演示（图 ER-4-5-1-1 ~ 图 ER-4-5-1-2）

动态图演示

ER-4-5-1-1：短轴切面，左心室壁运动均减低。

ER-4-5-1-2：四腔心切面，左心增大，左心室壁运动轻度减低。

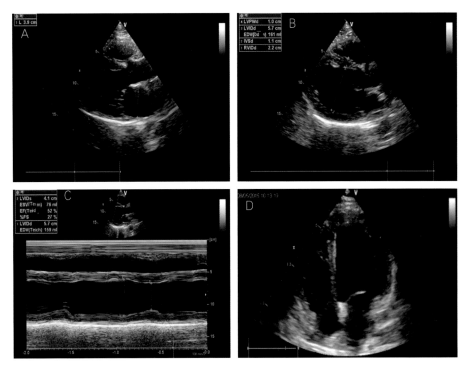

图 4-5-5　A. 左心室长轴测量左心房前后径轻度增大；B. 左心室长轴测量左心室增大，室壁厚度正常；C. M 型可见左心室壁收缩幅度略减低；D. 四腔心切面可见左心轻度增大

4. 病例模板套用

左心轻度增大，余房室内径正常范围。室间隔及左心室壁厚度正常，左心室壁运动幅度偏低。各瓣膜形态，结构，启闭运动未见明显异常。大动脉关系、内径正常。心包腔未见明显异常。

多普勒检查：心内各部未探及明显血流信号。

诊断：心肌受累疾患，左心轻度增大，左心室收缩功能正常低限

（二）病例二

男性患者，77 岁，活动后胸闷气短 12 年，发作性晕厥史 2 年。发病前曾长期大量饮酒史，冠脉检查未见明显狭窄。临床考虑心肌受累疾患，酒精性心肌病可能性大（图 ER-4-5-2-1～图 ER-4-5-2-4）

动态图演示

ER-4-5-2-1：左心室长轴切面，左心增大，室壁运动弥漫性减低

ER-4-5-2-2：左心室长轴彩色多普勒示：二尖瓣瓣环扩张，瓣叶关闭不良

ER-4-5-2-3：短轴切面，左心室壁运动普遍减低

ER-4-5-2-4：四腔心彩色多普勒，左心增大，二尖瓣少中量反流

（焦盼晴）

第六章　肥厚型心肌病（梗阻性）术后

大多数梗阻性肥厚型心肌病（HOCM）通过药物治疗可以减轻梗阻，缓解症状。对药物治疗效果不佳或不能耐受大剂量药物治疗者，可考虑进行左心室流出道疏通术（间隔心肌切除术）或经皮间隔化学消融术（PTSMA）。不适宜或无条件进行这两种手术者，可行双腔起搏器植入，左心室心尖部心外膜起搏有望成为起搏治疗梗阻性肥厚型心肌病的最佳方式。

一、超声描述模板

（一）肥厚型心肌病（梗阻性）流出道疏通术后

1. 梗阻性肥厚型心肌病流出道疏通术后（有效）

左心房仍增大，左心室腔内径正常低限（减小）。室间隔厚度较术前减低，最厚处约为　　mm，回声粗糙，呈斑点样改变，心肌纹理排列紊乱。室间隔运动幅度及收缩期增厚率减低。左心室流出道内径较术前增宽，约为　　mm。二尖瓣关闭欠佳，余瓣膜结构未见明显异常。心包腔未见异常。

多普勒检查：左心室流出道血流速度较术前明显减低，最高压差　　mmHg。收缩期左心房内可探及源于二尖瓣口的少量反流信号。

诊断：肥厚型心肌病（梗阻性）流出道疏通术后，左心室流出道压差较术前明显减低（或左心室流出道通畅）

2. 肥厚型心肌病（梗阻性）流出道疏通术后（无效）

左心房仍增大，左心室腔内径相对略小。室间隔厚度较术前无明显改变，最厚处约为　　mm，回声粗糙，呈斑点样改变，心肌纹理排列紊乱。室间隔运动幅度及收缩期增厚率减低。左心室流出道内径与术前无明显变化，约为　　mm。二尖瓣关闭欠佳，余瓣膜结构未见明显异常。心包腔未见异常。

多普勒检查：左心室流出道血流速度与术前无明显减低，最高压差　　mmHg。收缩期左心房内可探及源于二尖瓣口的少量反流信号。

诊断：肥厚型心肌病（梗阻性）流出道疏通术后，左心室流出道压差无明显减低（与××报告对比）

（二）梗阻性肥厚型心肌病介入治疗术后

1. 肥厚型心肌病（梗阻性）介入治疗术后（有效）

左心房仍增大，左心室腔内径相对略小。室间隔厚度较术前减低，最厚处约为　　mm，回声粗糙，呈斑点样改变，心肌纹理排列紊乱。室间隔运动幅度及收缩期增厚率减低。左心室流出道内径较术前增宽，约为　　mm。二尖瓣关闭欠佳，余瓣膜结构未见明显异常。心包腔未见异常。

多普勒检查：左心室流出道血流速度较术前明显减低，最高压差　　mmHg。收缩期左心房内可探及源于二尖瓣口的少量反流信号。

诊断：梗阻性肥厚型心肌病流出道介入治疗术后，左心室流出道压差较术前明显减低（或左心室流出道通畅）

2. 肥厚型心肌病（梗阻性）介入治疗术后（无效）

左心房仍增大，左心室腔内径相对略小。室间隔厚度较术前无明显变化，最厚处约为　　mm，回声粗糙，呈斑点样改变，心肌纹理排列紊乱。室间隔运动幅度及收缩期增厚率减低。左心室流出道内径与术前无明显变化，约为　　mm。二尖瓣关闭欠佳，余瓣膜结构未见明显异常。心包腔未见异常。

多普勒检查：左心室流出道血流速度与术前无明显减低，最高压差　　mmHg。收缩期左心房内可探及源于二尖瓣口的少量反流信号。

诊断：肥厚型心肌病（梗阻性）流出道介入治疗术后，左心室流出道压差无明显减低（与×× 报告对比）

（三）梗阻性肥厚型心肌病起搏器治疗术后

1. 肥厚型心肌病（梗阻性）起搏器治疗术后（有效）

左心房仍增大，左心室腔内径相对略小。室间隔厚度较术前减低，最厚处约为　　mm，回声粗糙，呈斑点样改变，心肌纹理排列紊乱。室间隔运动幅度及收缩期增厚率减低。左心室流出道内径较术前增宽，约为　　mm。二尖瓣关闭欠佳，余瓣膜结构未见明显异常。心包腔未见异常。

多普勒检查：左心室流出道血流速度较术前明显减低，最高压差　　mmHg。收缩期左心房内可探及源于二尖瓣口的少量反流信号。

诊断：肥厚型心肌病（梗阻性）流出道起搏器治疗术后，左心室流出道压差较术前明显减低（或左心室流出道通畅）

2. 肥厚型心肌病（梗阻性）起搏器治疗术后（无效）

左心房仍增大，左心室腔内径相对略小。室间隔厚度较术前无明显变化，最厚处约为　　mm，回声粗糙，呈斑点样改变，心肌纹理排列紊乱。室间隔运动幅度及收缩期增厚率减低。左心室流出道内径较术前无明显变化，约为　　mm。二尖瓣关闭欠佳，余瓣膜结构未见明显异常。心包腔未见异常。

多普勒检查：左心室流出道血流速度与术前无明显变化，最高压差　　mmHg。收缩期左心房内可探及源于二尖瓣口的少量反流信号。

诊断：肥厚型心肌病（梗阻性）流出道起搏器治疗术后，左心室流出道压差无明显减低（与×× 报告对比）

二、病例诊断套用模板举例

1. 病史介绍

患者男，20 岁，因超声心动图检查发现梗阻性肥厚型心肌病，行改良扩大 Morrow 手术。

2. 超声病例图像采集及分析（图 4-5-6）

3. 病例模板套用

左心房室腔内径尚可。室间隔厚度较术前变薄，最薄处约 12mm，余室壁厚度基本同术前。左心室流出道内径较术前明显增宽。二尖瓣叶未见明显 SAM 现象，瓣叶启闭均可，余瓣膜结构未见明显异常。心包腔未见异常。

多普勒检查：静息状态下，平卧位，左心室流出道峰值压差约 12mmHg。二尖瓣口探及微量反流，三尖瓣口探及微量反流。

诊断：肥厚型心肌病（梗阻性）改良扩大 Morrow 术后，左心室流出道通畅

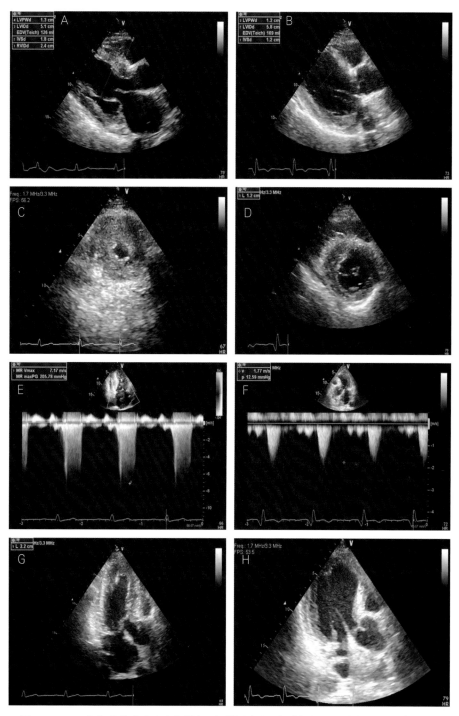

图 4-5-6　A. 术前 胸骨旁左心室长轴切面可见室间隔明显增厚，左心房增大；B. 术后 室间隔较术前明显变薄；C. 术前 胸骨旁左心室短轴切面可见左心室壁明显增厚；D. 术后 左心室壁较术前明显变薄；E. 术前 左心室流出道血流速度明显加快，约 7.2m/s；F. 术后 左心室流出道血流速度正常，约 1.7m/s；G. 术前 心尖三腔心切面可见室间隔增厚；H. 术后 室间隔较术前明显变薄

三、动态病例演示

　　肥厚型心肌病（梗阻性）改良扩大 Morrow 术后病例演示：男性，32 岁，肥厚型心肌病改良扩大 Morrow 术后 3 天，超声可见左、右心室流出道血流均通畅，无明显加速，二尖瓣无明显反流（图 ER-4-6-1-1 ~ 图 ER-4-6-1-6）。

动态图演示

ER-4-6-1-1 ~ 6：肥厚型心肌病（梗阻性）改良扩大 Morrow 术后病例超声图像

（张　丽）

第**5**篇 冠心病

第一章　室壁运动异常

一、定义

冠状动脉粥样硬化性心脏病（CHD），简称冠心病，其病理基础是冠状动脉的粥样硬化斑块形成，造成管腔狭窄或易发生痉挛引起冠状动脉血流减少，导致心肌缺血。冠状动脉粥样硬化最常见于左前降支，其后依次为右冠状动脉、左旋支和左冠状动脉主干。

二、超声描述模板

各房室内径正常范围。房室间隔连续完整。左心室　壁运动幅度轻度减低，室壁增厚率减低，室壁三层结构存在。余室壁节段运动未见明确异常。各瓣膜形态、结构、启闭运动未见明显改变。大动脉关系、内径正常。心包腔未见异常。

多普勒检查：心内各部未探及明显异常血流信号。见图 5-1-1 ~ 图 5-1-4。

诊断：左心室壁运动异常（　壁），左心室收缩功能正常（减低）

附：左心室壁运动异常的模板

1. 前壁运动异常＋心功能正常范围

各房室内径正常范围。房室间隔连续完整。左心室前壁运动幅度轻度减低，室壁增厚率减低，室壁三层结构存在。余室壁节段运动未见明确异常，心尖部未见膨隆，未见明显矛盾运动。各瓣膜形态、结构、启闭运动未见明显改变。大动脉关系、内径正常。心包腔未见异常。

多普勒检查：心内各部未探及明显异常血流信号。

诊断：左心室壁运动异常（前壁），左心室收缩功能正常

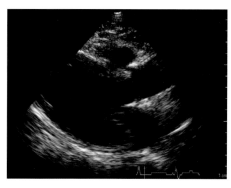

图 5-1-1　动态图像显示室间隔与左心室后壁心肌运动幅度减低

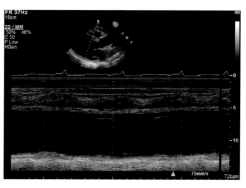

图 5-1-2　M 型显示室间隔与左心室后壁心肌运动幅度减低

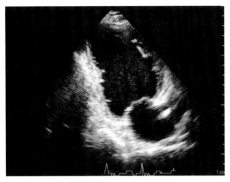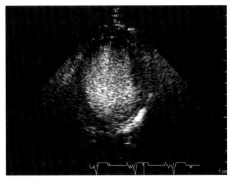

图 5-1-3　动态图像面显示左心室下壁心肌
运动幅度减低

图 5-1-4　左心室心肌造影清晰显示运动减
弱的左心室心肌节段

2. 前壁运动异常 + 心功能减低

各房室内径正常范围。房室间隔连续完整。左心室前壁运动幅度明显减低，室壁增厚率减低，室壁三层结构存在。余室壁节段运动未见明确异常，心尖部未见膨隆，未见明显矛盾运动。Simpson 法估测左心室射血分数约　　%。各瓣膜形态、结构、启闭运动未见明显改变。大动脉关系、内径正常。心包腔未见异常。

多普勒检查：心内各部未探及明显异常血流信号。

诊断：左心室壁运动异常（前壁），左心室收缩功能减低

3. 前间壁运动异常

各房室内径正常范围。房室间隔连续完整。左心室前间壁运动幅度轻度减低，室壁增厚率减低，室壁三层结构存在。余室壁节段运动未见明确异常，心尖部未见膨隆，未见明显矛盾运动。各瓣膜形态、结构、启闭运动未见明显改变。大动脉关系、内径正常。心包腔未见异常。

多普勒检查：心内各部未探及明显异常血流信号。

诊断：左心室壁运动异常（前间壁），左心室收缩功能正常

4. 下壁 + 后壁运动异常

各房室内径正常范围。房室间隔连续完整。左心室下壁和后壁运动幅度轻度减低，室壁增厚率减低，室壁三层结构存在。余室壁节段运动未见明确异常。各瓣膜形态、结构、启闭运动未见明显改变。大动脉关系、内径正常。心包腔未见异常。

多普勒检查：心内各部未探及明显异常血流信号。

诊断：左心室壁运动异常（下后壁），左心室收缩功能正常

5. 前壁 + 前间壁运动异常 + 心功能正常范围

各房室内径正常范围。房室间隔连续完整。左心室前壁、前间壁运动幅度轻度减低，室壁增厚率减低，室壁三层结构存在。余室壁节段运动未见明确异常，心尖部未见膨隆，未见明显矛盾运动。各瓣膜形态、结构、启闭运动未见明显改变。大动脉关系、内径正常。心包腔未见异常。

多普勒检查：心内各部未探及明显异常血流信号。

诊断：左心室壁运动异常（前壁、前间壁），左心室收缩功能正常

6. 前壁 + 前间壁运动异常 + 心功能减低

各房室内径正常范围。房室间隔连续完整。左心室前壁、前间壁运动幅度明显减低，室壁增

厚率减低，室壁三层结构存在。余室壁节段运动未见明确异常，心尖部未见膨隆，未见明显矛盾运动。Simpson 法估测左心室射血分数约　　%。各瓣膜形态、结构、启闭运动未见明显改变。大动脉关系、内径正常。心包腔未见异常。

多普勒检查：二尖瓣探及少量反流。余心内各部未探及明显异常血流信号。

诊断：左心室壁运动异常（前壁、前间壁），左心室收缩功能减低；二尖瓣关闭不全（　　度）

7. 前壁 + 下后壁运动异常 + 心功能正常范围

各房室内径正常范围。房室间隔连续完整。左心室前壁、下后壁运动幅度轻度减低，室壁增厚率减低，室壁三层结构存在。余室壁节段运动未见明确异常，心尖部未见膨隆，未见明显矛盾运动。各瓣膜形态、结构、启闭运动未见明显改变。大动脉关系、内径正常。心包腔未见异常。

多普勒检查：心内各部未探及明显异常血流信号。

诊断：左心室壁运动异常（前壁、下后壁），左心室收缩功能正常

8. 前壁 + 下后壁运动异常 + 心功能减低

各房室内径正常范围。房室间隔连续完整。左心室前壁、下后壁运动幅度明显减低，室壁增厚率减低，室壁三层结构存在。余室壁节段运动未见明确异常，心尖部未见膨隆，未见明显矛盾运动。Simpson 法估测左心室射血分数约　　%。各瓣膜形态、结构、启闭运动未见明显改变。大动脉关系、内径正常。心包腔未见异常。

多普勒检查：二尖瓣探及少量反流。余心内各部未探及明显异常血流信号。

诊断：左心室壁运动异常（前壁、下后壁），左心室收缩功能减低；二尖瓣关闭不全（　　度）

三、超声心动图诊断方法简介

（一）评价室壁运动异常

1. M 型超声心动图

能够测量室壁搏动幅度、室壁的上升和下降运动速度和室壁增厚率，其计算方法为：

$$室壁增厚率 = （收缩期厚度 - 舒张期厚度） / 舒张期厚度 \times 100\%$$

传统的 M 型超声心动图只能显示右心室前壁、室间隔和左心室后壁的运动曲线，全方位 M 型，或解剖 M 型，则可以获得多方位取样线扫描的运动曲线，进行室壁各方向的向心运动幅度和速度的检测。

2. 二维超声心动图

能够实时、动态、全方位观察室壁运动异常，观察范围广泛，可以由心底向心尖进行系列左心室短轴扫查，全面地观察室壁各部位的运动状态，向心运动是否协调一致。

利用目测做定性判断：

（1）正常：在收缩期心内膜向内运动和室壁增厚率正常，记分为 "0"。

（2）运动减低：室壁运动减弱（小于正常的 50% ~ 75%），收缩期室壁增厚率小于 20%，记分为 "+1"。

（3）运动丧失：该室壁节段运动幅度 0 ~ 2mm 或收缩期无增厚，记分为 "+2"。

（4）矛盾运动：在收缩期室壁节段向外运动或收缩期变薄，记分为 "+3"。

（5）运动增强：与正常节段比较，该室壁节段运动增强，记分为 "-1"。

3. 左心室壁节段划分法

二维超声心动图的室壁节段划分有多种方法，目前最为常用的是美国超声心动图学会推荐的

十七节段划分法：将左心室二尖瓣和乳头肌短轴水平各划分6个节段，心尖短轴水平划分为4个节段，外加心尖帽。

表5-1-1　十七节段划分法与冠状动脉各分支的供血范围存在相对较好的对应关系

冠状动脉分支	供血室壁节段
左前降支	左心室前壁中下部、室间隔的前2/3，及心尖前部
左旋支	左心室前壁上部、侧壁、后壁及其乳头肌
右冠状动脉后降支	右心室壁、左心室下壁及室间隔后1/3
前降支及后降支共同供应	心尖后部

4. 组织多普勒成像（TDI）

可以测量室壁一定部位的运动速度等，以检测局部室壁的舒缩能力，但检测的室壁运动速度是朝向或背离探头方向上的运动速度。因此其主要优势为检测心肌纵向运动，如心尖切面上检测室间隔、左心室各壁、二、三尖瓣环的收缩期（S峰）和舒张早期运动速度（Ea峰）及晚期运动速度（Aa峰）。

（二）评价心脏整体和局部的舒缩功能

选择常规超声测量方法，主要根据收缩和舒张过程中左心室容积的改变，其主要评价指标为：收缩末期容积（ESV）、舒张末期容积（EDV）、每搏量（SV）、射血分数（EF）、心排血量（CO）。如图5-1-5～图5-1-9所示。

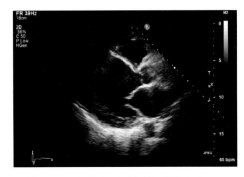

图5-1-5　左心室长轴显示室间隔变薄、三层结构消失

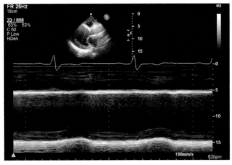

图5-1-6　M型显示室间隔运动幅度减低

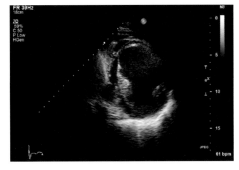

图5-1-7　左心室短轴显示室间隔、左心室前壁、侧壁变薄

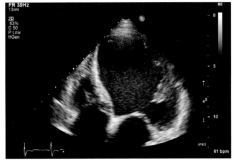

图5-1-8　心尖四腔显示室间隔左心室心尖、左心室侧壁变薄

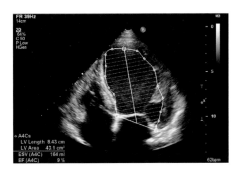

图 5-1-9　Simpson 法测量显示左心室收缩功能减低

（曲　舟）

第二章　心肌梗死

一、定义

　　心肌梗死是急性心肌缺血性坏死，大多是在冠状动脉病变的基础上，发生冠状动脉血供急剧减少或中断，使相应心肌的心肌严重而持久的缺血所致。原因通常是在冠状动脉粥样硬化不稳定斑块病变的基础上继发血栓形成导致冠状动脉血管持续、完全阻塞。

二、超声描述模板

　　各房室内径正常范围。房室间隔连续完整。左心室前壁、前间壁、侧壁运动幅度明显减低，室壁增厚率减低，心肌回声减低，室壁三层结构存在。余室壁节段运动未见明确异常。各瓣膜形态、结构、启闭运动未见明显改变。大动脉关系、内径正常。心包腔未见异常。

　　多普勒检查：二尖瓣探及少量反流。余心内各部未探及明显异常血流信号。

　　诊断：阳性所见符合急性心肌梗死（广泛前壁），左心室收缩功能减低，二尖瓣关闭不全（　度）

（一）急性心肌梗死（AMI）

1. 广泛前壁 AMI + 心功能减低

　　各房室内径正常范围。房室间隔连续完整。左心室前壁、前间壁、侧壁运动幅度明显减低，室壁增厚率减低，心肌回声减低，室壁三层结构存在。心尖部未见膨隆，未见明显矛盾运动，余室壁节段运动未见明确异常。Simpson 法估测左心室射血分数约　%。各瓣膜形态、结构、启闭运动未见明显改变。大动脉关系、内径正常。心包腔未见异常。

　　多普勒检查：二尖瓣探及少量反流。余心内各部未探及明显异常血流信号。

　　诊断：阳性所见符合急性心肌梗死（广泛前壁），左心室收缩功能减低，二尖瓣关闭不全（　度）

2. 前间壁 AMI

　　各房室内径正常范围。房室间隔连续完整。左心室间壁运动幅度明显减低，室壁增厚率减低，心肌回声减低，室壁三层结构存在。心尖部未见膨隆，未见明显矛盾运动，余室壁节段运动未见明确异常。Simpson 法估测左心室射血分数约　%。各瓣膜形态、结构、启闭运动未见明显改变。大动脉关系、内径正常。心包腔未见异常。

多普勒检查：心内各部未探及明显异常血流信号。

诊断：阳性所见符合前间壁急性心肌梗死，左心室收缩功能正常范围

3. 下后壁 AMI

各房室内径正常范围。房室间隔连续完整。左心室下后壁运动幅度明显减低，室壁增厚率减低，心肌回声减低，室壁三层结构存在。余室壁节段运动未见明确异常。Simpson 法估测左心室射血分数约　%。各瓣膜形态、结构、启闭运动未见明显改变。大动脉关系、内径正常。心包腔未见异常。

多普勒检查：心内各部未探及明显异常血流信号。

诊断：阳性所见符合下后壁急性心肌梗死，左心室收缩功能正常范围

4. 前壁 + 下后壁 AMI

各房室内径正常范围。房室间隔连续完整。左心室前壁、下后壁运动幅度明显减低，室壁增厚率减低，心肌回声减低，室壁三层结构存在。心尖部未见膨隆，未见明显矛盾运动，余室壁节段运动未见明确异常。Simpson 法估测左心室射血分数约　%。各瓣膜形态、结构、启闭运动未见明显改变。大动脉关系、内径正常。心包腔未见异常。

多普勒检查：二尖瓣探及少量反流。余心内各部未探及明显异常血流信号。

诊断：阳性所见符合急性心肌梗死（前壁、下后壁），左心室收缩功能减低，二尖瓣关闭不全（　度）

5. 心尖部 AMI

各房室内径正常范围。房室间隔连续完整。左心室心尖部运动幅度明显减低，可见轻度反向搏动，室壁三层结构存在。余室壁节段运动未见明确异常。Simpson 法估测左心室射血分数约　%。各瓣膜形态、结构、启闭运动未见明显改变。大动脉关系、内径正常。心包腔未见异常。

多普勒检查：心内各部未探及明显异常血流信号。

诊断：阳性所见符合心尖部急性心肌梗死，左心室收缩功能轻度减低

6. 侧壁 AMI

各房室内径正常范围。房室间隔连续完整。左心室侧壁（近心尖段 / 中间段 / 基底段）运动幅度明显减低，室壁增厚率减低，室壁三层结构存在。余室壁节段运动未见明确异常。Simpson 法估测左心室射血分数约　%。各瓣膜形态、结构、启闭运动未见明显改变。大动脉关系、内径正常。心包腔未见异常。

多普勒检查：二尖瓣探及少量反流。余心内各部未探及明显异常血流信号。

诊断：阳性所见符合急性心肌梗死（左心室侧壁），左心室收缩功能减低，二尖瓣关闭不全（　度）

7. 前壁 AMI+ 室间隔穿孔

左心室轻度扩大，余各房室内径正常范围。房间隔连续完整。室间隔下端（偏前 / 偏后）探及回声脱失约　mm，心尖部残端长约　mm 处。左心室前壁运动幅度明显减低，室壁增厚率减低，室壁三层结构存在。心尖部未见膨隆，未见明显矛盾运动，余室壁节段运动未见明确异常。Simpson 法估测左心室射血分数约　%。各瓣膜形态、结构、启闭运动未见明显改变。大动脉关系、内径正常。心包腔未见异常。

多普勒检查：室水平探及左向右高速分流信号。二尖瓣探及少量反流。余心内各部未探及明显异常血流信号。

诊断：阳性所见符合前壁急性心肌梗死；室间隔穿孔，室水平左向右分流，左心室收缩功能
　　　减低，二尖瓣关闭不全（　度）

8. 前壁 AMI+ 心包积液

各房室内径正常范围。房室间隔连续完整。左心室前壁运动幅度明显减低，室壁增厚率减低，心肌回声减低，室壁三层结构存在。心尖部未见膨隆，未见明显矛盾运动，余室壁节段运动未见明确异常。Simpson 法估测左心室射血分数约　%。各瓣膜形态、结构、启闭运动未见明显改变。大动脉关系、内径正常。心包腔内探及少量液性暗区，左心室后壁舒张期宽度约　mm，未见明确心包压塞征。

多普勒检查：二尖瓣探及少量反流。余心内各部未探及明显异常血流信号。

诊断：阳性所见符合前壁急性心肌梗死，左心室收缩功能减低，少量心包积液，二尖瓣关闭
　　　不全（　度）

9. 左心室下后壁 + 右心室壁 AMI

各房室内径正常范围。房室间隔连续完整。左心室下后壁和右心室游离壁运动幅度明显减低，室壁增厚率减低，心肌回声减低，室壁三层结构存在。余室壁节段运动未见明确异常。Simpson 法估测左心室射血分数约　%，右心室面积变化分数（FAC）　%。各瓣膜形态、结构、启闭运动未见明显改变。大动脉关系、内径正常。心包腔未见异常。

多普勒检查：三尖瓣探及少量反流。余心内各部未探及明显异常血流信号。

诊断：阳性所见符合下后壁和右心室急性心肌梗死，左心室收缩功能正常范围，右心室收缩
　　　功能减低，三尖瓣关闭不全（　度）

（二）陈旧性心肌梗死

1. 前壁 + 心功能减低

左心房、左心室内径扩大。右心内径正常范围。左心室前壁室壁变薄，三层结构消失，内膜回声增强，运动幅度及室壁增厚率消失，心尖部未见膨隆，未见明确的矛盾运动。Simpson 法估测左心室射血分数约　%。左心室后壁运动幅度偏强。各瓣膜未见异常。大动脉关系、内径正常。心包腔未见异常。

多普勒检查：舒张期二尖瓣血流 A 峰大于 E 峰，收缩期探及少量反流。

诊断：阳性所见符合前壁陈旧性心肌梗死，左心室收缩功能减低，二尖瓣关闭不全（　度）

2. 前壁 + 心功能正常范围

左心房、左心室内径扩大。右心内径正常范围。左心室前壁室壁变薄，三层结构消失，内膜回声增强，运动幅度及室壁增厚率减低，心尖部未见膨隆，未见明确的矛盾运动。Simpson 法估测左心室射血分数约　%。左心室后壁运动幅度偏强。各瓣膜未见异常。大动脉关系、内径正常。心包腔未见异常。

多普勒检查：舒张期二尖瓣血流 A 峰大于 E 峰，收缩期探及少量反流。

诊断：阳性所见符合前壁陈旧性心肌梗死，左心室收缩功能正常范围，二尖瓣关闭不全
　　　（　度）

3. 前间壁

各房室内径正常范围。左心室前间壁室壁变薄，三层结构消失，内膜回声增强，运动幅度及室壁增厚率明显减低至消失，心尖部未见膨隆，未见明确的矛盾运动。余室壁运动未见异常。Simpson 法估测左心室射血分数约　%。各瓣膜未见异常。大动脉关系、内径正常。心包腔未见异常。

多普勒检查：心内各部未探及明显异常血流信号。

诊断：阳性所见符合前间壁陈旧性心肌梗死，左心室收缩功能正常范围

4. 下后壁

各房室内径正常范围。左心室下后壁室壁变薄，三层结构消失，内膜回声增强，运动幅度及室壁增厚率明显减低至消失，未见明确的矛盾运动。余室壁运动未见异常。Simpson 法估测左心室射血分数约　%。各瓣膜未见异常。大动脉关系、内径正常。心包腔未见异常。

多普勒检查：心内各部未探及明显异常血流信号。

诊断：阳性所见符合下后壁陈旧性心肌梗死，左心室收缩功能正常范围

5. 前壁 + 下后壁

左心房、左心室扩大，右心内径正常范围。左心室前壁、下后壁室壁变薄，三层结构消失，内膜回声增强，运动幅度及室壁增厚率明显减低至消失，心尖部未见膨隆，未见明确的矛盾运动。余室壁运动未见异常。Simpson 法估测左心室射血分数约　%。各瓣膜未见异常。大动脉关系、内径正常。心包腔未见异常。

多普勒检查：二尖瓣探及少量反流。余心内各部未探及明显异常血流信号。

诊断：阳性所见符合前壁、后下壁陈旧性心肌梗死，左心室收缩功能减低；二尖瓣关闭不全（　度）

（三）室壁瘤

1. 心尖部室壁瘤

各房室内径正常范围。房室间隔连续完整。左心室心尖部向外膨出，范围约　mm×　mm，可见明确反向搏动，其室壁三层结构存在（不存在），其内未见异常团块状回声。余室壁节段运动未见明确异常。Simpson 法估测左心室射血分数约　%。各瓣膜形态、结构、启闭运动未见明显改变。大动脉关系、内径正常。心包腔未见异常。

多普勒检查：心内各部未探及明显异常血流信号。

诊断：阳性所见符合陈旧性心肌梗死，心尖部室壁瘤形成，左心室收缩功能减低

2. 心尖部室壁瘤 + 附壁血栓形成

各房室内径正常范围。房室间隔连续完整。左心室心尖部向外膨出，范围约　mm×　mm，可见明确反向搏动，其室壁三层结构存在（不存在），其内见异常团块状回声，大小约　mm×　mm。余室壁节段运动未见明确异常。Simpson 法估测左心室射血分数约　%。各瓣膜形态、结构、启闭运动未见明显改变。大动脉关系、内径正常。心包腔未见异常。

多普勒检查：心内各部未探及明显异常血流信号。

诊断：阳性所见符合陈旧性心肌梗死，心尖部室壁瘤形成合并附壁血栓，左心室收缩功能减低

3. 前壁室壁瘤

左心室扩大，余各房室内径正常范围。房室间隔连续完整。左心室前壁向外膨出，范围约　mm×　mm，可见明确反向搏动，其室壁三层结构存在（不存在），其内未见异常团块状回声。余室壁节段运动未见明确异常。Simpson 法估测左心室射血分数约　%。各瓣膜形态、结构、启闭运动未见明显改变。大动脉关系、内径正常。心包腔未见异常。

多普勒检查：二尖瓣探及少量反流。余心内各部未探及明显异常血流信号。

诊断：阳性所见符合陈旧性心肌梗死，左心室前壁室壁瘤形成，左心室收缩功能减低，二尖瓣关闭不全（　度）

4. 后壁室壁瘤

各房室内径正常范围。房室间隔连续完整。左心室后壁向外膨出，范围约 mm× mm，可见明确反向搏动，其室壁三层结构存在（不存在），其内未见异常团块状回声。余室壁节段运动未见明确异常。Simpson 法估测左心室射血分数约 %。各瓣膜形态、结构、启闭运动未见明显改变。大动脉关系、内径正常。心包腔未见异常。

多普勒检查：心内各部未探及明显异常血流信号。

诊断：阳性所见符合陈旧性心肌梗死，左心室后壁室壁瘤形成，左心室收缩功能减低

5. 下壁室壁瘤

各房室内径正常范围。房室间隔连续完整。左心室下壁向外膨出，范围约 mm× mm，可见明确反向搏动，其室壁三层结构存在（不存在），其内未见异常团块状回声。余室壁节段运动未见明确异常。Simpson 法估测左心室射血分数约 %。各瓣膜形态、结构、启闭运动未见明显改变。大动脉关系、内径正常。心包腔未见异常。

多普勒检查：心内各部未探及明显异常血流信号。

诊断：阳性所见符合陈旧性心肌梗死，左心室下壁室壁瘤形成，左心室收缩功能减低

（四）假性室壁瘤

1. 侧壁假性室壁瘤

左心室明显扩大，余各房室内径正常范围。房室间隔连续完整。左心室侧壁（基底段 / 近心尖部）探及回声延续中断，范围约 mm× mm，破口处未见心肌组织回声，破口外探及大片团块状回声，似为血栓形成，范围约 mm× mm。左心室侧壁运动与左心室大部室壁收缩运动明显不协调。Simpson 法估测左心室射血分数约 %。各瓣膜形态、结构、启闭运动未见明显改变。大动脉关系、内径正常。心包腔未见异常。

多普勒检查：二尖瓣探及少量反流。余心内各部未探及明显异常血流信号。

诊断：左心室侧壁假性室壁瘤，左心室收缩功能减低，二尖瓣关闭不全（ 度）

2. 心尖部假性室壁瘤

左心室明显扩大，余各房室内径正常范围。房室间隔连续完整。左心室心尖部向外凸出，顶端探及回声延续中断，范围约 mm× mm，破口处未见心肌组织回声，破口外探及大片团块状回声，似为血栓形成，范围约 mm× mm。左心室基底段室壁运动轻度减低，近心尖部室壁收缩运动明显减低。Simpson 法估测左心室射血分数约 %。各瓣膜形态、结构、启闭运动未见明显改变。大动脉关系、内径正常。心包腔未见异常。

多普勒检查：二尖瓣探及少量反流。余心内各部未探及明显异常血流信号。

诊断：左心室心尖部假性室壁瘤，左心室收缩功能减低

第三章 冠状动脉旁路移植术后

一、超声描述模板

1. 冠状动脉旁路移植（CABG）术后

各房室内径正常范围。房室间隔连续完整。左心室各室壁运动幅度未见明确异常。各瓣膜形态、结构、启闭运动未见明确异常。大动脉关系、内径正常。心包腔未见液性暗区。

多普勒检查：心内各部未探及明显异常血流信号。

诊断：冠状动脉旁路移植术后，心内结构及血流未见异常

2. CABG+ 前壁运动异常 +MVP

左心室扩大。余各房室内径正常范围。房室间隔连续完整。左心室前壁运动幅度明显减低至消失，室壁三层结构消失，余各室壁运动幅度未见明确异常。二尖瓣前叶回声增厚，启闭幅度减低，前后叶对合尚可，瓣环处探及环状强回声。余各瓣膜形态、结构、启闭运动未见明确异常。大动脉关系、内径正常。心包腔未见液性暗区。

多普勒检查：二尖瓣探及微少量反流。余心内各部未探及明显异常血流信号。

诊断：冠状动脉旁路移植术、二尖瓣成形术后，二尖瓣关闭不全（轻度），左心室壁运动异常

3. CABG+ 后下壁运动异常 +MVP

各房室内径正常范围。房室间隔连续完整。左心室后下壁运动幅度明显减低至消失，室壁三层结构存在。余各室壁运动幅度未见明确异常。二尖瓣后叶回声增厚，启闭幅度减低，前后叶对合尚可。余各瓣膜形态、结构、启闭运动未见明确异常。大动脉关系、内径正常。心包腔未见液性暗区。

多普勒检查：二尖瓣探及微少量反流。余心内各部未探及明显异常血流信号。

诊断：冠状动脉旁路移植术、二尖瓣成形术后，二尖瓣关闭不全（轻度），左心室壁运动异常

4. CABG+MVR

左心室扩大。余各房室内径正常范围。房室间隔连续完整。左心室前壁运动幅度明显减低至消失，余各室壁运动幅度未见明确异常。二尖瓣位探及人工机械瓣回声，瓣叶启闭灵活，瓣周未探及回声脱失及异常回声。余各瓣膜形态、结构、启闭运动未见明确异常。大动脉关系、内径正常。心包腔未见液性暗区。

多普勒检查：二尖瓣位人工机械瓣前向血流速度正常范围，平均压差为　　mmHg。余心内各部未探及明显异常血流信号。

诊断：冠状动脉旁路移植术、二尖瓣置换术后，二尖瓣位人工机械瓣功能良好，左心室壁运动异常

5. CABG+ 室壁瘤切除术后

左心室扩大。余各房室内径正常范围。房室间隔连续完整。左心室心尖部运动幅度明显减低至消失，未见模型膨突，余各室壁运动幅度未见明确异常。各瓣膜形态、结构、启闭运动未见明确异常。大动脉关系、内径正常。心包腔未见液性暗区。

多普勒检查：二尖瓣探及微少量反流。余心内各部未探及明显异常血流信号。

诊断：冠状动脉旁路移植术、室壁瘤切除术后，二尖瓣关闭不全（轻度），左心室壁运动异常

6. CABG+ 室间隔穿孔修补术后

各房室内径正常范围。房室间隔连续完整。左心室前壁、前间壁运动幅度明显减低至消失。余各室壁运动幅度未见明确异常。室间隔处探及补片回声，其周未探及回声脱失。各瓣膜形态、结构、启闭运动未见明确异常。大动脉关系、内径正常。心包腔未见液性暗区。

多普勒检查：室水平分流消失。余心内各部未探及明显异常血流信号。

诊断：冠状动脉旁路移植术、室间隔穿孔修补术后，室水平分流消失，左心室壁运动异常

7. CABG 术后 + 心包积液

各房室内径正常范围。房室间隔连续完整。左心室各室壁运动幅度未见明确异常。各瓣膜形态、结构、启闭运动未见明确异常。大动脉关系、内径正常。心包腔内探及少量液性暗区，左心室后壁后方舒张期液性暗区宽度约　　mm。未见明确心包压塞征。

多普勒检查：心内各部未探及明显异常血流信号。

诊断：冠状动脉旁路移植术后，少量心包积液

二、超声心动图诊断方法简介

（一）评价室壁运动异常

1. M 型超声心动图

能够测量室壁搏动幅度、室壁的上升和下降运动速度、室壁增厚率，其计算方法为：

$$室壁增厚率 =（收缩期厚度 - 舒张期厚度）/ 舒张期厚度 × 100\%$$

传统的 M 型超声心动图只能显示右心室前壁、室间隔和左心室后壁的运动曲线，全方位 M 型，或解剖 M 型，则可以获得多方位取样线扫描的运动曲线，进行室壁各方向的向心运动幅度和速度的检测。

2. 二维超声心动图

能够实时、动态、全方位观察室壁运动异常，观察范围广泛，可以由心底向心尖进行系列左心室短轴扫查，全面地观察室壁各部位的运动状态，向心运动是否协调一致。

利用目测做定性判断：

（1）正常：在收缩期心内膜向内运动和室壁增厚率正常，记分为 "0"。

（2）运动减低：室壁运动减弱（小于正常的 50% ~ 75%），收缩期室壁增厚率小于 20%，记分为 "+1"。

（3）运动丧失：该室壁节段运动幅度 0 ~ 2mm 或收缩期无增厚，记分为 "+2"。

（4）矛盾运动：在收缩期室壁节段向外运动或收缩期变薄，记分为 "+3"。

（5）运动增强：与正常节段比较，该室壁节段运动增强，记分为 "-1"。

3. 左心室壁节段划分法

二维超声心动图的室壁节段划分有多种方法，目前最为常用的是美国超声心动图学会推荐的十七节段划分法：将左心室二尖瓣和乳头肌短轴水平各划分 6 个节段，心尖短轴水平划分为 4 个节段，外加心尖帽。

表 5-3-1　十七节段划分法与冠状动脉各分支的供血范围存在相对较好的对应关系

冠状动脉分支	供血室壁节段
左前降支	左心室前壁中下部、室间隔的前 2/3，及心尖前部
左旋支	左心室前壁上部、侧壁、后壁及其乳头肌
右冠状动脉后降支	右心室壁、左心室下壁及室间隔后 1/3
前降支及后降支共同供应	心尖后部

4. 组织多普勒成像（TDI）

可以测量室壁一定部位的运动速度等，以检测局部室壁的舒缩能力，但检测的室壁运动速度是朝向或背离探头方向上的运动速度。因此其主要优势为检测心肌纵向运动，如心尖切面上检测室间隔、左心室各壁、二、三尖瓣环的收缩期（S 峰）和舒张早期运动速度（Ea 峰）及晚期运动速度（Aa 峰）。

（二）评价心脏整体和局部的舒缩功能

选择常规超声测量方法，主要根据收缩和舒张过程中左心室容积的改变，其主要评价指标为：收缩末期容积（ESV）、舒张末期容积（EDV）、每搏量（SV）、射血分数（EF）、心排血量（CO）。

（三）评价冠心病的并发症

1. 室壁瘤

室壁瘤分真性室壁瘤和假性室壁瘤两种。真性室壁瘤为梗死扩展的结果。临床上最常见的部位是近心尖的前外侧壁，其次为左心室后外侧壁，1/3 的室壁瘤腔内有附壁血栓形成（图 5-3-1，图 5-3-2）。主要采用心尖长轴切面观察室壁瘤的情况，二维超声可以确定室壁瘤的位置，大小，出现矛盾运动的范围，并可测定室壁瘤与左心室面积的比值，室壁瘤内血栓形成的情况。

真性室壁瘤须跟假性室壁瘤鉴别，假性室壁瘤为心脏破裂室壁穿孔血液流入心包腔所致，通常是致命的，其瘤壁为心包或血栓，随时有猝死的危险。它们的特点是：真性室壁瘤，室壁收缩时，舒张期均有局限性膨出，呈典型的矛盾运动，膨出部位室壁变薄、回声强与正常心肌有明确转折点。瘤壁仍为心肌组织，口径大于囊径，瘤腔内可有附壁血栓。假性室壁瘤心内膜与心肌连续不规则中断，瘤壁仅为心外膜 TH，口径小于囊径，与左心室腔相通，CDFI 相通口可见往返血流信号，假性室壁瘤可以非常大，瘤内可见血栓及血凝块，超声检查时因观察切面限制常不能观察到室壁瘤全貌，此时需要改变深度仔细扫查。

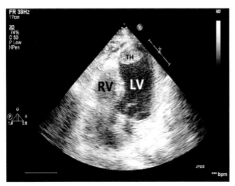
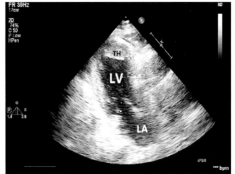

图 5-3-1　非标准四腔心切面：左心室心尖部室壁瘤（绿箭头所示）伴附壁血栓（TH）　　　图 5-3-2　心尖两腔心切面：左心室心尖部室壁瘤及血栓

2. 乳头肌功能不全

乳头肌功能不全通常是下后壁心肌梗死时，相应乳头肌缺乏供血，功能失调所致。多见因乳头肌收缩短，牵拉二尖瓣前叶收缩期无法到的瓣环水平致关闭不全。该原因导致的二尖瓣血流可呈间歇性。部分或完全性乳头肌及腱索断裂常可造成严重的二尖瓣反流，它使与乳头肌相连的二尖瓣叶在收缩期脱入左心房内，超声可以观察二尖瓣和乳头肌形态，及 CDFI 可对反流做出半定量的诊断。

3. 心包积液

常见于急性心梗的早期，特别是见于透壁或 Q 波形成的心肌梗死，不太常见于非 Q 波型心肌梗死。有些研究表明，大约有 30%～40% 急性 ST 段抬高型心梗患者可能出现一过性的心包积液。病因可能是纤维素心包炎与梗死后综合征（Dresssler 综合征）。前者发生于急性心梗后 2～5 天，一般持续 2～3 天，其发生率高，积液量较小。梗死后综合征引起的心包积液多发生于急性心肌心梗发病后 2～3 周或几个月内，可反复发作。心包积液可少量至中等量，有的患者伴胸腔积液，多为左侧、单侧胸腔积液。

4. 室间隔穿孔

心肌梗死后出现收缩期杂音的另一大原因是心肌坏死或室间隔局部破裂所致室间隔穿孔。有研究表明，室间隔穿孔多发生在前降支闭塞所致的前间隔梗死。部位常靠近前间隔心尖段。下壁梗死中穿孔通常在低位室间隔，与心室下壁毗邻。

超声心动图表现为穿孔处的回声中断，形态不规则，通常左心室面较大，穿孔的口径随心动周期变化，收缩期增大。二维超声多在心尖四腔心或胸骨旁四腔心切面显示穿孔的部位和大小，CDFI 显示室水平左向右的穿隔血流束、连续多普勒可在室间隔右侧出口附近检出收缩期湍流频谱。

5. 附壁血栓

左心室血栓常形成于心室血流瘀滞的区域，常见于左心室心尖部及其他扩张及运动减低区域。血栓多呈月牙形附着于梗死的壁上，新鲜血栓回声较低，与室壁分界不清，易与左心室肌小梁混淆，其鉴别要点是通过多切面扫查，如果异常回声可以变成长条形，常常为肌小梁。陈旧性血栓变僵硬，回声增强，边缘明确，较易识别。附壁血栓多附着于室壁瘤扩张部位。最常见左心室心尖部，由于常规心尖四腔切面，心尖部位于近场，图像常常显示不满意，故左心室心尖短轴是诊断心尖附壁血栓的一个重要切面。

三、病例诊断套用模板举例

1. 病史介绍

患者，男，62 岁，患者既往有急性心肌梗死病史。胸片：心影增大。心电图：Ⅱ、Ⅲ、aVF 有病理性 Q 波。

2. 超声病例图像采集及分析（图 5-3-3）

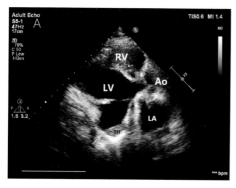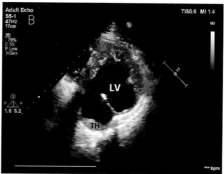

图 5-3-3　A.左心室近长轴切面：显示左心室下后壁室壁瘤（箭头所示），其内探及附壁血栓（TH）B.左心室短轴切面：显示左心室下后壁室壁瘤（箭头所示），其内探及附壁血栓（TH）。
RV：右心室；LV：左心室；LA：左心房；Ao：主动脉

3. 病例模板套用

左心大，右房室内径正常范围。房室间隔连续完整。左心室下后壁向外膨出，范围约 45mm×30mm，可见明确反向搏动，其内见异常团块回声，大小约 28mm×9mm。余室壁节段运动未见明确异常。估测左心室射血分数约 31%。各瓣膜形态、结构、启闭运动未见明显改变。大动脉关系、内径正常。心包腔未见异常。

多普勒检查：心内各部未探及明显异常血流信号。

诊断：阳性所见符合陈旧性心肌梗死，左心室下壁室壁瘤形成，左心室收缩功能减低

四、动态病例演示

患者，男，56 岁，患者既往有急性心肌梗死病史。胸片：心影增大。心电图：V1-V3 有病理性 Q 波。诊断为广泛前壁心肌梗死，左心室心尖部室壁瘤并血栓形成，左心室收缩功能减低。见动态图 ER-5-3-1-1 ~ 图 ER-5-3-1-6。

动态图演示

动态图 ER-5-3-1-1~ER-5-3-1-6：广泛前壁心肌梗死、心尖部室壁瘤并血栓形成病例超声图像

（曲　舟）

第四章　川崎病

一、定义

川崎病（Kawasaki disease）。又称皮肤黏膜淋巴结综合征（MCLS）。是一种以全身血管炎变为主要病理的急性发热性出疹性小儿疾病，其发病机制尚不明确。冠状动脉病变是其较严重并发症，常引起冠状动脉主干及分支近段扩张，可累及单支冠状动脉或左、右冠状动脉同时受累，严重者可致冠状动脉瘤形成，冠状动脉栓塞，引起心肌缺血或心肌梗死等。

二、超声描述模板

1. 左 + 右冠状动脉受累

各房室内径正常范围。房室间隔连续完整。左心室各室壁运动幅度未见明确异常。左、右冠状动脉起始部增宽，左冠状动脉起始部内径　mm，右冠状动脉起始部内径　mm。左、右冠状动脉呈串珠样改变，最宽处内径　mm，管腔内未见明显异常回声。各瓣膜形态、结构、启闭运动未见明确异常。大动脉关系、内径正常。心包腔未见液性暗区。

多普勒检查：心内各部未探及明显异常血流信号。

诊断：川崎病，左、右冠状动脉受累

2. 左冠状动脉受累

各房室内径正常范围。房室间隔连续完整。左心室各室壁运动幅度未见明确异常。左冠状动脉起始部增宽，内径　mm，右冠状动脉起始部内径　mm。左冠状动脉呈串珠样改变，最宽处内径　mm，管腔内未见明显异常回声。各瓣膜形态、结构、启闭运动未见明确异常。大动脉关系、内径正常。心包腔未见液性暗区。

多普勒检查：心内各部未探及明显异常血流信号。

诊断：川崎病，左冠状动脉受累

3. 右冠状动脉受累

各房室内径正常范围。房室间隔连续完整。左心室各室壁运动幅度未见明确异常。左冠状动脉起始部增宽，内径　　mm，右冠状动脉起始部内径　　mm。右冠状动脉呈串珠样改变，最宽处内径　　mm，管腔内未见明显异常回声。各瓣膜形态、结构、启闭运动未见明确异常。大动脉关系、内径正常。心包腔未见液性暗区。

多普勒检查：心内各部未探及明显异常血流信号。

诊断：川崎病，右冠状动脉受累

三、超声心动图诊断方法简介

1. 左心室长轴及短轴切面

整体评估心脏各房室腔大小，评估左心室心功能并结合彩色多普勒评估各瓣膜情况，心包有无积液等。

2. 大动脉短轴切面

可显示主动脉根部情况，仔细探查左右冠状动脉的起始部分及前降支及回旋支近段并测量冠状动脉内径是诊断的关键。冠状动脉内径较细，应仔细探查，微调探头追踪其走形。冠状动脉扩张诊断标准为：年龄≤ 3 岁，冠状动脉内径＞ 2.5mm；＞ 3 岁，冠状动脉内径＞ 3.0mm；＞ 14 岁，内径＞ 3.5mm 和（或）冠状动脉内径 / 主动脉内径＞ 0.16。冠状动脉瘤：冠状动脉管壁明显扩张或呈串珠样改变，内径＞ 4.0mm。

3. 左冠状动脉及其分支显示

左冠状动脉起自左冠状动脉窦，主干行走于主肺动脉与左心耳之间，通常在左冠状沟分成前降支和回旋支。以大动脉短轴为基础，通常在主动脉根部 2-3 点钟位置处可显示左冠开口，随后向左行走，可探查到前降支和回旋支近段。

4. 右冠状动脉及其分支显示

右冠状动脉起自右冠状动脉窦，向右前方走形于主肺动脉与右心耳之间，然后沿右房室沟向右行走。同样以大动脉短轴为基础，右冠状动脉可在主动脉根部约 11 点处显示右冠开口。

四、病例诊断套用模板举例

1. 病史介绍

患儿 8 岁，因胸部不适，胸闷就诊，有发热史。

2. 超声病例图像采集及分析（图 5-4-1）

3. 动态图演示（图 ER-5-4-1-1 ～图 ER-5-4-1-2）

ER5-4-1-1：川崎病累及右冠状动脉扩张超声图像

ER5-4-1-2：川崎病累及左冠状动脉扩张超声图像

4. 病例模板套用

各房室内径正常范围。室间隔及左、右心室壁厚度正常，运动协调，收缩幅度正常。房、室间隔连续完整。各瓣膜形态、结构、启闭运动未见明确异常。大动脉关系及发育正常。心包腔未

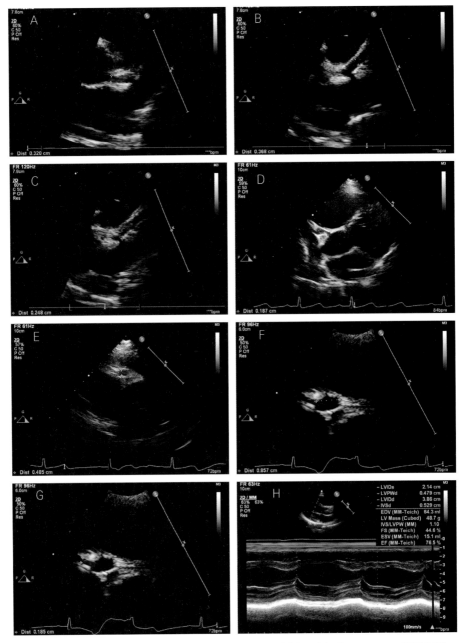

图 5-4-1　A. 左冠状动脉主干近段内径正常，未见明显增宽，内径约 3.2mm；B. 显示左冠状动脉前降支内径大致正常，约 3.7mm，管壁光滑，无异常回声；C. 回旋支内径正常，约 2.2mm；D. 显示右冠状动脉近段内径正常，约 1.9mm，其远端可见局部管腔明显增宽；E. 测量增宽的冠状动脉内径约 4.9mm；F. 累及冠状动脉范围长约 10mm；G. 显示瘤体以远的冠状动脉内径正常，约 1.9mm；H. 患者左右心室内径正常，室壁运动及收缩功能正常

见液性暗区。左冠状动脉主干内径 3.2 mm，前降支内径 3.7mm，回旋支内径 2.2mm，管壁光滑。右冠状动脉近端长约 3.8mm 范围内管径正常，约 1.9mm，其远端约 10mm 范围内呈瘤样扩张，最宽处约 4.9mm，瘤体以远长约 4.4mm 范围内管径正常，管壁光滑，再远端显示不清，瘤体内

未见异常回声。

多普勒检查：心内各部未探及明显异常血流信号。

诊断：川崎病后冠状动脉病变，右冠状动脉局部瘤样扩张

（焦盼晴）

第6篇 心包疾病及肿瘤

第一章 心包疾病

第一节 心包积液

一、定义

正常情况下，心包腔内有少量液体潴备，通常 < 50ml。当某些其他系统的疾病，如甲状腺功能低下、肾病终末期、肿瘤等选择性地累及心包时，心包膜渗出或是漏出的液体蓄积在心包腔，导致总液体量超过 50ml 时，即为心包积液。心包积液可以是渗出液、漏出液、积血或是积脓。通常以 50～100ml 为少量，100～500ml 为中量，500ml 以上为大量。

二、超声描述模板

1. 少量积液

各房室内径测值均在正常范围。室间隔与左、右心室壁厚度在正常范围，其运动无明显异常。心肌回声正常，各组心瓣膜结构与运动状态均无明显异常。心包腔液性暗区主要局限于左心室后区域，舒张末液性暗区宽度约　　mm。

多普勒检查：心内与大血管内无明显异常血流。

诊断：心包积液（少量）

2. 中量积液

各房室内径无明显增大，室间隔与左心室壁无明显增厚，心肌回声无明显异常，室壁运动幅度与收缩增厚率在正常范围，右心室壁厚度正常，运动幅度增大。各组心瓣膜结构与运动状态均无明显异常。在左心室后及右心室前方均可见心包腔液性暗区，其舒张末宽度为：左心室后　　mm；左心室侧　　mm，右心室前方　　mm，心尖下方　　mm，右房旁　　mm，右心房壁轻度塌陷。

多普勒检查：心内与大血管内无明显异常血流

诊断：心包积液（中量）

3. 大量积液

各房室内径无明显增大，各组心瓣膜结构无明显异常。心脏周围环绕较宽液性暗区，心包腔液性暗区在各处的舒张末宽度为：左心室后　　mm；左心室侧　　mm，右心室前方　　mm，心尖下方　　mm，右房旁　　mm，右心膈面下方，右房、室壁轻度塌陷。心脏在心包液体中摆动呈"游泳心脏"。

多普勒检查：心内与大血管内无明显异常血流。

诊断：心包积液（大量），建议急诊处理

4. 心包填塞

心包腔液性暗区包绕心脏，在各处的舒张末宽度为：左心室后　　mm；左心室侧　　mm，右心室前方　　mm，心尖下方　　mm，右心房旁　　mm，右心房壁舒张末及收缩早期塌陷，右心室壁舒张早期塌陷。室间隔舒张期运动异常，心室径随呼吸变化，吸气时右心室增大，左心室减小，呼气时右心室减小，左心室增大。

多普勒检查：房室瓣口血流速度随呼吸改变；吸气时，二尖瓣 E 峰流速下降，三尖瓣 E 峰增加。吸气时腔静脉逆流。

诊断：心包积液（　量），心包压塞，建议急诊处理

三、超声心动图诊断方法简介

超声心动图方便快捷，是探查心包积液的首选诊断方法，准确率接近 100%，并且可以用于评估心包积液对心脏的生理及血流动力学影响。

M 型超声在整个心动周期均可见脏层心包和壁层心包间的无回声区。如果仅在收缩期看到两层心包膜间的无回声区，则是正常或是无临床意义的痕量心包积液，如果收缩期和舒张期均可见无回声区，那么心包积液的量就应该已经超过 50ml。左侧胸腔积液可能会误诊为心包积液。如果在胸骨旁左心室长轴切面探及液体在心脏和降主动脉之间，那么此液体是心包积液的可能性就更大。

二维超声可以定性地评估积液的量、分布以及性质。心脏前方和后方的积液比较常见，占心包积液患者的 5% 以上。积液要注意与心外膜脂肪组织鉴别，积液多是无回声，并且无运动，而脂肪组织回声更高一些，并且在心动周期中与心脏同时运动。应用二维超声可以根据舒张末两层心包膜间无回声区的宽度半定量地评估心包积液的量：痕量（仅收缩期可见），少量（< 10mm），中量（10~20mm），大量（> 20mm）以及超大量（> 25mm）。少量或是超大量的心包积液往往不会均匀分布于心包腔。渗出性的心包积液往往由于粘连等因素而分布不均，也因此反映了其炎性的特质以及复杂的病程。外科术后的心包积液可能会合并有血块，经胸超声对此的诊断仍是挑战。

由于液体蓄积在心包腔而压迫心脏，限制心脏正常充盈，导致心排血量减低从而威胁患者生命的状况称为心包压塞。当临床怀疑存在心包压塞，就必须尽快行超声心动图检查。重要的阳性所见包括中~大量的心包积液；吸气时右心室舒张末径增加，左心室舒张末径减小，呼气时右心室舒张末径减小，左心室舒张末径增加；超过 90% 的心包压塞患者出现下腔静脉及肝静脉扩张，当下腔静脉内径 > 2.1mm，吸气塌陷率 < 50%，提示体循环静脉压的升高；右心腔室壁舒张期塌陷；吸气时室间隔左移，是由于心室间的相互作用（图 6-1-1）以及典型的随呼吸出现的多普勒血流速度的变化，包括吸气时二尖瓣 E 峰减低 > 30%，呼气时三尖瓣 E 峰减低 > 60%，同时肝静脉逆流。

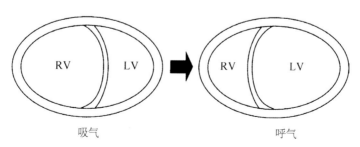

图 6-1-1　心室间相互作用
左图显示吸气时室间隔向左心室侧移位，右图显示呼气时室间隔向右心室侧移位

四、病例诊断套用模板举例

1. 病史介绍

患者女性，56 岁，诉胸闷气短半年，体格检查：心音低钝，未闻及杂音，胸片显示：心影增大。

2. 超声病例图像采集及分析（图 6-1-2）

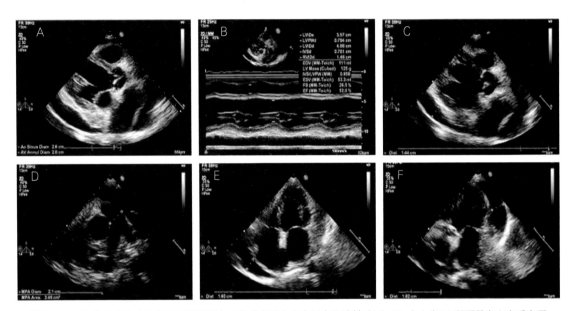

图 6-1-2　A. 胸骨旁左心室长轴切面可见右心室前方及左心室后方的液性暗区；B. 左心室 M 型可见左心室后方无回声区；C. 左心室后方液性暗区宽约 14mm；D. 右心室流出道前方亦可见液性暗区；E. 心尖四腔心切面右心房旁液性暗区宽约 16mm；F. 非标准四腔心切面显示左心室侧液性暗区最宽约 18mm

3. 病例模板套用

各房室内径无明显增大，室间隔与左心室壁无明显增厚，心肌回声无明显异常，室壁运动幅度与收缩增厚率在正常范围，右心室壁厚度正常，运动幅度增大。各组心瓣膜结构与运动状态均无明显异常。在左心室后及右心室前方均可见心包腔液性暗区，其舒张末宽度为：左心室后 14mm；左心室侧 18mm，右心室前 6mm，右心房旁 16mm，右心房壁轻度塌陷。

多普勒检查：心内与大血管内无明显异常血流

诊断：心包积液（中量）

五、动态病例演示

心包积液病例演示：男性，81 岁，超声诊断为心包积液（大量），见图 ER-6-1-1-1（A ~ F）。

动态图演示

ER-6-1-1-1：心包积液病例超声图像

（高一鸣）

第二节　缩窄性心包炎

一、定义

缩窄性心包炎是指各种原因引起的心包增厚、钙化、瘢痕，导致舒张期心室充盈受限。通常为慢性、亚急性、一过性的、潜在的。病因多为病毒感染、心外科手术、胶原血管病、放射、结核以及特发性放疗后远期潜在的心包损害。大部分患者有心包增厚，但不是全部，研究统计经手术证实的缩窄性心包炎，18% 的病例心包厚度正常（≤ 2mm）。

二、超声描述模板

左右心房增大，左右心室内径正常（或偏小），房室交界区角度减小为成角样改变，回声（均匀 / 不均匀）增强。脏层与壁层心包膜增厚、钙化，最厚约　　mm，主要位于（瓣环 / 房室沟）处，两者在心动周期中间距无明显变化呈平行运动，提示心包粘连。右心室壁运动大致正常，室间隔随左右心室瞬时压差变化左右摆动，收缩增厚率下降。下腔静脉增宽，吸气萎陷率减小＜50%。

多普勒检查：二尖瓣血流 E 峰显著大于 A 峰，E 峰减速时间缩短，吸气时 E 峰流速减低＞20%，二、三尖瓣少量反流。组织多普勒可见二尖瓣环左心室侧壁侧峰值速度小于 8cm/s。

诊断：缩窄性心包炎

三、超声心动图诊断方法简介

由于增厚、钙化的心包固定了心脏容积，限制了心脏充盈量，导致心腔内压升高，使得中心静脉压、肺静脉压力升高以维持正常心脏充盈，但缩窄性心包炎的舒张受限开始于舒张中晚期，受心室相互依赖以及吸气时胸腔内压的下降不能传导至心脏，导致心腔内压和胸腔内压的分离的影响，心室充盈随呼吸的变化变得更加显著。并且随着疾病进展，心排血量减低，体循环压进一步升高导致液体潴留。临床多为腹腔积液、肝大、下肢水肿、胸腔积液等液体潴留的表现以及一些非特异性的症状，包括呼吸困难、乏力及腹部不适等。

M 型超声可以看到心包的增厚，脏壁层心包之间正常的相对运动消失。表现为平行运动；室间隔跳动（吸气时舒张早期室间隔突然后向运动）；主动脉根部及左心室后壁曲线显示快充盈段加速，慢充盈段平直，提示左心室充盈受限在舒张中晚期；偶尔出现肺动脉瓣提前开放。

二维超声也可以观察到心包的增厚，但是 TEE 测量的心包厚度更加准确；双房呈中度扩大；舒张期心室充盈突然停止，因心室间相互依赖导致的室间隔异常运动；下腔静脉及肝静脉扩张，吸气塌陷减低或消失。

多普勒对于缩窄性心包炎的诊断至关重要，主要表现为双心室舒张期限制充盈改变（E 峰增高、DT 缩短、A 峰减低）；房室瓣血流随呼吸变化：

（1）呼吸变化百分数 =（呼气 – 吸气）/ 呼气；

（2）吸气时的第一跳二尖瓣 E 峰减低＞25%～40%，同时第一跳三尖瓣 E 峰增高＞40%～60%，肺静脉血流出现与二尖瓣相似变化；

（3）呼气时的第一跳三尖瓣 E 峰最大减低＞40%～60%，同时肝静脉舒张期血流逆流增加。

但是二尖瓣血流频谱随呼吸变化的现象并不是诊断缩窄性心包炎的必要条件，当左心房压显著增高时，二尖瓣血流频谱随呼吸的变化可能消失，而当前负荷减低（利尿剂、头高位）后，可再次出现。呼气时肝静脉舒张期逆流增加，提示心室间相互作用，胸腔及心腔内压力分离，对缩窄性心包炎的诊断十分重要，可用以鉴别 RCM（吸气时肝静脉舒张期逆流）。

　　组织多普勒表现为间隔侧二尖瓣环舒张早期运动速度 e' 显著增高（用以鉴别 RCM）；随着缩窄的加重，间隔侧二尖瓣环 e' 增加，从而导致 E/e' 与左心房压正常的正相关消失，称为瓣环反常；而由于侧壁侧二尖瓣环与心包粘连，使得侧壁侧二尖瓣环 e' 较间隔侧二尖瓣环 e' 低，称为瓣环反转。

四、病例诊断套用模板举例

1. 病史介绍

　　患者男性，48 岁，心脏外科术后 12 年，胸闷伴腹胀 1 年，体格检查：心尖搏动消失、心音减弱，颈静脉怒张，肝大，腹水，奇脉；胸片显示：心包钙化。

2. 超声病例图像采集及分析（图 6-1-3）

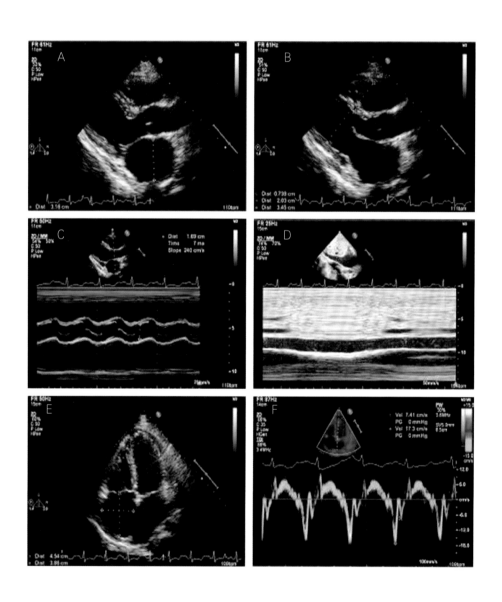

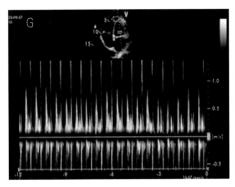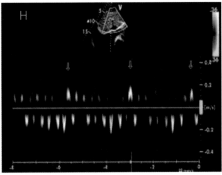

图6-1-3　A，B. 胸骨旁左心室长轴切面显示左心房饱满，心室内径正常，左心室后心包增厚，回声增强；C. M型主动脉根部曲线显示快充盈段加速，慢充盈段平直，脏层与壁层心包膜在心动周期中间距无明显变化呈平行运动；D. M型下腔静脉增宽，吸气塌陷率减低；E. 心尖四腔心切面显示双房中度增大，心包增厚；F. 组织多普勒显示二尖瓣环舒张早期运动速度增高；G. 频谱多普勒显示二尖瓣血流E峰显著大于A峰，E峰减速时间缩短，E峰随呼吸变化，吸气时E峰流速减低＞25%；H. 肝静脉血流频谱显示呼吸时肝静脉逆流增加

3. 病例模板套用

左右心房增大，左右心室内径正常，房室交界区角度减小为成角样改变，回声增强。脏层与壁层心包膜增厚，两者在心动周期中间距无明显变化呈平行运动，提示心包粘连。右心室壁运动大致正常，室间隔随左右心室瞬时压差变化左右摆动，收缩增厚率下降。M型心动图主动脉根部曲线显示快充盈段加速，慢充盈段平直提示左心室充盈在舒张中晚期受限。下腔静脉增宽，吸气萎陷率减小＜50%。

多普勒检查：二尖瓣血流E峰显著大于A峰，E峰减速时间缩短，吸气时E峰流速减低＞20%，二、三尖瓣少量反流。

诊断：缩窄性心包炎

五、动态病例演示

缩窄性心包炎病例演示：男性，77岁，超声诊断为缩窄性心包炎，见图ER-6-1-2-1（A～F）。

动态图演示

ER-6-1-2-1：缩窄性心包炎病例超声图像

（高一鸣）

第三节　缩窄性心包炎术后

一、概述

心包剥离术是治疗缩窄性心包炎的有效方法，术后存活着90%症状明显改善，恢复劳动力。一旦确诊，目前主张尽早手术治疗。有活动性肺结核或全身性结核感染，需积极抗结核治疗。待体温及血沉正常、病情稳定后尽早手术治疗。

二、超声描述模板

心房内径较术前减小，心室腔内径接近正常。室间隔与心室壁异常运动程度减轻（消失）。心包回声与术前比较无明显改变。下腔静脉内径　　mm，吸气塌陷率大于 50%。

多普勒检查：二尖瓣血流频谱 E 峰与 A 峰比值趋于正常，E 峰流速随呼吸变化范围减小。

诊断：缩窄性心包炎术后，心室充盈改善

三、超声心动图诊断方法简介

缩窄性心包炎行心包剥脱术后，超声心动图主要评估心包对心室充盈的限制是否减轻，心室充盈是否改善。包括心腔大小的变化以及室间隔运动异常是否减轻或消失。主要通过二尖瓣血流频谱形态及其对呼吸运动的反应来评估左心室充盈情况；主要通过下腔静脉内径随呼吸运动的变化，甚至肝静脉随呼气逆流是否改善等来评估左、右心室的充盈情况，判断手术是否有效。术后心包膜的回声同术前比较通常不会有明显的改变。

（高一鸣）

—————— 第四节　心包肿瘤 ——————

一、概述

心包肿瘤分为原发（包括良性和恶性）和转移瘤。原发的心包肿瘤十分罕见，多为良性肿瘤。心包原发的良性肿瘤包括畸胎瘤、脂肪瘤、纤维瘤、血管瘤、淋巴管瘤。大部分良性心包肿瘤发生于儿童和成人。畸胎瘤甚至可以在胎儿期经胎儿超声心动图发现。多数是偶然发现，也有一部分患者首发症状是心悸和心律失常。良性心包肿瘤多数在长到压迫心腔或是纵隔组织时体积已经很大。彻底的外科清除是缓解症状和组织病理学诊断的首选方案。

恶性间皮瘤是最常见的原发恶性心包肿瘤，其次是血管肉瘤。症状往往是非特异性的，包括胸痛、呼吸困难和干咳。往往是因反复出现的心包积液或是肿瘤侵入心肌组织而被发现。绝大部分肿瘤发现时就已经无法切除。放疗和化疗也效果不好。目前为止，来自邻近肿瘤侵袭或是远处肿瘤转移的继发心包肿瘤更为常见，多来自淋巴瘤、黑色素瘤、肺癌和乳腺癌。外科姑息治疗包括心包腔内注射化疗药物或是硬化剂，心包开窗用于反复快速出现的恶性心包积液。

心包囊肿是一种少见的良性病变，多数为先天畸形。先天性心包囊肿是由间皮细胞包绕的单房囊性结构，里面充满液体，并不与心包腔相通。大部分患者无症状，约 25% 的患者有非特异性的胸痛、咳嗽、呼吸困难和心悸。心包囊肿除非对心腔有压迫，否则无明显的临床意义，但破裂出血可能会导致心包压塞。因此无症状的患者也应该密切随访。有症状的、体积较大的、有潜在破裂或是恶变风险的心包囊肿应该手术切除或是引流。

二、超声描述模板

1. 实性肿瘤位于右心室流出道前方心包

在右心室前方心包区探及异常回声团块，肿块大小约　　mm，边界比较规则，内部为中等强度回声，回声（不均匀／均匀），向后压迫右心室流出道及肺动脉根部，右心室流出道内径　　mm。肺动脉根部内径减小，远心段呈狭窄后扩张，心包腔液性暗区宽　　mm。左心内径正常范围，左心室壁运动无异常。

多普勒检查：右心室流出道或（和）肺动脉瓣血流速度增高，肺动脉瓣轻度反流。

诊断：心包占位性病变，心包肿瘤可能性大

2. 右心缘心包实性肿瘤压迫右心室流入道

在右心室旁心包区探及异常回声团块，大小约　　mm，边界比较规则，上界达右心房　部，下界达右心室中部，内部为中强（低）回声，回声（不均匀 / 均匀），向内压迫右心室流入道，右心房下部及右心室上部内径减小，三尖瓣环内径减小，瓣叶结构正常，但关闭欠佳，心包腔液性暗区宽　　mm。下腔静脉增宽。左心内径正常范围，左心室壁运动无异常。

多普勒检查：三尖瓣口血流速度轻度增加，收缩期　量反流，其他瓣口血流正常。下腔静脉逆流。

诊断：心包占位性病变，心包肿瘤可能性大

3. 左心室后方心包实性肿瘤

左心室后方心包腔内异常回声团块，大小约　　mm，边界比较规则，内部为中强（低）回声，回声不均匀（或均匀），左心室壁轻度受压（或无明显受压），心包腔液性暗区，舒张末宽　　mm。各房室内径在正常范围，室壁厚度与运动无异常，各组心脏瓣膜结构与功能正常。

多普勒检查：心内无明显异常血流。

诊断：心包占位性病变，心包肿瘤可能性大

4. 心包囊性肿瘤

各房室内径在正常范围，室间隔与左右心室壁厚度与运动正常。各组心瓣膜无明显异常。心包局部肿块位于　部位，大小约　　mm，边界比较规则，肿块内部为液性暗区，随邻近心腔的压力变化肿块大小发生规律性变化。

多普勒检查：心内及大血管内无异常血流。

诊断：心包占位性病变，心包肿瘤（囊性）可能性大

5. 心包肿瘤切除术后

各房室内径在正常范围，室间隔与左右心室壁厚度与运动正常。各组心瓣膜无明显异常。心包腔异常肿块回声完全消失，无明显液性暗区，心脏受压征象解除。腔静脉无明显异常。

多普勒检查：心内及大血管内无异常血流。

诊断：心包肿瘤切除术后；心脏结构与血流无明显异常

三、超声心动图诊断方法简介

心包肿瘤时经超声心动图可见心包腔内团块状回声，团块也可以是分叶状的，或是心包膜弥漫性增厚。根据肿瘤的种类不同，可以表现为均匀或是混合的回声。多数肿瘤不活动。超声心动图应评估有无心包的增厚、心包积液以及是否存在心包缩窄。恶性肿瘤往往不表现为团块儿状回声，而是更倾向于弥漫性生长。良性肿瘤，包括畸胎瘤、血管瘤和淋巴管瘤，都可能表现为囊性团块。

心包囊肿表现为心脏边缘的无回声区，通常位于右心房附近，容易导致右心房受压。彩色多普勒或频谱多普勒显示无血流信号支持心包囊肿的诊断。

四、病例诊断套用模板举例

1. 病史介绍

患者女性，43 岁，胸闷气短近 1 年，呼吸困难 1 月。体格检查：心音低钝，胸骨左缘 3 ~ 4

肋间收缩期杂音，胸片显示：心影增大。

　　2. 超声病例图像采集及分析（图 6-1-4）

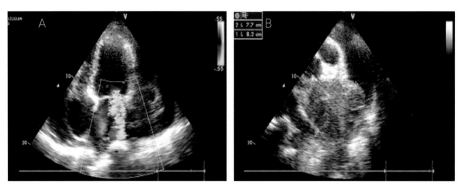

图 6-1-4　A. 非标准心尖四腔心切面显示左心室后侧等回声团块影，二尖瓣少中量反流；B. 非标准切面完整显示等回声团块，大小约 83mm×77mm，团块回声尚均匀，形态尚规则，边界尚清晰

　　3. 病例模板套用

　　左心室后侧方心包腔内异常回声团块，大小约 83mm×77mm，边界比较规则，内部为中等回声，左心室壁轻度受压，心包腔液性暗区，最宽位于左心室侧，舒张末最宽约 32mm。各房室内径在正常范围，室壁厚度与运动无异常，各组心脏瓣膜结构与功能正常。

　　多普勒检查：二尖瓣少中量反流。

　　诊断：心包肿瘤，大量心包积液

五、动态病例演示

　　心包肿瘤病例演示：女性，41 岁，超声诊断为心包肿瘤，见图 ER-6-1-4-1（A～F）。

动态图演示

ER-6-1-4-1：心包肿瘤病例超声图像

（高一鸣）

第二章　心脏肿瘤

—— 第一节　黏液瘤 ——

一、概述

　　黏液瘤组织来源尚不清楚，一般认为心脏黏液瘤来源具有多向分化潜能的原始间叶细胞。大体形态多成息肉状突入心腔，常有蒂附着于房间隔或心房壁（以左心房腔内多见），有时呈分叶状。外观呈半透明胶胨状，质软而脆，表面常覆盖血栓。少数黏液瘤表面由绒毛或乳头状突起构成，易于脱落致栓塞。病理切片：瘤体组织中可见大量富含酸性黏多糖的基质和少量弹性纤维及胶原纤维，基质中有散在的小簇或条索状分布的瘤细胞，典型的黏液瘤内皮样细胞呈长梭形或星芒状，细胞核呈椭圆形隆起。黏液瘤可以单发亦可多发，其中单发多见，部分多发病例可见于心房，亦可见于心室。

二、超声描述模板

左心房增大，余房室内径尚可。左心房内探及异常团块样回声，有蒂附着于房间隔卵圆窝水平。团块回声较均匀，轮廓清晰，边缘规则（或呈分叶状），随心动周期运动，舒张期脱入二尖瓣口，呈长椭圆形，收缩期返回左心房内，呈圆形。M 型示二尖瓣前叶呈城垛样改变，前后叶镜向运动，舒张期前后叶开放曲线内见实性回声充填，收缩期左心房内见异常回声。

多普勒检查：舒张期瘤体堵塞二尖瓣口，瘤体四周可见细束由左心房至左心室的五彩血流信号，二尖瓣口舒张期流速加快，峰值流速　　m/s，平均跨瓣压差约　　mmHg。

诊断：左心房占位性病变，黏液瘤可能

附：右房黏液瘤模板、心室内黏液瘤模板

1. 右心房黏液瘤

右心房增大，余房室内径尚可。右心房内探及异常团块样回声，有蒂附着于房间隔卵圆窝水平。团块回声较均匀，轮廓清晰，边缘规则（或呈分叶状），随心动周期运动，舒张期脱入三尖瓣口，呈长椭圆形，收缩期返回右心房内，呈圆形。

多普勒检查：舒张期瘤体堵塞三尖瓣口，瘤体四周可见细束由左心房至右心室的五彩血流信号，三尖瓣口舒张期流速加快，峰值流速　　m/s，平均跨瓣压差约　　mmHg。

诊断：右心房占位性病变，黏液瘤可能

2. 心室内黏液瘤

各房室内径大致正常。左（右）心室内探及一异常团块样回声，其蒂附着于室壁。团块回声较均匀，轮廓清晰，边缘光滑，随心动周期来回运动，（瘤体致左 / 右心室流入部或流出道狭窄）。各瓣膜形态、结构、启闭运动未见明显改变。大动脉关系、内径正常。心包腔未见异常。

多普勒检查：心内各部未探及明显异常血流信号（瘤体致左右心室流入部或流出道狭窄处血流速度增快，峰值流速　　m/s，平均跨瓣压差约　　mmHg）。

诊断：（左 / 右）心室内占位性病变，黏液瘤可能

三、超声心动图诊断方法简介

1. 二维灰阶成像

二维灰阶成像是目前诊断黏液瘤的常规手段，二维超声可以直接显示肿瘤的大小、形态、附着部位，采用电影回放可以评估瘤体是否对瓣膜启闭运动造成不良影响及识别瓣口梗阻，另外可以准确识别是否存在部分脱落并游离于心腔内的瘤体。

2. 彩色多普勒显像

彩色血流成像可以定性评估瘤体是否对其所在心腔及瓣口是否造成梗阻效应，当瘤体产生梗阻时，可以在梗阻瓣膜及瘤体所在部位上游观察到彩色血流汇聚或五彩镶嵌血流信号。

3. 频谱多普勒显像

连续波多普勒可以定量评估黏液瘤瘤体在造成梗阻时的血流动力学影响，通过梗阻狭窄处的峰值血流速度、伯努利方程计算的峰值压差及描记法测得的平均压差可以定量评估其严重程度，其对二尖瓣口的梗阻效应可以参照二尖瓣狭窄的定量评估标准。

四、病例诊断套用模板举例

1. 病史介绍

患者一，男，43岁，因胸闷气短3年就诊，心脏听诊提示心尖部舒张期隆隆样杂音。

患者二，女，49岁，因半侧肢体瘫痪诊断脑栓塞，后经超声心动图发现左心房占位病变。

2. 超声图像采集及分析（图6-2-1）

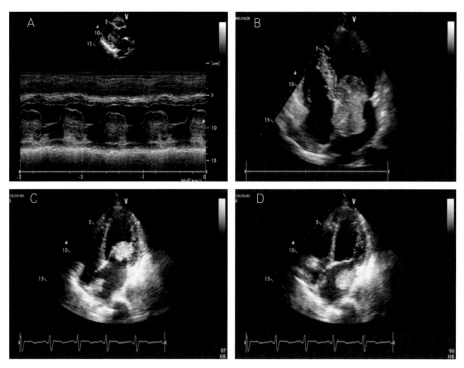

图6-2-1 左心房黏液瘤图片

患者一：A. M型：二尖瓣前叶呈城垛样改变，舒张期前后叶开放曲线内见实性回声；B. 左心房内实性团块舒张期脱入二尖瓣口致瓣口梗阻；C. 舒张期房间隔可见不规则实性团块回声附着，二尖瓣左心房面可见游离团块回声堵塞于瓣口；D. 胸骨旁四腔心切面显示收缩期游离瘤体返回入左心房并与二尖瓣叶脱离接触

动态图演示

患者二

ER-6-2-1-1：胸骨旁长轴显示脱落的黏液瘤组织

ER-6-2-1-2：胸骨旁四腔心显示脱落黏液瘤及仍连于房间隔上的黏液瘤组织

ER-6-2-1-3：胸骨旁四腔心彩色血流图像提示二尖瓣中量反流

ER-6-2-1-4：剑突下四腔心切面显示脱落黏液瘤及仍连于房间隔上的黏液瘤组织

3. 病例模板套用

患者一：

左心房增大，余房室内径尚可。左心房内探及异常团块样回声，有蒂附着于房间隔卵圆窝水平。团块回声较均匀，轮廓清晰，边缘不规则，随心动周期运动，舒张期脱入二尖瓣口，收缩期

返回左心房内。M 型示二尖瓣前叶呈城垛样改变，前后叶镜向运动，舒张期前后叶开放曲线内见实性回声充填，收缩期左心房内见异常回声。

多普勒检查：舒张期瘤体堵塞二尖瓣口，瘤体四周可见细束由左心房至左心室的五彩血流信号，二尖瓣口舒张期流速加快，峰值流速 2.6m/s，平均跨瓣压差约 12mmHg。

诊断：左心房占位性病变，黏液瘤可能

患者二：

左心房增大，余房室内径尚可。左心房内探及两处异常中等团块样回声，较小者有蒂附着于房间隔卵圆窝水平，大小约 19mm×14mm，另一团块较大，约 24mm×22mm，结构松散，随血流转动，活动度较大，舒张期堵塞二尖瓣口，收缩期返回左心房内，未见明确根蒂组织与左心房相连。M 型示二尖瓣前叶呈城垛样改变，前后叶镜向运动，舒张期前后叶开放曲线内见实性回声充填，收缩期左心房内见异常回声。

多普勒检查：舒张期瘤体堵塞二尖瓣口致二尖瓣口血流速度明显加快，峰值流速 2.2m/s，平均跨瓣压差约 8mmHg，收缩期二尖瓣中量反流。

诊断：左心房占位性病变，黏液瘤可能，部分黏液瘤脱落，二尖瓣口梗阻，二尖瓣关闭不全（中度）

（王建德）

———— 第二节　心脏肿瘤（性质不明确占位）————

一、心腔内占位

（一）概述

心腔内占位是指原发性或继发性因素出现于心腔内的异常实性或囊性等占位病变，可以无血流动力学意义，亦可以造成严重的心腔或瓣膜梗阻，生物学行为以良性多见，亦可为恶性。

（二）超声描述模板

各房室腔内径正常范围，室壁各节段厚度正常，运动协调，收缩幅度正常。于左（右）心室（房）内探及一　mm×　mm 声影，形态（不）规则，边界（不）清晰，内部回声（不）均匀，有（无）蒂连于房 / 室壁。各瓣膜形态、结构、启闭运动未见明显改变。大动脉关系、内径正常。心包腔未见异常。

多普勒检查：心内各部未探及明显异常血流信号。

诊断：心腔内占位

（三）超声心动图诊断方法简介

1. 最常用的二维灰阶成像法

二维灰阶成像需要重点观察异常团块回声所在的心腔、形态特征、回声特点及有无蒂部及基底部与心脏结构的连接的紧密程度，有无对其所在心腔的造成梗阻的形态改变。

2. 彩色多普勒成像

其重点在于通过彩色血流显像显示有无彩色血流汇聚及五彩镶嵌血流信号评估心腔内梗阻的定性评估，同时亦可以观察瓣膜关闭是否受到占位病变的影响。

3. 频谱多普勒显像

可以应用脉冲及连续波多普勒对狭窄血流的流速、峰值压差及平均压差进行定量评估。

二、瓣膜上占位

（一）概述

瓣膜上内占位是指原发性或继发性因素出现于瓣膜上的异常占位病变，可以无血流动力学意义，亦可以造成严重的瓣膜梗阻或关闭不全，生物学行为以良性多见，亦可为恶性。瓣膜上原发肿瘤以乳头状纤维弹力瘤多见，约占瓣膜肿瘤的 90%，以主动脉瓣多见，其次为二尖瓣，通常无症状，当引起栓塞、瓣膜关闭不全或者晕厥而就诊。由于乳头状纤维弹力瘤常合并于瓣膜疾患和分流性先天性心脏病之异常血流冲击瓣膜及心内膜面，部分学者认为其为长期机械损伤的心内膜变性反应。

（二）超声描述模板

各房室腔内径正常范围，室壁各节段厚度正常，运动协调，收缩幅度正常。于瓣叶上探及　　mm×　　mm 声影，附于（主动脉瓣 / 二尖瓣）瓣上，形态（不）规则，边界（不）清晰，回声（不）均匀，有（无）蒂。余各瓣膜形态、结构、启闭运动未见明显改变。大动脉关系、内径正常。心包腔未见异常。

多普勒检查：心内各部未探及明显异常血流信号。

诊断：瓣膜占位

（三）超声心动图诊断方法简介

1. 最常用的二维灰阶成像法

二维灰阶成像需要重点观察异常团块回声所在的瓣膜、活动程度、回声特点及有无蒂部，有无对其所在瓣膜的开放及关闭造成影响。另外主动脉瓣上的占位性病变亦应该注意心动周期内有无堵塞冠状动脉开口的现象。

2. 彩色多普勒成像

其重点在于通过彩色血流显像显示瓣膜有无狭窄及反流的彩色血流改变，并对其严重程度进行定量。

3. 频谱多普勒显像

可以应用脉冲及连续波多普勒对狭窄血流的流速、峰值压差及平均压差进行定量评估。

（四）病例诊断套用模板举例

1. 病史介绍

患者，女，41 岁，胸闷气短 3 年就诊，心脏听诊提示心尖部舒张期隆隆样杂音。术前超声提示风湿性心脏病，二尖瓣重度狭窄并左心室占位，术中发现主动脉瓣无冠瓣左心室及主动脉侧均有肿物附着，最大 5mm×5mm，术后病理诊断心室及主动脉瓣占位均为乳头状纤维弹力瘤。

2. 超声病例图像采集及分析（图 6-2-2）

3. 病例模板套用

左心房扩大，余房室内径大致正常。室壁厚度基本正常，运动协调，幅度正常。于左心室内二尖瓣口相对之心内膜面探及 15mm×20mm 实性团块，回声均匀，无蒂，连于左心室壁之基底部较宽。二尖瓣瓣叶增厚，回声增强，尤以瓣尖明显，交界处粘连，瓣下腱索增粗，致开放受限，舒张期瓣口开放面积约 0.7cm^2，关闭尚可。主动脉瓣三叶，于主动脉瓣叶主动脉侧探及 5mm×5mm 细小条索样实性回声附于瓣上，回声均有，无蒂，瓣膜启闭尚可，余心瓣膜形态、结构，启闭大致正常。

多普勒检查：二尖瓣舒张期血流增快，平均跨瓣压差约为 12mmHg。

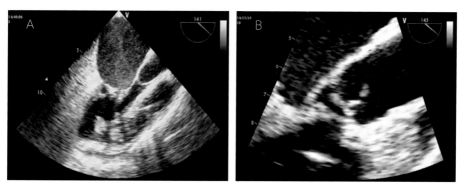

图6-2-2　左心室及主动脉瓣上乳头状纤维弹力瘤图像

A. 经食管超声心动图提示二尖瓣增厚并开放受限，瓣口血流冲击之左心室面可见中等回声团块附着；B. 经食管超声新动态图提示舒张期主动脉瓣之主动脉侧瓣缘可见纤细条索样实性回声附着

诊断：风湿性心脏病，二尖瓣狭窄（重度），左心室占位，主动脉瓣占位

三、心肌内占位

（一）概述

心肌内占位是指原发性或继发性因素出现于心肌内的异常占位病变，通常无血流动力学意义，也主要表现为心律失常，肿瘤生物学行为以良性横纹肌瘤多见。

（二）超声描述模板

各房室腔内径正常范围，于室壁内探及一　mm×　mm声影，回声（不）均匀，与周围组织边界（不）清楚，有（无）包膜，余室壁各节段厚度正常，运动协调，收缩幅度正常。各瓣膜形态、结构、启闭运动未见明显改变。大动脉关系、内径正常。心包腔未见异常。

多普勒检查：占位处内部血流丰富（一般），余心内各部未探及明显异常血流信号。

诊断：心肌内占位

（三）超声心动图诊断方法简介

1. 二维灰阶成像

二维灰阶成像需要重点观察异常团块回声所在的心房、心室的位置、回声特点、有无包膜且与心肌间的界限是否清晰等，有无对瓣膜的开放及关闭造成影响。

2. 彩色多普勒成像

其重点在于通过彩色血流显像显示瘤体内有无明确的滋养血管的血流信号。

3. 频谱多普勒

在肿瘤造成心腔内的梗阻时进行定量评估。

（四）病例诊断套用模板举例

1. 病史介绍

患者，男，45岁，胸闷气短就诊，超声提示左心室心尖部占位并心包积液。PET提示瘤体未见摄取增强，提示良性病变，由于瘤体位于左心室心尖部且范围较大及外科切除后左心室壁难以重建，临床建议胸腔镜下行心包开窗引流。

2. 超声病例图像采集及分析（图 6-2-3 ）

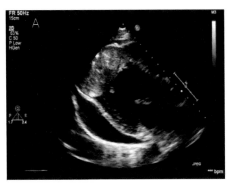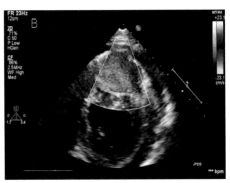

图 6-2-3　左心室心尖部肿瘤图像

A. 左心室长轴显示左心室心尖部较大范围内部回声不均的实性团块，边界尚清晰，无心腔梗
阻的明显征象，左心室后心包腔存在明显的无回声区；B. 彩色血流显像提示瘤体内未见明确
的血流信号，提示肿瘤血供不丰富

3. 病例模板套用

各房室内径大致正常。左心室壁心尖部探及 42mm×27mm 声影，回声不均匀，与周围组织
边界尚清楚，无明确包膜，余左心室壁厚度、回声未见异常，室壁收缩运动未见异常。各心瓣膜
形态，结构，启闭大致正常。

多普勒检查：占位处内部无明显血流，余心内各部未探及明显异常血流信号。

诊断：心肌内占位（左心室心尖部），中量心包积液

（王建德）

第三节　心脏肿瘤（性质倾向性占位）

一、心室横纹肌瘤

（一）概述

横纹肌瘤是婴儿和儿童最常见的良性心脏肿瘤，多发生在 1 岁以内，在左右心室及室间隔的
发生率相同，绝大多数为多发，有证据表明横纹肌瘤是心肌的错构瘤或畸形而不是真正的新生
物，其支持证据为多发性和儿童占优势，特别是伴有结节性硬化症患者多见，另外横纹肌瘤可随
时间推移而逐渐消退，病损大小萎缩最快的情况发生在 3 岁以内，在儿童期可以完全恢复正常。

（二）超声描述模板

各房室腔内径正常范围，于双心室及室间隔内探及多发轮廓清晰，形状不规则，边缘规则的
实性回声，最大　　mm×　　mm，内部回声偏强，与周围组织未见明显粘连。流出道内径（未）探
及狭窄。各瓣膜形态、结构、启闭运动未见明显改变。大动脉关系、内径正常。心包腔未见异常。

多普勒检查：占位处内部无明显异常血流信号，余心内各部未探及明显异常血流信号。

诊断：心室横纹肌瘤可能性大

（三）超声心动图诊断方法简介

1. 二维灰阶成像

二维灰阶成像需要重点观察异常团块回声所在的心房、心室的位置、回声特点、有无包膜且

与心肌间的界限是否清晰等，有无对瓣膜的开放及关闭造成影响。

2. 彩色多普勒成像

其重点在于通过彩色血流显像显示瘤体内有无明确的滋养血管的血流信号。

3. 频谱多普勒

在肿瘤造成心腔内的梗阻时进行定量评估。

（四）病例诊断套用模板举例

1. 病史介绍

患者，男，11 月，因查体发现心脏肿物为进一步明确诊断就诊，听诊未闻及心脏杂音。

2. 超声病例图像采集及分析（图6-2-4）

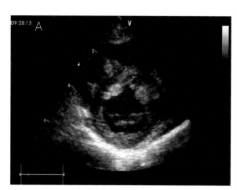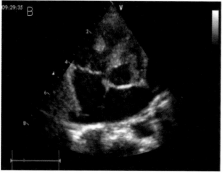

图6-2-4　多发心肌内占位病变（横纹肌瘤可能）

A. 左心室短轴显示前间隔及左心室前侧壁的左心室面探究与心肌分界不清之多发偏强回声团；

B. 胸骨旁四腔心显示右心室侧壁亦可以见到与左心室面相似之偏强回声占位病变

3. 病例模板套用

各房室内径大致正常。双心室及室间隔内探及多发轮廓欠清晰、形状不规则、边缘不规则之实性回声，最大 12mm×10mm，内部回声偏强。流出道未探及狭窄。室壁收缩运动未见异常。各心瓣膜形态、结构、启闭大致正常。

多普勒检查：占位处内部无明显血流，余心内各部未探及明显异常血流信号。

诊断：心室横纹肌瘤可能性大

二、心室血管瘤

（一）概述

由内皮细胞良性增生形成的血管瘤较为罕见，可发生在心脏的任何部位，一般呈壁内性生长，较多见于右心腔内，通常无蒂或呈息肉状心内膜下结节。

（二）超声描述模板

各房室内径大致正常，心室壁　节段明显增厚，均匀回声中混杂以微小无回声区，界限清晰，约　mm×　mm，其周围仍能观察到正常的室壁回声，此微小无回声区"埋藏"在室壁内。各瓣膜形态、结构、启闭运动未见明显改变。大动脉关系、内径正常。心包腔未见异常。

多普勒检查：占位处内部血流丰富（一般）。

诊断：心室壁血管瘤可能性大

（三）超声心动图诊断方法简介

1. 二维灰阶成像

二维灰阶成像需要重点观察异常团块回声所在的心房、心室的位置、有无包膜且与心肌间的界限是否清晰等，有无对瓣膜的开放及关闭造成影响。

2. 彩色多普勒成像

其重点在于通过彩色血流显像显示瘤体内有无明确的滋养血管的血流信号。

3. 频谱多普勒

在肿瘤造成心腔内的梗阻时进行定量评估。

三、转移性肿瘤

（一）概述

转移性心脏肿瘤的发生率是原发性心脏肿瘤的 100～1000 倍，其来源主要为肺部、乳腺、白血病的心脏转移，其转移途径可以是直接浸润性转移，较为多见的是血行转移，所有转移性的心脏肿瘤均为恶性肿瘤。通常诊断转移性肿瘤应考虑患者的病史，并与血栓、赘生物等鉴别。

（二）超声描述模板

各房室内径大致正常，左（右）房（室）内可见（散在 / 团块状）回声强度较高的光团影，活动性小（大），轮廓清晰，形状欠规则。各瓣膜形态、结构、启闭运动未见明显改变。大动脉关系、内径正常。心包腔未见异常。下（上）腔静脉（未）增宽，腔内（未）探及异常回声，呈　改变。肝静脉（未）增宽。心包腔内可见液性暗区，舒张末液性暗区宽度约　mm。

多普勒检查：心内各部未探及明显异常血流信号。

诊断：转移性肿瘤可能性大

（三）超声心动图诊断方法简介

1. 二维灰阶成像

二维灰阶成像需要重点观察异常团块回声所在的心房、心室的位置、回声特点、有无包膜且与心肌间的界限是否清晰等，有无对瓣膜的开放及关闭造成影响。

2. 彩色多普勒成像

其重点在于通过彩色血流显像显示瘤体内有无明确的滋养血管的血流信号。

3. 频谱多普勒

在肿瘤造成心腔内的梗阻时进行定量评估。

四、畸胎瘤

（一）概述

畸胎瘤属于非精母细胞性生殖细胞肿瘤，是由异常增殖的多功能生殖干细胞及胚胎干细胞发展而来，其成分包含所有三胚层细胞成分分化形成的组织。源于胚胎细胞的畸胎瘤皆是天生的，发生的位置因人而异。畸胎瘤常见于儿童，当发生于心脏是主要发生在右心房、右心室或房室间隔内。

（二）超声描述模板

各房室内径大致正常，与左（右）房（室）内可探及　mm×　mm 光团影，边界清晰，有（无）包膜，团块内回声不均匀，可及囊泡样回声，内及钙化灶。各瓣膜形态、结构、启闭运动未见明显改变。大动脉关系、内径正常。心包腔未见异常。

多普勒检查：心内各部未探及明显异常血流信号。

诊断：畸胎瘤可能性大

（三）超声心动图诊断方法简介

1. 二维灰阶成像

二维灰阶成像需要重点观察异常团块回声所在的心房、心室的位置、回声特点、有无包膜且与心肌间的界限是否清晰等，有无对瓣膜的开放及关闭造成影响。

2. 彩色多普勒成像

其重点在于通过彩色血流显像显示瘤体内有无明确的滋养血管的血流信号。

3. 频谱多普勒

在肿瘤造成心腔内的梗阻时进行定量评估。

五、心腔内囊肿（非梗阻性及梗阻性）

（一）概述

心腔内单纯囊肿性病变较为少见，常见的囊肿性病变多见于牧区包虫性疾患的心脏囊肿。

（二）超声描述模板（非梗阻性）

各房室内径大致正常，与左（右）房（室）内可探及 mm× mm 异常回声，边界清晰，存在包膜，团块内呈均匀低回声，有一定的活动度。各瓣膜形态、结构、启闭运动未见明显改变。大动脉关系、内径正常。心包腔未见异常。

多普勒检查：心内各部未探及明显异常血流信号。

诊断：心腔内囊肿可能性大

（三）超声描述模板（梗阻性）

各房室内径大致正常，与左（右）房（室）内可探及 mm× mm 异常回声，边界清晰，存在包膜，团块内呈均匀低回声，有一定的活动度。其于 期脱向 瓣口（流出道）。余各瓣膜形态、结构、启闭运动未见明显改变。大动脉关系、内径正常。心包腔未见异常。

多普勒检查：瓣口（流出道）探及快速血流。

诊断：心腔内囊肿可能性大（梗阻性）

（四）超声心动图诊断方法简介

1. 二维灰阶成像

二维灰阶成像需要重点观察异常团块回声所在的心房、心室的位置、回声特点、有无包膜且与心肌间的界限是否清晰等，有无对瓣膜的开放及关闭造成影响。

2. 彩色多普勒成像

其重点在于通过彩色血流显像显示瘤体内有无明确的滋养血管的血流信号。

3. 频谱多普勒

在肿瘤造成心腔内的梗阻时进行定量评估。

（王建德）

第**7**篇　大动脉疾病

第一章　真性主动脉瘤

第一节　主动脉根部动脉瘤

一、定义

真性主动脉瘤是指主动脉壁薄弱所引起的主动脉局限性管腔显著扩张或膨胀（管径大于相应正常部位内径的 1.5 倍以上），可发生于主动脉的任何部位。主动脉根部动脉瘤主要累及主动脉瓣环、窦部、窦管交界和近端升主动脉，导致冠状动脉开口上移，主动脉瓣环扩大和主动脉瓣关闭不全，常引起左心室扩大和心力衰竭。通常，遗传性疾病如马方综合征患者的主动脉根部径 ≥ 45mm，其他病因引起的主动脉根部径 ≥ 50mm，可诊断为主动脉根部瘤。

二、超声描述模板

1. 主动脉窦部扩张

各房室内径正常范围。室间隔及左心室壁厚度正常，运动协调，收缩幅度正常。主动脉窦部扩张，最宽处内径约　mm，窦壁回声连续完整；主动脉管腔内未探及明确的漂动的内膜片回声。升主动脉及弓降部、腹主动脉未见明显异常。各瓣膜形态、结构及启闭运动未见明显异常。心包腔内未见明显液性暗区。

多普勒检查：心内各部未见明显异常血流信号。

诊断：主动脉窦部扩张

2. 主动脉根部瘤（病变局限于主动脉窦部）

各房室内径正常范围。室间隔及左心室壁厚度正常，运动协调，收缩幅度正常。主动脉窦部明显扩张，最宽处内径约　mm，累及长度约　mm，窦壁回声连续完整；主动脉管腔内未探及明确的漂动的内膜片回声。升主动脉及弓降部、腹主动脉未见明显异常。主动脉瓣为三叶，形态结构正常，瓣开放好，关闭欠佳。其余瓣膜形态、结构及启闭运动未见明显异常。心包腔内未见明显液性暗区。

多普勒检查：舒张期左心室流出道内可见源于主动脉瓣的少量反流信号。

诊断：主动脉根部瘤，主动脉瓣关闭不全（轻度）

3. 主动脉根部瘤（病变累及主动脉瓣环、窦部、窦管交界和近端升主动脉）

左心室扩大，余房室内径正常范围。室间隔及左心室壁厚度正常，运动协调，收缩幅度正常。自主动脉瓣环至升主动脉　mm 范围内明显扩张，最宽处内径约　mm，升主动脉远端及弓降部不宽，升主动脉远端内径约　mm，弓部内径约　mm，腹主动脉不宽，内径约　mm。主动脉管腔内未探及明确的漂动的内膜片回声。主动脉瓣为三叶，形态结构正常，瓣开放好，关闭不良。其余瓣膜形态、结构及启闭运动未见明显异常。心包腔内未见明显液性暗区。

多普勒检查：舒张期左心室流出道内可见源于主动脉瓣的中量 / 大量反流信号。

诊断：主动脉根部瘤，主动脉瓣关闭不全（重度）

三、超声心动图诊断要点

（1）主动脉根部受累程度　需要准确测量主动脉瓣环、窦部、升主动脉内径，自主动脉瓣环水平测量主动脉根部受累的长度。

（2）主动脉瓣　观察瓣叶形态、结构及启闭运动，多切面评价主动脉瓣反流程度。主动脉瓣通常无器质性病变，但瓣膜关闭不全往往较其他病因严重。

（3）升主动脉远端、弓降部以及腹主动脉有无扩张。

（4）主动脉管腔内有无漂动的内膜片回声，与主动脉夹层进行鉴别。

（5）心内结构　各房室大小，室壁运动，其余瓣膜形态、结构以及启闭运动、有无反流等。尤其是左心房、左心室有无扩大，二尖瓣瓣环有无扩张，二尖瓣叶形态、结构，二尖瓣反流程度。

四、病例诊断套用模板举例

1. 病史介绍

患者女性，38 岁，咳嗽 3 个月，体格检查：心脏增大，主动脉瓣听诊区舒张期叹气样杂音，胸片显示：左心室大，纵隔影增宽。

2. 超声病例图像采集及分析（图 7-1-1）

3. 病例模板套用

左心室扩大，余房室内径正常范围。室间隔及左心室壁厚度正常，运动协调，收缩幅度正常。自主动脉瓣环至升主动脉 81mm 范围内明显扩张，最宽处内径约 62mm，升主动脉远端轻度扩张，内径约 42mm，弓降部不宽，弓部内径约 23mm，腹主动脉不宽，内径约 20mm。主动脉

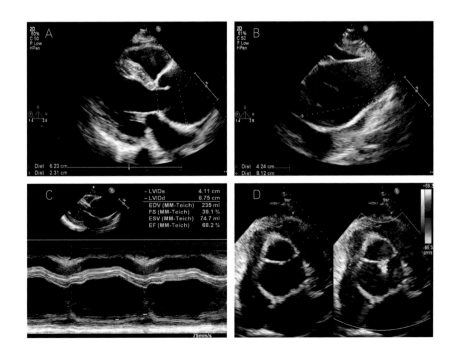

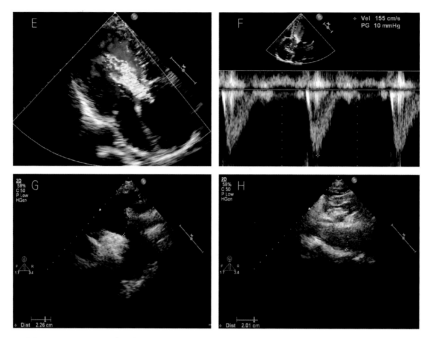

图 7-1-1　A. 左心室长轴切面测量主动脉瓣环和窦部的前后径；B. 升主动脉长轴切面测量主动脉根部瘤的长度和升主动脉远端的前后径；C. 左心室 M 超测量左心室前后径和左心室收缩功能；D. 大动脉短轴切面显示主动脉瓣叶，彩色多普勒显示主动脉瓣大量反流；E. 彩色多普勒显示主动脉瓣大量反流；F. 心尖五腔心切面测量主动脉瓣前向血流速度和跨瓣压差；G. 胸骨上窝主动脉弓长轴切面测量主动脉弓上下径；H. 腹主动脉长轴切面测量腹主动脉前后径

管腔内未探及明确的漂动的内膜片回声。主动脉瓣为三叶，形态结构正常，瓣开放好，关闭不良。其余瓣膜形态、结构及启闭运动未见明显异常。心包腔内未见明显液性暗区。

　　多普勒检查：舒张期左心室流出道内可见源于主动脉瓣的大量反流信号。

　　诊断：主动脉根部瘤，主动脉瓣关闭不全（重度），建议进一步检查

五、动态病例演示

　　病例诊断：主动脉根部瘤，主动脉瓣大量反流。动态图像详见图 ER-7-1-1-1 ~ 图 ER-7-1-1-6。

动态图演示

ER-7-1-1-1：左心室长轴切面显示主动脉瓣环扩大，主动脉窦部、窦管交界至近端升主动脉扩张

ER-7-1-1-2：左心室长轴切面彩色多普勒显示主动脉瓣大量反流

ER-7-1-1-3：大动脉短轴切面显示主动脉瓣环扩大、主动脉窦部扩张

ER-7-1-1-4：心尖五腔心切面彩色多普勒显示主动脉瓣大量反流

ER-7-1-1-5：胸骨上窝主动脉弓长轴切面彩色多普勒显示主动脉弓降部内径正常，管腔内血流通畅

ER-7-1-1-6：腹主动脉长轴切面显示腹主动脉内径正常，管腔内未见异常回声

（樊丽姿）

—————— 第二节　升主动脉瘤 ——————

一、定义

升主动脉瘤是指窦管交界上方至无名动脉开口近端的升主动脉局限性管腔显著扩张或膨胀（管径大于相应正常部位内径的 1.5 倍以上）。通常，升主动脉径 ≥ 50mm 可诊断为升主动脉瘤。

二、超声描述模板

1. 升主动脉扩张

各房室内径正常范围。室间隔及左心室壁厚度正常，运动协调，收缩幅度正常。升主动脉扩张，最宽处位于中部，内径约　　mm，管腔内未见漂动的内膜片回声。主动脉弓降部及腹主动脉未见明显异常。各瓣膜形态、结构及启闭运动未见明显异常。心包腔内未见明显液性暗区。

多普勒检查：心内各部未见明显异常血流信号。

诊断：升主动脉扩张

2. 升主动脉瘤

各房室内径正常范围。室间隔及左心室壁厚度正常，运动协调，收缩幅度正常。升主动脉扩张，最宽处位于中部，内径约　　mm，主动脉弓降部不宽，弓部内径约　　mm，腹主动脉不宽，内径约　　mm。主动脉管腔内未探及明确的漂动的内膜片回声。主动脉瓣为三叶，形态结构正常，瓣开放好，关闭欠佳。其余瓣膜形态、结构及启闭运动未见明显异常。心包腔内未见明显液性暗区。

多普勒检查：舒张期左心室流出道内可见源于主动脉瓣的少量反流信号。

诊断：升主动脉瘤，主动脉瓣关闭不全（轻度）

3. 升主动脉瘤累及主动脉根部

左心室内径明显增大，余房室内径正常范围。主动脉瓣环、窦部及升主动脉明显扩张，后者显著，最宽处内径约　　mm，主动脉弓降部不宽，弓部内径约　　mm，腹主动脉不宽，内径约　　mm。主动脉管腔内未探及明确的漂动的内膜片回声。主动脉瓣为三叶，形态回声正常，瓣开放好，关闭不良。其余瓣膜形态、结构及启闭运动未见明显异常。心包腔内未见明显液性暗区。

多普勒检查：主动脉瓣大量反流。

诊断：升主动脉瘤，主动脉根部瘤，主动脉瓣关闭不全（重度）

三、超声心动图诊断要点

（1）升主动脉　仔细扫查升主动脉近端、中部以及远端有无扩张，尤其是升主动脉中部。

（2）主动脉瓣　瓣环有无扩张，瓣叶形态、结构及启闭运动，主动脉瓣反流程度。

（3）主动脉弓降部、腹主动脉有无扩张。

（4）主动脉管腔内有无漂动的内膜片回声，与主动脉夹层进行鉴别。

（5）心内结构　各房室大小，室壁运动，其余瓣膜形态、结构以及启闭运动、有无反流等。尤其是左心房、左心室有无扩大，二尖瓣瓣环有无扩张，二尖瓣叶形态、结构，二尖瓣反流程度。

四、病例诊断套用模板举例

1. 病史介绍

患者女性，36 岁，胸闷 1 年，体格检查：心脏增大，主动脉瓣听诊区舒张期叹气样杂音，胸片显示：左心室增大，纵隔影增宽。

2. 超声病例图像采集及分析（图 7-1-2）

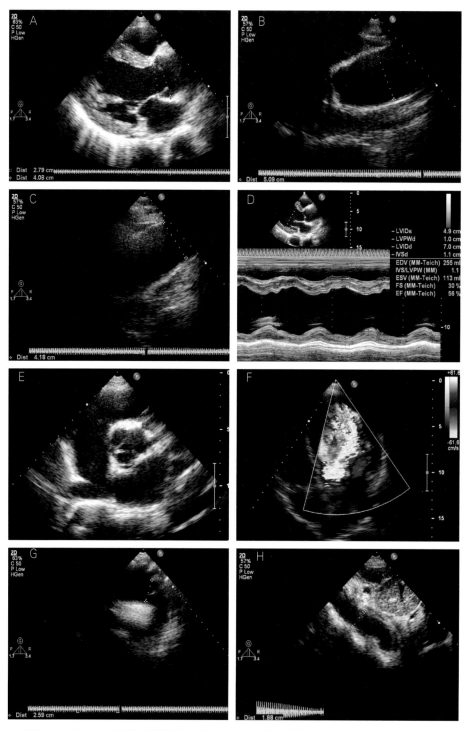

图 7-1-2　A. 左心室长轴切面测量主动脉瓣环和窦部的前后径；B. 升主动脉长轴切面测量升主动脉中部的前后径；C. 升主动脉长轴切面测量升主动脉远端的前后径；D. 左心室 M 超测量左心室前后径和左心室收缩功能；E. 大动脉短轴切面显示主动脉瓣叶；F. 心尖五腔心切面彩色多普勒显示主动脉瓣大量反流；G. 胸骨上窝主动脉弓长轴切面测量主动脉弓上下径；H. 腹主动脉长轴切面测量腹主动脉前后径

3. 病例模板套用

左心室增大，余房室内径正常范围。主动脉瓣环、窦部轻度扩张，升主动脉中部明显扩张，最宽处内径约 51mm，升主动脉远端内径约 42mm，主动脉弓降部不宽，弓部内径约 26mm，腹主动脉不宽，内径约 19mm。主动脉管腔内未探及明确的漂动的内膜片回声。主动脉瓣为三叶，瓣叶轻度增厚，开放好，关闭不良。其余瓣膜形态、结构及启闭运动未见明显异常。心包腔内未见明显液性暗区。

多普勒检查：主动脉瓣大量反流。

诊断：升主动脉瘤，主动脉瓣关闭不全（重度）

（樊丽姿）

—————　第三节　胸降主动脉瘤　—————

一、定义

胸降主动脉瘤是指左锁骨下动脉开口远端、局限在胸部的降主动脉局限性管腔显著扩张或膨胀（管径大于相应正常部位内径的 1.5 倍以上）。

二、超声描述模板

1. 胸降主动脉瘤

各房室内径正常范围。室间隔及左心室壁厚度正常，运动协调，收缩幅度正常。各瓣膜形态、结构及启闭运动未见明显异常。降主动脉胸段于左锁骨下动脉开口以远　　mm 处明显扩张，最宽处内径约　　mm，管腔内未见明确的异常回声附着，未见漂动的内膜片回声。升主动脉、弓部及腹主动脉未见明显异常。心包腔内未见明显液性暗区。

多普勒检查：心内各部未见明显异常血流信号。

诊断：胸降主动脉瘤

2. 胸降主动脉瘤合并附壁血栓形成

各房室内径正常范围。室间隔及左心室壁厚度正常，运动协调，收缩幅度正常。各瓣膜形态、结构及启闭运动未见明显异常。降主动脉胸段于左锁骨下动脉开口以远　　mm 处明显扩张，最宽处内径约　　mm，部分管腔内可见中低回声附着，较厚处约　　mm，管腔内未见漂动的内膜片回声。升主动脉、弓部及腹主动脉未见明显异常。心包腔内未见明显液性暗区。

多普勒检查：心内各部未见明显异常血流信号。

诊断：胸降主动脉瘤合并附壁血栓形成，建议 CT 检查

三、超声心动图诊断要点

（1）胸降主动脉瘤　瘤体与左锁骨下动脉开口的距离，胸降主动脉扩张程度，累及范围，瘤体内有无附壁血栓。

（2）升主动脉、弓部及腹主动脉有无扩张。

（3）主动脉管腔内有无漂动的内膜片回声，与主动脉夹层进行鉴别。

（4）心内结构　各房室大小，室壁运动，各瓣膜形态、结构以及启闭运动、有无反流等。

四、病例诊断套用模板举例

1. 病史介绍

患者女性，77岁，胸背痛一年余，体格检查：主动脉瓣听诊区舒张期叹气样杂音；胸片显示：主动脉影增宽。

2. 超声病例图像采集及分析（图 7-1-3）

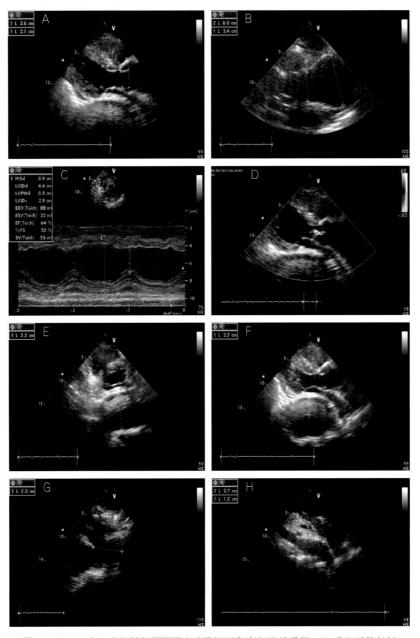

图 7-1-3　A. 左心室长轴切面测量主动脉瓣环和窦部的前后径；B. 升主动脉长轴切面测量升主动脉近端和瘤体的前后径；C. 左心室 M 超测量左心室前后径和左心室收缩功能；D. 彩色多普勒显示主动脉瓣少量反流；E. 胸降主动脉长轴切面测量胸降主动脉瘤的前后径；F. 胸降主动脉短轴切面测量胸降主动脉瘤体内附壁血栓的厚度；G. 胸骨上窝主动脉弓长轴切面测量胸降主动脉近端的前后径；H. 腹主动脉长轴切面测量腹主动脉近端和中部的前后径

3. 病例模板套用

左心房受压、内径减小，余房室内径正常范围。室间隔及左心室壁厚度正常，运动协调，收缩幅度正常。各瓣膜形态、结构及启闭运动未见明显异常。升主动脉近端内径正常，约 34mm，升主动脉中远端明显扩张，最宽处内径约 60mm，弓部扩张，降主动脉胸段全程明显扩张，最宽处内径约 55mm，部分管腔内可见中低回声附着，较厚处约 25mm。腹主动脉近端扩张，内径约 27mm，腹主动脉中部内径约 15mm。主动脉管腔内未探及明确的漂动的内膜片回声。心包腔内未见明显液性暗区。

多普勒检查：主动脉瓣少量反流。

诊断：升主动脉瘤，胸降主动脉瘤合并附壁血栓形成，腹主动脉瘤，主动脉瓣关闭不全（轻度）

（樊丽姿）

第四节　腹主动脉瘤

一、定义

腹主动脉瘤是指腹主动脉局限性扩张，管径 ≥ 30mm 或超过正常管径 50%。

二、超声描述模板

1. 腹主动脉瘤

各房室内径正常范围。室间隔及左心室壁厚度正常，运动协调，收缩幅度正常。各瓣膜形态、结构及启闭运动未见明显异常。腹主动脉于肾动脉水平以远明显扩张，最宽处前后径约　　mm，左右径约　　mm，累及长度约　　mm，管壁不光滑，管腔内未见明确的漂动的内膜片回声，未见异常回声附着。升主动脉、弓部及胸降主动脉未见明显异常。心包腔内未见明显液性暗区。

多普勒检查：心内各部未见明显异常血流信号。

诊断：腹主动脉瘤

2. 腹主动脉瘤合并附壁血栓形成

各房室内径正常范围。室间隔及左心室壁厚度正常，运动协调，收缩幅度正常。各瓣膜形态、结构及启闭运动未见明显异常。腹主动脉于肾动脉水平以远明显扩张，最宽处前后径约　　mm，左右径约　　mm，累及长度约　　mm，管壁不光滑，瘤体内可见中低回声附着，较厚处约　　mm，管腔内未见漂动的内膜片回声。升主动脉、弓部及胸降主动脉未见明显异常。心包腔内未见明显液性暗区。

多普勒检查：心内各部未见明显异常血流信号。

诊断：腹主动脉瘤合并附壁血栓形成

三、超声心动图诊断要点

（1）腹主动脉瘤　瘤体位于肾动脉水平的位置，腹主动脉扩张程度，累及范围，瘤体内有无附壁血栓。

（2）升主动脉、弓部及胸降主动脉有无扩张。

（3）主动脉管腔内有无漂动的内膜片回声，与主动脉夹层进行鉴别。

（4）心内结构　各房室大小，室壁运动，各瓣膜形态、结构以及启闭运动、有无反流等。

四、病例诊断套用模板举例

1. 病史介绍

患者女性，20 岁，发现腹部搏动性肿块 1 天，体格检查：腹部可见搏动性肿块，胸片未见明显异常。

2. 超声病例图像采集及分析（图 7-1-4）

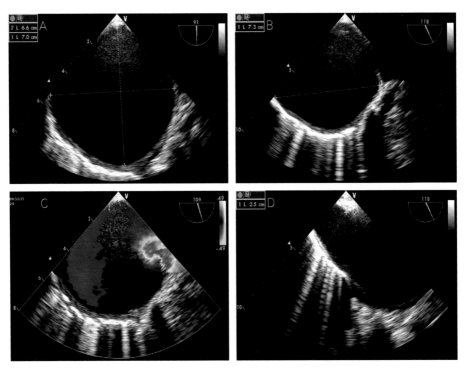

图 7-1-4　A. 腹主动脉短轴切面测量腹主动脉瘤的前后径和左右径；B. 腹主动脉长轴切面测量腹主动脉瘤的长度；C. 彩色多普勒显示腹主动脉瘤体内涡流；D. 腹主动脉长轴切面测量腹主动脉远端的前后径

3. 病例模板套用

各房室内径正常范围。室间隔及左心室壁厚度正常，运动协调，收缩幅度正常。各瓣膜形态、结构及启闭运动未见明显异常。腹主动脉于肾动脉水平以远明显扩张，最宽处前后径约66mm，左右径约70mm，累及长度约73mm，管壁尚光滑，管腔内未见明确的漂动的内膜片回声，未见异常回声附着。腹主动脉远端内径约25mm，升主动脉、弓部及胸降主动脉未见明显异常。心包腔内未见明显液性暗区。

多普勒检查：心内各部未见明显异常血流信号。

诊断：腹主动脉瘤

（樊丽姿）

第二章　主动脉假性动脉瘤

一、定义

　　主动脉假性动脉瘤是指各种原因导致主动脉壁全层结构破坏或内膜中层破坏、仅残留主动脉外膜，使血液溢出血管腔外，并被周围组织或血肿包裹形成瘤腔，其瘤壁已经不存在主动脉壁的三层结构或仅残存主动脉外膜。瘤体的外层壁很薄，容易破裂造成大出血，后果极为严重。假性动脉瘤比较少见。

二、超声描述模板

　　各房室内径正常范围。室间隔及左心室壁厚度正常，运动协调，收缩幅度正常。各瓣膜形态、结构及启闭运动未见明显异常。胸降主动脉近端/中部/远端管壁回声连续性中断，约　　mm，其周围可见液性瘤腔包绕，大小约　　mm×　　mm，瘤腔通过主动脉壁中断处与胸降主动脉相通，瘤腔内可见云雾状回声，瘤腔顶部可见中低回声附着。升主动脉、弓部及腹主动脉未见明显异常。心包腔内未见明显液性暗区。

　　多普勒检查：胸降主动脉内血流通过管壁中断处与瘤腔交通。瘤腔内可见缓慢回旋的暗淡血流。

　　诊断：胸降主动脉假性动脉瘤并附壁血栓形成，建议 CT 检查

三、超声心动图诊断要点

　　（1）假性动脉瘤　瘤腔与胸降主动脉的相对位置，胸降主动脉的破口大小，胸降主动脉有无扩张，假性动脉瘤大小，瘤腔内部回声、有无附壁血栓。

　　（2）升主动脉、弓部及腹主动脉有无扩张。

　　（3）主动脉管腔内有无漂动的内膜片回声，与主动脉夹层进行鉴别。

　　（4）心内结构　各房室大小，室壁运动，各瓣膜形态、结构以及启闭运动、有无反流等。

四、病例诊断套用模板举例

　　1. 病史介绍

　　患儿，男，5 岁，玩耍时撞击课桌后胸部疼痛、声音嘶哑 1 个月，体格检查：心脏增大，胸骨左缘第 2 肋间喷射性吹风样收缩期杂音，可触及收缩期震颤；胸片显示主动脉弓降部增宽。

　　2. 超声病例图像采集及分析（图 7-2-1）

　　3. 病例模板套用

　　右心房室增大，左心房受挤压、内径减小，左心室内径正常范围。室间隔及左心室壁厚度正常，运动幅度尚可。胸降主动脉中段管壁回声连续性中断，约 12mm，与其前方液性瘤腔相通，瘤腔大小约 73mm×54mm，瘤腔顶部可见薄层中低回声附着。升主动脉、弓部及腹主动脉未见明显异常。主肺动脉和左肺动脉受挤压、明显变窄，主肺动脉内径约 5mm，其余瓣膜形态、结构及启闭运动未见明显异常。心包腔内未见明显液性暗区。

　　多普勒检查：胸降主动脉内血流通过管壁中断处与瘤腔交通。瘤腔内可见缓慢回旋的暗淡血流。受瘤腔挤压的肺动脉收缩期前向血流速度明显增快，压差约 102mmHg。

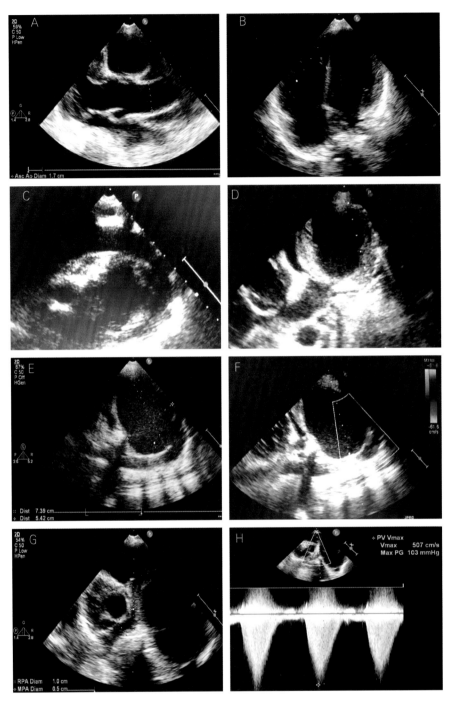

图 7-2-1　A. 左心室长轴切面测量升主动脉的前后径；B. 心尖四腔心切面显示右心房室增大，左心房受压、内径减小；C. 胸骨上窝主动脉弓长轴切面显示主动脉弓降部前方可见一液性瘤腔；D. 瘤腔内可见薄层中低回声附着；E. 胸降主动脉长轴切面显示胸降主动脉与瘤腔相通，并测量瘤腔大小；F. 彩色多普勒显示瘤腔与胸降主动脉之间低速交通血流；G. 肺动脉长轴切面显示主肺动脉和左肺动脉受瘤腔挤压，并测量主肺动脉和右肺动脉内径；H. 肺动脉长轴切面用连续多普勒测量肺动脉前向血流速度

诊断：胸降主动脉假性动脉瘤并附壁血栓形成，肺动脉严重受压，建议进一步检查

五、动态病例演示

病例诊断：胸降主动脉假性动脉瘤并附壁血栓形成、肺动脉严重受压，动态图像详见图ER-7-2-1-1。

动态图演示

ER-7-2-1-1（A～F）

A.胸骨上窝主动脉弓长轴切面显示主动脉弓降部前方可见一液性瘤腔

B.胸骨上窝主动脉弓长轴切面彩色多普勒显示瘤腔内可见暗淡血流信号

C.胸降主动脉长轴切面显示胸降主动脉与瘤腔相通

D.胸降主动脉长轴切面彩色多普勒显示瘤腔与胸降主动脉之间可见低速交通血流

E.切面显示瘤腔内可见薄层中低回声血栓附着

F.肺动脉长轴切面显示主肺动脉受瘤腔挤压，致管腔狭窄

（樊丽姿）

第三章　主动脉夹层

主动脉夹层是指主动脉壁内膜与部分中层撕裂形成内膜撕裂口，使中层直接暴露于管腔中，主动脉腔内（真腔）血液在脉压的驱动下，经内膜撕裂口直接穿透病变中层，将中层分离形成夹层。主动脉壁分离层之间被血液充盈，形成假腔，即"双腔主动脉"。夹层中远段内膜片可进一步撕裂，形成内膜再破口或出口，从而降低假腔内压力。

主动脉夹层分型是用来指导临床治疗和评估患者预后。目前，主动脉夹层 DeBakey 分型和 Stanford 分型是两种被广泛应用的传统国际分型。DeBakey 分型是根据原发内膜破口的起始部位和夹层累及范围分为 DeBakey Ⅰ 型，DeBakey Ⅱ 型和 DeBakey Ⅲ 型。Stanford 分型是根据夹层累及范围分为 Stanford A 型和 Stanford B 型。

—— 第一节　主动脉夹层（DeBakey Ⅰ型） ——

一、定义

主动脉夹层（DeBakey Ⅰ 型）是指内膜破口位于升主动脉近端，夹层累及升主动脉和主动脉弓，范围广泛者可同时累及胸降主动脉和腹主动脉。

二、超声描述模板

1. 主动脉夹层（DeBakey Ⅰ型，见破口）

左心房室明显增大，右心房室内径正常范围。室间隔及左心室壁厚度正常，运动协调，收缩幅度正常。主动脉全程扩张，升主动脉显著，升主动脉、弓降部及腹主动脉内均可探及漂动的内膜片回声，将管腔分为真假两腔。升主动脉近端 / 中部 / 远端可见真假腔之间的内膜撕裂口，约　　mm。主动脉瓣为三叶，形态结构正常，瓣开放好，关闭不良。其余瓣膜形态、结构及启闭

运动未见明显异常。心包腔内未见明显液性暗区。

多普勒检查：舒张期左心室流出道内可见源于主动脉瓣的中大量反流信号。升主动脉近端 / 中部 / 远端可见真假腔之间的交通血流信号。

诊断：主动脉夹层（DeBakey Ⅰ 型），主动脉瓣关闭不全（重度），建议进一步检查

2. 主动脉夹层（DeBakey Ⅰ 型，未见破口）

左心室增大，余房室内径正常范围。室间隔及左心室壁厚度正常，运动协调，收缩幅度正常。升主动脉明显扩张，管腔内可见漂动的内膜片回声，将管腔分为真腔和假腔，真假腔之间未探及明确的内膜撕裂口。主动脉弓降部及腹主动脉亦扩张，管腔内均可见剥脱内膜的回声。主动脉瓣为三叶，形态结构正常，瓣开放好，关闭不良。其余瓣膜形态、结构及启闭运动未见明显异常。心包腔内未见明显液性暗区。

多普勒检查：舒张期左心室流出道内可见源于主动脉瓣的中大量反流信号。

诊断：主动脉夹层（DeBakey Ⅰ 型），主动脉瓣关闭不全（重度），建议进一步检查

三、超声心动图诊断要点

1. 夹层累及范围

升主动脉、弓部及胸腹主动脉扩张程度，管腔内漂动的内膜片回声，真假腔之间能否探及内膜撕裂口，内膜撕裂口的大小、位置，假腔内有无附壁血栓。

2. 主动脉瓣

瓣环有无扩张，瓣叶形态、结构及启闭运动，主动脉瓣反流程度。

3. 心内结构

各房室大小，室壁运动，其余瓣膜形态、结构以及启闭运动、有无反流等。

四、病例诊断套用模板举例

1. 病史介绍

患者男性，58 岁，胸背部撕裂样疼痛 2 小时，体格检查：主动脉瓣听诊区舒张期叹气样杂音，胸片显示：主动脉影增宽。

2. 超声病例图像采集及分析（图 7-3-1）

3. 病例模板套用

各房室内径正常范围。室间隔及左心室壁厚度正常，运动协调，收缩幅度正常。主动脉全程扩张，升主动脉、弓降部及腹主动脉内均可探及漂动的内膜片回声，将管腔分为真假两腔。升主动脉近端可见真假腔之间的内膜撕裂口，约 8mm。主动脉瓣为三叶，形态结构正常，瓣开放好，关闭欠佳。其余瓣膜形态、结构及启闭运动未见明显异常。心包腔内未见明显液性暗区。

多普勒检查：舒张期左心室流出道内可见源于主动脉瓣的少量反流信号。升主动脉近端可见真假腔之间的交通血流信号。

诊断：主动脉夹层（DeBakey Ⅰ 型），主动脉瓣关闭不全（轻度），建议进一步检查

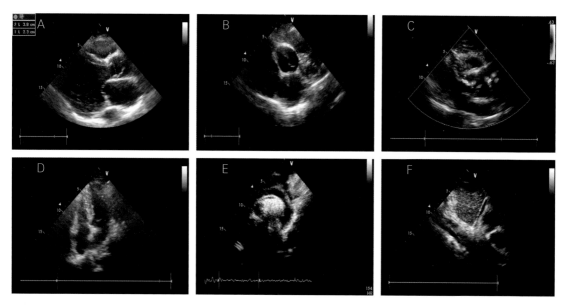

图7-3-1　A. 左心室长轴切面测量主动脉瓣环和窦部的前后径，升主动脉近端可见漂动的内膜片回声和内膜撕裂口；B. 升主动脉短轴切面显示升主动脉内剥脱的内膜将管腔分为真假两腔；C. 彩色多普勒显示主动脉瓣少量反流，升主动脉近端真假腔之间交通血流；D. 心尖四腔心切面显示各房室无明显增大；E. 主动脉弓长轴切面显示升主动脉远端及弓降部管腔内漂动的内膜片回声；F. 腹主动脉长轴切面显示腹主动脉内剥脱的内膜回声

五、动态病例演示

病例诊断：主动脉夹层（DeBakey Ⅰ型）、主动脉瓣少量反流，动态图像详见图ER-7-3-1-1。

动态图演示

ER-7-3-1-1（A～F）

A. 左心室长轴切面显示升主动脉近端可见漂动的内膜片回声和内膜撕裂口

B. 左心室长轴切面彩色多普勒显示主动脉瓣少量反流

C. 升主动脉短轴切面显示升主动脉内剥脱的内膜将管腔分为真假两腔

D. 胸骨上窝主动脉弓长轴切面显示升主动脉远端及弓降部管腔内漂动的内膜片回声

E. 胸骨上窝主动脉弓长轴切面彩色多普勒显示主动脉弓降部漂动的内膜片将管腔分为真腔和假腔

F. 腹主动脉长轴切面显示腹主动脉内剥脱的内膜将管腔分为真假两腔

（樊丽姿）

第二节　主动脉夹层（DeBakey Ⅱ型）

一、定义

主动脉夹层 DeBakey Ⅱ型是指内膜破口位于升主动脉，夹层范围局限于升主动脉。

二、超声描述模板

1. 主动脉夹层 DeBakey Ⅱ型（见破口）

左心室增大，余房室内径正常范围。室间隔及左心室壁厚度正常，运动协调，收缩幅度正常。升主动脉明显扩张，管腔内可见漂动的内膜片回声，将管腔分为真假两腔。升主动脉近端 /中部 / 远端可见真假腔之间的内膜撕裂口，约　　mm。主动脉弓降部及腹主动脉未见明显异常。主动脉瓣为三叶，形态结构正常，瓣开放好，关闭不良。其余瓣膜形态、结构及启闭运动未见明显异常。心包腔内未见明显液性暗区。

多普勒检查：舒张期左心室流出道内可见源于主动脉瓣的中大量反流信号。升主动脉近端 /中部 / 远端可见真假腔之间的交通血流信号。

诊断：主动脉夹层（DeBakey Ⅱ型），主动脉瓣关闭不全（重度），建议进一步检查

2. 主动脉夹层 DeBakey Ⅱ型（未见破口）

左心室增大，余房室内径正常范围。室间隔及左心室壁厚度正常，运动协调，收缩幅度正常。升主动脉明显扩张，管腔内可见漂动的内膜片回声，将管腔分为真腔和假腔，真假腔之间未探及明确的内膜撕裂口，假腔内可见弥漫性中低回声。主动脉弓降部及腹主动脉未见明显异常。主动脉瓣为三叶，形态结构正常，瓣开放好，关闭不良。其余瓣膜形态、结构及启闭运动未见明显异常。心包腔内未见明显液性暗区。

多普勒检查：舒张期左心室流出道内可见源于主动脉瓣的中大量反流信号。

诊断：主动脉夹层（DeBakey Ⅱ型），假腔内血栓形成，主动脉瓣关闭不全（重度），建议进一步检查

三、超声心动图诊断要点

1. 夹层累及范围

升主动脉扩张程度，管腔内漂动的内膜片回声，真假腔之间能否探及内膜撕裂口，内膜撕裂口的大小、位置，假腔内有无附壁血栓。主动脉弓降部及腹主动脉有无异常。

2. 主动脉瓣

瓣环有无扩张，瓣叶形态、结构及启闭运动，主动脉瓣反流程度。

3. 心内结构

各房室大小，室壁运动，其余瓣膜形态、结构以及启闭运动、有无反流等。

四、病例诊断套用模板举例

1. 病史介绍

患者男性，43 岁，胸部剧烈疼痛 5 小时，体格检查：主动脉瓣听诊区舒张期叹气样杂音，胸片显示：纵隔影增宽。

2. 超声病例图像采集及分析（图 7-3-2）

3. 病例模板套用

各房室内径大致正常。室间隔及左心室壁增厚，运动协调，收缩幅度正常。升主动脉扩张，最宽处内径约 42mm，管腔内可见漂动的内膜片回声，将管腔分为真假两腔。升主动脉近端可见真假腔之间的内膜撕裂口，约 10mm。主动脉弓降部及腹主动脉未见明显异常。主动脉瓣为三叶，瓣叶轻度增厚，开放尚可，关闭不良。其余瓣膜形态、结构及启闭运动未见明显异常。心包腔内未见明显液性暗区。

多普勒检查：舒张期左心室流出道内可见源于主动脉瓣的中量反流信号。升主动脉近端可见真假腔之间的交通血流信号。

诊断：主动脉夹层（DeBakey Ⅱ 型），主动脉瓣关闭不全（中度），左心室壁增厚，建议进一步检查

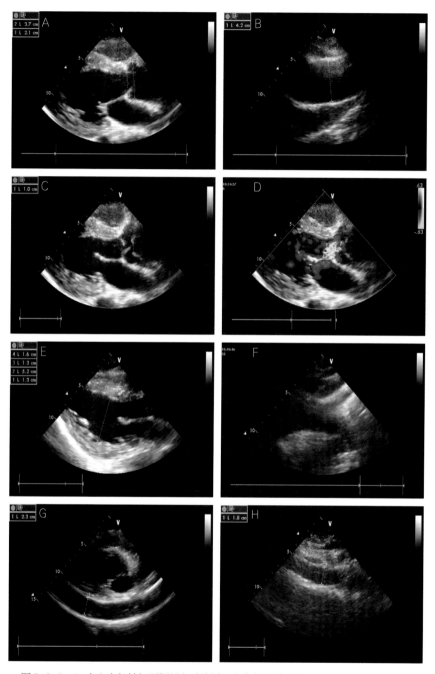

图 7-3-2　A. 左心室长轴切面测量主动脉瓣环和窦部的前后径；B. 升主动脉长轴切面测量升主动脉的前后径；C. 左心室长轴切面显示升主动脉近端漂动的内膜片回声，并测量内膜撕裂口大小；D. 彩色多普勒显示主动脉瓣中量反流和升主动脉近端真假腔之间交通血流；E. 左心室长轴切面测量室壁厚度和心室前后径；F. 主动脉弓长轴切面显示弓降部未见明显异常；G. 胸降主动脉长轴切面测量胸降主动脉的前后径；H. 腹主动脉长轴切面测量腹主动脉的前后径

（樊丽姿）

第三节　主动脉夹层（DeBakey Ⅲ 型）

一、定义

　　主动脉夹层 DeBakey Ⅲ 型是指内膜破口位于左锁骨下动脉开口以远，升主动脉和主动脉弓未受累，夹层范围局限于胸降主动脉者为 Ⅲ a 型，夹层广泛者同时累及腹主动脉为 Ⅲ b 型。

二、超声描述模板

　　1. 主动脉夹层（DeBakey Ⅲ 型，见破口）

　　各房室内径正常范围。室间隔及左心室壁厚度正常，运动协调，收缩幅度正常。各瓣膜形态、结构及启闭运动未见明显异常。胸降主动脉 / 腹主动脉内径明显扩张，最宽处内径约　 mm，累及范围从　至　 ，管腔内可见漂动的内膜片回声，将管腔分为真腔和假腔，胸降主动脉 / 腹主动脉近端 / 中部 / 远端可见真假腔之间的内膜撕裂口，约　 mm。假腔内可见血流自发显影。升主动脉和主动脉弓部未见明显异常。心包腔内未见明显液性暗区。

　　多普勒检查：心内各部未见明显异常血流信号。胸降主动脉 / 腹主动脉近端 / 中部 / 远端可见真假腔之间的交通血流信号。

　　诊断：主动脉夹层（DeBakey Ⅲ 型），建议进一步检查

　　2. 主动脉夹层（DeBakey Ⅲ 型，未见破口）

　　各房室内径正常范围。室间隔及左心室壁厚度正常，运动协调，收缩幅度正常。各瓣膜形态、结构及启闭运动未见明显异常。胸降主动脉 / 腹主动脉内径明显扩张，最宽处内径约　 mm，累及范围从　至　 ，管腔内可见漂动的内膜片回声，将管腔分为真腔和假腔，真假腔之间未探及明确的内膜撕裂口。假腔内可见弥漫性中低回声。升主动脉和主动脉弓部未见明显异常。心包腔内未见明显液性暗区。

　　多普勒检查：心内各部未见明显异常血流信号。

　　诊断：主动脉夹层（DeBakey Ⅲ 型），假腔内血栓形成，建议进一步检查

三、超声心动图诊断要点

　　（1）夹层累及范围　降主动脉扩张程度，累及范围，管腔内漂动的内膜片回声，真假腔之间能否探及内膜撕裂口，内膜撕裂口的大小、位置，假腔内有无血栓。

　　（2）升主动脉及弓部有无异常。

　　（3）心内结构　各房室大小，室壁运动，各瓣膜形态、结构以及启闭运动、有无反流等。

四、病例诊断套用模板举例

　　1. 病史介绍

　　患者男性，48 岁，胸背部剧烈疼痛 3 小时，体格检查：心前区未闻及明显杂音，胸片显示：主动脉弓降部增宽。

2. 超声病例图像采集及分析（图 7-3-3）

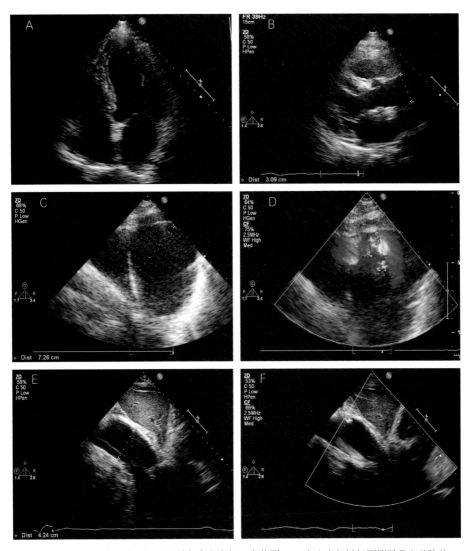

图 7-3-3　A. 心尖四腔心切面显示各房室内径正常范围；B. 左心室长轴切面测量升主动脉前后径；C. 胸骨上窝主动脉弓长轴切面显示胸降主动脉明显扩张，管腔内可见漂动的内膜片回声，将管腔分为真假两腔；D. 彩色多普勒显示内膜破裂口处血流由真腔进入假腔；E. 腹主动脉长轴切面显示腹主动脉扩张，管腔内可见漂动的内膜片回声，剥脱内膜将管腔分为真假两腔；F. 彩色多普勒显示腹主动脉真腔内血流，假腔内血流暗淡

3. 病例模板套用

各房室内径正常范围。室间隔及左心室壁厚度正常，运动协调，收缩幅度正常。各瓣膜形态、结构及启闭运动未见明显异常。胸降主动脉近端至腹主动脉内径明显扩张，胸降主动脉近端最宽处内径约 73mm，腹主动脉近端内径约 41mm，管腔内可见漂动的内膜片回声，将血管腔分为真腔和假腔，胸降主动脉近端可见真假腔之间的内膜撕裂口，约 15mm。假腔内可见血流自发显影。升主动脉和主动脉弓部未见明显异常。心包腔内未见明显液性暗区。

多普勒检查：心内各部未见明显异常血流信号。胸降主动脉近端可见真假腔之间的交通血流信号。

诊断：主动脉夹层（DeBakey Ⅲ 型），建议进一步检查

（樊丽姿）

第四节　主动脉夹层（Stanford A 型）

一、定义

凡夹层累及升主动脉者均为 Stanford A 型，包括 DeBakey Ⅰ 型和 DeBakey Ⅱ 型。

二、超声描述模板

1. 主动脉夹层 Stanford A 型（累及升主动脉、弓降部及腹主动脉，见破口）

左心房室明显增大，右心房室内径正常范围。室间隔及左心室壁厚度正常，运动协调，收缩幅度正常。主动脉全程扩张，升主动脉显著，升主动脉、弓降部及腹主动脉内均可探及漂动的内膜片回声，将管腔分为真假两腔。升主动脉近端 / 中部 / 远端可见真假腔之间的内膜撕裂口，约　mm。主动脉瓣为三叶，形态结构正常，瓣开放好，关闭不良。其余瓣膜形态、结构及启闭运动未见明显异常。心包腔内未见明显液性暗区。

多普勒检查：舒张期左心室流出道内可见源于主动脉瓣的中、大量反流信号。升主动脉近端 / 中部 / 远端可见真假腔之间的交通血流信号。

诊断：主动脉夹层（Stanford A 型），主动脉瓣关闭不全（重度），建议进一步检查

2. 主动脉夹层 Stanford A 型（累及升主动脉、弓降部及腹主动脉，未见破口）

左心室增大，余房室内径正常范围。室间隔及左心室壁厚度正常，运动协调，收缩幅度正常。升主动脉明显扩张，管腔内可见漂动的内膜片回声，将管腔分为真腔和假腔，真假腔之间未探及明确的内膜撕裂口。主动脉弓降部及腹主动脉亦扩张，管腔内均可见剥脱内膜的回声。主动脉瓣为三叶，形态结构正常，瓣开放好，关闭不良。其余瓣膜形态、结构及启闭运动未见明显异常。心包腔内未见明显液性暗区。

多普勒检查：舒张期左心室流出道内可见源于主动脉瓣的中、大量反流信号。

诊断：主动脉夹层（Stanford A 型），主动脉瓣关闭不全（重度），建议进一步检查

3. 主动脉夹层 Stanford A 型（仅累及升主动脉，见破口）

左心室增大，余房室内径正常范围。室间隔及左心室壁厚度正常，运动协调，收缩幅度正常。升主动脉明显扩张，管腔内可见漂动的内膜片回声，将管腔分为真假两腔。升主动脉近端 / 中部 / 远端可见真假腔之间的内膜撕裂口，约　mm。主动脉弓降部及腹主动脉未见明显异常。主动脉瓣为三叶，形态结构正常，瓣开放好，关闭不良。其余瓣膜形态、结构及启闭运动未见明显异常。心包腔内未见明显液性暗区。

多普勒检查：舒张期左心室流出道内可见源于主动脉瓣的中、大量反流信号。升主动脉近端 / 中部 / 远端可见真假腔之间的交通血流信号。

诊断：主动脉夹层（Stanford A 型）；主动脉瓣关闭不全（重度）；建议进一步检查

4. 主动脉夹层 Stanford A 型（仅累及升主动脉，未见破口）

左心室增大，余房室内径正常范围。室间隔及左心室壁厚度正常，运动协调，收缩幅度正常。升主动脉明显扩张，管腔内可见漂动的内膜片回声，将管腔分为真腔和假腔，真假腔之间未

探及明确的内膜撕裂口，假腔内可见弥漫性中低回声。主动脉弓降部及腹主动脉未见明显异常。主动脉瓣为三叶，形态结构正常，瓣开放好，关闭不良。其余瓣膜形态、结构及启闭运动未见明显异常。心包腔内未见明显液性暗区。

多普勒检查：舒张期左心室流出道内可见源于主动脉瓣的中、大量反流信号。

诊断：主动脉夹层（Stanford A 型），假腔内血栓形成，主动脉瓣关闭不全（重度），建议进一步检查

三、超声心动图诊断要点

1. 夹层累及范围

升主动脉扩张程度，弓降部及腹主动脉是否受累，管腔内漂动的内膜片回声，真假腔之间能否探及内膜撕裂口，内膜撕裂口的大小、位置，假腔内有无附壁血栓。

2. 主动脉瓣

瓣环有无扩张，瓣叶形态、结构及启闭运动，主动脉瓣反流程度。

3. 心内结构

各房室大小，室壁运动，其余瓣膜形态、结构以及启闭运动、有无反流等。

四、病例诊断套用模板举例

（一）病例一

1. 病史介绍

患者男性，58 岁，胸背部撕裂样疼痛 2 小时，体格检查：主动脉瓣听诊区舒张期叹气样杂音，胸片显示：主动脉影增宽。

2. 超声病例图像采集及分析（图 7-3-4）

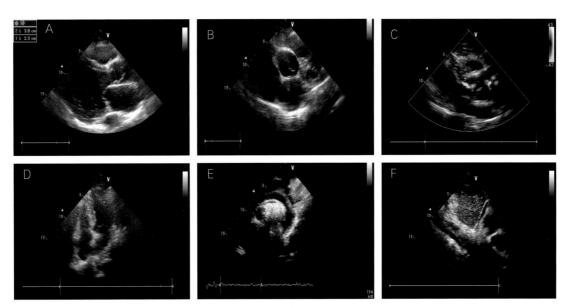

图 7-3-4　A. 左心室长轴切面测量主动脉瓣环和窦部的前后径，升主动脉近端可见漂动的内膜片回声和内膜撕裂口；B. 升主动脉短轴切面显示升主动脉内剥脱的内膜将管腔分为真假两腔；C. 彩色多普勒显示主动脉瓣少量反流，升主动脉近端真假腔之间交通血流；D. 心尖四腔心切面显示各房室无明显增大；E. 主动脉弓长轴切面显示升主动脉远端及弓降部管腔内漂动的内膜片回声；F. 腹主动脉长轴切面显示腹主动脉内剥脱的内膜回声

3. 病例模板套用

各房室内径正常范围。室间隔及左心室壁厚度正常，运动协调，收缩幅度正常。主动脉全程扩张，升主动脉、弓降部及腹主动脉内均可探及漂动的内膜片回声，将管腔分为真假两腔。升主动脉近端可见真假腔之间的内膜撕裂口，约 8mm。主动脉瓣为三叶，形态结构正常，瓣叶放好，关闭欠佳。其余瓣膜形态、结构及启闭运动未见明显异常。心包腔内未见明显液性暗区。

多普勒检查：舒张期左心室流出道内可见源于主动脉瓣的少量反流信号。升主动脉近端可见真假腔之间的交通血流信号。

诊断：主动脉夹层（Stanford A 型），主动脉瓣关闭不全（轻度），建议进一步检查

（二）病例二

1. 病史介绍

患者男性，43 岁，胸部剧烈疼痛 5 小时，体格检查：主动脉瓣听诊区舒张期叹气样杂音，胸片显示：纵隔影增宽。

2. 超声病例图像采集及分析（图 7-3-5）

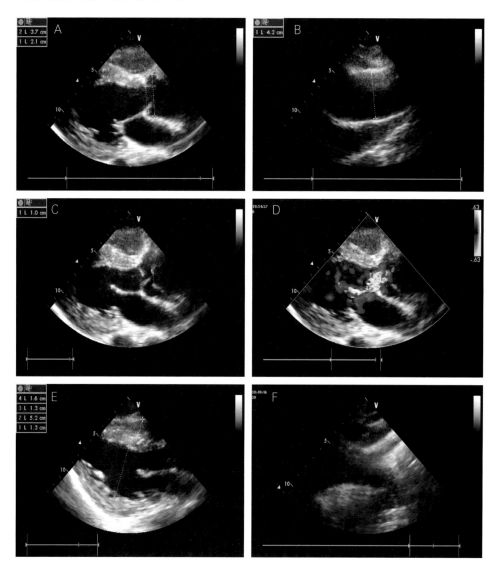

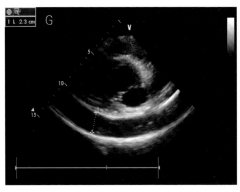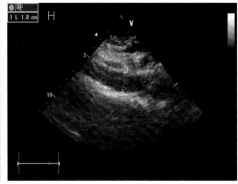

图 7-3-5　A. 左心室长轴切面测量主动脉瓣环和窦部的前后径；B. 升主动脉长轴切面测量升主动脉的前后径；C. 左心室长轴切面显示升主动脉近端漂动的内膜片回声，并测量内膜撕裂口大小；D. 彩色多普勒显示主动脉瓣中量反流和升主动脉近端真假腔之间交通血流；E. 左心室长轴切面测量室壁厚度和心室前后径；F. 主动脉弓长轴切面显示弓降部未见明显异常；G. 胸降主动脉长轴切面测量胸降主动脉的前后径；H. 腹主动脉长轴切面测量腹主动脉的前后径

3. 病例模板套用

各房室内径大致正常。室间隔及左心室壁增厚，运动协调，收缩幅度正常。升主动脉扩张，最宽处内径约 42mm，管腔内可见漂动的内膜片回声，将管腔分为真假两腔。升主动脉近端可见真假腔之间的内膜撕裂口，约 10mm。主动脉弓降部及腹主动脉未见明显异常。主动脉瓣为三叶，瓣叶轻度增厚，开放尚可，关闭不良。其余瓣膜形态、结构及启闭运动未见明显异常。心包腔内未见明显液性暗区。

多普勒检查：舒张期左心室流出道内可见源于主动脉瓣的中量反流信号。升主动脉近端可见真假腔之间的交通血流信号。

诊断：主动脉夹层（DeBakey Ⅱ 型），主动脉瓣关闭不全（重度），左心室壁增厚，建议进一步检查

（樊丽姿）

第五节　主动脉夹层（Stanford B 型）

一、定义

夹层仅累及胸降主动脉为 Stanford B 型，即 DeBakey Ⅲ 型。如果主动脉夹层 DeBakey Ⅲ 型，逆撕累及主动脉弓者为 Stanford B 型，如果同时累及升主动脉，则为 Stanford A 型。

二、超声描述模板

1. 主动脉夹层（Stanford B 型、见破口）

各房室内径正常范围。室间隔及左心室壁厚度正常，运动协调，收缩幅度正常。各瓣膜形态、结构及启闭运动未见明显异常。胸降主动脉 / 腹主动脉内径明显扩张，最宽处内径约　mm，累及范围从　至　，管腔内可见漂动的内膜片回声，将管腔分为真腔和假腔，胸降主动脉 / 腹主动脉近端 / 中部 / 远端可见真假腔之间的内膜撕裂口，约　mm。假腔内可见血流自发显影。升主动脉和主动脉弓部未见明显异常。心包腔内未见明显液性暗区。

多普勒检查：心内各部未见明显异常血流信号。胸降主动脉 / 腹主动脉近端 / 中部 / 远端可

见真假腔之间的交通血流信号。

　　诊断：主动脉夹层（Stanford B 型），建议进一步检查

　　2. 主动脉夹层（Stanford B 型、未见破口）

　　各房室内径正常范围。室间隔及左心室壁厚度正常，运动协调，收缩幅度正常。各瓣膜形态、结构及启闭运动未见明显异常。胸降主动脉 / 腹主动脉内径明显扩张，最宽处内径约　　mm，累及范围从　　至　　，管腔内可见漂动的内膜片回声，将管腔分为真腔和假腔，真假腔之间未探及明确的内膜撕裂口。假腔内可见弥漫性中低回声。升主动脉和主动脉弓部未见明显异常。心包腔内未见明显液性暗区。

　　多普勒检查：心内各部未见明显异常血流信号。

　　诊断：主动脉夹层（Stanford B 型），假腔内血栓形成，建议进一步检查

三、超声心动图诊断要点

　　（1）夹层累及范围　降主动脉扩张程度，累及范围，管腔内漂动的内膜片回声，真假腔之间能否探及内膜撕裂口，内膜撕裂口的大小、位置，假腔内有无血栓。

　　（2）升主动脉及弓部有无异常。

　　（3）心内结构　各房室大小，室壁运动，各瓣膜形态、结构以及启闭运动、有无反流等。

四、病例诊断套用模板举例

　　1. 病史介绍

　　患者男性，48 岁，胸背部剧烈疼痛 3 小时，体格检查：心前区未闻及明显杂音，胸片显示：主动脉弓降部增宽。

　　2. 超声病例图像采集与分析（图 7-3-6）

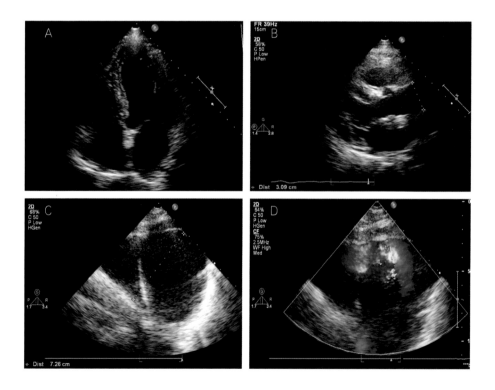

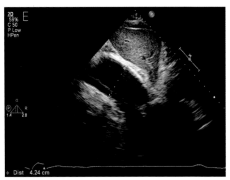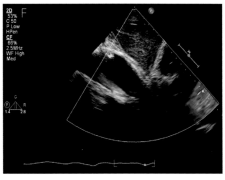

图7-3-6　A. 心尖四腔心切面显示各房室内径正常范围；B. 左心室长轴切面测量升主动脉前后径；C. 胸骨上窝主动脉弓长轴切面显示胸降主动脉明显扩张，管腔内可见漂动的内膜片回声，将管腔分为真假两腔；D. 彩色多普勒显示内膜破口处血流由真腔进入假腔；E. 腹主动脉长轴切面显示腹主动脉扩张，管腔内可见漂动的内膜片回声，剥脱内膜将管腔分为真假两腔；F. 彩色多普勒显示腹主动脉真腔内血流，假腔内血流暗淡

3. 病例模板套用

各房室内径正常范围。室间隔及左心室壁厚度正常，运动协调，收缩幅度正常。各瓣膜形态、结构及启闭运动未见明显异常。胸降主动脉近端至腹主动脉内径明显扩张，胸降主动脉近端最宽处内径约73mm，腹主动脉近端内径约41mm，管腔内可见漂动的内膜片回声，将管腔分为真腔和假腔，胸降主动脉近端可见真假腔之间的内膜撕裂口，约15mm。假腔内可见血流自发显影。升主动脉和主动脉弓部未见明显异常。心包腔内未见明显液性暗区。

多普勒检查：心内各部未见明显异常血流信号。胸降主动脉近端可见真假腔之间的交通血流信号。

诊断：主动脉夹层（Stanford B型），建议进一步检查

（樊丽姿）

第四章　主动脉外科手术

第一节　主动脉人工血管替换术

一、定义

主动脉人工血管替换术是用人工血管替换有病变的主动脉。

二、超声描述模板

各房室内径正常范围。室间隔及左心室壁厚度正常，运动协调，收缩幅度正常。各瓣膜形态、结构及启闭运动未见明显异常。升主动脉探及人工血管回声，管腔通畅。主动脉弓降部及腹主动脉未见明显异常。心包腔内未见明显液性暗区。

多普勒检查：人工血管血流通畅。

诊断：升主动脉人工血管替换术后，人工血管血流通畅

三、超声心动图诊断要点

（1）人工血管　人工血管是否通畅，人工血管两端有无吻合口瘘，人工血管周围有无血肿。

（2）主动脉弓降部及腹主动脉有无扩张，管腔内有无漂动的内膜片回声和附壁血栓。

（3）心内结构　各房室大小，室壁运动，各瓣膜形态、结构以及启闭运动、有无反流等。

四、病例诊断套用模板举例

1. 病史介绍

患者女性，53 岁，因升主动脉瘤行升主动脉人工血管替换术，术后 7 天。体格检查：心前区未闻及明显杂音。胸片显示：胸骨可见固定钢丝影，术后改变。

2. 超声病例图像采集及分析（图 7-4-1）

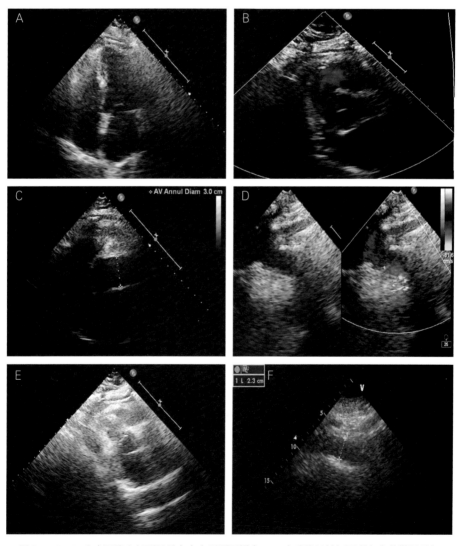

图 7-4-1　A. 心尖四腔心切面显示各房室无明显增大；B. 大动脉短轴切面彩色多普勒显示舒张期主动脉瓣未见明显反流；C. 升主动脉长轴切面测量升主动脉的前后径；D. 主动脉弓长轴切面显示升主动脉远端人工血管血流通畅，弓降部未见明显异常；E. 胸降主动脉长轴切面显示胸降主动脉未见明显异常；F. 腹主动脉长轴切面测量腹主动脉的前后径

3. 病例模板套用

各房室内径正常范围。室间隔及左心室壁厚度正常，运动协调，收缩幅度正常。各瓣膜形态、结构及启闭运动未见明显异常。升主动脉探及人工血管回声，管腔通畅。主动脉弓降部及腹主动脉未见明显异常。心包腔内未见明显液性暗区。

多普勒检查：人工血管血流通畅。

诊断：升主动脉人工血管替换术后，人工血管血流通畅

（樊丽姿）

第二节　主动脉根部替换术（Bentall 手术）

一、定义

主动脉根部替换术（Bentall 手术）是用带瓣人工血管替换升主动脉和主动脉瓣，同时移植左、右冠状动脉。

二、超声描述模板

1. Bentall 手术

各房室内径正常范围。室间隔及左心室壁厚度正常，运动尚协调，收缩幅度尚可。升主动脉探及人工血管回声，管腔通畅。左、右冠状动脉吻合口管腔通畅。主动脉瓣位人工瓣架相对固定、瓣叶清晰、启闭良好、瓣周未见异常回声，其余瓣膜形态、结构及启闭运动未见明显异常。主动脉弓降部及腹主动脉未见明显异常。心包腔内未见明显液性暗区。

多普勒检查：人工血管血流通畅。主动脉瓣位人工瓣前向流速正常范围，平均跨瓣压差约　　mmHg，瓣周未见异常血流信号。左、右冠状动脉吻合口血流通畅。

诊断：Bentall 术后，人工瓣功能未见明显异常，人工血管血流通畅，冠状动脉吻合口血流通畅

2. Bentall+ 全弓替换 + 支架象鼻术

各房室内径正常范围。室间隔及左心室壁厚度正常，运动尚协调，收缩幅度尚可。主动脉瓣位人工瓣架相对固定、瓣叶清晰、启闭良好、瓣周未见异常回声，其余瓣膜形态、结构及启闭运动未见明显异常。左、右冠状动脉吻合口管腔通畅。升主动脉、弓部探及人工血管回声，管腔通畅。主动脉弓降部探及支架回声，管腔通畅。腹主动脉管腔内可见内膜剥脱回声。心包腔内未见明显液性暗区。

多普勒检查：主动脉瓣位人工瓣前向流速正常范围，平均跨瓣压差约　　mmHg，瓣周未见异常血流信号。左、右冠状动脉吻合口血流通畅。人工血管、支架内血流通畅。

诊断：Bentall+ 全弓替换 + 支架象鼻术后，人工瓣功能未见明显异常，人工血管、支架内血流通畅，冠状动脉吻合口血流通畅

三、超声心动图诊断要点

（1）人工血管　人工血管是否通畅，人工血管两端有无吻合口瘘，人工血管周围有无血肿。左、右冠状动脉吻合口血流是否通畅，有无吻合口瘘。

（2）人工瓣　人工瓣架位置是否固定，瓣叶回声是否清晰、启闭功能，瓣周有无异常回声和瓣周漏。

（3）主动脉弓降部及腹主动脉有无扩张，管腔内有无漂动的内膜片回声和附壁血栓。

（4）心内结构 各房室大小，室壁运动，其余瓣膜形态、结构以及启闭运动、有无反流等。

四、病例诊断套用模板举例

1. 病史介绍

患者男性，21岁，因主动脉根部瘤行 Bentall 手术，术后3个月。体格检查：听诊机械瓣音清晰。胸片显示：主动脉瓣位可见机械瓣影。

2. 超声病例图像采集及分析（图 7-4-2）

3. 病例模板套用

各房室内径正常范围。室间隔及左心室壁厚度正常，运动尚协调，收缩幅度尚可。升主动脉探及人工血管回声，管腔通畅。左、右冠状动脉吻合口管腔通畅。主动脉瓣位人工瓣架相对固定、瓣叶清晰、启闭良好、瓣周未见异常回声，其余瓣膜形态、结构及启闭运动未见明显异常。主动脉弓降部及腹主动脉未见明显异常。心包腔内未见明显液性暗区。

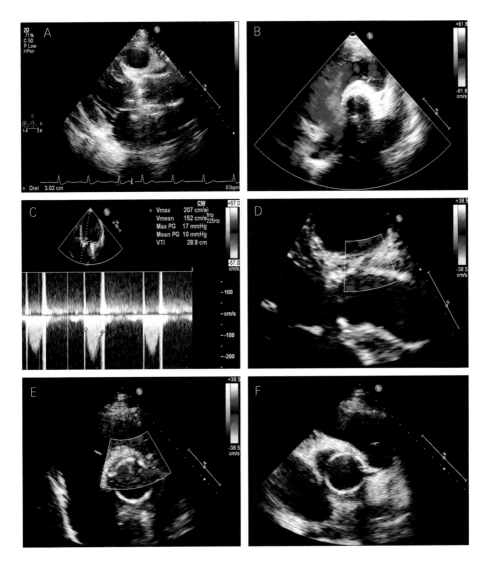

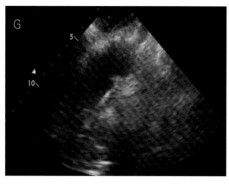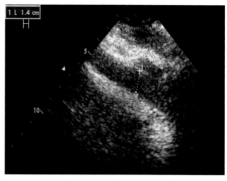

图 7-4-2　A. 左心室长轴切面显示主动脉根部替换为带瓣人工管道,并测量人工血管的前后径;B. 大动脉短轴切面彩色多普勒显示舒张期机械瓣周围无瓣周漏;C. 心尖五腔心切面用连续多普勒测量机械瓣收缩期血流速度和跨瓣压差;D. 左心室长轴切面彩色多普勒显示右冠状动脉吻合口血流通畅;E. 大动脉短轴切面彩色多普勒显示右冠状动脉吻合口血流通畅;F. 大动脉短轴切面显示左冠状动脉吻合口管腔通畅;G. 主动脉弓长轴切面显示升主动脉远端人工血管管腔通畅,弓降部未见明显异常;H. 腹主动脉长轴切面测量腹主动脉的前后径

多普勒检查:人工血管血流通畅。主动脉瓣位人工瓣前向流速正常范围,平均跨瓣压差约 10mmHg,瓣周未见异常血流信号。左、右冠状动脉吻合口血流通畅。

诊断:Bentall 术后,人工瓣功能未见明显异常,人工血管血流通畅,冠状动脉吻合口血流通畅

五、动态病例演示

病例诊断:主动脉根部替换术后(Bentall 手术),人工瓣功能未见明显异常,人工血管血流通畅,冠状动脉吻合口血流通畅,动态图像详见图 ER-7-4-2-1。

动态图演示

ER-7-4-2-1(A～H)

A. 经食管超声左心室长轴切面显示主动脉根部替换为带机械瓣的人工血管

B. 经食管超声主动脉瓣短轴切面显示主动脉瓣位机械瓣启闭功能良好

C. 经食管超声主动脉瓣短轴切面彩色多普勒显示主动脉瓣位机械瓣瓣环内及瓣周未见异常血流

D. 胸骨上窝主动脉弓长轴切面显示升主动脉远端人工血管吻合口通畅

E. 胸骨上窝主动脉弓长轴切面彩色多普勒显示升主动脉远端人工血管吻合口血流通畅

F. 左心室长轴切面彩色多普勒显示右冠状动脉吻合口血流通畅

G. 大动脉短轴切面彩色多普勒显示右冠状动脉吻合口血流通畅

H. 大动脉短轴切面显示左冠状动脉吻合良好,彩色多普勒显示吻合口血流通畅

（樊丽姿）

第三节　主动脉根部替换术（David 手术）

一、定义

主动脉根部替换术（David 手术）是指保留主动脉瓣、用人工血管替换主动脉窦部和升主动脉。

二、超声描述模板

各房室内径正常范围。室间隔及左心室壁厚度正常，运动协调，收缩幅度正常。各瓣膜形态、结构及启闭运动未见明显异常。主动脉窦部和升主动脉探及人工血管回声，管腔通畅。主动脉弓降部及腹主动脉未见明显异常。心包腔内未见明显液性暗区。

多普勒检查：人工血管血流通畅。

诊断：David 术后，人工血管血流通畅

三、超声心动图诊断要点

（1）人工血管　人工血管是否通畅，人工血管两端有无吻合口瘘，人工血管周围有无血肿。同时移植左、右冠状动脉的，还需要观察有无冠状动脉吻合口瘘。

（2）主动脉弓降部及腹主动脉有无扩张，管腔内有无漂动的内膜片回声和附壁血栓。

（3）心内结构　各房室大小；室壁运动；各瓣膜形态、结构以及启闭运动、有无反流，尤其是主动脉瓣。

四、病例诊断套用模板举例

1. 病史介绍

患者男性，52 岁，因主动脉根部瘤行 David 手术，术后 5 天。体格检查：心前区未闻及明显杂音。胸片显示：胸骨可见固定钢丝影，术后改变。

2. 超声病例图像采集及分析（图 7-4-3）

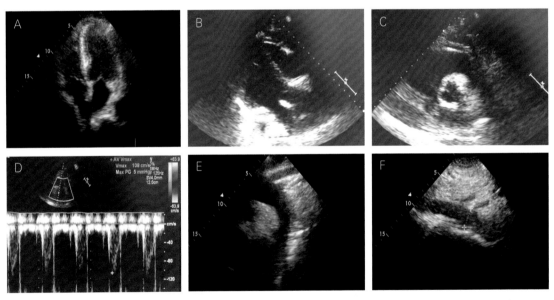

图 7-4-3　A. 心尖四腔心切面显示各房室无明显增大；B. 左心室长轴切面显示主动脉窦部和升主动脉替换为人工血管；C. 大动脉短轴切面显示主动脉瓣叶；D. 连续多普勒测量主动脉瓣收缩期血流速度和跨瓣压差；E. 主动脉弓长轴切面显示主动脉弓降部未见明显异常；F. 腹主动脉长轴切面测量腹主动脉的前后径

3. 病例模板套用

各房室内径正常范围。室间隔及左心室壁厚度正常，运动协调，收缩幅度正常。各瓣膜形态、结构及启闭运动未见明显异常。主动脉窦部和升主动脉探及人工血管回声，管腔通畅。主动脉弓降部及腹主动脉未见明显异常。心包腔内未见明显液性暗区。

多普勒检查：人工血管血流通畅。

诊断：David 术后，人工血管血流通畅

（樊丽姿）

第四节　主动脉弓人工血管替换术

一、定义

主动脉弓人工血管替换术是用人工血管替换主动脉弓部。

二、超声描述模板

各房室内径正常范围。室间隔及左心室壁厚度正常，运动协调，收缩幅度正常。各瓣膜形态、结构及启闭运动未见明显异常。主动脉弓部探及人工血管回声，管腔通畅。升主动脉及胸腹主动脉未见明显异常。心包腔内未见明显液性暗区。

多普勒检查：人工血管血流通畅。

诊断：主动脉弓人工血管替换术后，人工血管血流通畅

三、超声心动图诊断要点

（1）人工血管　人工血管是否通畅，人工血管两端有无吻合口瘘，人工血管周围有无血肿。

（2）升主动脉及胸腹主动脉有无扩张，管腔内有无漂动的内膜片回声和附壁血栓。

（3）心内结构　各房室大小，室壁运动，各瓣膜形态、结构以及启闭运动、有无反流等。

四、病例诊断套用模板举例

1. 病史介绍

患者男性，60 岁，主动脉弓部替换术后 1 个月，体格检查：心前区未闻及明显杂音，胸片显示：胸骨可见固定钢丝影，术后改变。

2. 超声病例图像采集及分析（图 7-4-4）

3. 病例模板套用

各房室内径正常范围。室间隔及左心室壁厚度正常，运动协调，收缩幅度正常。各瓣膜形态、结构及启闭运动未见明显异常。主动脉弓部探及人工血管回声，管腔通畅。升主动脉及胸降主动脉、腹主动脉未见明显异常。心包腔内未见明显液性暗区。

多普勒检查：人工血管血流通畅。

诊断：主动脉弓人工血管替换术后，人工血管血流通畅

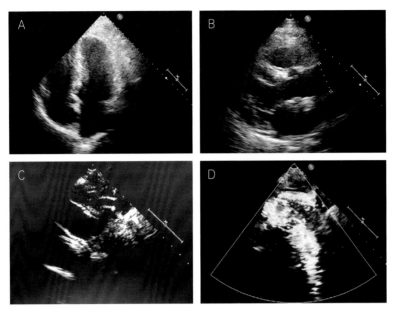

图 7-4-4　A. 心尖四腔心切面显示各房室无明显增大；B. 左心室长轴切面测量升主动脉的前后径；C. 主动脉弓长轴切面显示主动脉弓部替换为人工血管；D. 彩色多普勒显示主动脉弓部人工血管血流通畅

（樊丽姿）

第五节　主动脉支架植入术

一、定义

主动脉支架植入术是用覆膜支架植入有病变的主动脉，从而促使主动脉重构，用以防止破裂，改善远端分支血管血供。

二、超声描述模板

各房室内径正常范围。室间隔及左心室壁厚度正常，运动协调，收缩幅度正常。各瓣膜形态、结构及启闭运动未见明显异常。主动脉弓降部探及支架回声，管腔通畅。升主动脉及胸降主动脉、腹主动脉未见明显异常。心包腔内未见明显液性暗区。

多普勒检查：支架内血流通畅。心内各部未见明显异常血流信号。

诊断：主动脉支架植入术后，支架内血流通畅

三、超声心动图诊断要点

（1）支架　支架内血流是否通畅，支架与主动脉管壁之间有无内漏，主动脉周围有无血肿。

（2）升主动脉及胸腹主动脉有无扩张，管腔内有无漂动的内膜片回声和附壁血栓。

（3）心内结构　各房室大小，室壁运动，各瓣膜形态、结构以及启闭运动、有无反流等。

四、病例诊断套用模板举例

1. 病史介绍

患者女性，52 岁，主动脉支架植入术后 3 个月，体格检查：心前区未闻及明显杂音。胸片

显示：主动脉弓降部可见金属支架影。

2. 超声病例图像采集及分析（图 7-4-5）

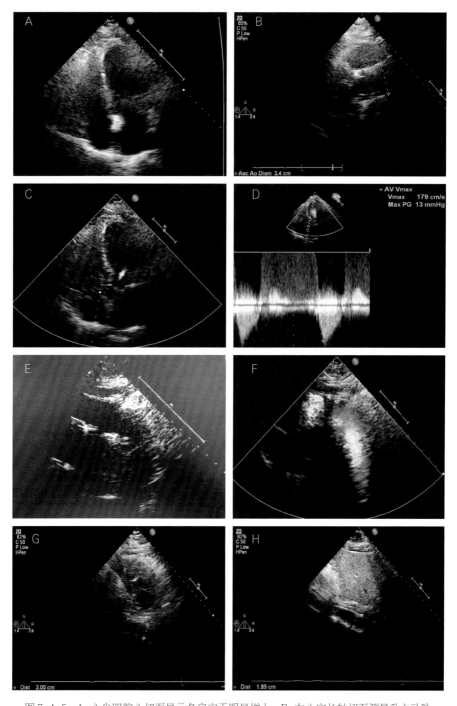

图 7-4-5　A. 心尖四腔心切面显示各房室无明显增大；B. 左心室长轴切面测量升主动脉的前后径；C. 心尖五腔心切面彩色多普勒显示主动脉瓣微量反流；D. 心尖五腔心切面测量主动脉瓣收缩期血流速度和跨瓣压差；E. 主动脉弓长轴切面显示主动脉弓降部支架内管腔通畅；F. 彩色多普勒显示主动脉弓降部支架内血流通畅；G. 胸降主动脉长轴切面测量胸降主动脉的前后径；H. 腹主动脉长轴切面测量腹主动脉的前后径

3. 病例模板套用

各房室内径正常范围。室间隔及左心室壁厚度正常，运动协调，收缩幅度正常。各瓣膜形态、结构及启闭运动未见明显异常。主动脉弓降部探及支架回声，管腔通畅。升主动脉及胸降主动脉、腹主动脉未见明显异常。心包腔内未见明显液性暗区。

多普勒检查：支架内血流通畅。主动脉瓣微量反流。

诊断：主动脉支架植入术后，支架内血流通畅

（樊丽姿）

第 8 篇　其他

第一章　高血压并心脏改变

第一节　左心室壁肥厚

一、定义

左心室壁肥厚（LVH）。正常左心室壁厚度：女性 6 ~ 9mm、男性 6 ~ 10mm；当室壁厚度≥12mm 时，即可诊断为左心室壁肥厚。

二、超声描述模板

各房室内径正常范围。室间隔及左心室壁普遍增厚，约　　mm，运动协调，收缩幅度正常。左心室流出道不窄。各瓣膜形态、结构、启闭未见明显异常。大动脉关系、内径正常。心包腔未见明显异常。

多普勒超声：心内各部未探及明显异常血流信号。

诊断：左心室壁肥厚

三、超声心动图诊断方法简介

最常用的二维法：测量要点在左心室长轴切面、左心室短轴切面及心尖四腔心切面，于舒张末期测量左心室壁厚度。

四、病例诊断套用模板举例

1. 病史介绍

患者男性，47 岁，心慌气短 1 年，体格检查：血压 150/135mmHg，心率 92 次 / 分，心律齐，心音清无杂音，双肺正常；胸片显示：升主动脉及主动脉结不宽，肺动脉段平直；心脏各房室不大，心胸比：0.42。

2. 超声病例图像采集及分析（图 8-1-1）

3. 病例模板套用

左心房轻大，余房室内径正常范围。室间隔及左心室壁普遍增厚，约 14mm，运动协调，收缩幅度正常。左心室流出道不窄。各瓣膜形态、结构、启闭未见明显异常。大动脉关系、内径正常。心包腔未见明显异常。

多普勒超声：二尖瓣少量反流。

诊断：左心室壁肥厚，左心房轻大

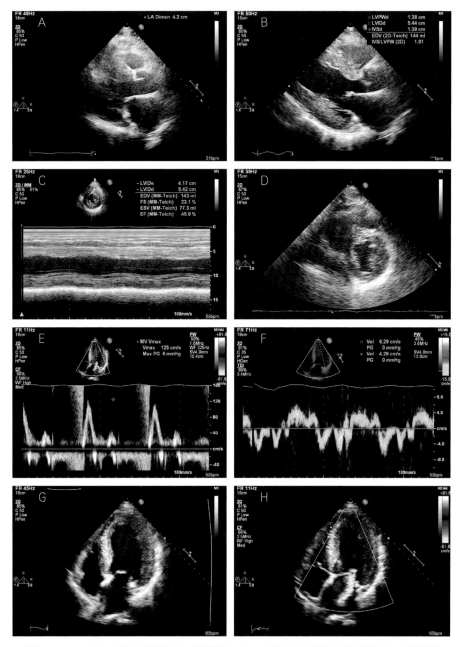

图 8-1-1　A. 左心室长轴切面显示左心房增大；B. 左心室长轴切面显示室间隔及左心室壁增厚；C. M 型显示左心室大小及心功能；D. 左心室短轴显示左心室壁均匀性增厚；E. 二尖瓣血流频谱 E 峰大于 A 峰；F. 二尖瓣环组织多普勒显示 E' 大于 A'；G. 四腔心切面显示各心腔大小及室壁厚度；H. 四腔心切面显示二尖瓣少量反流

五、动态病例演示

左心室壁肥厚病例演示

男性，69 岁，高血压 15 年，近期体格检查：血压 160/91mmHg，心率 78 次 / 分，心律齐，胸片显示：升主动脉及主动脉结不宽，肺动脉段平直；心脏各房室不大，心胸比：0.46。超声诊断为左心室壁肥厚、左心房轻大，动态图像详见图 ER-8-1-1-1。

动态图演示

ER-8-1-1-1　左心室壁肥厚病例超声图像

A. 左心室长轴切面：左心室壁增厚

B. 左心室长轴切面 +Color：主动脉瓣及二尖瓣微量　反流信号

C. 左心室短轴切面：左心室壁均匀性增厚

D. 心尖四腔、五腔心切面 +Color：主动脉瓣及二尖瓣微量反流

E. 心尖三腔心切面 +Color：主动脉瓣及二尖瓣微量反流

F. 心尖四腔心切面：室间隔及左心室侧壁增大、左心房轻大

（胡文文）

—————— 第二节　左心室壁肥厚、舒张功能减低 ——————

一、定义

左心室壁肥厚（LVH）+ 左心室舒张功能减低（LVDD）。左心室壁肥厚定义同上。左心室舒张功能是在心室收缩后，左心室恢复到原来（即前一个舒张末期）容量和压力的能力。其影响因素包括左心室弹性回缩性（抽吸性）、左心室心肌舒张速率、左心室腔顺应性和左心房压力，当任一或多个影响因素变化时，都会造成左心室舒张功能减低。

二、超声描述模板

各房室内径正常范围（左心房轻大，余房室腔内径正常范围）。室间隔及左心室壁普遍增厚，约　 mm，室壁运动幅度正常（运动幅度及增厚率偏强）。左心室流出道不窄。各瓣膜形态、结构、启闭未见明显异常（主动脉瓣三叶，瓣缘稍厚，散在钙化，启闭尚可；余瓣膜形态、结构、启闭未见明显异常）。主动脉壁舒张速率减慢，重搏波减慢。二尖瓣前叶舒张期 EF 斜率减慢。大动脉关系、内径正常。心包腔内未见明显异常。

多普勒超声：舒张期二尖瓣口血流频谱 A/E ＞ 1。组织多普勒：二尖瓣环运动速率 A'/E' 比值大于 1。

诊断：左心室壁肥厚，左心室舒张功能减低

三、超声心动图诊断方法简介

1. 最常用的二维法

测量要点在左心室长轴切面、左心室短轴切面及心尖四腔心切面，于舒张末期测量室壁厚度。

2. M 型超声心动图

测量要点在左心室长轴切面，将 M 型扫描线置于二尖瓣瓣尖水平。二尖瓣前叶舒张早期下降速度（EF 斜率）：正常 ＜ 120cm/s。

3. 二尖瓣口多普勒血流频谱

测量要点在心尖四腔心切面和心尖左心室长轴切面，将取样容积置于二尖瓣瓣尖左心室侧，用脉冲多普勒或连续多普勒测量二尖瓣血流频谱。正常值：E 峰最大流速：平均 73cm/s。A 峰最

大流速：平均 40cm/s。E/A：1.26 ± 0.32，在 1 ~ 1.5。E 峰减速时间（EDT）：在 160 ~ 240ms，（197 ± 27）ms。

4. 二尖瓣瓣环组织多普勒频谱

测量要点在心尖四腔心切面，将取样容积置于二尖瓣瓣环上，用脉冲多普勒测量二尖瓣瓣环速率频谱。正常值：E'/A' > 1；E' > 8.5cm/s；A' > 8cm/s。

5. 肺静脉多普勒血流频谱

测量要点在心尖四腔心切面，彩色多普勒显示肺静脉血流信号，将取样容积置于肺静脉开口的 1 ~ 2cm 以内，使取样线平行于血流。Ar 波正常值：< 35cm/s。

6. 等容舒张时间（IVRT）

测量要点在心尖五腔心或三腔心切面，将取样容积置于二尖瓣口与左心室流出道之间，用连续多普勒同时获得流入道与流出道的血流频谱。正常值在 < 40 岁者为（69 ± 12）ms，> 40 岁者（76 ± 13）ms。

四、病例诊断套用模板举例

1. 病史介绍

患者女性，26 岁，10 月前体检发现血压高，8 月前无明显诱因出现右眼视物模糊，视野缺损。体格检查：血压 158/121mmHg，心率 75 次/分，心律齐，心音清无杂音，双肺正常；胸片显示：主动脉结不宽，弓降部迂曲，肺动脉段平直，左心室偏大；心胸比：0.55。

2. 超声病例图像采集及分析（图 8-1-2）

3. 病例模板套用

左心房轻大，左心室内径正常高限，右心房室内径正常范围。室间隔及左心室壁轻度增厚，约 13mm，室壁运动幅度及增厚率偏强。各瓣膜形态、结构、启闭未见明显异常。主动脉壁舒张速率减慢，重搏波减慢。二尖瓣前叶舒张期 EF 斜率减慢。大动脉关系、内径正常。心包腔未见明显异常。

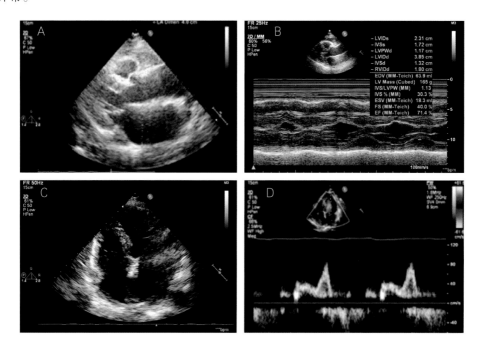

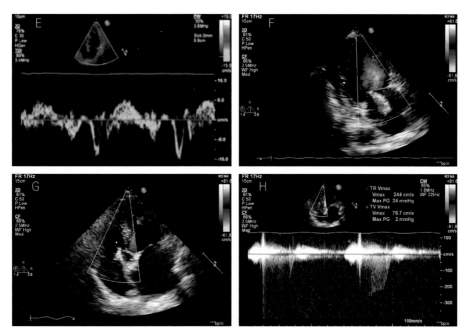

图 8-1-2　A. 左心室长轴切面显示左心房增大；B. M 型显示左心室大小及心功能；C. 四腔心切面显示各房室内径比例；D. 二尖瓣血流频谱显示 E 峰小于 A 峰；E. 二尖瓣环组织多普勒显示 E'小于 A'；F. 两腔心切面显示二尖瓣少量反流；G. 四腔心切面显示三尖瓣少量反流；H. 三尖瓣血流频谱显示反流流速及压差

多普勒检查：舒张期二尖瓣血流频谱 A/E 比值大于 1。组织多普勒：二尖瓣环运动速率 A'/E'比值大于 1。

诊断：（阳性所见符合高血压心脏病），左心房轻大，左心室壁增厚，左心室舒张功能减低

（胡文文）

第三节　考虑高血压并心脏改变

一、定义

高血压并心脏改变（HTC）。是由于血压长期升高使左心室负荷逐渐加重，左心室因代偿而逐渐肥厚和扩张而形成的器质性心脏病。

二、超声描述模板

左心房增大（左心房容积指数　ml/m²），余房室腔内径正常范围。室间隔与左心室壁向心性肥厚，约　mm，室壁运动幅度正常。各瓣膜形态回声正常，启闭尚可（主动脉瓣回声增强，开放尚可，关闭欠佳）。升主动脉扩张，腔内未见明显异常回声。心包腔内未见明显异常。

多普勒检查：舒张期探及主动脉瓣　量反流信号。舒张期二尖瓣血流频谱 E/A 比值（＜0.8，0.8～2，＞2）。二尖瓣瓣环运动速率 e'（室间隔 e'　cm/s，侧壁 e'　cm/s），平均的 E/e'，三尖瓣　量反流，反流流速　m/s。

诊断：左心室壁肥厚，主动脉瓣　量反流，升主动脉扩张，左心室舒张功能减低，考虑高血压并心脏改变

三、超声心动图诊断方法简介

1. 最常用的二维法

测量要点在左心室长轴切面、左心室短轴切面及心尖四腔心切面，于舒张末期测量左心室壁厚度；在左心室长轴切面直接测量主动脉内径。

2. 二维彩色多普勒检查

测量要点在左心室长轴切面、心尖左心二腔切面及五腔心切面，于舒张期应用彩色多普勒检查技术显示出反流束，并仔细调整探头的角度和方位，以显示出反流束的起源、途径与最大反流面积。

3. 左心室舒张功能减低常用的定量诊断方法

同第 8 篇第 1 章第二节。

四、病例诊断套用模板举例

1. 病史介绍

患者女性，50 岁，高血压 10 年，伴有头痛、头晕、眼花。体格检查：血压 150/70mmHg，心率 84 次 / 分，心律齐，心音清无杂音，双肺正常；胸片显示：主动脉结宽，肺动脉段平直，心脏各房室不大，心胸比：0.45。

2. 超声病例图像采集及分析（图 8-1-3）

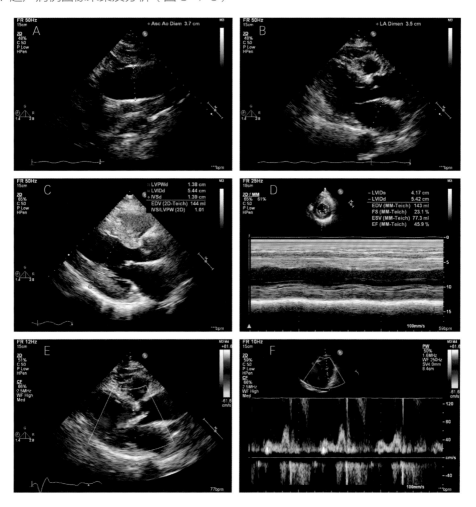

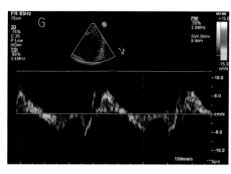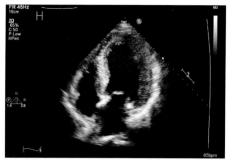

图 8-1-2　A. 左心室长轴切面显示升主动脉内径正常高值；B. 左心室长轴切面显示左心房内
径正常范围；C. 左心室长轴切面显示左心室大小及室壁厚度；D. M 型显示左心室大小及心功
能；E. 左心室长轴切面显示主动脉瓣少量反流；F. 二尖瓣血流频谱显示 E 峰小于 A 峰；G. 二
尖瓣环组织多普勒显示 E' 小于 A'；H. 四腔心切面显示各房室比例

3. 病例模板套用

　　左心房饱满（左心房容积指数 37ml/m²），余房室内径正常范围。室间隔与左心室壁向心性
肥厚，约 14mm，左心室壁运动幅度增强。主动脉瓣回声增强，开放尚可，关闭欠佳，余瓣膜形
态、结构、启闭未见明显异常。心包腔内未见明显异常。

　　多普勒检查：舒张期探及主动脉瓣少量反流信号。舒张期二尖瓣血流频谱 E/A 约 0.6。二尖
瓣瓣环运动速率　e'（室间隔 e' 4.36cm/s，侧壁 e' 7.18cm/s），平均的 E/e' 约 11，三尖瓣微量
反流（反流流速 2.7m/s）。

　　诊断：左心室壁肥厚，左心室舒张功能减低，主动脉瓣少量反流，考虑高血压并心脏改变

五、动态病例演示

　　考虑高血压并心脏改变病例演示

　　男性，68 岁，高血压 20 年。体格检查：血压 178/98mmHg，心率 71 次 / 分，胸片显示：主
动脉结宽，肺动脉段平直。超声诊断为高血压并心脏改变，包括：左心房增大、升主动脉增宽、
主动脉瓣少量反流、左心室舒张功能减低。见图 ER-8-1-3-1。

动态图演示

ER-8-1-3-1　考虑高血压并心脏改变病例超声图像

A. 左心室长轴切面：左心房轻大、升主动脉增宽

B. 左心室长轴切面 +Color：主动脉瓣少量反流

C. 主动脉瓣短轴切面 +Color：主动脉瓣中心性反流

D. 心尖五腔心切面 +Color：主动脉瓣少量反流

E. 二尖瓣环组织多普勒：室间隔侧 e' 约 6.8cm/s

F. 二尖瓣环组织多普勒：侧壁 e' 约 9cm/s。

G、心尖四腔心切面：左心房增大

（胡文文）

第二章　肺血管病

—— 第一节　肺动脉高压 ——

一、定义

肺动脉高压（PH）是由多种已知或未知原因引起肺动脉压异常升高的一种病理生理状态。血流动力学诊断标准为：在海平面，静息状态下，右心导管测量肺动脉平均压（mPAP）≥ 25mmHg。毛细血管前肺动脉高压，指肺动脉平均压 ≥ 25mmHg，肺动脉楔压（PAWP）≤ 15mmHg，肺血管阻力（PVR）≥ 3WU。肺动脉高压的临床分类，包括五大类：动脉性肺动脉高压、左心疾病相关性肺动脉高压、肺部疾病相关性肺动脉高压、栓塞性肺动脉高压以及机制不明或多因素所致肺动脉高压。

二、超声描述模板

（一）动脉性肺动脉高压

右心扩大，左心室内径正常 / 减小。心室基底部左右径：左心室　　mm，右心室　　mm。右房面积　　cm²。右心室壁增厚，运动幅度增强 / 正常 / 减低，三尖瓣环收缩期位移　　mm，右心室面积变化分数　　%。室间隔平直、左移，左心室收缩期和 / 或舒张期呈"D"形。左心室游离壁收缩幅度正常。房间隔及室间隔未见明确回声中断 / 回声中断约　　mm。三尖瓣形态未见明显异常，对合不良。M 型示肺动脉瓣收缩中期关闭。余各瓣膜形态、启闭正常 / 形态、启闭异常。主肺动脉及左右肺动脉增宽。大动脉关系正常。心包腔未见异常 / 探及异常无回声区。下腔静脉内径　　mm，吸气塌陷率大于 / 小于 50%。

多普勒检查：房水平、室水平及动脉水平左向右分流 / 双向分流 / 右向左分流 / 未见明确分流。三尖瓣　　量高速反流，肺动脉瓣　　量高速反流，估算肺动脉收缩压　　mmHg。右心室流出道血流加速时间缩短，血流频谱收缩中期切迹。

诊断：（先天性心脏病），肺动脉高压，右心功能正常

动态图演示

ER-8-2-1-1　先天性心脏病，室间隔缺损，肺动脉高压

A. 胸骨旁左心室长轴切面示室间隔缺损及室水平双向分流

B. 胸骨旁大动脉短轴切面示干下型室间隔缺损

C. 彩色多普勒示室水平双向分流

D. 胸骨旁大动脉短轴切面示肺动脉明显增宽

E. 胸骨旁心室短轴切面示室间隔平直

F. 心尖四腔心切面示右心房室明显增大

G. 右心室壁明显增厚

（二）左心疾病相关性肺动脉高压

全心扩大。左心室游离壁运动幅度弥漫性减低 / 节段性异常，室壁收缩期增厚率减低。右心室壁增厚，运动幅度增强 / 正常 / 减低，三尖瓣环收缩期位移　　mm，右心室面积变化分数　　%。房间隔及室间隔未见明确回声中断。二尖瓣形态未见明显异常 / 增厚，回声增强，以瓣尖改变明

显，开放明显受限，关闭欠佳。三尖瓣形态未见明显异常，对合不良。余各瓣膜形态、启闭正常 /
形态、启闭异常。主肺动脉及左右肺动脉增宽。大动脉关系正常。心包腔未见异常 / 探及异常无
回声区。下腔静脉内径　　mm，吸气塌陷率大于 / 小于 50%。

多普勒检查：二尖瓣前向血流速度明显增快，平均压差　　mmHg，收缩期　量反流。三尖
瓣　量高速反流，肺动脉瓣　量高速反流，估算肺动脉收缩压　　mmHg。右心室流出道血流加速
时间缩短，血流频谱收缩中期切迹。

诊断：（瓣膜性心脏病 / 心肌病），肺动脉高压，右心功能正常 / 减低

动态图演示

ER-8-2-1-2　瓣膜性心脏病：二尖瓣反流，肺动脉高压

A. 胸骨旁左心室长轴切面示左心房室及右心室增大，二尖瓣前后叶增厚

B. 彩色多普勒示二尖瓣大量反流

C. 心尖四腔心切面示各房室内径增大，二尖瓣瓣叶增厚、对合不良

D. 二尖瓣前向血流正常，收缩期大量反流

E. 心尖两腔心切面示二尖瓣大量反流

F. 心尖三腔心切面示二尖瓣增厚，关闭不拢，收缩期可见较大的对合裂隙

G. 胸骨旁大动脉短轴切面示肺动脉明显增宽

H. 三尖瓣高速反流

（三）栓塞性肺动脉高压

右心扩大，左心室内径正常 / 减小。心室基底部左右径：左心室　　mm，右心室　　mm。右房
面积　　cm²。右心室壁增厚，运动幅度增强 / 正常 / 减低，三尖瓣环收缩期位移　　mm，右心室面
积变化分数　　%。室间隔平直、左移，左心室收缩期和 / 或舒张期呈 "D" 形。左心室游离壁收
缩幅度正常。房间隔及室间隔未见明确回声中断。三尖瓣形态未见明显异常，对合不良。M 型
示肺动脉瓣收缩中期关闭。余各瓣膜形态、启闭正常 / 形态、启闭异常。主肺动脉增宽，左右肺
动脉管腔内探及异常回声附着。大动脉关系正常。心包腔未见异常 / 探及异常无声区。下腔静
脉内径　　mm，吸气塌陷率大于 / 小于 50%。

多普勒检查：左右肺动脉血流充盈缺损。肺动脉血流加速时间缩短，血流频谱收缩中期切
迹。三尖瓣　量高速反流，肺动脉瓣　量高速反流，估算肺动脉收缩压　　mmHg。

诊断：（肺栓塞），肺动脉高压，右心功能正常 / 减低

动态图演示

ER-8-2-1-3　肺动脉栓塞，肺动脉高压

A. 胸骨旁左心室长轴切面示右心室明显扩大，左心室内径减小

B. 胸骨旁心室短轴切面示右心室明显扩大，室间隔左移，左心室受压呈新月形

C. 心尖四腔心切面示右心房室明显扩大，右心室游离壁运动幅度减低

D. 胸骨旁大动脉短轴切面示主肺动脉及左右肺动脉明显增宽

E. 左、右肺动脉管腔内探及异常回声附着

F. 增宽的左肺动脉及其管腔内的异常回声

三、超声心动图诊断方法简介

（一）超声估算肺动脉收缩压（PASP）的方法

1. 三尖瓣反流法

在不合并右心室流出道至肺动脉梗阻的前提下，肺动脉收缩压 =4VTR2+RAP，VTR 为三尖瓣反流流速，RAP 为右房压，根据下腔静脉宽度及其吸气塌陷率估计。

2. 除三尖瓣反流外其他支持肺高压的超声征象

见表 8-2-1。

表 8-2-1　除三尖瓣反流外其他支持肺高压的超声征象

A. 心室	B. 肺动脉	C. 下腔静脉和右心房
右心室 / 左心室基底段内径比＞ 1.0	右心室流出道血流加速时间＜ 105ms 和 / 或收缩中期切迹	下腔静脉内径＞ 21mm，吸气塌陷率减低（深吸气时＜ 50% 或平静呼吸时＜ 20%）
室间隔平直（收缩期和 / 或舒张期左心室偏心指数＞ 1.1）	舒张早期 PR 流速＞ 2.2m/s	右心房面积（收缩末期）＞ 18cm^2
	肺动脉内径＞ 25mm	
需至少有来自上述 A/B/C 中的不同两组的超声心动图表现才能用以评估 PH 的可能性		

3. 肺动脉高压的超声心动图可能性（表 8-2-2）

表 8-2-2　超声心动图评价肺动脉高压的可能性

三尖瓣反流峰值流速（m/s）	支持肺动脉高压的其他超声征象	肺动脉高压的可能性
≤ 2.8 或测不出	否	低度可能
≤ 2.8 或测不出	是	中度可能
2.9 ~ 3.4	否	中度可能
2.9 ~ 3.4	是	高度可能
＞ 3.4	不需要	高度可能

4. 存在室水平分流时估算肺动脉收缩压的方法

在不合并右心室流出道至肺动脉梗阻的前提下，肺动脉收缩压 =SBP-4V$_{shunt}$^{2}，SBP 为主动脉收缩压，V$_{shunt}$ 为室水平分流流速。

5. 存在动脉水平分流时估算肺动脉收缩压的方法

肺动脉收缩压 =SBP-4V$_{shunt}$^{2}，SBP 为主动脉收缩压，V$_{shunt}$ 为动脉水平分流流速。

（二）超声估算肺动脉舒张压及平均压的方法

肺动脉瓣反流法：在不合并右心室流出道至肺动脉梗阻的前提下，肺动脉舒张压 =4（V$_{ED-PR}$）^{2}+RAP，V$_{ED-PR}$ 为肺动脉瓣反流舒张末速度。肺动脉平均压 =4（V$_{max-PR}$）^{2}+RAP，V$_{max-PR}$ 为肺动脉瓣反流舒张早期最大速度。RAP 为右心房压，根据下腔静脉宽度及其吸气塌陷率估计。

（三）右心房压的超声评估

见表 8-2-3。

表 8-2-3　右心房压的超声评估

	右心房压正常 0 ~ 5mmHg （平均 3mmHg）	右心房压中间状态 5 ~ 10mmHg （平均 8mmHg）		右心房压增高 10 ~ 20mmHg （平均 15mmHg）
下腔静脉内径	≤ 21mm	> 21mm	≤ 21mm	> 21mm
下腔静脉吸气塌陷率	> 50%	> 50%	< 50%	< 50%

* 使用呼吸机的患者，不建议常规使用下腔静脉内径和塌陷率来估测右心房压。

（四）肺动脉高压的严重程度

可根据静息状态下肺动脉平均压 mPAP 水平分为"轻"（26 ~ 35mmHg）、"中"（36 ~ 45mmHg）、"重"（> 45mmHg）三度。

超声估测 PASP 达到或超过 35 ~ 40mmHg 而低于 50mmHg 时提示肺动脉压轻度增高，大于 70mmHg 时提示肺动脉压重度增高。但诊断肺动脉高压时需考虑年龄等因素，正常老年人的肺动脉压测值常略高于上述诊断标准的正常上限。多普勒超声估测 PASP 的改变不与临床改善和预后平行，危险分层和预后评价需综合临床存在右心室衰竭的证据、症状进展的速度、晕厥、WHO-FC、6 分钟步行试验、心肺运动试验、血浆 NT-proBNP 浓度等综合分析，如超声探及心包积液、TAPSE < 1.5cm、右心房压 > 15mmHg、心指数 ≤ 2.0L/（min·m^2），提示预后较差。

四、病例诊断套用模板举例

1. 病史介绍

患者女性，38 岁，活动后气促，疲乏 2 年，加重伴咯血 1 天。体格检查：颈静脉充盈，听诊肺动脉瓣听诊区 P$_2$ 亢进，肺动脉瓣收缩早期喷射性咯喇音，三尖瓣区收缩期杂音。胸片示：肺动脉段突出，肺门动脉扩张及外围纹理纤细，"残根状"，右心增大。

2. 超声病例图像采集及分析（图 8-2-1）

3. 病例模板套用

右心扩大，左心室内径减小。右心室壁增厚，运动幅度减低。三尖瓣环收缩期位移 12mm。室间隔收缩期平直，收缩期左心室呈"D"形。左心室游离壁收缩幅度正常。房间隔及室间隔未见明确回声中断。三尖瓣关闭欠佳，余瓣膜形态、启闭未见明显异常。肺动脉增宽。大动脉关系正常。心包腔未见异常。下腔静脉内径正常。

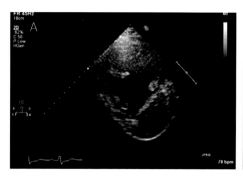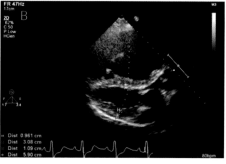

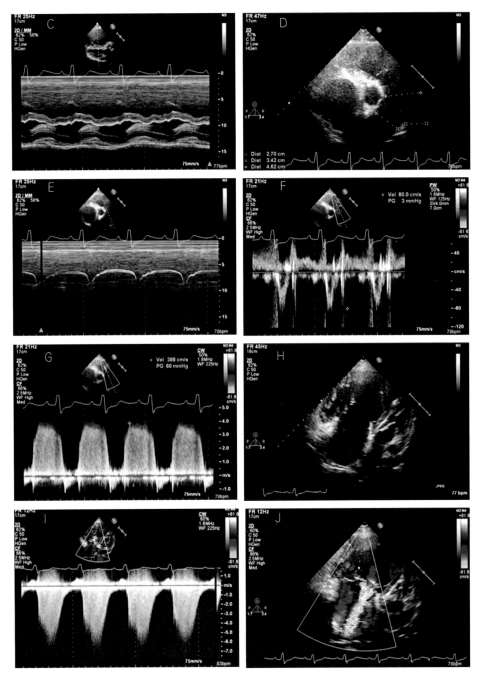

图 8-2-1 肺动脉高压

A. 胸骨旁左心室短轴切面显示室间隔收缩期变平直, 左心室呈 "D" 形; B. 胸骨旁左心室长轴切面测量右心室前后径; C. M 型超声示右心室壁增厚, 室间隔运动异常; D. 主肺动脉及左右肺动脉扩张; E. M 型超声示肺动脉瓣曲线 a 凹消失, 肺动脉瓣开放曲线呈 V 字形; F. 右心室流出道血流加速时间缩短, 右心室射血时间缩短; G. 肺动脉瓣高速反流; H. 心尖四腔心切面示右心房室明显扩大; I. 三尖瓣高速反流, 流速约 5.2m/s, 可根据反流压差估算肺动脉收缩压; J. 彩色多普勒示三尖瓣中量反流多普勒检查：房水平、室水平及动脉水平无明显分流。三尖瓣中量高速反流，肺动脉瓣少量高速反流，估算肺动脉收缩压 111mmHg。右心室流出道血流加速时间缩短，血流频谱收缩中期切迹。

诊断：肺动脉高压，右心功能减低

附：肺动脉高压临床分类（引自 2018 年第 6 届世界肺动脉高压会议）

第一类：动脉性肺动脉高压

　　1.1　特发性肺动脉高压

　　1.2　遗传性肺动脉高压

　　1.3　药物 / 毒素致肺动脉高压

　　1.4　疾病相关性肺动脉高压

　　　　1.4.1　结缔组织病

　　　　1.4.2　HIV 感染

　　　　1.4.3　门静脉高压

　　　　1.4.4　先天性心脏病

　　　　1.4.5　血吸虫病

　　1.5　对钙拮抗剂长期有反应的肺动脉高压

　　1.6　肺静脉闭塞病 / 肺毛细血管瘤样增生症

　　1.7　新生儿持续性肺动脉高压

第二类：左心疾病相关性肺动脉高压

　　2.1　左心室射血分数保留的心衰

　　2.2　左心室射血分数减低的心衰

　　2.3　心脏瓣膜病

　　2.4　先天性 / 获得性心血管疾病导致毛细血管后肺动脉高压

第三类：肺部疾病相关性肺动脉高压

　　3.1　慢性阻塞性肺疾病（COPD）

　　3.2　限制性肺疾病

　　3.3　同时具有限制性 / 阻塞性模式的肺疾病

　　3.4　缺氧

　　3.5　肺发育异常

第四类：肺动脉阻塞致肺动脉高压

　　4.1　慢性血栓栓塞性肺动脉高压

　　4.2　其他肺动脉栓塞

第五类：机制不明 / 多因素所致肺动脉高压

　　5.1　血液系统疾病

　　5.2　系统性疾病和代谢性疾病

　　5.3　其他

　　5.4　复杂的先天性心脏病

（赵　星）

————————　第二节　肺动脉栓塞　————————

一、定义

肺动脉栓塞，简称肺栓塞（PE）。指全身静脉系统及右心腔内各种栓子堵塞肺动脉主干或其分支引起肺循环障碍的一种临床综合征。据国外研究发现约 90% 以上的肺动脉栓子来源于下肢深静脉血栓。

二、超声描述模板

右心房、右心室扩大，左心室内径大致正常（减小）。室间隔左移，左心室呈"D"形。房、室间隔完整。右心室游离壁增厚，运动正常（减弱）。右心室壁中间段局部运动减低，但心尖部运动正常，呈"McConnell 征"。室间隔运动异常。左心室游离壁厚度、运动正常。肺动脉扩张，主（右）（左）肺动脉管壁增厚，腔内见异常回声附着。三尖瓣环扩张，致瓣叶对合欠佳。余瓣膜形态、结构、启闭未见异常。心包腔文件异常无回声区。

多普勒检查：肺动脉血流频谱可见收缩早期切迹，呈"拳指征"。三尖瓣中量高速反流，肺动脉瓣少量高速反流，估测肺动脉收缩压约　　mmHg，平均压约　　mmHg。房间隔卵圆孔处可探及少量右向左分流。二尖瓣血流频谱 E 峰＜ A 峰。

诊断：肺动脉栓塞，三尖瓣中量反流，肺动脉瓣少量反流，肺动脉高压（　度），卵圆孔开放，房水平少量分流，右心功能减低，左心室舒张功能减低

三、超声心动图诊断

（一）直接征象

心尖四腔心、大动脉短轴等切面发现肺动脉主干及左右肺动脉、右心房、右心室的血栓，但需反复旋转探头除外假阳性。肺动脉主干或左右肺动脉的新鲜血栓多为管状或指状低回声，而陈旧血栓多呈蚯蚓状或形态不规则，超声易于识别。右心腔内血栓多为椭圆形或蛇形，较容易脱落。

（二）间接征象

右心室扩大和右心室壁运动减弱（慢性肺栓塞的患者还会出现右心室壁增厚）、室间隔左移（平直状）、左心室变小（左心室短轴切面左心室轮廓由"O"型变为"D"型）、主肺动脉干增宽、三尖瓣反流束亮度增高和肺动脉压增高、下腔静脉扩张等。

需要注意的是当肺栓塞致右心压力过高时，会使卵圆孔重新开放，可以产生心房水平的右向左分流，一部分栓子经卵圆孔进入左心房继而进入体循环，造成以脑栓塞为主的体循环栓塞，当超声心动图又发现卵圆孔未闭时，则可以诊断矛盾性栓塞。

四、病例诊断套用模板举例

1. 病史介绍

患者女性，56 岁，房颤病史，近日感觉胸痛、呼吸困难，突发意识模糊；入院检查：心电图示 $V_1 \sim V_4$ 的 ST–T 改变，胸片示肋膈角变钝，后查 D– 二聚体阳性。

2. 超声病例图像采集及分析（图8-2-2）

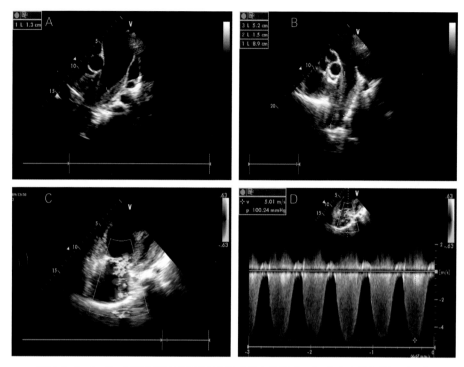

图8-2-2　A、B. 大动脉短轴切面显示右肺动脉血栓形成；C. 右心室流入道切面三尖瓣中量反流、右心房室增大；D. 右心室流入道切面测量三尖瓣反流压差，反流压差明显增高

3. 病例模板套用

右心房、右心室扩大，左心室呈"D"形，内径大致正常。房、室间隔完整。右心室壁厚度正常，运动减弱；室间隔左移，运动异常；左心室壁厚度、运动正常。肺动脉扩张，右肺动脉管壁增厚，腔内见异常低回声附着，大小约89mm×15mm。三尖瓣环扩张，致瓣叶对合欠佳。余瓣膜形态、结构、启闭未见异常。

多普勒检查：三尖瓣中量高速反流，肺动脉瓣少量高速反流，估测肺动脉收缩压约110mmHg。

诊断：肺动脉栓塞，三尖瓣中量反流，肺动脉瓣少量反流，肺动脉高压（重度），右心功能减低

五、动态病例演示

肺动脉栓塞病例演示：患者女性，56岁，房颤病史，近日感觉胸痛、呼吸困难，突发意识模糊；入院检查：心电图示 $V_1 \sim V_4$ 的 ST-T 改变，胸片示肋膈角变钝，后查 D- 二聚体阳性。

动态图演示

ER-8-2-2-1

A. 大动脉短轴切面显示右肺动脉"长条状"附壁血栓

B. 胸骨旁左心室长轴切面显示右心室明显增大

C. 左心室短轴切面室间隔左移，左心室呈"D"形

D. 大动脉短轴切面显示主肺动脉增宽，肺动脉高速反流

E、F. 四腔心切面显示右心房室明显增大，三尖瓣大量高速反流

（刘　偈）

第三节　慢性肺源性心脏病

一、定义

慢性肺源性心脏病，简称慢性肺心病，是由慢性支气管－肺疾病、胸廓疾病或肺血管疾病引起肺血管阻力增加、肺动脉高压，进而引起右心室肥厚、扩大，致右心衰竭的心脏病。由先天性心脏病和左心疾病引起的右心衰竭不属于肺心病。

二、超声描述模板

右心扩大，左心室内径正常/减小。心室基底段左右径：左心室　mm，右心室　mm。右心房面积　cm²。右心室壁厚度正常/增厚，运动幅度减低，三尖瓣环收缩期位移 TAPSE　mm，右心室面积变化分数 2D RV FAC　%，右心室射血分数 3D　RVEF，2D STE 右心室整体纵向应变。室间隔平直、左移，左心室收缩期和/或舒张期呈"D"形。左心室游离壁收缩幅度正常。三尖瓣形态未见明显异常，对合不良。余各瓣膜形态、启闭正常/形态、启闭异常。主肺动脉及左右肺动脉增宽。心包腔未见异常/探及异常无回声区。下腔静脉内径　mm，吸气塌陷率大于/小于 50%。

多普勒检查：三尖瓣　量高速反流，肺动脉瓣　量高速反流，估算肺动脉收缩压　mmHg。右心室心肌功能指数 RIMP。组织多普勒 DTI s'　cm/s，e'　cm/s，a'　cm/s，E/e'　。

诊断：肺动脉高压，右心室收缩和/或舒张功能减低

三、超声心动图诊断方法简介

（一）超声评价右心室收缩功能的方法

1. 三尖瓣环收缩期位移（TAPSE）（图 8-2-3）

较容易获取，是测量右心室轴向功能的一项指标。三尖瓣环侧壁 TAPSE ＜ 1.6cm 提示右心室收缩功能异常。尽管它测量右心室轴向功能，但与放射性核素等方法测量的 RV EF 等右心室整体收缩功能指标具有较好的相关性。

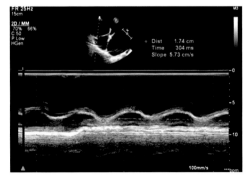

图 8-2-3　三尖瓣环收缩期位移

2. 右心室心肌功能指数（RIMP）

又称 Tei 指数，是评估右心室整体功能的一项指标。脉冲多普勒 RIMP ＞ 0.40 和组织多普勒＞ 0.55 提示右心室收缩功能不全。在三尖瓣环侧壁获取脉冲组织多普勒频谱，可测量等容收缩时间（IVCT），等容舒张时间（IVRT）及射血时间（ET），RIMP＝（IVRT＋IVCT）/ET。右心房压力升高时 RIMP 可假性降低。

3. 二维右心室面积变化分数（FAC，%）（图 8-2-4）

用于估测右心室收缩功能。2D RV FAC ＜ 35% 提示右心室收缩功能不全。测量的关键是确保在收缩和舒张期，包括心尖部和侧壁在内的全部右心室都在切面内。描绘右心室面积时必须小心排除肌小梁的影响。

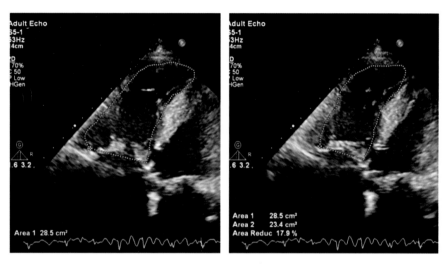

图 8-2-4　二维右心室面积变化分数减低

4. 脉冲组织多普勒三尖瓣环收缩期速度（S'）（图 8-2-5）

容易测量，可信度高并重复性好。S'＜ 10cm/s 提示右心室收缩功能不全。S'与其他 RV 整体收缩功能指标的相关性好。为避免测量错误，需保持多普勒取样线与基底段和瓣环水平一致。

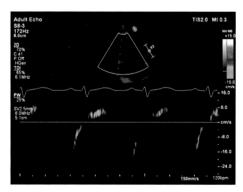

图 8-2-5　脉冲组织多普勒三尖瓣环收缩期速度（S'）减低

（二）超声评价右心室舒张功能的方法

1. 可以通过如下方法评估右心室舒张功能

三尖瓣前向血流脉冲多普勒频谱，E/A 比值< 0.8 或> 2.1 时提示右心室舒张功能异常。三尖瓣环侧壁侧组织多普勒频谱，E/e'比值> 6 时提示右心室舒张功能异常。三尖瓣血流频谱减速时间，< 120ms 时提示右心室舒张功能异常。

2. 右心室舒张功能不全的分级

三尖瓣 E/A < 0.8 提示松弛受损；三尖瓣 E/A 在 0.8 ~ 2.1 之间，且 E/e'比值> 6 或肝静脉舒张期血流为著提示假性正常化；三尖瓣 E/A > 2.1 且减速时间< 120ms 提示限制性充盈。

（三）提示肺动脉高压患者预后不良的指标

右心房压增高，左心室偏心指数增加，右心房面积指数增高，心包积液，右心室功能减低，左心排血量减低。

四、病例诊断套用模板举例

1. 病史介绍

患者男性，49 岁，抽烟史 20 年，平时常有咳嗽、憋气，近日胸痛就诊。心电图示：心电轴右偏，肺性 P 波。胸片示：心胸比增大。

2. 超声病例图像采集及分析（图 8-2-6）

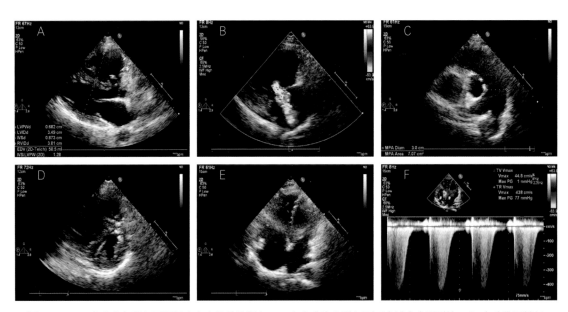

图 8-2-6　A. 左心室长轴切面测量右心室前后径增大；B. 右心室流入道切面三尖瓣中大量反流；C. 大动脉短轴切面肺动脉主干内径增宽；D. 左心室短轴切面室间隔左移；E. 心尖四腔心切面右心房室腔增大；F. 四腔心切面三尖瓣反流压差明显增高

3. 病例模板套用

右心房、右心室扩大，左心室内径大致正常。房、室间隔完整。右心室壁增厚，运动减弱；室间隔运动异常；左心室壁厚度、运动正常。肺动脉明显扩张，腔内未见明显异常回声。三尖瓣环扩张，致瓣叶对合欠佳。余瓣膜形态、结构、启闭未见异常。

多普勒检查：三尖瓣中量高速反流，肺动脉瓣少量高速反流，估测肺动脉收缩压约

87mmHg。二尖瓣血流频谱 E 峰＜ A 峰。

　　诊断：肺动脉高压（重度），三尖瓣中量反流，肺动脉瓣少量反流，右心功能减低，左心室
　　　　　舒张功能减低

五、动态病例演示

　　肺源性心脏病病例演示：患者男性，49 岁，抽烟史 20 年，平时常有咳嗽、憋气，近日胸痛就诊。心电图示：心电轴右偏，肺性 P 波。胸片示：心胸比增大。如图 ER-8-2-3-1 所示。

动态图演示

ER-8-2-3-1
A. 左心室长轴切面测量右心室前后径明显增大
B、C. 大动脉短轴切面显示右心房室明显增大，肺动脉主干内径增宽，肺动脉少中量高速反流
D. 左心室短轴切面室间隔左移，左心室呈"D"形
E、F. 四腔心切面显示右心房室明显增大，三尖瓣大量高速反流

（刘　偈　赵　星）

第三章　　左室舒张功能减低

一、定义

　　左室舒张功能减低（Left Ventricle Diastolic Dysfunction）定义为左室主动舒张受损或左室心肌僵硬度增高，表现为左室充盈压的异常，早期为左室舒张末压（LVEDP）升高，随病程进展继而导致左房压（LAP）升高。超声心动图对左室舒张功能的评估是患者心功能评估的重要组成部分，具有重要的临床意义。在诊断的同时需注意鉴别限制型心肌病以及缩窄性心包炎。

二、超声描述模板

（一）左室舒张功能减低（1 级）
　　各房室内径正常范围。室间隔及左室壁厚度正常，运动协调，收缩幅度正常。各瓣膜形态、结构及启闭正常。大动脉关系、内径正常。心包腔内未见明显异常。

　　多普勒检查：二尖瓣舒张期血流频谱，E 峰＜ 50cm/s，E/A ＜ 0.8；二尖瓣环组织多普勒，e'＜ a'，侧壁 e'＜ 10cm/s，隔侧 e'＜ 7cm/s。

　　诊断：左室舒张功能减低（1 级）

（二）左室舒张功能减低（2 级）
　　左房扩大，容积指数大于 $34ml/m^2$，余房室内径正常范围。室间隔及左室壁厚度正常，运动协调，收缩幅度正常。各瓣膜形态、结构及启闭正常。大动脉关系、内径正常。心包腔内未见明显异常。

　　多普勒检查：二尖瓣舒张期频谱，E/A ＞ 0.8 且＜ 2；二尖瓣环组织多普勒，平均 E/e'＜ 14但＞ 10；三尖瓣少量反流，反流速度大于 2.8m/s；Valsalva 动作后 E/A 变化率＞ 50%。

　　诊断：左室舒张功能减低（2 级）

（三）左室舒张功能减低（3 级）

左房扩大，容积指数大于 $34ml/m^2$，余房室内径正常范围。室间隔及左室壁厚度正常，运动协调，收缩幅度正常。各瓣膜形态、结构及启闭正常。大动脉关系、内径正常。心包腔内未见明显异常。

多普勒检查：二尖瓣舒张期血流频谱，E/A > 2；二尖瓣环组织多普勒，侧壁 e' < 10cm/s，隔侧 e' < 7cm/s，E/e' > 14；三尖瓣少量反流，反流速度大于 2.8m/s。肺静脉血流频谱 S/D 比值明显减低，Ar 峰 –A 峰时间 > 30ms。

诊断：左室舒张功能减低（3 级）

三、超声心动图诊断方法简介

（一）EF 正常患者且无心血管相关疾病患者的左室舒张功能评估

随着年龄增长，正常人群也同样会出现左室僵硬度增加以及舒张速度减慢的改变。例如正常老年患者可能会与年轻患者轻度舒张功能减低时的表现一致。因此对于 EF 正常，且无心血管相关疾病的患者需考虑年龄变异的影响。在以下超声指标中：

（1）二尖瓣 E/e' > 14。

（2）二尖瓣环组织多普勒 e' 峰速度，左室侧壁 e' < 10cm/s，或室间隔侧 e' < 7cm/s。

（3）三尖瓣反流速度 TR > 2.8m/s。

（4）左房容积指数 > $34mL/m^2$。

如果到达 50% 阳性的标准，则可诊断左室舒张功能减低。如果不满足 50% 阳性则考虑正常舒张功能。如果恰好 2 项指标符合，2 项不满足时，舒张功能等级为待定。

（二）合并心血管相关疾病或 EF 减低患者的左室舒张功能评估

首先根据二尖瓣口 E 峰和 A 峰比值：

（1）E/A < 0.8 且 E < 50cm/s，为左室舒张功能减低（1 级）。

（2）E/A > 2，为左室舒张功能减低（3 级）。

而如果 E/A < 0.8 但 E > 50cm/s 时，或 E/A 在大于 0.8 且小于 2 之间时，需再根据以下三项指标进一步检查阳性的比例。

①平均 E/e' > 14。

②三尖瓣反流速度 TR > 2.8m/s。

③左房容积指数 > $34ml/m^2$。

如三项中有至少两项阳性，则为左室舒张功能减低（2 级）。

如三项中仅一项满足阳性，则为左室舒张功能减低（1 级）。

如三项中仅两项可测定，且一项阳性，另一项阴性，则舒张功能等级待定。

（三）评估左室舒张功能减低及充盈压升高的辅助指标

（1）肺静脉血流频谱 S/D 比值明显减低，S/D << 1，收缩期充盈分数 VTI（S/D）< 40%。

（2）肺静脉 Ar 峰时间 – 二尖瓣 A 峰时间 > 30ms。

（3）Valsalva 动作 10 秒后 E/A 比值减低超过 50%，且排除 E 峰 A 峰融合的因素。

以上指标阳性均高度特异提示左室舒张功能减低及充盈压的升高。

四、病例诊断套用模板举例

1. 病史介绍

74 岁，男性，冠状动脉搭桥术后复查。

2. 超声病例图像采集及分析（图 8-3-1）

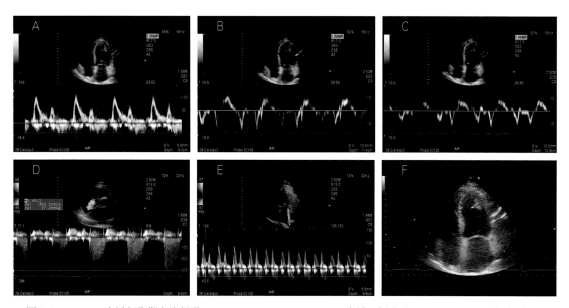

图 8-3-1　A：二尖瓣舒张期血流频谱 E=105cm/s，A=70cm/s；B：二尖瓣环侧壁 e'=11cm/s；C：二尖瓣环间隔 e'=8cm/s；D：三尖瓣反流频谱 TR=3.0m/s；E：Valsalva 动作后可见 E/A 比值明显减低；F：四腔心切面显示左房扩大

3. 病例模板套用

左房扩大，容积指数＞ 34ml/m²，余房室腔内径正常范围。室间隔及左室壁厚度正常，运动协调，收缩幅度正常。各瓣膜形态、结构及启闭正常。大动脉关系、内径正常。心包腔内未见明显异常。

多普勒检查：二尖瓣舒张期频谱 E/A=1.5；二尖瓣组织多普勒平均 E/e'=11；三尖瓣少量反流，反流速度 3.0m/s；Valsalva 动作后 E/A 变化率＞ 50%。

诊断：冠状动脉搭桥术后，左室舒张功能减低（2 级）

第9篇　超声心动图特殊技术模板

第一章　经食管超声心动图

　　经食管超声心动图（TEE）作为经胸超声心动图（TTE）的有力补充，在临床上有着广泛的应用。在心脏内、外科疾病的诊断和治疗中，TEE 的主要应用包括：房颤等心律失常射频消融术前探查心耳及心房内血栓、肺栓塞及肺高压的诊断及鉴别诊断、主动脉瓣狭窄的评估、感染性心内膜炎的诊断及鉴别诊断、人工瓣膜异常的评估、房间隔缺损及卵圆孔未闭的术前评估、各类心脏外科手术术中及围术期协助诊断及评估手术效果以及在左心耳封堵、二尖瓣球囊扩张、经导管主动脉瓣置入等介入手术术前术中及术后的评估。本章简要介绍 TEE 的规范操作流程、适应证、禁忌证、图像采集和标准切面、超声报告描述模板及其应用举例。

一、规范操作流程

（一）检查前准备

　　（1）TEE 检查前，应询问病史及查体，确认血液化验结果，评估检查适应证及禁忌证，签署患者知情同意书。

　　（2）根据患者体重选择探头，检查探头与超声机器的连接，选择检查模式，检查探头是否能正常使用。

（二）检查过程

　　（1）安全放置探头。

　　（2）根据具体需要选择探头深度、调节图像，获取合适的图像，进行检查。

　　（3）检查结束后安全退出探头，观察患者状态，对探头进行专业清洗、消毒。

　　（4）发布检查报告。

二、适应证和禁忌证

　　1. 适应证

　　（1）TTE 检查声窗不佳、显像困难者，如肥胖、肺气肿、胸廓畸形或在近期胸部手术后以及正在使用机械辅助呼吸的患者。

　　（2）TTE 检查难以显示的部位，如左心耳、上腔静脉、左右肺静脉、胸降主动脉及左右冠状动脉主干等。

　　（3）TTE 检查难以清晰显示的结构和病变。

　　（4）术前需要明确的诊断及鉴别诊断。

　　①急诊手术麻醉，需要排除心脏和大血管的并发症或需要进行心脏大血管病变的鉴别诊断，但患者 TTE 检查图像难以显像者。

②手术前给外科医生提供更加明确、完善的诊断，以便决定最终的手术方案。

（5）术中监测

①术中出现难以解释的低血压、低血氧，且难以纠正者。

②血流动力学监测，观察前负荷、后负荷、心肌收缩及舒张功能等。

③非心脏手术中，如神经外科手术中，监测卵圆孔未闭右向左分流情况以预防矛盾栓塞。

（6）术后指导排气及评价即刻手术效果。

2. 禁忌证

（1）绝对禁忌证

①患者拒绝。

②先天性或获得性的上消化道疾病，如活动性上消化道出血、食管梗阻或狭窄、食管占位性病变、食管撕裂和穿孔、食管憩室、食管裂孔疝、先天性食管畸形、近期食管手术史、食管静脉曲张、咽部脓肿。

（2）相对禁忌证

①凝血障碍。

②纵隔放疗史、颈椎疾病、咽部占位性病变。

③严重心血管系统疾病，如重度心力衰竭、严重心律失常、急性心肌梗死、不稳定型心绞痛、重度高血压、低血压或休克状态等。

④麻醉剂过敏。

三、图像采集及标准切面

非麻醉状态下，患者面向检查医师侧卧位，麻醉状态下，患者为仰卧位或侧卧位。放置探头后，通过控制探头位置和转动转盘，探头可前进、后退、左转、前屈、后屈、左屈、右屈，获取检查所需的切面。美国麻醉医师协会（ASA）和美国超声心动图学会（ASE）推荐了 TEE 检查的 20 个规范化标准切面（表 9-1-1，图 9-1-1）。

表 9-1-1　TEE 检查的 20 个标准切面

探头位置（距门齿的距离*）	切面（角度）	显示结构	临床应用
食管上段（20~25cm）	主动脉弓长轴（0°）	主动脉弓	主动脉弓发育情况、硬化斑块、主动脉夹层、主动脉瘤
	主动脉弓短轴（90°）	主动脉弓、肺动脉、无名静脉	主动脉夹层、主动脉瘤、硬化斑块、动脉导管未闭、肺动脉病变、Swan-Ganz 导管位置
食管中段（30~40cm）	升主动脉长轴（100°~150°）	升主动脉、右肺动脉	主动脉狭窄、主动脉夹层、主动脉瘤、硬化斑块、Swan-Ganz 导管位置
	升主动脉短轴（0°~60°）	升主动脉、肺动脉、右肺动脉、上腔静脉	主动脉狭窄、主动脉夹层、主动脉瘤、硬化斑块、肺栓塞、Swan-Ganz 导管位置
	降主动脉长轴（90°~110°）	降主动脉、左侧胸膜腔	主动脉夹层、主动脉瘤、硬化斑块、IABP 位置

续表

探头位置（距门齿的距离*）	切面（角度）	显示结构	临床应用
食管中段（30 ~ 40cm）	降主动脉短轴（0°）	降主动脉、左侧胸膜腔	主动脉夹层、主动脉瘤、硬化斑块，IABP 位置、左侧胸腔积液及肺不张
	四腔心（0° ~ 20°）	左心房、左心室、右心房、右心室、二尖瓣及三尖瓣、室间隔	心腔大小、心功能、二尖瓣及三尖瓣病变、房间隔缺损、室间隔缺损
	二尖瓣联合部（60° ~ -70°）	左心房、左心室、乳头肌、冠状窦、回旋支	左心室收缩功能、二尖瓣病变、左心房及左心室肿物、血栓、冠状窦血流
	两腔心（80° ~ 100°）	左心室、左心房、二尖瓣、左心耳、冠状窦	左心室收缩功能、二尖瓣病变、左心房及左心室肿物、血栓、冠状窦血流、左心耳情况、左心室心尖部病变
	左心室长轴（120° ~ 160°）	左心室、左心房、二尖瓣、室间隔、左心室流出道、主动脉瓣、主动脉根部、部分升主动脉	左心室收缩功能、二尖瓣病变、室间隔病变、主动脉瓣病变、主动脉根部病变
	右心室流入、流出道（60° ~ 90°）	三尖瓣、肺动脉瓣、右心室流出道、肺动脉、房间隔、右心房、左心房	三尖瓣及肺动脉瓣病变、右心室流出道病变、房间隔缺损、室间隔缺损
	上下腔静脉（80° ~ 110°）	上腔静脉、下腔静脉、房间隔、左心房、右心房	房间隔缺损、上腔静脉、下腔静脉血流、起搏器电极、静脉插管位置、静脉置管
	主动脉瓣长轴（120° ~ 160°）	左心室、右心室、左心室流出道、主动脉瓣、二尖瓣	主动脉瓣病变、左心室流出道病变、主动脉根部病变、二尖瓣、室间隔缺损
	主动脉瓣短轴（30° ~ 60°）	主动脉瓣、左及右冠状动脉、房间隔、左心房、右心房、肺动脉瓣	主动脉瓣病变、房间隔缺损
经胃底（40 ~ 45cm）	基底段短轴（0° ~ 20°）	左心室、右心室、二尖瓣、室间隔	二尖瓣病变、左心室收缩功能、室间隔缺损
	中间段短轴（0° ~ 20°）	左心室、乳头肌、右心室、室间隔	左心室收缩功能、左心室壁厚度、室间隔运动、室间隔缺损
	两腔心（80° ~ 100°）	左心室、左心房、二尖瓣	左心室收缩功能、二尖瓣病变
	右心室流入道（100° ~ 120°）	三尖瓣、右心房、右心室	三尖瓣病变、右心室功能、右心腔占位
	左心室长轴（90° ~ 120°）	左心室、左心室流出道、二尖瓣、主动脉瓣	二尖瓣病变、左心室收缩功能更、评估左心室流出道及主动脉瓣血流速度
经深胃底（45 ~ 50cm）	深部长轴（前屈，0° ~ 20°）	左心室、左心室流出道、二尖瓣、主动脉瓣、升主动脉、室间隔	主动脉瓣病变、评估左心室流出道及主动脉瓣血流速度、室间隔缺损

*：指成人患者中距门齿的距离。

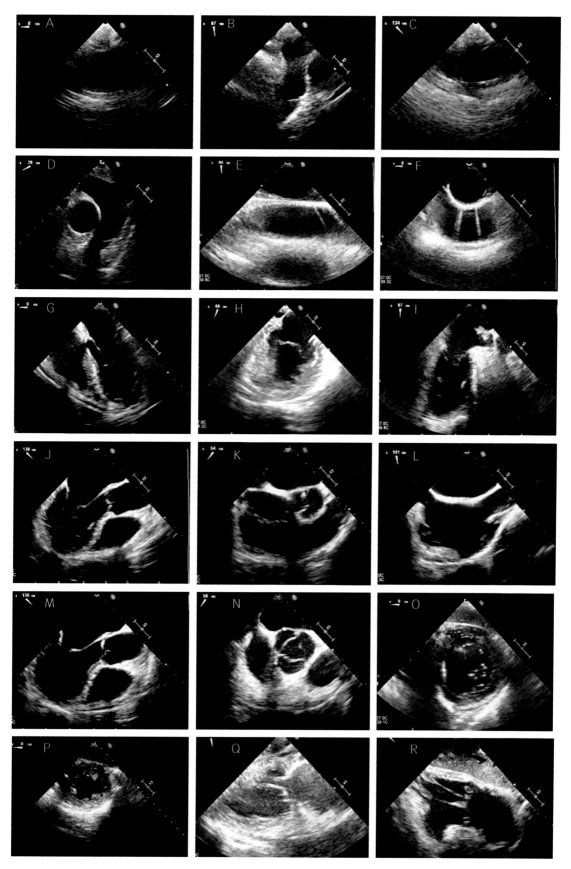

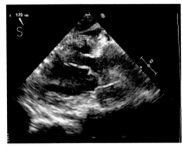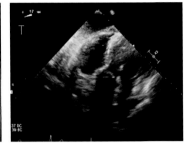

图 9-1-1　TEE 检查的 20 个标准切面

A. 食管上段主动脉弓长轴（0°）；B. 食管上段主动脉弓短轴（90°）；C. 食管中段升主动脉长轴（100°～150°）；
D. 食管中段升主动脉短轴（0°～60°）；E. 食管中段降主动脉长轴（90°～110°）；F. 食管中段降主动脉短轴
（0°）；G. 食管中段四腔心（0°～20°）；H. 食管中段二尖瓣联合部（60°～70°）；I. 食管中段两腔心（80°～100°）；
J. 食管中段左心室长轴（120°～160°）；K. 食管中段右心室流入、流出道（60°～90°）；L. 食管中段上下腔静脉
（80°～110°）；M. 食管中段主动脉瓣长轴（120°～160°）；N. 食管中段主动脉瓣短轴（30°～60°）；O. 经胃底基底
段短轴（0°～20°）；P. 经胃底中间段短轴（0°～20°）；Q. 经胃底两腔心（80°～100°）；R. 经胃底右心室流入道
（100°～120°）；S. 经胃底左心室长轴（90°～120°）；T. 经深胃底深部长轴（前屈 0°～20°）

四、超声描述模板

规范的 TEE 超声报告应包括：检查的日期和时间、患者的基本信息、检查的指征、检查发现及结论（包含数据及图像）、检查及报告医师的姓名以及报告发布的日期和时间。下面主要列举正常 TEE、左心耳自发显影、卵圆孔未闭的超声描述模板，其他疾病及病变情况的超声描述参见相关章节。

（一）正常 TEE

TEE 检查，测量值请参照　年　月　日经胸超声报告：

各房室腔内径正常范围。室间隔及左心室壁厚度正常，收缩幅度正常。房、室间隔延续完整。各瓣膜形态、结构、启闭运动未经异常。大动脉关系、内径正常。左心房及左心耳内未探及明显异常团块回声。

多普勒检查：左心耳血流充盈及排空良好。房水平未见分流。

诊断：左心耳未见明显血栓

（二）左心耳内血流自发显影

TEE 检查，测量值请参照　年　月　日经胸超声报告：

左心房增大，余房室腔内径正常范围。室间隔及左心室壁厚度正常，收缩幅度正常。房、室间隔延续完整。各瓣膜形态、结构、启闭运动未经异常。大动脉关系、内径正常。左心耳内可见血流自发显影，未探及明显异常团块回声。

多普勒检查：左心耳血流充盈及排空欠佳。房水平未见分流。

诊断：左心耳内血流自发显影

（三）左心耳血栓

TEE 检查，测量值请参照　年　月　日经胸超声报告：

左心房增大，余房室腔内径正常范围。室间隔及左心室壁厚度正常，收缩幅度正常。房、室间隔延续完整。各瓣膜形态、结构、启闭运动未经异常。大动脉关系、内径正常。左心房内可见血流自发显影，左心耳内探及泥沙样回声／中等回声团块，大小约　mm×　mm。

多普勒检查：左心耳血流充盈及排空不佳。房水平未见分流。

诊断：左心耳内附壁血栓形成

（四）卵圆孔未闭（附右心声学造影）

TEE 检查，测量值请参照　年　月　日经胸超声报告：

各房室腔内径正常范围。室间隔及左心室壁厚度正常，收缩幅度正常。房间隔卵圆窝处回声分离约　mm。室间隔延续完整。各瓣膜形态、结构、启闭运动未经异常。大动脉关系、内径正常。左心房及左心耳内未探及明显异常团块回声。

多普勒检查：左心耳血流充盈及排空良好。房水平探及微量左向右分流信号，增加右心压力动作（Valsalva 动作 / 咳嗽 / 短促快速按压患者腹部）时探及右向左分流信号 / 未见明显右向左分流信号。

右心声学造影：经左肘静脉注入声学造影剂，右心房、右心室顺序显影，静息状态下左心房内未见明显造影剂回声，Valsalva 动作时左心房内探及少量造影剂回声。

诊断：卵圆孔未闭；右心声学造影阳性；左心耳未见明显血栓

五、病例模板套用举例

（一）左心耳血栓

1. 病史介绍

患者女性，66 岁，心慌 2 年，因"房颤"收入院，拟行房颤射频消融术。体格检查：脉率小于心率，听诊心律不齐，心尖部及胸骨右缘第 3 肋间闻及收缩期杂音。胸片显示双肺纹理增多，双房增大。心电图提示房颤。TTE 提示双房增大，二尖瓣少量反流，三尖瓣少中量反流，左心室收缩功能减低，少量心包积液。

2. 超声病例图像采集及分析

3. 病例模板套用

TEE 检查，测量值请参照　年　月　日经胸超声报告：

双心房增大，左心室饱满，右心室腔内径正常范围。室间隔及左心室壁厚度正常，收缩幅度轻度减低。房、室间隔延续完整。二、三尖瓣瓣环增宽，瓣叶形态及开放未见异常，闭合欠佳；余瓣膜形态、结构、启闭运动未经异常。大动脉关系、内径正常。心包腔内探及少量液性暗区。左心耳内梳状肌间探及两个中等回声团块，随心动周期漂动，大小分别约 12mm × 5mm、13mm × 5mm（图 9-1-2）。

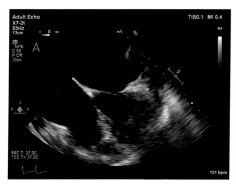
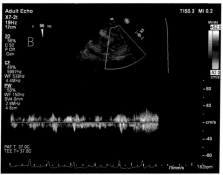

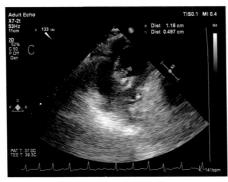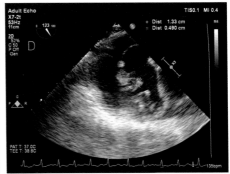

图 9-1-2　A. 经食管中段四腔心切面，显示双房增大；B. 频谱多普勒示左心耳内血流充盈及排空速度减低；C. 左心耳梳状肌间血栓 1，测量其大小约 12mm×5mm，心耳旁心包腔内少量液性暗区；D. 左心耳梳状肌间血栓 2，测量其大小约 13mm×5mm，心耳旁心包腔内少量液性暗区

动态图演示

ER-9-1-1-1

A. 四腔心切面示双房增大，左心室壁收缩幅度减低，心包腔内少量液性暗区

B. 左心耳内梳状肌间探及两个中等回声团块，随心动周期飘动

C. 3DTEE 示左心耳内梳状肌间探及两个中等回声团块，随心动周期飘动

多普勒检查：二尖瓣少量反流，三尖瓣少中量反流。左心耳血流充盈及排空不佳。房水平未见分流。

诊断：左心耳内血栓形成，双心房增大，二尖瓣关闭不全（轻度），三尖瓣关闭不全（轻~中度），左心室收缩功能减低，少量心包积液

（二）卵圆孔未闭

1. 病史介绍

患者女性，38 岁，因"偏头痛"至门诊就诊。体格检查：心律齐，未闻及明显心脏杂音。胸片及心电图未见明显异常。经颅多普勒超声发泡试验阳性。

2. 超声病例图像采集及分析

3. 病例模板套用

TEE 检查，测量值请参照　年　月　日经胸超声报告：

各房室腔内径正常范围。室间隔及左心室壁厚度正常，收缩幅度正常。房间隔未见明显连续中断。室间隔延续完整。各瓣膜形态、结构、启闭运动未经异常。大动脉关系、内径正常。左心房及左心耳内未探及明显异常团块回声。

多普勒检查：左心耳血流充盈及排空良好。静息状态下及 Valsalva 动作时房水平未探及明确分流信号。

右心声学造影：经左肘静脉注入声学造影剂，右心房、右心室顺序显影，2~3 个心动周期后，左心房内探及微量造影剂回声。Valsalva 动作时左心房内探及微量造影剂回声（图 9-1-3）。

诊断：卵圆孔未闭，右心声学造影阳性，左心耳未见明显血栓

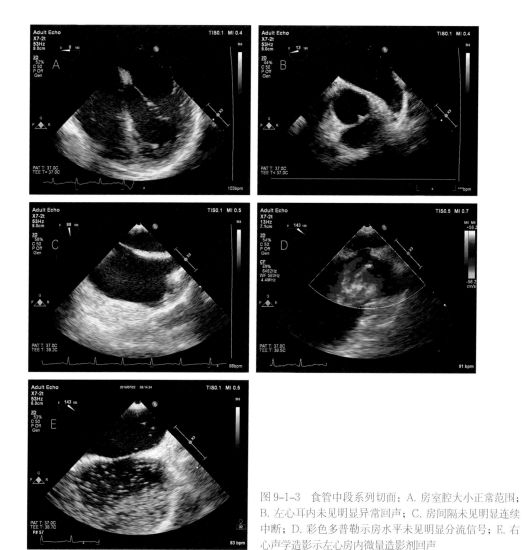

图 9-1-3　食管中段系列切面：A. 房室腔大小正常范围；B. 左心耳内未见明显异常回声；C. 房间隔未见明显连续中断；D. 彩色多普勒示房水平未见明显分流信号；E. 右心声学造影示左心房内微量造影剂回声

动态图演示

ER-9-1-1-2

A.静息状态下，彩色多普勒示房水平未见明显分流信号

B.Valsalva 动作时，彩色多普勒示房水平未见明显分流信号

C.静息状态下，右心声学造影示左心房内微量造影剂回声

D.Valsalva 动作时，右心声学造影示左心房内微量造影剂回声

（万琳媛）

第二章　经皮介入主动脉瓣植入（置换）术及左心耳封堵模板

———— 第一节　经皮介入主动脉瓣植入（置换）术 ————

一、概述

主动脉瓣疾患是影响患者生存期及生活质量的心脏疾病，出现症状的主动脉瓣患者两年内保守治疗的生存率不到30%，外科手术进行主动脉瓣成形或人工瓣膜置换是治疗主动脉瓣疾患的首选方式。由于外科手术创伤大、需要体外循环、高风险等叠加老龄患者体质弱、存在多种合并症导致约三分之一的患者不能接受外科手术治疗。自2002年法国Cribier医师首次完成人体经导管主动脉瓣位人工瓣膜植入手术（TAVI/R）以来，随器械的改进、术者经验的提高使得超过数十万患者从该项技术中获益，国内自2010年开展TAVI/R以来，初步估计已有不少患者从中获益，随着该技术的进步及国内更多心脏中心开展这项新技术，相信将有更多的患者将会从中获益。

TAVI/R瓣膜为可压缩金属支架支撑的生物瓣叶，与外科开胸切除自体瓣膜后在植入人工瓣膜不同的是TAVI/R并不能剔除原有自体病变瓣膜，且前者通过膨胀后的径向压迫自体组织提供稳定性，与外科手术的瓣膜置换的人工瓣膜位置通常固定不同，TAVI/R瓣膜的稳定性受植入时位置、自体瓣环及人工瓣膜大小、钙化程度等多种因素影响可出现向主动脉侧或左心室侧移位甚至脱落，另外瓣架移位尽管不至于导致人工瓣膜脱落，但可导致瓣周出现严重瓣周反流。国内目前并未有足够的数据显示TAVI/R瓣膜的耐久性，因此其远期疗效尚待进一步观察。

二、超声描述模板

TAVI/R的入选患者均为主动脉瓣病变导致的狭窄或关闭不全，尤其以主动脉瓣狭窄为主，因此相应的病变报告模板见前述主动脉瓣狭窄及关闭不全的相关内容，本部分将重点关注于术后的相关内容。

（一）术前报告模板

各房室内径正常范围。室间隔及左心室壁厚度正常（向心性增厚），室壁收缩运动幅度正常。主动脉瓣三叶（或二叶，或左右冠瓣融合之成功能二叶，或右无冠瓣融合成功能二叶，或左无冠瓣融合成功能二叶），瓣叶增厚、钙化（程度），致开放受限，有效瓣口面积约　cm^2，瓣关闭良好（关闭不良），余瓣膜形态启闭未见异常。主动脉瓣环/窦部正常/扩张，主动脉瓣环形状（圆形/椭圆形），升主动脉无/有钙化（钙化程度）。心包腔未见异常。

多普勒检查：主动脉瓣前向血流速度明显加快，平均跨瓣压差约　mmHg，舒张期　量反流。

诊断：主动脉瓣病变（风湿性、退行性、功能性二瓣化），主动脉瓣重度狭窄并　量反流

（二）术后报告模板

各房室内径正常范围。室间隔及左心室壁厚度正常（向心性增厚），室壁收缩运动幅度正常。主动脉瓣位带支架人工生物瓣位置良好、偏低或偏高（自体瓣环下支架长度　mm），短轴塑形良好（不良），瓣叶启闭运动未见异常，瓣周未见异常回声。余瓣膜形态启闭未见异常。心包腔未见异常。

多普勒检查：主动脉瓣位生物瓣前向血流速度正常范围（增快），平均跨瓣压差

约　mmHg，连续方程法估测有效瓣口面积约　cm²，瓣环内未见反流，瓣架（前 / 后 / 左 / 右）缘探及（少 / 中 / 大）量瓣周反流。

诊断：经皮介入主动脉瓣位生物瓣植入术后，生物瓣未见明显异常，（生物瓣　量瓣周反流）

三、超声心动图诊断方法简介

1. 二维灰阶成像

二维灰阶成像主要用于主动脉瓣形态的判断，由于主动脉瓣狭窄的病因主要为风湿性、退行性及先天性因素，因此二维灰阶成像在显示主动脉瓣叶短轴形态、瓣叶数目及钙化部位及程度具有重要的价值，结合电影回放可以初步定性主动脉瓣病变之病因及严重程度，二维灰阶成像亦可以对造成主动脉瓣反流的病因进行初步判断如风湿性、退行性及继发于主动脉根部扩张的关闭不全。

2. 彩色多普勒显像

彩色多普勒显像可以显示狭窄的主动脉瓣口的五彩镶嵌血流及主动脉瓣反流是的反流束的方向及宽度，另外彩色多普勒显像可以为连续多普勒测量主动脉瓣口峰值流速时提供支持以保证取样线与主动脉瓣口的血流方向平行，避免低估主动脉瓣前向峰值流速及压差。

3. 频谱多普勒检查

频谱多普勒检查是诊断主动脉瓣狭窄的关键，主动脉瓣狭窄有赖于连续多普勒测量的主动脉瓣口峰值流速及平均跨瓣压差，其中度及重度狭窄的阈值分别为 3m/s、4m/s 及 20mmHg、40mmHg。脉冲多普勒结合连续多普勒应用连续方程可以计算主动脉瓣口及有效瓣口面积，其计算公式为 AVA（主动脉瓣瓣口面积）$= \pi D^2_{LVOT} \times VTI_{LVOT}/4VTI_{AV}$。（LVOT：左心室流出道，VTI：流速时间积分，AV：主动脉瓣）。

四、病例诊断套用模板

1. 病史介绍

患者一，女，73 岁，2 年前诊断主动脉瓣重度狭窄，由于外科手术风险较高无法进行常规开胸手术治疗，采用经皮球囊主动脉瓣扩张后由于主观原因未进行 TAVI/R 手术，本次患者拟行 TAVI/R 术进行术前常规经胸超声心动图检查。

患者二，男，70 岁，因主动脉瓣重度狭窄应用球囊扩张支架瓣膜行 TAVI/R 术后 3 个月复查。

患者三，男，67 岁，因主动脉瓣大量反流应用自膨胀支架瓣膜行 TAVI/R 术后支架瓣膜向左心室移位出现大量瓣周及瓣环内反流。

2. 超声图像采集及分析

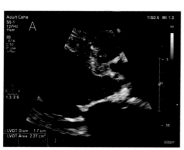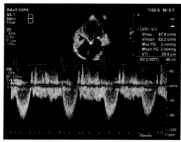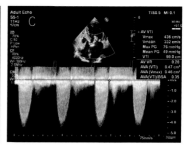

图 9-2-1-1　连续方程计算主动脉瓣有效瓣口面积。A. 左心室长轴切面测量左心室流出道内径；B. 心尖五腔心脉冲多普勒主动脉瓣下左心室流出道血流频谱测量流速时间积分；C. 心尖五腔心连续多普勒测量主动脉瓣口计算峰值流速、平均跨瓣压差并可以计算狭窄的主动脉瓣口有效瓣口面积。

动态图演示

ER-9-2-1-1：经胸超声心动图胸骨旁主动脉瓣短轴显示主动脉瓣三个瓣叶，疑是左右冠瓣交界具有融合嵴（与图9-2-1-1 为同一患者）

ER-9-2-1-2：剑突下主动脉瓣短轴显示左右冠瓣交界具有融合嵴致主动脉为二瓣化畸形（与图9-2-1-1 为同一患者）

ER-9-2-1-3：心尖三腔心切面彩色多普勒显像显示主动脉瓣口前向五彩镶嵌血流信号，二尖瓣及主动脉瓣均为少量反流。（与图9-2-1-1 为同一患者）

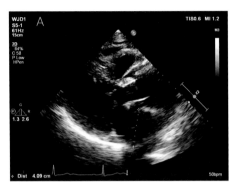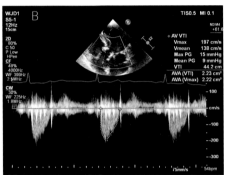

图 9-2-1-2　TAVI/R 术后人工瓣评估。A. 胸骨旁左心室长轴切面显示球囊扩张支架瓣膜瓣架位置偏高（瓣架前缘平自体瓣环）；B. 心尖五腔心切面连续多普勒测量显示主动脉瓣狭窄明显改善（瓣口峰值流速 2.0m/s，平均跨瓣压差 9mmHg，有效瓣口面积为 2.2cm²）

动态图演示

ER-9-2-1-4：左心室长轴切面显示球囊扩张支架瓣膜位置偏高（与图 9-2-1-2 为同一患者）

ER-9-2-1-5：主动脉根部短轴显示 TAVI/R 瓣膜瓣周未见明确瓣周反流（与图 9-2-1-2 为同一患者）

ER-9-2-1-6：心尖五腔心彩色血流对比成像显示 TAVI/R 瓣叶启闭运动、瓣环内血流状态及瓣周无明确瓣周反流（与图 9-2-1-2 为同一患者）

ER-9-2-1-7：心尖三腔心切面显示 TAVI/R 瓣膜位置及瓣叶启闭运动状态（与图 9-2-1-2 为同一患者）

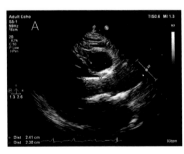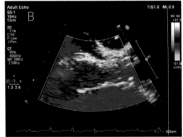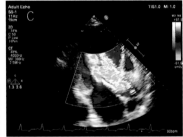

图 9-2-1-3　TAVI/R 瓣膜瓣周反流。A. 自膨胀支架瓣膜位置下移明显（自体瓣环下支架长 24mm）；B. 自膨胀支架瓣膜前缘源于支架网眼的瓣周反流；C. 心尖三腔心显示主动脉瓣瓣环内亦存在大量反流。

动态图演示

ER-9-2-1-8：左心室长轴切面彩色血流显像显示自膨胀支架瓣膜前缘源于支架网眼的瓣周反流（与图 9-2-1-3 为同一患者）

ER-9-2-1-9：心尖五腔心彩色血流显像显示自膨胀支架瓣膜的大量瓣周反流（与图 9-2-1-3 为同一患者）

ER-9-2-1-10：心尖三腔心显示主动脉瓣瓣环内间歇可见大量反流，瓣环内反流为瓣周反流吸附瓣环内瓣叶所致（与图 9-2-1-3 为同一患者）

3. 病例模版套用

（1）患者一（图 9-2-1-1）

左心房增大，左心室壁厚度正常，收缩运动未见异常。主动脉瓣左右冠瓣融合呈前后二叶启闭，瓣叶增厚、钙化，瓣叶开放受限，关闭欠佳，有效瓣口面积约 0.47cm^2。二尖瓣后叶局限钙化，瓣叶关闭欠佳，余瓣膜形态、启闭未见异常。心包腔未见异常。

多普勒检查：主动脉瓣前向血流速度明显加快，平均跨瓣压差 49mmHg，舒张期少量反流。二尖瓣收缩期少量反流。

诊断：主动脉瓣二瓣化畸形，主动脉瓣重度狭窄并轻度关闭不全，二尖瓣关闭不全（轻度）

（2）患者二（图 9-2-1-2）

左心房轻大，余房室内径正常范围。室壁厚度正常，收缩运动未见异常。主动脉瓣位带支架生物瓣位置偏高（瓣架前缘平自体瓣环），瓣叶回声纤细，启闭正常，未见异常回声附着，有效瓣口面积约 2.2cm^2。二尖瓣后叶局限钙化，启闭未见明显异常。余瓣膜未见异常。心包腔未见异常。

多普勒检查：主动脉瓣前向血流速度明显加快，平均跨瓣压差 49mmHg，舒张期少量反流。

诊断：经皮介入主动脉瓣位生物瓣植入术后，生物瓣功能未见明显异常

（3）患者三（图 9-2-1-3）

左心扩大。左心室壁收缩运动未见明显异常。主动脉瓣位带支架生物瓣位置偏低（自体瓣环下瓣架长 24mm），瓣叶开放未见异常，间歇关闭不良。余瓣膜启闭未见明显异常。心包腔未见异常。

多普勒检查：主动脉瓣生物瓣周大量反流，生物瓣环内可见间歇性大量反流。

诊断：经皮介入主动脉瓣生物瓣植入术后，生物瓣大量瓣周及瓣环内反流

第二节　左心耳封堵术

一、概述

心房颤动（Af）是常见的心律失常，在老年人患者中随年龄增加发病率进行性增加，约 5% 的未抗凝治疗的 Af 患者出现缺血性脑卒中，而约 95% 的非瓣膜性 Af 患者的血栓来源于左心耳。目前的 Af 患者治疗主要包括药物心室率控制、多种手段的节律控制及血栓栓塞事件的预防。既往 Af 患者的血栓栓塞主要采用华法林进行抗凝治疗，由于药物禁忌、定期检查 INR（国际标准比值）及出血等不良反应导致约有 50% 的 Af 患者不能进行抗凝治疗，阿司匹林在心房颤动中预防脑卒中的有效性较低，近年来出现的达比加群及利伐沙班等新型抗凝药物尽管不用监测 INR，但由于较高的花费使得其不能被 Af 患者广泛应用。

自 2006 年 Watchman 左心耳封堵器自欧洲上市以来，Af 患者的栓塞预防有了新选择，即选用器械将左心耳与左心房完全隔离以降低 Af 患者左心耳血栓造成体循环栓塞的风险。该项技术自 2014 年正式在国内开展，目前已获得广泛的开展。

左心耳封堵器的入选主要入选标准为非瓣膜性持续性心房颤动患者、具有脑栓塞高风险（CHA$_2$DS$_2$-VASc 评分 ≥ 2）、具有口服华法林禁忌或不愿长期服用华法林的患者。超声心动图在左心耳封堵术（LAAO）的应用主要为除外 LAAO 禁忌（如左心耳血栓、需要外科处理的心脏疾患）、左心耳形态及测量左心耳的形态学参数。目前左心耳封堵器主要有两种形态："内塞式"封堵器 Watchman、"内塞－伞盖式"封堵器 LAmbre 等（图 9-3-2-1），由于其封堵器形态的不同导致其对左心耳形态学测量亦有差异。

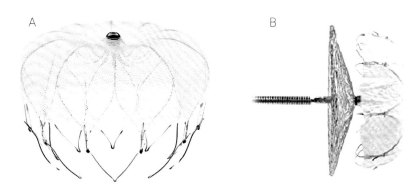

图 9-2-2-1　不同类型的左心耳封堵器。A. "内塞式" 封堵器 Watchman；B. "内塞 – 伞盖式" 封堵器 LAmbre

二、超声描述模板

左心耳的评估经食管超声较经胸超声具有无可比拟的优势，LAAO 术前及术后的左心耳及封堵器的评估以经食管超声为主。

1. 术前报告模板

经食管超声心动图检查评估：

左心房增大，余房室内径正常范围。室壁收缩运动幅度未见异常。各瓣膜形态启闭未见异常。多切面探查左心耳腔内未见明确异常回声附着。左心耳及心包腔未见异常。

多普勒检查：左心耳充盈及排空未见明显异常。

诊断：左心耳未见明确异常

　　　　左心耳形态学呈（菜花形、风袋形、鸡翅形），其内径及深度为：

　　　　0°：形态学外口　　mm，解剖内口（锚定区）　　mm，深度　　mm

　　　　45°：形态学外口　　mm，解剖内口（锚定区）　　mm，深度　　mm

　　　　90°：形态学外口　　mm，解剖内口（锚定区）　　mm，深度　　mm

　　　　135°：形态学外口　　mm，解剖内口（锚定区）　　mm，深度　　mm

2. 术后报告模板

经食管超声心动图检查评估：

左心房增大，余房室内径正常范围。室壁收缩运动幅度未见异常。各瓣膜形态启闭未见异常。左心耳探及封堵器，封堵器位置良好，周边未见明显缝隙，封堵器未对周边结构产生不良影响。封堵器左心房面及左心房腔内未见明确异常回声附着。心包腔未见异常。

多普勒检查：左心耳封堵器周边未见明确与左心房交通血流信号（封堵器上 / 下 / 左 / 右缘探及宽约　　mm 封堵器周边左心房与左心耳交通血流信号）。

诊断：经皮介入左心耳封堵术后，封堵器位置未见异常，左心耳与左心房隔离完全（不完全）

三、超声心动图诊断方法简介

1. 二维灰阶图像

经食管超声心动图二维成成像是评估左心耳腔内部是否有附壁血栓的金标准。二维灰阶成像能够清晰显示左心耳的形态（图 9-2-2-2），梳状肌数量排布，并可以清晰显示不同部位的血栓形态，是术前封堵器类型及尺寸的选择的重要参考，尤其是相关径线如形态外口、解剖内口（锚定区）及深度的测量（图 9-2-2-3）。

2. 彩色多普勒显像

彩色多普勒显像在 LAAO 中的应用重点在于评估术后封堵器周边是否存在封堵器周边漏，当封堵器位置过深、大小选择不适、同轴性不良及心耳形态不理想时可能出现封堵器周边漏，其常见好发部位为左心耳的左后下缘。由于封堵器周边漏不大于 5mm 并不增加患者远期血栓栓塞风险，通常小于 5mm 的封堵器周边漏是可以接受的。

3. 实时三维超声成像

实时三维超声成像可直观显像左心耳开口形态、腔内梳状肌及血栓的位置及形态，但对左心耳大体形态评估价值并不高。实时三维超声成像可以在封堵器术后直观地显示封堵器与左心耳开口、二尖瓣及肺静脉间的关系，尤以是术后器械相关血栓的评估较二维灰阶成像更直观。

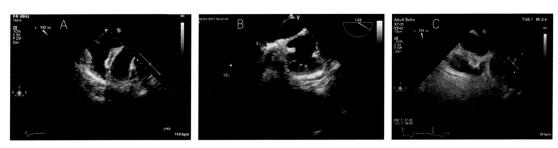

图 9-2-2-2　不同形态的左心耳的经食管超声表现。A. 风袋形左心耳；B. 菜花形左心耳；C. 鸡翅形左心耳

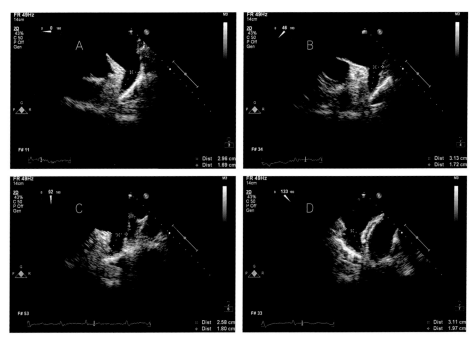

图 9-2-2-3　内塞式左心耳封堵器左心耳开口内径及深度测量

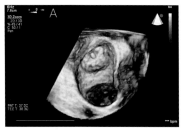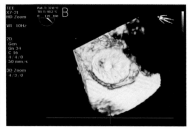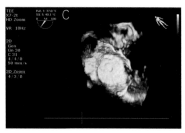

图 9-2-2-4 经食管三维超声心动图对左心耳封堵后左心房面的封堵器进行评估。A. 内塞式封堵器位置略浅且与左心耳同轴性欠佳；B. 内塞 - 伞盖式封堵器外伞盘与左心房壁贴合不良；C. 内塞 - 伞盖式封堵器外伞盘与左心房壁贴合良好

四、病例套用模板

1. 病史介绍

患者，男，72 岁，持续性心房颤动 2 年，既往高血压病史 25 年，缺血性脑卒中 2 次，应用华法林抗凝治疗监测 INR 为 2.0 ~ 3.0 之间，近半年多次出现牙龈出血。患者对继续口服抗凝药物进行治疗抵触强烈，患者于全麻状态下行应用 30mm 的 Watchman 封堵器进行左心耳封堵器（图 9-2-2-5，图 ER9-2-2-1）。

2. 超声图像采集及分析

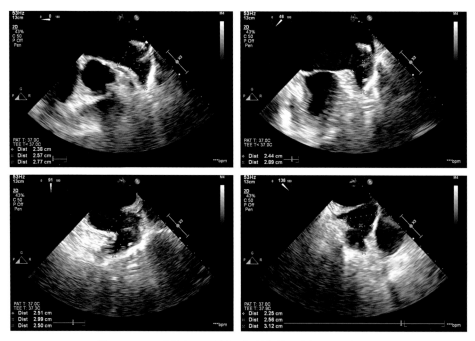

图 9-2-2-5 术前左心耳形态及解剖外科、锚定区及深度测量

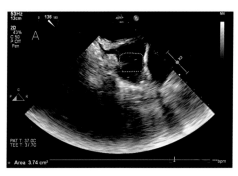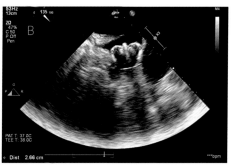

图 9-2-2-6　A. 术前于大角度显示预设的封堵器释放后的位置；B. 封堵器释放后实际的位置及形态

动态图演示

ER-9-2-2-1：彩色多普勒显像提示封堵器周边未见左心耳与左心房间交通残余交通血流信号

3. 病例模板套用

（1）术前报告

经食管超声心动图检查评估：

左心房增大，余房室内径正常范围。室壁收缩运动幅度未见异常。各瓣膜形态启闭未见异常。多切面探查左心耳腔内未见明确异常回声附着。左心耳及心包腔未见异常。

多普勒检查：左心耳充盈及排空未见明显异常。

诊断：左心耳未见明确异常；左心耳形态学呈菜花形，其内径及深度为：

　　　0°：形态学外口 24mm，解剖内口（锚定区）26mm，深度 28mm

　　　45°：形态学外口 27mm，解剖内口（锚定区）24mm，深度 29mm

　　　90°：形态学外口 25mm，解剖内口（锚定区）25mm，深度 30mm

　　　135°：形态学外口 31mm，解剖内口（锚定区）23mm，深度 26mm

（2）术后报告

经食管超声心动图检查评估：

左心房增大，余房室内径正常范围。室壁收缩运动幅度未见异常。各瓣膜形态启闭未见异常。左心耳探及封堵器，封堵器位置良好，周边未见明显缝隙，封堵器未对周边结构产生不良影响。封堵器左心房面及左心房腔内未见明确异常回声附着。心包腔未见异常。

多普勒检查：左心耳封堵器周边未见明确与左心房交通血流信号。

诊断：经皮介入左心耳封堵术后；封堵器未见异常；左心耳与左心房隔离完全

（王建德）

第三章　负荷超声心动图

一、定义

负荷超声心动图是指利用负荷试验，使心肌耗氧量增大到冠状动脉血流储备不足以满足其需要，诱发心肌缺血，心肌收缩力出现异常，此时采用超声心动图即可检出室壁节段性或整体运动异常，对比观察负荷状态与静息状态超声表现，评估受检者心血管系统对负荷的反应状况，是评价冠心病患者的一种常用方法。它还可以用于评估肥厚型心肌病患者左心室流出道梗阻情况及舒张功能不全患者的舒张功能储备。近年来，负荷超声心动图扩展到评估瓣膜病变患者在负荷状态下血流动力学变化情况及心功能储备。通常分为运动负荷、药物负荷、起搏负荷等方式，临床应用较为广泛的是运动与药物负荷。本章节主要介绍运动负荷超声心动图的诊断模板。

二、运动负荷过程记录模板

1. 负荷方案

平板运动试验标准 Bruce 方案 / 改良 Bruce 方案。

半卧位踏车试验 / 直立位踏车试验。

2. 负荷过程血压和心率记录

　　　　　　　　　　心率　　　　　　　　血压

负荷阶段Ⅰ：

负荷阶段Ⅱ：

恢复期 1 分钟：

恢复期 2 分钟：

恢复期 3 分钟：

恢复期 4 分钟：

3. 受检者负荷过程表现

受检者静息状态血压（　/　）mmHg，心率（　）次。受检者运动时间：（　分　秒），达到第（　）负荷阶段，代谢当量（　）。预期运动时间：（　分　秒），因此受检者的心肌功能储备（低于平均值 / 正常）。负荷峰值心率（　次 / 秒），达到年龄预测最大心率的（　%），负荷峰值血压（　/　）mmHg，血压反应正常。试验终止原因：（被检者乏力和头昏）。运动负荷过程中被检者（无胸痛、无心律失常）。

三、运动负荷超声心动图模板描述

（一）缺血性心脏病运动负荷诊断模板

各房室腔内径测值在正常范围。房、室间隔连续完整。室间隔及左、右心室壁心肌回声正常（异常），厚度正常（异常）。各瓣膜形态、结构、启闭运动未见明显异常。大动脉关系、内径正常。心包腔未见异常。

多普勒检查：心内各部未探及明显异常血流信号。

静息状态：患者心率（　）次 / 分，左心室 17 节段室壁运动评分正常，均为 1 分，左心室静息状态正常（心室 17 节段室壁运动评分：（　）壁（　）段（　）分，其余正常为 1 分，左心室静息状态节段性运动减弱 / 消失）。左心室射血分数（　）。

负荷状态：患者心率（　）次 / 分，左心室 17 节段室壁运动评分正常，均为 1 分，左心室负荷状态正常（左心室 17 节段室壁运动评分：（　）壁（　）段（　）分，其余正常为 1 分，左心室静息状态节段性运动减弱 / 消失）。左心室射血分数增加为（　）。左心室腔大小略微减小 / 增大。

运动负荷超声心动图结果：

阴性：静息状态左心室壁节段运动正常，负荷后左心室壁节段运动正常，整体左心室功能改善，运动负荷超声心动图结果阴性，无明显心肌缺血。

心肌缺血：静息状态左心室壁（　　）节段运动正常，负荷后左心室壁（　　）节段运动减弱 / 消失，运动负荷超声心动图结果阳性，提示心肌缺血。

心肌梗死：静息状态左心室壁（　　）节段运动减弱 / 消失，负荷后左心室壁（　　）节段运动减弱 / 消失，运动负荷超声心动图结果阳性，提示心肌梗死。

存活心肌：静息状态左心室壁（　　）节段运动减弱 / 消失，负荷后左心室壁（　　）节段运动恢复正常，运动负荷超声心动图结果阳性，提示存活心肌。

诊断：运动负荷超声心动图结果阴性（无明显心肌缺血），运动负荷超声心动图结果阳性（提示心肌缺血 / 提示心肌梗死 / 提示存活心肌）

（二）肥厚型心肌病运动负荷诊断模板

各房室腔内径测值在正常范围。房、室间隔连续完整。（前间隔）明显增厚，最厚处约　　mm，室壁回声粗糙，呈斑点样改变，心肌纹理排列紊乱，运动减低。余室壁厚度正常（轻度增厚）。M 型可见二尖瓣叶完全（部分）SAM 现象，主动脉瓣收缩中期提前关闭。二尖瓣关闭欠佳，余瓣膜形态、启闭良好。左心室流出道内径狭窄，最窄处位于（室间隔基底部），约　　mm。心包腔未见异常。

多普勒检查：

静息状态：左心室流出道自二尖瓣前叶远端可见收缩期高速射流延伸至主动脉腔内峰值压差　　mmHg。收缩期左心房内可探及源于二尖瓣口的（　　）反流信号。二尖瓣舒张期血流频谱 E/A（m/s）< 1。

（轻度 / 中度以上）负荷状态下，患者心率（　　）次 / 分，左心室流出道自二尖瓣前叶远端可见收缩期高速射流延伸至主动脉腔内最高压差增加至（　　）mmHg。收缩期左心房内可探及源于二尖瓣口的（　　）反流信号。二尖瓣舒张期血流频谱 E/A（m/s）< 1。

诊断：隐匿性梗阻性肥厚型心肌病（运动负荷试验阳性），非梗阻性肥厚型心肌病（运动负荷试验阴性）

（三）主动脉瓣狭窄运动负荷诊断模板

静息状态：左心扩大，右心房室内径正常范围。左心室壁增厚，运动及收缩幅度正常 / 普遍减低。主动脉瓣增厚，钙化，瓣叶开放明显受限，关闭不良，收缩期瓣口面积约（　　）cm^2；余心瓣膜形态，结构，启闭大致正常。大动脉关系正常，升主动脉呈狭窄后扩张。心包腔未见明显异常。

多普勒检查：收缩期主动脉瓣前向流速增快，平均跨瓣压差约为（　　）mmHg，舒张期中量反流。

负荷状态：患者心率（　　）次 / 分，收缩期主动脉瓣口面积约（　　）cm^2，收缩期主动脉瓣前向流速增快，平均跨瓣压差约为（　　）mmHg，舒张期（　　）量反流。

诊断：负荷试验阳性（主动脉瓣真性狭窄，主动脉瓣反流，左心室收缩功能减低），负荷试验阴性（主动脉瓣功能性狭窄，主动脉瓣反流，左心室收缩功能减低）

（林静茹　吴伟春）

第四章　超声对比增强显像附加模板

—— 第一节　右心声学造影 ——

一、定义

右心声学造影，通过静脉注射右心声学造影剂对右心进行成像，主要用于诊断或排除心内或肺内右向左分流相关疾病。

二、超声描述模板

1. 卵圆孔未闭

经静脉注射激活生理盐水　ml，右房—右心室顺序显影，　个心动周期后，左心内探及少量空气微泡。

诊断：卵圆孔未闭，房水平少量分流

2. 房间隔缺损

经静脉注射激活生理盐水　ml，右房—右心室顺序显影，右房侧房间隔回声脱失区可见负性气泡显影区。

诊断：先天性心脏病，Ⅱ孔型房间隔缺损，房水平左向右分流

3. 永存左上腔静脉

（1）永存左上腔静脉汇入冠状静脉窦　经左侧静脉注射激活生理盐水　ml，扩张的冠状静脉窦最先显影，而后右房—右心室顺序显影，左侧上腔静脉探及造影微泡充盈。

诊断：永存左上腔静脉（汇入冠状静脉窦）

（2）永存左上腔静脉汇入左心房　经左侧静脉注射激活生理盐水　ml，扩张的冠状静脉窦最先显影，而后右心房及左心房同时探及造影微泡充盈。

诊断：永存左上腔静脉（汇入左心房）

4. 肺动静脉瘘

经静脉注射激活生理盐水　ml，右房—右心室顺序显影，4～5 个心动周期后，左心内探及少量/大量气泡显影，且在左心内显影持续时间明显长于右心。

诊断：肺动静脉瘘

三、超声评价方法简介

右心声学造影检查所使用的造影剂主要为混合了空气的生理盐水，由于空气体积较大，无法通过肺循环的滤过，破坏殆尽，因此，经过前臂静脉注射含空气生理盐水，在正常的解剖结构下不显影。掌握了这一原则，就可以协助诊断相关先天性缺损或血管连接异常。

（权　欣）

—— 第二节　左心对比增强显像 ——

一、定义

应用对比增强剂，微泡直径多小于 8μm，可以有效通过肺循环滤过作用，对左心腔、左心室心肌以及心腔内占位进行评估。相比右心声学造影的气泡，左心对比增强剂就有体积小、稳定

性好、检查持续时间长等优势。左心系统声学造影根据用途可分为左心室腔声学造影（LVO）、心肌声学造影（MCE）以及血管造影成像。

二、超声描述模板

1. 左心室心尖部室壁瘤并附壁血栓

经左侧前臂静脉注射对比增强剂　　ml，经右心房—右心室—左心房—左心室顺序显影，经　　个心动周期后，左心房左心室内对比增强剂完全显影，左心室心尖部心肌变薄，向外膨出，无运动 / 矛盾运动，局部心肌灌注缺损 / 仅探及少量对比增强剂灌注，经 flash 后，局部心肌灌注充盈无明显改变；左心室腔心尖部探及局部对比增强剂固定充盈缺损区，范围约　　mm×　　mm。

诊断：节段性室壁运动异常，左心室心尖部室壁瘤并附壁血栓形成，左心室收缩功能减低

2. 左心耳附壁血栓

经左侧前臂静脉注射对比增强剂　　ml，经右心房—右心室—左心房—左心室顺序显影，经　　个心动周期后，左心房及左心耳内对比增强剂完全显影，左心耳内探及局部对比增强剂充盈缺损区，范围约　　mm×　　mm。

诊断：左心耳附壁血栓形成

3. 良性肿物

经左侧前臂静脉注射对比增强剂　　ml，经右心房—右心室—左心房—左心室顺序显影，经　　个心动周期后，右心房 / 右心室 / 左心房 / 左心室内对比增强剂完全显影，探及局部对比增强剂充盈缺损区，范围约　　mm×　　mm，其内可见散在超声对比增强剂回声。

诊断：右心房 / 左心房 / 右心室 / 左心室肿物（良性可能）

4. 血管瘤

经左侧前臂静脉注射对比增强剂　　ml，经右心房—右心室—左心房—左心室顺序显影，经　　个心动周期后，右心房 / 右心室 / 左心房 / 左心室内对比增强剂完全显影，心肌 / 心腔内异常回声内探及较为丰富对比增强剂充盈，范围约　　mm×　　mm，经 flash 后重新灌注充盈。

诊断：右心房 / 左心房 / 右心室 / 左心室血管瘤

5. 恶性肿瘤

经左侧前臂静脉注射对比增强剂　　ml，经右心房—右心室—左心房—左心室顺序显影，经　　个心动周期后，右心房 / 右心室 / 左心房 / 左心室内对比增强剂完全显影，心肌 / 心腔内异常回声内探及较为对比增强剂充盈，范围约　　mm×　　mm，充盈信号呈分支状，经 flash 后重新灌注充盈。

诊断：右心房 / 左心房 / 右心室 / 左心室肿物（恶性可能）

6. 心肌致密不全

经左侧前臂静脉注射对比增强剂　　ml，经右心房—右心室—左心房—左心室顺序显影，经　　个心动周期后，左心室腔及左心室心肌内对比增强剂完全显影，左心室心尖部致密化心肌组织明显变薄，室壁运动幅度明显减低，非致密化心肌内探及对比增强剂充盈。

诊断：心肌致密化不全，左心增大，左心功能减低

7. 心尖部肥厚型心肌病

经左侧前臂静脉注射对比增强剂　　ml，经右心房—右心室—左心房—左心室顺序显影，经　　个心动周期后，左心室内对比增强剂完全显影，左心室心尖部心腔容积明显减小，室壁明显

增厚。

　　诊断：心尖部肥厚型心肌病

三、超声评价方法简介

　　左心声学造影检查所使用的对比增强剂保证了检查的持续时间。相对于超声诊断仪，可以根据检查目的不同，选择不同的成像模式，即低机械指数成像和极低机械指数成像，并在 flash 后破坏心肌及心腔内的对比增强剂，达到重新灌注，实时动态观察微泡充盈情况。

四、病例诊断套用模板举例

　　1. 病史介绍

　　患者女，47岁，间断胸闷、气短6年，加重1天。

　　2. 超声病例图像采集及分析（图9-4-1）

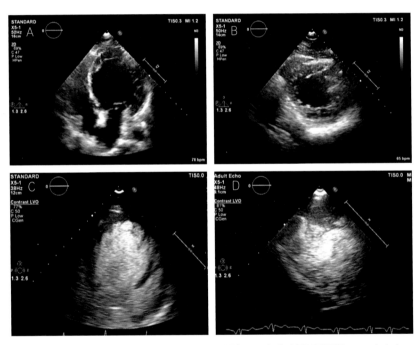

图9-4-1　A. 心尖四腔心切面提示左心明显增大，心内膜边界显示不清；B. 左心室短轴切面仍可见左心室壁肌小梁增多；C. 使用超声对比增强剂后，左心室腔内显影改善，左心室腔内探及丰富肌小梁回声，其内可见大量对比剂充盈；D. 左心室短轴的对比增强成像，心尖部非致密化心肌的改变更为显著

　　3. 病例模板套用

　　于左肘正中静脉注射超声对比增强剂，右心房—右心室—左心房—左心室顺序显影，左心室心内膜边界显示清晰，左心室致密化心肌变薄，最薄约4～5mm，运动幅度弥漫性减低，左心室侧壁中下段非致密化心肌明显增多，小梁间隙内探及大量对比增强剂充盈。

　　诊断：心肌致密化不全

五、动态病例演示

　　心肌梗死左心声学造影病例演示：男性，63 岁，诊断为陈旧心肌梗死，左心室心尖部室壁瘤，局部心肌灌注减低，见图 ER-9-4-2-1。

动态图演示

ER-9-4-2-1：心肌梗死左心声学造影图像

（权　欣）

附录

附录 1　心脏超声检查正常参考值

以下数据摘自北京地区超声心动图协作组编著的《超声心动图规范化检测心脏功能与正常值》，得到杨浣宜教授、智光教授的大力支持。

一、按年龄分组

按年龄分组又分儿童组和成人组。儿童组中未分性别组，分组年龄分别为新生儿、1 个月、4 个月、7 个月一共20组（附表1-1 ~ 附表1-12）；成人组分男性与女性分别列表（附表1-13 ~ 附表1-26）。

1. 儿童组（新生儿 ~ 16 岁）

附表 1-1　M 型检查

项目	新生儿	1 个月~	4 个月~	7 个月	1 岁~	2 岁~	3 岁~
窦内径	9.33 - 10.92	10.79 ~ 12.73	11.93 ~ 14.50	12.79 ~ 15.18	13.86 ~ 15.32	14.98 ~ 17.07	15.73 ~ 18.47
LA	9.97 ~ 11.06	11.14 ~ 14.78	12.61 ~ 14.94	13.65 ~ 15.12	14.43 ~ 16.33	15.58 ~ 18.27	16.47 ~ 19.56
IVSd	2.38 ~ 2.92	2.87 ~ 3.49	3.07 ~ 3.85	3.15 ~ 3.66	3.43 ~ 4.14	3.58 ~ 4.49	4.07 ~ 4.81
IVSae	2.45 ~ 3.57	3.10 ~ 4.46	3.18 ~ 5.07	4.03 ~ 5.37	4.35 ~ 5.75	4.35 ~ 6.05	4.80 ~ 6.05
LVd	17.31 ~ 20.91	20.60 ~ 26.12	11.41 ~ 27.86	25.53 ~ 29.14	28.03 ~ 30.99	30.32 ~ 33.00	31.27 ~ 33.90
EF%	72 ~ 81	69 ~ 76	74 ~ 78	73 ~ 79	71 ~ 76	66 ~ 74	72 ~ 77
FS%	39 ~ 46	37 ~ 42	41 ~ 45	40 ~ 46	39 ~ 43	35 ~ 46	40 ~ 44
LVPWd	2.13 ~ 2.85	2.51 ~ 3.35	2.76 ~ 3.59	3.22 ~ 3.64	3.19 ~ 3.65	3.33 ~ 4.15	3.90 ~ 4.39
LVPWae	4.17 ~ 5.46	4.96 ~ 6.68	5.56 ~ 7.92	5.90 ~ 7.96	6.85 ~ 8.02	7.10 ~ 9.05	7.15 ~ 9.47
RVd	6.73 ~ 9.51	8.70 ~ 10.14	7.44 ~ 10.21	8.44 ~ 10.44	8.50 ~ 10.26	9.08 ~ 11.46	9.13 ~ 11.50
RVAW	1.46 ~ 2.39	1.74 ~ 2.60	1.60 ~ 1.75	1.88 ~ 2.71	1.89 ~ 2.77	1.90 ~ 2.79	1.90 ~ 2.84
RVAWae	1.25 ~ 3.42	1.84 ~ 3.30	1.90 ~ 3.70	2.28 ~ 3.18	2.24 ~ 3.13	2.21 ~ 3.28	2.23 ~ 3.30

附表 1-2　M 型检查

项目	4 岁~	5 岁~	6 岁~	7 岁~	8 岁~	9 岁~	10 岁~
窦内径	16.37 ~ 18.72	17.27 ~ 18.77	18.16 ~ 20.51	18.37 ~ 20.89	19.21 ~ 21.31	20.58 ~ 22.98	20.59 ~ 22.74
LA	17.71 ~ 20.15	18.30 ~ 20.22	18.74 ~ 20.30	19.07 ~ 21.00	19.37 ~ 21.39	20.00 ~ 22.47	20.69 ~ 22.80
IVSd	4.25 ~ 4.85	4.43 ~ 4.90	4.45 ~ 4.90	4.45 ~ 4.97	4.53 ~ 5.03	4.89 ~ 5.49	4.90 ~ 5.49
IVSae	5.39 ~ 6.15	5.43 ~ 6.55	5.18 ~ 6.71	5.81 ~ 7.17	6.13 ~ 7.02	6.19 ~ 7.91	6.25 ~ 7.98
LVd	33.46 ~ 34.98	34.77 ~ 36.50	36.53 ~ 38.96	37.60 ~ 39.45	38.38 ~ 40.30	38.80 ~ 42.19	40.06 ~ 43.66
EF%	68 ~ 76	70 ~ 75	70 ~ 75	69 ~ 74	71 ~ 76	71 ~ 76	71 ~ 76

续表

项目	4岁~	5岁~	6岁~	7岁~	8岁~	9岁~	10岁~
FS%	36 ~ 43	39 ~ 43	39 ~ 43	38 ~ 42	40 ~ 44	40 ~ 44	40 ~ 44
LVPWd	4.05 ~ 4.47	3.20 ~ 4.57	3.30 ~ 4.84	4.45 ~ 5.08	4.47 ~ 5.11	4.56 ~ 5.32	4.56 ~ 5.34
LVPWae	7.25 ~ 9.47	8.55 ~ 9.73	8.69 ~ 10.24	8.76 ~ 10.27	9.28 ~ 11.27	9.30 ~ 11.92	9.42 ~ 11.99
RVd	9.13 ~ 11.65	10.46 ~ 11.77	10.56 ~ 12.01	10.94 ~ 12.09	10.91 ~ 12.09	10.91 ~ 13.92	10.95 ~ 13.69
RVAW	1.93 ~ 2.85	2.24 ~ 2.99	2.25 ~ 3.07	2.33 ~ 3.09	2.36 ~ 3.10	2.52 ~ 3.16	2.60 ~ 3.17
RVAWae	2.58 ~ 3.48	2.91 ~ 3.98	3.01 ~ 4.10	3.02 ~ 4.11	2.99 ~ 4.12	3.04 ~ 4.26	3.05 ~ 4.32

附表1-3 M型检查

项目	11岁~	12岁~	13岁~	14岁~	15岁~	16岁~
窦内径	20.59 ~ 22.78	20.97 ~ 23.13	21.18 ~ 25.57	23.26 ~ 27.41	23.55 ~ 28.48	23.80 ~ 28.58
LA	20.70 ~ 22.87	20.74 ~ 23.55	21.85 ~ 26.27	22.52 ~ 28.18	23.59 ~ 30.06	24.00 ~ 31.10
IVSd	4.91 ~ 5.67	4.91 ~ 5.78	5.29 ~ 6.08	5.29 ~ 6.50	5.59 ~ 7.02	5.30 ~ 7.23
IVSae	6.28 ~ 7.88	6.35 ~ 8.23	6.40 ~ 9.31	6.41 ~ 9.14	6.59 ~ 10.91	6.61 ~ 11.0
LVd	42.15 ~ 45.47	43.50 ~ 47.01	44.73 ~ 47.97	44.90 ~ 49.25	44.95 ~ 50.28	45.43 ~ 52.30
EF	70 ~ 76	72 ~ 78	69 ~ 77	71 ~ 78	70 ~ 76	69 ~ 75
FS	39 ~ 45	41 ~ 46	38 ~ 46	38 ~ 45	38 ~ 45	38 ~ 45
LVPWd	4.61 ~ 5.39	5.06 ~ 5.77	5.06 ~ 5.96	5.11 ~ 6.59	5.37 ~ 6.96	5.39 ~ 7.11
LVPWae	9.72 ~ 12.00	9.89 ~ 12.60	9.88 ~ 13.57	10.29 ~ 14.01	10.31 ~ 15.09	11.41 ~ 16.01
RVd	10.95 ~ 14.00	11.65 ~ 14.62	12.43 ~ 15.49	12.48 ~ 16.45	11.58 ~ 16.55	11.69 ~ 18.78
RVAW	2.60 ~ 3.29	2.60 ~ 3.44	2.61 ~ 3.54	2.28 ~ 3.86	2.90 ~ 4.18	2.94 ~ 4.50
RVAWae	3.17 ~ 4.44	3.26 ~ 4.69	3.47 ~ 5.90	3.52 ~ 5.95	3.59 ~ 5.94	3.58 ~ 5.98

附表1-4 2D检查

项目	新生儿	1个月~	4个月~	7个月	1岁~	2岁~	3岁~
AoR	6.63 ~ 9.94	8.09 ~ 11.03	9.50 ~ 12.55	10.51 ~ 12.39	11.71 ~ 13.10	12.67 ~ 14.34	13.09 ~ 15.72
AAo	7.66 ~ 9.76	8.63 ~ 10.69	9.93 ~ 11.72	10.50 ~ 12.60	12.27 ~ 13.79	13.14 ~ 15.18	13.86 ~ 16.90
LA 左右	12.90 ~ 16.62	13.60 ~ 21.88	16.35 ~ 23.10	19.79 ~ 23.03	22.53 ~ 25.15	22.69 ~ 26.45	24.87 ~ 29.20
LA 上下	12.84 ~ 19.56	17.31 ~ 22.33	17.97 ~ 25.43	22.03 ~ 27.87	25.11 ~ 29.34	26.09 ~ 32.62	26.12 ~ 34.62
RA 左右	12.98 ~ 17.77	14.59 ~ 20.39	18.08 ~ 23.17	20.48 ~ 23.96	21.85 ~ 24.07	23.44 ~ 28.06	24.51 ~ 29.40
RA 上下	12.55 ~ 18.52	17.32 ~ 21.90	18.56 ~ 24.76	21.94 ~ 25.32	23.78 ~ 26.72	24.97 ~ 31.86	25.34 ~ 32.19
MPA	7.83 ~ 10.62	10.24 ~ 12.60	10.88 ~ 13.60	12.40 ~ 13.73	13.97 ~ 15.66	16.36 ~ 17.40	15.71 ~ 18.54
PAR	6.88 ~ 9.72	8.94 ~ 10.40	9.89 ~ 12.94	11.46 ~ 13.05	12.29 ~ 13.50	13.51 ~ 15.14	14.15 ~ 16.18
LPA	3.95 ~ 5.95	5.29 ~ 6.79	5.59 ~ 6.66	6.26 ~ 7.46	6.96 ~ 8.07	7.37 ~ 8.80	7.55 ~ 9.61
RPA	3.63 ~ 5.05	4.74 ~ 6.62	5.33 ~ 7.00	6.38 ~ 7.27	6.66 ~ 7.91	7.45 ~ 9.22	7.49 ~ 9.52
LCA	1.27 ~ 1.95	1.80 ~ 2.24	1.85 ~ 2.55	2.04 ~ 2.36	2.24 ~ 2.61	2.49 ~ 2.81	2.49 ~ 2.91

续表

项目	新生儿	1个月~	4个月~	7个月	1岁~	2岁~	3岁~
LAD	1.11 ~ 1.82	1.28 ~ 1.88	1.40 ~ 2.18	1.73 ~ 2.19	1.84 ~ 2.20	1.96 ~ 2.47	1.97 ~ 2.47
LCX	0.91 ~ 1.42	1.16 ~ 1.82	1.54 ~ 1.86	1.60 ~ 1.88	1.75 ~ 2.11	1.82 ~ 2.16	1.83 ~ 2.25
RCA	1.10 ~ 1.82	1.51 ~ 2.11	1.74 ~ 2.21	1.86 ~ 2.30	2.01 ~ 2.39	2.01 ~ 2.53	2.09 ~ 2.53
RCA 末	0.79 ~ 1.16	0.97 ~ 1.25	0.91 ~ 1.42	1.16 ~ 1.54	1.26 ~ 1.58	1.31 ~ 1.62	1.33 ~ 1.73
SVC	4.47 ~ 6.63	5.70 ~ 8.92	7.68 ~ 9.47	7.86 ~ 9.93	8.41 ~ 10.35	9.06 ~ 12.00	9.06 ~ 12.56
IVC	3.88 ~ 6.77	5.01 ~ 6.47	5.34 ~ 7.21	6.06 ~ 7.87	7.13 ~ 8.64	8.72 ~ 10.48	8.03 ~ 10.50

附表1-5　2D 检查

项目	4 岁~	5 岁~	6 岁~	7 岁~	8 岁~	9 岁~	10 岁~
AoR	13.43 ~ 15.97	14.83 ~ 16.43	15.39 ~ 16.71	15.41 ~ 17.83	16.29 ~ 17.92	16.79 ~ 18.41	17.07 ~ 18.79
AAo	14.65 ~ 16.39	15.69 ~ 16.78	16.33 ~ 18.67	16.41 ~ 18.25	17.44 ~ 19.03	17.74 ~ 19.95	18.08 ~ 20.77
LA 左右	25.96 ~ 30.02	26.10 ~ 30.03	27.50 ~ 31.68	27.51 ~ 32.09	27.69 ~ 33.10	29.74 ~ 33.65	31.01 ~ 35.28
LA 上下	29.81 ~ 34.53	30.42 ~ 34.55	33.40 ~ 36.52	34.74 ~ 37.09	34.74 ~ 37.81	34.76 ~ 39.07	36.43 ~ 42.19
RA 左右	26.31 ~ 30.01	26.93 ~ 32.44	27.90 ~ 31.91	29.01 ~ 32.07	29.62 ~ 32.10	30.28 ~ 33.89	30.98 ~ 35.35
RA 上下	27.67 ~ 32.31	29.43 ~ 32.44	30.26 ~ 33.85	31.30 ~ 35.84	32.01 ~ 35.43	32.86 ~ 36.40	33.77 ~ 39.08
MPA	16.43 ~ 19.05	17.62 ~ 19.05	17.98 ~ 19.88	18.31 ~ 21.39	18.44 ~ 21.49	19.33 ~ 21.58	20.34 ~ 22.20
PAR	14.43 ~ 16.53	15.56 ~ 17.50	15.75 ~ 18.25	16.79 ~ 18.97	17.31 ~ 19.28	17.70 ~ 20.20	18.25 ~ 21.28
LPA	8.15 ~ 10.07	8.65 ~ 10.17	15.75 ~ 18.25	9.09 ~ 10.74	9.58 ~ 10.97	10.06 ~ 12.18	10.77 ~ 12.31
RPA	8.36 ~ 9.98	8.57 ~ 9.95	9.20 ~ 10.29	9.21 ~ 10.31	9.23 ~ 10.69	9.79 ~ 11.61	9.80 ~ 11.97
LCA	2.50 ~ 2.93	2.78 ~ 3.05	2.80 ~ 3.11	2.81 ~ 3.11	2.89 ~ 3.17	2.99 ~ 3.28	3.00 ~ 3.30
LAD	2.15 ~ 2.49	2.25 ~ 2.53	2.25 ~ 2.56	2.36 ~ 2.50	2.39 ~ 2.65	2.44 ~ 2.52	2.44 ~ 2.74
LCX	2.00 ~ 2.40	2.02 ~ 2.41	2.15 ~ 2.43	2.15 ~ 2.50	2.19 ~ 2.51	2.22 ~ 2.52	2.28 ~ 2.68
RCA	2.18 ~ 2.73	2.22 ~ 2.73	2.32 ~ 2.80	2.46 ~ 2.86	2.51 ~ 2.89	2.61 ~ 2.93	2.66 ~ 2.97
RCA 末	1.47 ~ 1.89	1.59 ~ 1.94	1.72 ~ 1.99	1.72 ~ 2.04	1.75 ~ 2.07	1.78 ~ 2.24	1.79 ~ 2.26
SVC	10.69 ~ 13.13	12.00 ~ 13.46	12.67 ~ 14.70	12.76 ~ 14.80	13.21 ~ 15.41	13.56 ~ 15.61	13.86 ~ 15.96
IVC	9.31 ~ 12.11	9.81 ~ 12.05	10.12 ~ 12.79	10.16 ~ 13.02	10.98 ~ 13.21	11.62 ~ 13.28	12.16 ~ 14.45

附表1-6　2D 检查

项目	11 岁~	12 岁~	13 岁~	14 岁~	15 岁~	16 岁~
AoR	17.10 ~ 18.85	17.25 ~ 19.40	17.41 ~ 22.27	18.49 ~ 24.28	19.06 ~ 25.47	20.10 ~ 26.00
AAo	18.08 ~ 21.22	18.75 ~ 21.23	20.22 ~ 22.51	20.74 ~ 24.46	20.76 ~ 26.74	21.80 ~ 27.20
LA 左右	31.09 ~ 35.48	31.11 ~ 37.15	32.83 ~ 40.24	32.85 ~ 40.34	33.24 ~ 41.26	33.34 ~ 41.45
LA 上下	36.46 ~ 42.90	37.19 ~ 43.13	37.24 ~ 44.36	37.43 ~ 45.27	39.37 ~ 48.37	40.44 ~ 50.74
RA 左右	30.98 ~ 35.41	31.55 ~ 37.13	33.96 ~ 40.01	33.99 ~ 41.05	34.00 ~ 42.08	34.01 ~ 42.12

续表

项目	11 岁~	12 岁~	13 岁~	14 岁~	15 岁~	16 岁~
RA 上下	34.07 ~ 40.62	35.03 ~ 41.48	35.88 ~ 43.70	36.03 ~ 45.36	37.74 ~ 46.40	38.80 ~ 48.28
MPA	20.38 ~ 22.21	20.50 ~ 23.50	20.76 ~ 24.29	21.16 ~ 25.57	22.20 ~ 27.88	22.23 ~ 27.90
PAR	18.30 ~ 21.37	18.71 ~ 21.58	18.71 ~ 22.43	19.74 ~ 23.50	19.80 ~ 24.56	20.90 ~ 25.59
LPA	10.20 ~ 12.36	10.49 ~ 12.57	10.50 ~ 13.54	11.51 ~ 15.04	11.66 ~ 15.04	12.90 ~ 15.52
RPA	9.88 ~ 12.07	9.99 ~ 12.49	10.01 ~ 13.49	11.10 ~ 14.40	11.11 ~ 14.46	12.20 ~ 15.50
LCA	3.01 ~ 3.41	3.12 ~ 3.51	3.14 ~ 3.76	3.24 ~ 3.96	3.38 ~ 4.46	3.48 ~ 4.66
LAD	2.50 ~ 2.90	2.51 ~ 2.91	2.53 ~ 3.01	2.63 ~ 3.27	2.66 ~ 3.39	2.67 ~ 3.50
LCX	2.35 ~ 2.73	3.37 ~ 2.82	2.38 ~ 3.01	2.43 ~ 3.10	2.48 ~ 3.17	2.48 ~ 3.20
RCA	2.71 ~ 3.12	2.72 ~ 3.18	2.74 ~ 3.27	2.93 ~ 3.50	3.16 ~ 3.71	3.20 ~ 3.98
RCA 末	1.93 ~ 2.30	1.99 ~ 2.34	1.99 ~ 2.39	2.00 ~ 2.45	2.00 ~ 2.52	1.12 ~ 2.68
SVC	13.66 ~ 16.03	14.03 ~ 17.59	14.10 ~ 17.86	14.63 ~ 17.90	16.00 ~ 18.86	16.70 ~ 19.20
IVC	12.66 ~ 14.87	12.99 ~ 16.09	12.99 ~ 16.68	13.41 ~ 17.24	13.56 ~ 17.64	14.79 ~ 18.32

附表 1-7　TDI 检查

项目	新生儿	1 个月~	4 个月~	7 个月	1 岁~	2 岁~	3 岁~
S 隔	0.04 ~ 0.06	0.05 ~ 0.09	0.06 ~ 0.07	0.06 ~ 0.08	0.06 ~ 0.08	0.06 ~ 0.10	0.06 ~ 0.10
E 隔	0.05 ~ 0.10	0.06 ~ 0.12	0.08 ~ 0.12	0.09 ~ 0.13	0.11 ~ 0.14	0.11 ~ 0.17	0.12 ~ 0.17
A 隔	0.03 ~ 0.11	0.05 ~ 0.07	0.06 ~ 0.08	0.05 ~ 0.08	0.06 ~ 0.08	0.06 ~ 0.07	0.05 ~ 0.08
S 侧	0.03 ~ 0.10	0.06 ~ 0.11	0.07 ~ 0.10	0.07 ~ 0.10	0.07 ~ 0.10	0.06 ~ 0.12	0.07 ~ 0.11
E 侧	0.05 ~ 0.15	0.09 ~ 0.16	0.10 ~ 0.16	0.12 ~ 0.17	0.13 ~ 0.18	0.13 ~ 1.20	0.14 ~ 0.20
A 侧	0.04 ~ 0.10	0.05 ~ 0.09	0.05 ~ 0.09	0.05 ~ 0.10	0.06 ~ 0.11	0.06 ~ 0.09	0.06 ~ 0.09

附表 1-8　TDI 检查

项目	4 岁~	5 岁~	6 岁~	7 岁~	8 岁~	9 岁~	10 岁~
S 隔	0.06 ~ 0.10	0.07 ~ 0.10	0.08 ~ 0.11	0.07 ~ 0.10	0.07 ~ 0.09	0.08 ~ 0.10	0.08 ~ 0.11
E 隔	0.12 ~ 0.16	0.12 ~ 0.16	0.13 ~ 0.17	0.12 ~ 0.16	0.13 ~ 0.16	0.13 ~ 0.17	0.13 ~ 0.15
A 隔	0.05 ~ 0.08	0.05 ~ 0.08	0.06 ~ 0.09	0.05 ~ 0.09	0.05 ~ 0.08	0.06 ~ 0.09	0.06 ~ 0.09
S 侧	0.07 ~ 0.12	0.08 ~ 0.11	0.08 ~ 0.12	0.09 ~ 0.12	0.08 ~ 0.11	0.10 ~ 0.12	0.11 ~ 0.15
E 侧	0.15 ~ 0.22	0.15 ~ 0.27	0.17 ~ 0.23	0.17 ~ 0.23	0.17 ~ 0.22	0.18 ~ 0.23	0.18 ~ 0.21
A 侧	0.06 ~ 0.10	0.07 ~ 0.09	0.07 ~ 0.11	0.06 ~ 0.10	0.07 ~ 0.09	0.07 ~ 0.10	0.07 ~ 0.09

附表 1-9　TDI 检查

项目	11 岁~	12 岁~	13 岁~	14 岁~	15 岁~	16 岁~
S 隔	0.07 ~ 0.09	0.08 ~ 0.10	0.08 ~ 0.10	0.09 ~ 0.13	0.07 ~ 0.11	0.07 ~ 0.12

项目	11 岁~	12 岁~	13 岁~	14 岁~	15 岁~	16 岁~
E 隔	0.12 ~ 0.15	0.12 ~ 0.17	0.13 ~ 0.18	0.12 ~ 0.18	0.12 ~ 0.19	0.13 ~ 0.19
A 隔	0.05 ~ 0.08	0.06 ~ 0.08	0.06 ~ 0.09	0.06 ~ 0.10	0.06 ~ 0.11	0.03 ~ 0.09
S 侧	0.10 ~ 0.13	0.09 ~ 0.13	0.08 ~ 0.14	0.09 ~ 0.15	0.09 ~ 0.14	0.08 ~ 0.15
E 侧	0.17 ~ 0.21	0.16 ~ 0.22	0.16 ~ 0.23	0.15 ~ 0.26	0.17 ~ 0.25	0.16 ~ 0.23
A 侧	0.07 ~ 0.09	0.07 ~ 0.09	0.06 ~ 0.10	0.05 ~ 0.10	0.07 ~ 0.11	0.10 ~ 0.11

附表 1-10　Doppler 检查

项目	新生儿	1 个月~	4 个月~	7 个月~	1 岁~	2 岁~	3 岁~
Emv	0.58 ~ 0.76	0.84 ~ 1.04	0.89 ~ 1.05	0.91 ~ 1.18	1.02 ~ 1.22	0.99 ~ 1.21	0.98 ~ 1.18
Pemv	1.31 ~ 2.29	2.77 ~ 4.35	3.11 ~ 4.44	3.36 ~ 5.60	4.28 ~ 6.10	3.96 ~ 6.84	3.83 ~ 5.64
Amv	0.32 ~ 0.63	0.45 ~ 0.72	0.52 ~ 0.78	0.47 ~ 0.76	0.61 ~ 0.73	0.52 ~ 0.68	0.56 ~ 0.71
Etv	0.36 ~ 0.76	0.60 ~ 0.71	0.45 ~ 0.73	0.53 ~ 0.78	0.60 ~ 0.73	0.60 ~ 0.77	0.48 ~ 0.80
Petv	0.46 ~ 2.25	1.41 ~ 1.99	0.77 ~ 2.10	1.08 ~ 2.53	1.20 ~ 2.81	1.44 ~ 2.37	1.54 ~ 2.33
Atv	0.31 ~ 0.60	0.31 ~ 0.60	0.29 ~ 0.53	0.32 ~ 0.54	0.36 ~ 0.57	0.36 ~ 0.50	0.35 ~ 0.47
Va	0.63 ~ 0.99	0.95 ~ 1.20	0.94 ~ 1.12	0.78 ~ 1.10	0.99 ~ 1.23	1.01 ~ 1.23	0.98 ~ 1.26
Pva	1.43 ~ 3.97	3.57 ~ 5.81	3.49 ~ 4.96	2.57 ~ 4.88	2.96 ~ 6.16	4.06 ~ 6.11	3.84 ~ 6.27
Vpa	0.71 ~ 0.91	0.91 ~ 1.16	0.86 ~ 1.07	0.89 ~ 1.15	0.87 ~ 1.02	0.90 ~ 1.08	0.94 ~ 1.07
Pvpa	1.97 ~ 3.28	3.30 ~ 5.44	2.91 ~ 4.59	3.17 ~ 5.28	3.04 ~ 4.19	3.22 ~ 4.71	3.57 ~ 4.73
PVs	0.33 ~ 0.55	0.32 ~ 0.74	0.42 ~ 0.65	0.45 ~ 0.63	0.46 ~ 0.70	0.48 ~ 0.57	0.49 ~ 0.57
PVd	0.22 ~ 0.57	0.38 ~ 0.52	0.38 ~ 0.57	0.30 ~ 0.55	0.37 ~ 0.53	0.40 ~ 0.55	0.34 ~ 0.52
PVa	0.20 ~ 0.34	0.18 ~ 0.45	0.14 ~ 0.38	0.19 ~ 0.34	0.22 ~ 0.39	0.24 ~ 0.40	0.24 ~ 0.40
IVRT	40 ~ 60	50 ~ 60	50 ~ 60	50 ~ 70	50 ~ 60	60 ~ 70	50 ~ 70

附表 1-11　Doppler 检查

项目	4 岁~	5 岁~	6 岁~	7 岁~	8 岁~	9 岁~	10 岁~
Emv	1.03 ~ 1.21	1.02 ~ 1.20	1.02 ~ 1.19	1.00 ~ 1.16	1.01 ~ 1.13	0.99 ~ 1.17	1.02 ~ 1.19
Pemv	4.20 ~ 5.90	4.18 ~ 5.88	4.20 ~ 5.64	4.02 ~ 5.32	4.08 ~ 5.14	3.92 ~ 5.50	4.16 ~ 5.77
Amv	0.49 ~ 0.75	0.55 ~ 0.66	0.53 ~ 0.66	0.47 ~ 0.67	0.45 ~ 0.58	0.47 ~ 0.69	0.45 ~ 0.69
Etv	0.58 ~ 0.75	0.63 ~ 0.72	0.62 ~ 0.74	0.58 ~ 0.72	0.54 ~ 0.95	0.60 ~ 0.76	0.61 ~ 0.84
Petv	1.50 ~ 2.10	1.59 ~ 2.11	1.56 ~ 2.24	1.26 ~ 2.15	1.41 ~ 2.11	1.45 ~ 2.35	1.51 ~ 2.22
Atv	0.35 ~ 0.44	0.38 ~ 0.50	0.34 ~ 0.60	0.37 ~ 0.46	0.36 ~ 0.44	0.37 ~ 0.53	0.36 ~ 0.57
Va	1.00 ~ 1.24	0.99 ~ 0.27	1.05 ~ 1.21	1.01 ~ 1.24	1.03 ~ 1.19	1.04 ~ 1.26	1.03 ~ 1.33
Pva	3.99 ~ 6.18	3.92 ~ 6.71	4.45 ~ 5.94	4.09 ~ 6.26	4.31 ~ 5.74	4.37 ~ 6.47	4.78 ~ 7.27

项目	4 岁~	5 岁~	6 岁~	7 岁~	8 岁~	9 岁~	10 岁~
Vpa	0.92 ~ 1.08	0.91 ~ 1.08	0.87 ~ 0.99	0.87 ~ 1.05	0.87 ~ 1.06	0.85 ~ 1.05	0.86 ~ 1.02
Pvpa	3.41 ~ 4.70	3.25 ~ 4.20	3.04 ~ 3.95	3.02 ~ 4.49	3.27 ~ 4.62	3.11 ~ 4.50	3.13 ~ 4.20
PVs	0.49 ~ 0.67	0.48 ~ 0.60	0.45 ~ 0.73	0.48 ~ 0.61	0.50 ~ 0.65	0.45 ~ 0.60	0.50 ~ 0.75
PVd	0.41 ~ 0.62	0.41 ~ 0.55	0.46 ~ 0.59	0.40 ~ 0.60	0.45 ~ 0.62	0.41 ~ 0.56	0.44 ~ 0.64
PVa	0.27 ~ 0.49	0.26 ~ 0.36	0.25 ~ 0.37	0.27 ~ 0.35	0.26 ~ 0.35	0.27 ~ 0.35	0.28 ~ 0.42
IVRT	60 ~ 70	60 ~ 70	60 ~ 70	60 ~ 70	60 ~ 70	60 ~ 70	60 ~ 70

附表 1-12　Doppler 检查

项目	11 岁~	12 岁~	13 岁~	14 岁~	15 岁~	16 岁~
Emv	0.97 ~ 1.09	0.93 ~ 1.14	0.90 ~ 1.28	0.98 ~ 1.29	0.97 ~ 1.15	0.98 ~ 1.26
Pemv	3.39 ~ 4.79	3.41 ~ 5.28	3.46 ~ 6.43	3.47 ~ 6.65	3.57 ~ 5.50	3.77 ~ 6.31
Amv	0.47 ~ 0.61	0.50 ~ 0.65	0.40 ~ 0.69	0.46 ~ 0.81	0.45 ~ 0.66	0.50 ~ 0.70
Etv	0.58 ~ 0.70	0.58 ~ 0.93	0.57 ~ 0.83	0.58 ~ 0.87	0.50 ~ 0.90	0.54 ~ 0.90
Petv	1.68 ~ 2.38	1.51 ~ 2.26	1.25 ~ 2.73	1.13 ~ 2.26	1.28 ~ 2.30	1.40 ~ 2.37
Atv	0.34 ~ 0.54	0.35 ~ 0.46	0.39 ~ 0.50	0.33 ~ 0.58	0.36 ~ 0.60	0.36 ~ 0.55
Va	1.00 ~ 1.24	0.98 ~ 1.28	0.93 ~ 1.42	0.90 ~ 1.57	0.92 ~ 1.25	0.90 ~ 1.42
Pva	4.25 ~ 6.17	3.91 ~ 6.78	3.47 ~ 7.86	3.01 ~ 9.59	3.29 ~ 6.24	3.00 ~ 7.91
Vpa	0.88 ~ 1.02	0.86 ~ 1.07	0.87 ~ 1.23	0.88 ~ 1.25	0.88 ~ 1.17	0.80 ~ 1.38
Pvpa	3.10 ~ 4.11	3.09 ~ 4.64	3.10 ~ 5.94	3.10 ~ 5.98	3.10 ~ 5.16	3.10 ~ 7.40
PVs	0.51 ~ 0.64	0.44 ~ 0.70	0.46 ~ 0.66	0.40 ~ 0.77	0.39 ~ 0.77	0.42 ~ 0.79
PVd	0.40 ~ 0.57	0.40 ~ 0.62	0.41 ~ 0.80	0.44 ~ 0.77	0.40 ~ 0.67	0.42 ~ 0.60
PVa	0.27 ~ 0.42	0.26 ~ 0.40	0.25 ~ 0.38	0.24 ~ 0.39	0.24 ~ 0.44	0.25 ~ 0.44
IVRT	60 ~ 70	60 ~ 70	60 ~ 70	60 ~ 80	60 ~ 80	60 ~ 80

2. 成人组（男性）

附表 1-13　M 型检查

项目	< 20 岁	20 岁~	30 岁~	40 岁~	50 岁~	60 岁~	70 岁~
LVd	45.8 ~ 48.4	48.1 ~ 49.1	47.7 ~ 48.6	48.1 ~ 49.2	48.1 ~ 49.3	47.4 ~ 48.7	47.4 ~ 48.9
LVs	28.6 ~ 31.8	30.4 ~ 31.3	29.7 ~ 30.5	29.8 ~ 30.8	29.7 ~ 30.9	28.8 ~ 29.9	28.5 ~ 30.0
IVSd	8.29 ~ 9.06	8.70 ~ 9.04	8.74 ~ 9.03	8.81 ~ 9.20	9.02 ~ 9.42	9.05 ~ 9.50	8.95 ~ 9.40
IVSs	12.0 ~ 13.3	12.6 ~ 13.2	12.8 ~ 13.5	13.3 ~ 14.0	13.3 ~ 14.1	13.1 ~ 14.0	13.6 ~ 14.5
IVSae	6.21 ~ 7.80	7.25 ~ 7.77	7.59 ~ 8.23	8.03 ~ 8.66	8.08 ~ 8.83	8.48 ~ 9.25	8.35 ~ 9.26
LVPWd	8.21 ~ 8.98	8.55 ~ 8.90	8.51 ~ 8.86	8.74 ~ 9.10	8.75 ~ 9.10	8.79 ~ 9.18	8.66 ~ 9.09
LVPWs	13.1 ~ 14.5	13.6 ~ 14.2	13.3 ~ 14.0	14.2 ~ 15.0	13.9 ~ 14.8	13.8 ~ 14.7	13.6 ~ 14.5

项目	< 20 岁	20 岁~	30 岁~	40 岁~	50 岁~	60 岁~	70 岁~
PWae	9.31 ~ 11.4	10.1 ~ 10.9	10.0 ~ 10.9	10.0 ~ 10.9	9.91 ~ 10.9	10.3 ~ 11.1	9.68 ~ 10.5
IVSsv	2.48 ~ 3.14	2.87 ~ 3.15	3.02 ~ 3.33	3.01 ~ 3.32	2.99 ~ 3.25	3.18 ~ 3.55	3.13 ~ 3.61
IVSdv	2.90 ~ 4.10	3.18 ~ 3.59	3.26 ~ 3.69	2.94 ~ 3.41	3.22 ~ 3.75	3.26 ~ 3.85	3.04 ~ 3.61
PWsv	3.73 ~ 4.39	4.17 ~ 4.45	4.01 ~ 4.34	3.94 ~ 4.29	3.89 ~ 4.21	3.89 ~ 4.21	3.72 ~ 4.11

附表1-14　M型检查

项目	< 20 岁	20 岁~	30 岁~	40 岁~	50 岁~	60 岁~	70 岁~
PWdv	5.78 ~ 7.83	5.74 ~ 6.42	6.39 ~ 6.08	4.81 ~ 5.58	4.67 ~ 5.40	4.71 ~ 5.46	4.57 ~ 5.42
LA	29.8 ~ 32.0	31.4 ~ 32.4	32.1 ~ 33.1	33.4 ~ 34.5	33.5 ~ 34.8	34.6 ~ 36.3	34.7 ~ 36.3
RVAW	3.70 ~ 4.31	3.88 ~ 4.10	4.05 ~ 4.28	4.22 ~ 4.49	4.30 ~ 4.59	4.47 ~ 4.74	4.53 ~ 4.86
Ao	26.7 ~ 29.2	28.3 ~ 29.1	29.4 ~ 30.3	30.7 ~ 31.6	31.4 ~ 32.5	31.3 ~ 32.5	32.4 ~ 33.6
RVd	17.3 ~ 20.6	19.8 ~ 20.9	20.1 ~ 21.2	19.9 ~ 21.3	20.0 ~ 21.5	19.2 ~ 20.7	19.1 ~ 20.7
RVs	16.4 ~ 18.8	17.5 ~ 18.5	17.6 ~ 18.8	17.9 ~ 19.1	17.6 ~ 19.0	17.1 ~ 18.5	16.5 ~ 18.2
EDV	97.5 ~ 110.5	109.1 ~ 114	106.5 ~ 111.5	109 ~ 114.6	109.2 ~ 115.1	105.4 ~ 112.2	105.8 ~ 113.7
ESV	32.6 ~ 41.2	36.9 ~ 39.4	34.7 ~ 37.1	35.2 ~ 37.8	35.2 ~ 38.6	32.5 ~ 35.6	32.0 ~ 36.2
EF%	63 ~ 68	65 ~ 67	66 ~ 68	66 ~ 68	66 ~ 68	68 ~ 70	68 ~ 70
FS%	34 ~ 38	36 ~ 37	37 ~ 38	37 ~ 38	37 ~ 39	38 ~ 40	38 ~ 40
EPSS	5.43 ~ 6.82	6.13 ~ 6.73	6.01 ~ 6.56	6.27 ~ 6.99	6.13 ~ 6.90	5.91 ~ 6.66	6.23 ~ 6.97

附表1-15　2D检查

项目	< 20 岁	20 岁~	30 岁~	40 岁~	50 岁~	60 岁~	70 岁~
AoR	19.7 ~ 21.4	20.6 ~ 21.2	21.0 ~ 21.7	21.4 ~ 22.1	21.1 ~ 21.8	21.1 ~ 22.0	21.0 ~ 22.1
ASD	26.6 ~ 28.4	28.7 ~ 29.4	29.9 ~ 30.1	30.8 ~ 31.7	31.4 ~ 32.3	31.3 ~ 32.3	31.7 ~ 32.0
AAD	23.4 ~ 25.7	26.1 ~ 26.8	27.8 ~ 28.5	29.0 ~ 29.9	30.5 ~ 31.6	30.9 ~ 32.0	31.8 ~ 33.1
LAD	27.8 ~ 30.3	31.1 ~ 31.1	31.7 ~ 31.7	31.9 ~ 32.9	32.2 ~ 33.2	32.6 ~ 33.8	32.8 ~ 34.2
RVD	18.9 ~ 22.2	21.7 ~ 22.7	22.1 ~ 23.1	22.3 ~ 23.5	22.7 ~ 24.0	22.6 ~ 23.8	22.2 ~ 23.7
RVAW	3.49 ~ 4.13	3.84 ~ 4.06	3.91 ~ 4.14	4.03 ~ 4.26	4.02 ~ 4.29	4.14 ~ 4.37	4.24 ~ 4.52
LVDd	44.8 ~ 47.9	46.8 ~ 47.7	46.2 ~ 47.2	46.4 ~ 47.5	46.4 ~ 47.5	45.9 ~ 47.2	46.3 ~ 47.6
LVDs	28.1 ~ 31.4	30.7 ~ 31.9	29.5 ~ 30.7	30.0 ~ 31.4	29.3 ~ 30.9	29.1 ~ 30.8	27.8 ~ 29.6
CS	4.79 ~ 7.59	5.83 ~ 6.69	6.25 ~ 7.13	6.50 ~ 7.54	7.00 ~ 8.01	7.08 ~ 8.22	7.06 ~ 8.32
MPA	19.3 ~ 21.1	20.4 ~ 21.0	21.0 ~ 21.6	21.2 ~ 21.9	21.5 ~ 22.2	21.5 ~ 22.4	21.8 ~ 22.7
RPA	12.1 ~ 13.6	12.7 ~ 13.2	13.2 ~ 13.8	13.3 ~ 14.0	13.6 ~ 14.3	13.6 ~ 14.4	14.0 ~ 14.8
LPA	11.9 ~ 13.1	12.3 ~ 12.8	12.8 ~ 13.4	12.9 ~ 13.6	13.1 ~ 13.9	13.2 ~ 14.0	13.2 ~ 14.1
LCA	3.32 ~ 4.09	3.90 ~ 4.15	4.00 ~ 4.27	4.30 ~ 4.57	4.12 ~ 4.44	4.22 ~ 4.53	4.23 ~ 4.62
RCA	3.21 ~ 3.84	3.81 ~ 4.06	3.87 ~ 4.14	4.25 ~ 4.48	3.97 ~ 4.28	4.11 ~ 4.44	4.14 ~ 4.46

续表

项目	< 20 岁	20 岁~	30 岁~	40 岁~	50 岁~	60 岁~	70 岁~
LA 上下	42.2 ~ 46.7	45.7 ~ 47.3	46.8 ~ 48.2	47.2 ~ 49.1	47.1 ~ 48.8	47.4 ~ 49.3	47.0 ~ 49.2
LA 左右	32.9 ~ 36.2	35.3 ~ 36.3	34.1 ~ 35.4	34.3 ~ 35.8	34.1 ~ 35.5	34.7 ~ 36.2	34.2 ~ 35.7

附表 1-16　2D 检查

项目	< 20 岁	20 岁~	30 岁~	40 岁~	50 岁~	60 岁~	70 岁~
RA 上下	40.0 ~ 43.0	42.1 ~ 43.4	42.0 ~ 43.3	43.1 ~ 44.7	43.2 ~ 44.6	43.3 ~ 44.9	43.1 ~ 45.0
RA 左右	34.0 ~ 37.2	33.7 ~ 34.8	32.3 ~ 33.4	32.4 ~ 33.8	32.5 ~ 33.7	32.3 ~ 33.7	31.6 ~ 33.1
LV 上下	72.2 ~ 77.3	74.6 ~ 76.7	74.3 ~ 76.3	74.2 ~ 76.5	72.8 ~ 74.8	72.9 ~ 75.2	70.0 ~ 72.4
LV 左右	40.9 ~ 43.7	43.4 ~ 44.7	42.0 ~ 43.3	42.3 ~ 43.8	42.1 ~ 43.6	41.6 ~ 43.3	40.4 ~ 42.2
RV 上下	56.6 ~ 62.0	57.8 ~ 60.0	56.0 ~ 58.5	56.0 ~ 58.5	55.4 ~ 57.5	55.6 ~ 58.2	54.5 ~ 57.2
RV 左右	30.4 ~ 33.1	30.6 ~ 31.8	29.5 ~ 30.8	29.4 ~ 30.8	30.1 ~ 31.6	29.1 ~ 30.7	29.3 ~ 30.9
VD4	85.1 ~ 101	94.5 ~ 100	90.5 ~ 97.0	92.0 ~ 99.0	89.2 ~ 96.5	86.3 ~ 93.4	82.5 ~ 90.8
VS4	31.8 ~ 42.4	34.2 ~ 37.0	33.1 ~ 36.2	33.1 ~ 36.3	32.5 ~ 35.9	31.3 ~ 34.7	28.43 ~ 32.7
EF4	57 ~ 64	63 ~ 64	62 ~ 64	62 ~ 65	62 ~ 64	62 ~ 64	64 ~ 66
VD2	75.6 ~ 101	92.8 ~ 101	80.5 ~ 89.1	78.8 ~ 88.3	78.7 ~ 88.4	75.9 ~ 85.5	73.8 ~ 85.1
VS2	24.9 ~ 37.2	32.5 ~ 36.6	28.6 ~ 32.8	27.3 ~ 31.4	27.3 ~ 31.5	25.7 ~ 30.1	24.3 ~ 28.8
EF2	60 ~ 69	63 ~ 66	61 ~ 65	63 ~ 67	63 ~ 67	64 ~ 67	62 ~ 69
IVC 吸	7.84 ~ 10.22	9.22 ~ 10.5	7.92 ~ 9.37	9.07 ~ 10.5	9.09 ~ 10.7	8.52 ~ 10.2	7.80 ~ 9.59
IVC 呼	14.5 ~ 16.2	15.9 ~ 16.8	15.8 ~ 16.7	16.3 ~ 17.3	16.5 ~ 17.6	15.9 ~ 17.0	15.5 ~ 16.7
SVC 吸		9.49 ~ 11.7	7.24 ~ 10.2	8.45 ~ 11.2	8.23 ~ 10.5	8.38 ~ 11.4	8.63 ~ 10.6
SVC 呼		11.7 ~ 13.3	11.7 ~ 13.0	12.7 ~ 14.2	12.9 ~ 14.3	12.6 ~ 14.0	11.2 ~ 13.5

附表 1-17　TDI 检查

项目	< 20 岁	20 岁~	30 岁~	40 岁~	50 岁~	60 岁~	70 岁~
S 侧	0.12 ~ 0.14	0.12 ~ 0.13	0.12 ~ 0.13	0.12 ~ 0.13	0.11 ~ 0.13	0.11 ~ 0.12	0.10 ~ 0.11
E 侧	0.18 ~ 0.21	0.17 ~ 0.18	0.15 ~ 0.16	0.13 ~ 0.15	0.12 ~ 0.13	0.11 ~ 0.12	0.10 ~ 0.11
A 侧	0.08 ~ 0.10	0.08 ~ 0.09	0.09 ~ 0.10	0.10 ~ 0.12	0.11 ~ 0.12	0.12 ~ 0.13	0.12 ~ 0.13
LVRT 侧	58.3 ~ 74.8	68.0 ~ 74.2	69.2 ~ 75.6	76.2 ~ 84.4	80.8 ~ 89.8	83.4 ~ 91.0	90.2 ~ 100.5
Sivs	0.09 ~ 0.10	0.10 ~ 0.10	0.09 ~ 0.10	0.09 ~ 0.11	0.09 ~ 0.10	0.09 ~ 0.10	0.08 ~ 0.09
Eivs	0.13 ~ 0.16	0.14 ~ 0.15	0.12 ~ 0.13	0.10 ~ 0.11	0.10 ~ 0.11	0.09 ~ 0.10	0.07 ~ 0.08
Aivs	0.07 ~ 0.09	0.08 ~ 0.09	0.09 ~ 0.10	0.10 ~ 0.11	0.10 ~ 0.11	0.11 ~ 0.12	0.11 ~ 0.12
IVRT 间	65.7 ~ 82.6	71.8 ~ 78.7	72.3 ~ 79.0	79.5 ~ 87.1	84.7 ~ 92.8	90.9 ~ 100	97.9 ~ 109.8
Sinf	0.09 ~ 0.12	0.10 ~ 0.11	0.10 ~ 0.11	0.10 ~ 0.11	0.09 ~ 0.11	0.09 ~ 0.10	0.09 ~ 0.10
Einf	0.15 ~ 0.21	0.15 ~ 0.17	0.13 ~ 0.14	0.11 ~ 0.13	0.11 ~ 0.12	0.11 ~ 0.13	0.11 ~ 0.13
Ainf	0.07 ~ 0.10	0.08 ~ 0.09	0.10 ~ 0.11	0.10 ~ 0.11	0.11 ~ 0.12	0.11 ~ 0.13	0.11 ~ 0.13
IVRT 下	62.6 ~ 77.7	70.2 ~ 79.3	70.7 ~ 79.3	77.2 ~ 87.1	83.8 ~ 96.1	89.8 ~ 100.7	91.5 ~ 104.8

项目	< 20 岁	20 岁 ~	30 岁 ~	40 岁 ~	50 岁 ~	60 岁 ~	70 岁 ~
Sa	0.09 ~ 0.15	0.11 ~ 0.12	0.11 ~ 0.12	0.10 ~ 0.11	0.09 ~ 0.11	0.09 ~ 0.10	0.09 ~ 0.10
Ea	0.15 ~ 0.23	0.15 ~ 0.17	0.13 ~ 0.15	0.12 ~ 0.13	0.10 ~ 0.12	0.09 ~ 0.11	0.08 ~ 0.10
Aa	0.07 ~ 0.12	0.08 ~ 0.09	0.10 ~ 0.12	0.10 ~ 0.11	0.10 ~ 0.12	0.11 ~ 0.12	0.11 ~ 0.12
IVRT 前	59.1 ~ 78.7	73.3 ~ 83.9	74.0 ~ 83.5	82.2 ~ 93.6	88.4 ~ 101.6	91.3 ~ 104.0	95.8 ~ 110.3

附表 1-18 Doppler 检查

项目	< 20 岁	20 岁 ~	30 岁 ~	40 岁 ~	50 岁 ~	60 岁 ~	70 岁 ~
Emv	0.88 ~ 0.97	0.81 ~ 0.85	0.77 ~ 0.81	0.74 ~ 0.78	0.70 ~ 0.75	0.69 ~ 0.74	0.65 ~ 0.71
Amv	0.46 ~ 0.52	0.48 ~ 0.51	0.53 ~ 0.56	0.56 ~ 0.60	0.62 ~ 0.66	0.71 ~ 0.77	0.82 ~ 0.89
E/Amv	1.80 ~ 2.06	1.69 ~ 1.83	1.45 ~ 1.55	1.31 ~ 1.40	1.12 ~ 1.21	0.96 ~ 1.06	0.78 ~ 0.86
DT	169.8 ~ 207.4	171.4 ~ 184.2	169.8 ~ 182.5	179.6 ~ 194.3	186.3 ~ 203.3	184.4 ~ 200.0	198.0 ~ 218.8
Etv	0.62 ~ 0.70	0.59 ~ 0.62	0.57 ~ 0.60	0.54 ~ 0.58	0.51 ~ 0.55	0.50 ~ 0.54	0.48 ~ 0.52
Atv	0.36 ~ 0.42	0.37 ~ 0.40	0.39 ~ 0.41	0.40 ~ 0.43	0.40 ~ 0.42	0.42 ~ 0.46	0.44 ~ 0.49
E/Atv	1.63 ~ 1.92	1.61 ~ 1.73	1.46 ~ 1.60	1.35 ~ 1.44	1.28 ~ 1.37	1.18 ~ 1.29	1.07 ~ 1.17
TR	2.13 ~ 2.34	1.89 ~ 2.12	1.83 ~ 2.05	1.84 ~ 2.11	2.00 ~ 2.21	2.11 ~ 2.31	2.22 ~ 2.39
△ Ptr	18.5 ~ 22.8	15.1 ~ 18.5	14.5 ~ 17.7	14.6 ~ 18.8	16.6 ~ 20.0	18.2 ~ 21.4	19.7 ~ 22.9
LVOT	0.87 ~ 0.97	0.91 ~ 0.95	0.88 ~ 0.92	0.91 ~ 0.96	0.89 ~ 0.94	0.93 ~ 0.98	0.93 ~ 1.00
△ Plvot	3.06 ~ 3.81	3.38 ~ 3.71	3.22 ~ 3.72	3.40 ~ 3.79	3.36 ~ 3.75	3.66 ~ 4.20	3.62 ~ 4.15
AV	1.10 ~ 1.22	1.13 ~ 1.17	1.12 ~ 1.17	1.12 ~ 1.17	1.12 ~ 1.18	1.19 ~ 1.25	1.22 ~ 1.29
△ Pav	4.78 ~ 6.04	5.17 ~ 5.60	5.10 ~ 5.63	5.16 ~ 5.65	5.06 ~ 5.54	5.73 ~ 6.30	5.98 ~ 6.74

附表 1-19 Doppler 检查

项目	< 20 岁	20 岁 ~	30 岁 ~	40 岁 ~	50 岁 ~	60 岁 ~	70 岁 ~
VTIav	0.23 ~ 0.26	0.24 ~ 0.25	0.24 ~ 0.25	0.24 ~ 0.25	0.24 ~ 0.25	0.26 ~ 0.27	0.26 ~ 0.28
ETav	312.3 ~ 343.5	307.0 ~ 319.5	305.5 ~ 318.0	305.0 ~ 318.3	313.6 ~ 328.1	309.3 ~ 320.7	305.7 ~ 320.2
PV	0.88 ~ 0.97	0.92 ~ 0.96	0.90 ~ 0.94	0.90 ~ 0.95	0.87 ~ 0.92	0.89 ~ 0.94	0.91 ~ 0.96
ATpv	130.7 ~ 146.8	130.3 ~ 137.4	120.3 ~ 127.3	111.0 ~ 119.9	109.7 ~ 118.7	106.3 ~ 116.5	99.9 ~ 109.5
PR	0.96 ~ 1.58	1.19 ~ 1.44	1.16 ~ 1.48	1.23 ~ 1.50	1.37 ~ 1.67	1.36 ~ 1.65	1.46 ~ 1.75
△ Ppr	3.67 ~ 9.98	5.95 ~ 8.51	6.14 ~ 9.58	7.06 ~ 10.31	7.00 ~ 10.87	7.30 ~ 10.40	9.28 ~ 12.69
VTIpv	0.21 ~ 0.24	0.21 ~ 0.22	0.20 ~ 0.21	0.20 ~ 0.21	0.19 ~ 0.20	0.19 ~ 0.21	0.20 ~ 0.21
ETpv	311.6 ~ 354.6	322.3 ~ 336.6	310.6 ~ 324.6	308.4 ~ 322.7	309.6 ~ 327.9	303.5 ~ 317.7	305.3 ~ 322.1
PEP	76.4 ~ 94.1	72.8 ~ 80.1	77.2 ~ 83.7	69.5 ~ 77.7	78.6 ~ 87.4	79.1 ~ 87.0	81.8 ~ 92.9
S	0.51 ~ 0.60	0.51 ~ 0.51	0.51 ~ 0.54	0.51 ~ 0.55	0.50 ~ 0.53	0.57 ~ 0.61	0.55 ~ 0.60
D	0.55 ~ 0.64	0.49 ~ 0.53	0.46 ~ 0.50	0.45 ~ 0.46	0.42 ~ 0.46	0.41 ~ 0.44	0.42 ~ 0.47

续表

项目	< 20 岁	20 岁~	30 岁~	40 岁~	50 岁~	60 岁~	70 岁~
A	0.24 ~ 0.28	0.25 ~ 0.27	0.25 ~ 0.27	0.27 ~ 0.30	0.27 ~ 0.29	0.29 ~ 0.31	0.30 ~ 0.33
PVad	79.7 ~ 100.5	95.3 ~ 102.6	97.8 ~ 105.3	101.2 ~ 109.1	106.8 ~ 117.2	106.1 ~ 114.6	110.9 ~ 121.1

3. 成人组（女性）

附表 1-20 M 型检查

项目	< 20 岁	20 岁~	30 岁~	40 岁~	50 岁~	60 岁~	70 岁~
LVd	43.7 ~ 46.4	43.7 ~ 44.6	44.6 ~ 45.5	45.0 ~ 45.9	45.0 ~ 46.0	15.0 ~ 46.1	44.7 ~ 46.4
LVs	26.3 ~ 28.6	26.8 ~ 28.6	27.4 ~ 28.3	27.6 ~ 28.5	27.2 ~ 28.1	26.8 ~ 27.8	26.7 ~ 28.3
IVSd	6.47 ~ 7.48	7.37 ~ 7.70	7.61 ~ 7.94	8.16 ~ 8.49	8.20 ~ 8.56	8.64 ~ 9.04	8.54 ~ 9.09
IVSs	9.87 ~ 11.10	10.68 ~ 11.2	11.2 ~ 11.7	11.9 ~ 12.4	12.0 ~ 12.6	12.7 ~ 13.4	12.3 ~ 13.3
IVSae	5.86 ~ 7.88	6.87 ~ 7.36	7.31 ~ 7.90	7.54 ~ 8.11	7.91 ~ 8.54	8.33 ~ 9.09	8.65 ~ 9.42
LVPWd	6.72 ~ 7.87	7.21 ~ 7.52	7.40 ~ 7.74	7.92 ~ 8.24	8.00 ~ 8.37	8.29 ~ 8.64	8.27 ~ 8.81
LVPWs	11.2 ~ 13.1	11.8 ~ 12.4	11.9 ~ 12.5	12.9 ~ 13.5	12.8 ~ 13.5	13.3 ~ 13.9	12.8 ~ 13.6
PWae	8.02 ~ 10.8	9.71 ~ 10.4	9.37 ~ 10.1	9.47 ~ 10.2	9.28 ~ 10.1	9.92 ~ 10.7	10.1 ~ 11.0
IVSsv	2.72 ~ 3.79	2.70 ~ 2.95	2.83 ~ 3.09	2.95 ~ 3.18	2.88 ~ 3.08	2.94 ~ 3.18	2.95 ~ 3.26
IVSdv	2.95 ~ 4.50	2.74 ~ 3.11	3.10 ~ 3.59	3.18 ~ 3.55	2.92 ~ 3.33	3.07 ~ 3.58	2.96 ~ 3.49
PWsv	3.76 ~ 4.62	3.79 ~ 4.12	3.77 ~ 4.10	3.72 ~ 3.98	3.50 ~ 3.74	3.76 ~ 4.08	3.45 ~ 3.86

附表 1-21 M 型检查

项目	< 20 岁	20 岁~	30 岁~	40 岁~	50 岁~	60 岁~	70 岁~
PWdv	4.73 ~ 6.57	5.03 ~ 5.76	5.05 ~ 5.84	5.21 ~ 5.90	4.38 ~ 5.01	4.76 ~ 5.43	4.17 ~ 4.98
LA	27.1 ~ 30.2	28.429.3	27.1 ~ 30.2	29.8 ~ 30.9	31.0 ~ 32.1	32.8 ~ 34.0	33.1 ~ 35.0
RVAW	3.11 ~ 3.75	3.48 ~ 3.71	3.70 ~ 3.94	3.89 ~ 4.14	3.91 ~ 4.15	4.24 ~ 4.48	4.48 ~ 4.87
Ao	23.9 ~ 26.8	25.4 ~ 26.2	26.5 ~ 27.2	27.7 ~ 28.5	29.0 ~ 29.8	29.1 ~ 30.1	29.6 ~ 31.2
RVd	17.5 ~ 20.2	18.1 ~ 19.2	18.4 ~ 19.5	19.2 ~ 20.24	18.1 ~ 19.3	18.4 ~ 19.7	16.9 ~ 18.8
RVs	15.8 ~ 17.8	16.3 ~ 17.3	16.5 ~ 17.6	17.2 ~ 18.2	16.2 ~ 17.2	15.6 ~ 16.8	15.4 ~ 17.2
EDV	86.5 ~ 99.8	87.0 ~ 91.4	91.2 ~ 95.7	93.3 ~ 97.8	93.3 ~ 98.1	93.5 ~ 98.68	92.1 ~ 100.3
ESV	25.7 ~ 31.5	27.1 ~ 29.2	28.7 ~ 31.0	29.2 ~ 31.6	28.1 ~ 31.4	27.3 ~ 29.9	27.1 ~ 31.1
EF%	66 ~ 72	67 ~ 69	67 ~ 69	67 ~ 69	69 ~ 70	69 ~ 71	39 ~ 71
FS%	37 ~ 41	38 ~ 39	37 ~ 39	38 ~ 39	39 ~ 40	39 ~ 41	39 ~ 41
EPSS	4.51 ~ 6.37	5.12 ~ 5.65	5.47 ~ 6.12	5.38 ~ 5.94	5.43 ~ 6.02	5.44 ~ 6.05	5.62 ~ 6.53

附表1-22　2D 检查

项目	< 20 岁	20 岁~	30 岁~	40 岁~	50 岁~	60 岁~	70 岁~
AoR	18.2 ~ 20.0	18.2 ~ 18.8	18.9 ~ 19.6	19.3 ~ 19.9	19.3 ~ 19.9	19.7 ~ 20.4	19.0 ~ 20.1
ASD	24.0 ~ 25.9	25.6 ~ 26.2	26.2 ~ 26.9	27.7 ~ 28.5	28.4 ~ 29.1	28.8 ~ 29.7	28.8 ~ 30.0
AAD	22.4 ~ 24.6	23.8 ~ 24.6	25.3 ~ 26.1	27.0 ~ 27.9	28.4 ~ 29.3	28.7 ~ 29.7	29.0 ~ 30.7
LAD	26.2 ~ 28.5	27.0 ~ 27.8	28.4 ~ 29.5	29.3 ~ 30.3	29.9 ~ 30.9	30.9 ~ 32.0	31.0 ~ 32.7
RVD	19.3 ~ 22.0	20.2 ~ 21.1	21.3 ~ 22.4	21.7 ~ 22.8	21.3 ~ 22.3	21.8 ~ 22.9	21.3 ~ 22.8
RVAW	3.25 ~ 4.10	3.36 ~ 3.56	3.67 ~ 3.90	3.75 ~ 3.96	3.75 ~ 3.98	4.11 ~ 4.32	4.04 ~ 4.38
LVDd	42.2 ~ 44.2	42.4 ~ 43.2	42.9 ~ 44.0	43.3 ~ 44.1	43.7 ~ 44.6	43.6 ~ 44.6	43.1 ~ 44.7
LVDs	26.7 ~ 29.6	27.5 ~ 28.5	27.9 ~ 29.0	27.5 ~ 28.8	28.0 ~ 29.3	26.9 ~ 28.2	27.2 ~ 29.2
CS	3.70 ~ 8.39	5.52 ~ 6.37	6.07 ~ 6.86	6.38 ~ 7.28	6.04 ~ 6.85	6.40 ~ 7.42	6.47 ~ 7.84
MPA	17.5 ~ 19.6	18.8 ~ 19.4	19.7 ~ 20.4	20.2 ~ 20.8	20.7 ~ 21.3	20.1 ~ 21.8	20.9 ~ 22.0
RPA	10.9 ~ 13.2	11.7 ~ 12.3	12.5 ~ 13.2	13.0 ~ 13.6	13.4 ~ 14.1	13.6 ~ 14.2	13.7 ~ 14.8
LPA	11.2 ~ 12.6	11.2 ~ 11.8	12.2 ~ 12.9	12.4 ~ 13.0	12.9 ~ 13.5	13.0 ~ 13.8	13.0 ~ 14.1
LCA	2.72 ~ 3.60	3.60 ~ 3.84	3.75 ~ 3.97	3.80 ~ 4.03	3.89 ~ 4.14	4.05 ~ 4.37	3.76 ~ 4.18
RCA	2.58 ~ 3.37	3.43 ~ 3.67	3.71 ~ 3.97	3.71 ~ 3.95	3.70 ~ 3.96	3.96 ~ 4.23	3.81 ~ 4.22
LA 上下	39.9 ~ 44.8	42.1 ~ 43.5	43.6 ~ 45.3	44.4 ~ 46.0	45.7 ~ 47.3	46.1 ~ 47.7	46.8 ~ 49.1
LA 左右	31.2 ~ 34.8	32.8 ~ 33.9	33.2 ~ 34.4	33.3 ~ 34.5	33.1 ~ 34.4	33.4 ~ 34.8	32.7 ~ 34.5

附表1-23　2D 检查

项目	< 20 岁	20 岁~	30 岁~	40 岁~	50 岁~	60 岁~	70 岁~
RA 上下	35.5 ~ 39.1	38.4 ~ 39.6	40.0 ~ 41.3	40.2 ~ 41.5	41.0 ~ 42.4	41.6 ~ 42.9	41.5 ~ 43.7
RA 左右	27.8 ~ 30.5	29.9 ~ 31.0	30.1 ~ 31.2	30.4 ~ 31.6	30.3 ~ 31.3	30.2 ~ 31.4	29.0 ~ 30.8
LV 上下	66.2 ~ 72.4	69.0 ~ 70.9	69.4 ~ 71.4	68.6 ~ 70.5	67.9 ~ 69.6	68.2 ~ 69.6	66.0 ~ 68.6
LV 左右	38.5 ~ 42.1	39.5 ~ 40.8	39.9 ~ 41.1	40.0 ~ 41.3	39.4 ~ 40.7	39.8 ~ 41.3	38.4 ~ 40.4
RV 上下	50.9 ~ 57.6	52.9 ~ 54.9	52.4 ~ 54.4	52.2 ~ 54.1	51.7 ~ 53.7	51.1 ~ 53.2	49.7 ~ 52.8
RV 左右	25.4 ~ 28.3	27.5 ~ 28.5	27.3 ~ 28.4	28.0 ~ 29.1	27.3 ~ 28.4	27.3 ~ 28.6	26.2 ~ 27.9
VD4	73.4 ~ 88.5	71.4 ~ 76.6	73.8 ~ 80.1	76.4 ~ 81.6	71.5 ~ 77.3	73.9 ~ 79.6	69.0 ~ 77.7
VS4	26.3 ~ 33.2	24.8 ~ 27.0	25.9 ~ 28.6	27.1 ~ 29.7	24.4 ~ 27.1	24.5 ~ 27.4	22.8 ~ 26.3
EF4%	61 ~ 66	64 ~ 66	63 ~ 65	63 ~ 65	64 ~ 66	66 ~ 68	65 ~ 68
VD2	78.4 ~ 93.1	72.2 ~ 79.6	70.1 ~ 78.2	67.4 ~ 74.1	63.5 ~ 71.1	62.1 ~ 71.4	62.0 ~ 72.7
VS2	27.8 ~ 34.4	24.2 ~ 27.5	24.2 ~ 27.8	22.6 ~ 25.5	21.3 ~ 24.3	20.3 ~ 24.3	19.7 ~ 23.7
EF2%	59 ~ 68	65 ~ 67	62 ~ 67	65 ~ 67	65 ~ 67	65 ~ 68	65 ~ 69
IVC 吸	5.58 ~ 9.21	7.81 ~ 8.97	8.21 ~ 9.60	8.56 ~ 9.80	8.34 ~ 9.65	7.37 ~ 8.71	7.71 ~ 9.75
IVC 呼	12.7 ~ 15.2	15.2 ~ 15.9	15.6 ~ 16.5	15.5 ~ 16.4	15.3 ~ 16.2	14.9 ~ 15.7	14.6 ~ 15.9
SVC 吸		6.48 ~ 9.06	7.76 ~ 10.1	9.07 ~ 11.4	8.16 ~ 10.8	8.13 ~ 9.78	7.98 ~ 10.1
SVC 呼	10.3 ~ 14.4	10.9 ~ 11.9	10.8 ~ 11.9	12.2 ~ 13.7	12.3 ~ 13.7	11.6 ~ 13.0	11.4 ~ 13.2

附表 1-24　TDI 检查

项目	< 20 岁	20 岁~	30 岁~	40 岁~	50 岁~	60 岁~	70 岁~
S 侧	0.10 ~ 0.13	0.13 ~ 0.14	0.11 ~ 0.12	0.11 ~ 0.12	0.10 ~ 0.11	0.10 ~ 0.11	0.09 ~ 0.10
E 侧	0.15 ~ 0.20	0.19 ~ 0.20	0.16 ~ 0.17	0.14 ~ 0.15	0.12 ~ 0.13	0.10 ~ 0.11	0.09 ~ 0.10
A 侧	0.06 ~ 0.09	0.08 ~ 0.10	0.09 ~ 0.09	0.10 ~ 0.11	0.10 ~ 0.11	0.11 ~ 0.12	0.11 ~ 0.13
LVRT 侧	56.2 ~ 69.8	64.6 ~ 70.2	69.1 ~ 75.7	74.0 ~ 79.8	73.2 ~ 78.7	79.3 ~ 86.1	91.5 ~ 105.9
Sivs	0.08 ~ 0.10	0.10 ~ 0.10	0.09 ~ 0.10	0.09 ~ 0.10	0.08 ~ 0.09	0.08 ~ 0.09	0.08 ~ 0.09
Eivs	0.12 ~ 0.14	0.15 ~ 0.15	0.12 ~ 0.14	0.11v0.12	0.10 ~ 0.11	0.08 ~ 0.09	0.07 ~ 0.08
Aivs	0.06 ~ 0.08	0.08 ~ 0.09	0.08 ~ 0.09	0.09 ~ 0.10	0.09 ~ 0.10	0.10 ~ 0.11	0.10 ~ 0.11
IVRT 间	59.0 ~ 73.2	67.7 ~ 73.1	73.3 ~ 80.3	79.2 ~ 85.2	78.7 ~ 84.6	87.2 ~ 95.0	98.9 ~ 114.9
Sinf	0.08 ~ 0.11	0.10 ~ 0.11	0.10 ~ 0.11	0.10 ~ 0.11	0.09 ~ 0.09	0.09 ~ 0.09	0.08 ~ 0.09
Einf	0.14 ~ 0.18	0.16 ~ 0.18	0.14 ~ 0.16	0.14 ~ 0.15	0.10 ~ 0.12	0.09 ~ 0.11	0.08 ~ 0.09
Ainf	0.06 ~ 0.09	0.08 ~ 0.09	0.09 ~ 0.10	0.10 ~ 0.11	0.10 ~ 0.11	0.11 ~ 0.12	0.11 ~ 0.13
IVRT 下	55.5 ~ 86.0	66.1 ~ 72.3	70.4 ~ 78.1	74.2 ~ 81.9	75.5 ~ 83.1	87.1 ~ 95.9	94.3 ~ 107.0
Sa	0.09 ~ 0.13	0.11 ~ 0.12	0.10 ~ 0.12	0.10 ~ 0.11	0.09 ~ 0.10	0.09 ~ 0.10	0.08 ~ 0.09
Ea	0.13 ~ 0.18	0.16 ~ 0.18	0.14 ~ 0.15	0.13 ~ 0.14	0.11 ~ 0.12	0.09 ~ 0.10	0.08 ~ 0.09
Aa	0.03 ~ 0.08	0.07 ~ 0.08	0.08 ~ 0.09	0.09 ~ 0.10	0.09 ~ 0.11	0.10 ~ 0.12	0.10 ~ 0.12
IVRT 前	54.5 ~ 87.2	70.8 ~ 81.0	75.5 ~ 85.8	79.1 ~ 86.9	80.2 ~ 88.9	86.0 ~ 96.2	96.7 ~ 113.7

附表 1-25　Doppler 检查

项目	< 20 岁	20 岁~	30 岁~	40 岁~	50 岁~	60 岁~	70 岁~
Emv	0.92 ~ 1.09	0.91 ~ 0.96	0.86 ~ 0.91	0.83 ~ 0.87	0.77 ~ 0.81	0.73 ~ 0.78	0.67 ~ 0.74
Amv	0.46 ~ 0.57	0.50 ~ 0.53	0.55 ~ 0.58	0.60 ~ 0.64	0.66 ~ 0.71	0.75 ~ 0.79	0.86 ~ 0.93
E/Amv	1.79 ~ 2.32	1.82 ~ 1.94	1.57 ~ 1.70	1.38 ~ 1.47	1.16 ~ 1.24	0.97 ~ 1.10	0.76 ~ 0.86
DT	143 ~ 184	171 ~ 184	175 ~ 190	178 ~ 191	181 ~ 194	185 ~ 199	185 ~ 206
Etv	0.67 ~ 0.79	0.66 ~ 0.69	0.59 ~ 0.63	0.56 ~ 0.58	0.52 ~ 0.55	0.49 ~ 0.52	0.46 ~ 0.50
Atv	0.34 ~ 0.41	0.38 ~ 0.40	0.37 ~ 0.40	0.39 ~ 0.42	0.39 ~ 0.42	0.42 ~ 0.45	0.44 ~ 0.50
E/Atv	1.84 ~ 2.13	1.76 ~ 1.88	1.59 ~ 1.70	1.42 ~ 1.50	1.34 ~ 1.42	1.16 ~ 1.25	1.02 ~ 1.14
TR	1.40 ~ 2.15	1.79 ~ 1.99	1.97 ~ 2.14	1.84 ~ 2.05	1.96 ~ 2.16	2.07 ~ 2.26	2.32 ~ 2.48
△ Ptr	8.82 ~ 18.2	13.2 ~ 16.0	16.0 ~ 18.4	14.8 ~ 17.7	16.5 ~ 19.5	17.9 ~ 21.0	21.7 ~ 24.4
LVOT	0.79 ~ 0.92	0.90 ~ 0.94	0.94 ~ 0.98	0.92 ~ 0.96	0.94 ~ 0.99	0.95 ~ 1.01	0.99 ~ 1.07
△ Plvot	2.52 ~ 3.46	3.32 ~ 3.66	3.66 ~ 4.06	3.49 ~ 3.83	3.63 ~ 4.16	3.79 ~ 4.26	4.10 ~ 4.79
AV	1.11 ~ 1.30	1.16 ~ 1.20	1.19 ~ 1.24	1.18 ~ 1.22	1.18 ~ 1.23	1.24 ~ 1.31	1.25 ~ 1.34
△ Pav	4.96 ~ 7.14	5.38 ~ 5.81	5.85 ~ 6.37	5.60 ~ 6.07	5.64 ~ 6.25	6.37 ~ 7.07	6.42 ~ 7.42

附表 1-26　Doppler 检查

项目	< 20 岁	20 岁~	30 岁~	40 岁~	50 岁~	60 岁~	70 岁~
VTIav	0.23 ~ 0.27	0.25 ~ 0.26	0.25 ~ 0.26	0.26 ~ 0.27	0.25 ~ 0.27	0.27 ~ 0.29	0.27 ~ 0.29

续表

项目	< 20 岁	20 岁~	30 岁~	40 岁~	50 岁~	60 岁~	70 岁~
ETav	294 ~ 317	316 ~ 328	312 ~ 323	315 ~ 326	318 ~ 330	314 ~ 325	312 ~ 329
PV	0.85 ~ 0.97	0.87 ~ 0.90	0.87 ~ 0.92	0.87 ~ 0.90	0.84 ~ 0.88	0.86 ~ 0.91	0.86 ~ 0.92
ATpv	128 ~ 149	133 ~ 140	129 ~ 137	123 ~ 131	120 ~ 128	109 ~ 118	105 ~ 118
PR	0.87 ~ 1.64	1.20 ~ 1.44	1.22 ~ 1.46	1.24 ~ 1.52	1.16 ~ 1.47	1.35 ~ 1.64	1.55 ~ 1.79
△ Ppr	2.88 ~ 12.6	5.95 ~ 8.55	6.26 ~ 9.04	6.30 ~ 9.13	5.80 ~ 8.75	8.07 ~ 11.4	10.1 ~ 13.2
VTIpv	0.19 ~ 0.22	0.20 ~ 0.21	0.20 ~ 0.21	0.19 ~ 0.21	0.19 ~ 0.21	0.19 ~ 0.21	0.19 ~ 0.21
ETpv	308 ~ 343	325 ~ 339	322 ~ 336	320 ~ 334	330 ~ 343	314 ~ 325	314 ~ 333
PEP	64.5 ~ 80.9	69.7 ~ 77.9	74.3 ~ 81.2	75.2 ~ 81.0	72.2 ~ 79.1	78.4 ~ 85.4	77.3 ~ 89.3
S	0.54 ~ 0.65	0.52 ~ 0.55	0.52 ~ 0.55	0.55 ~ 0.58	0.53 ~ 0.56	0.57 ~ 0.61	0.57 ~ 0.64
D	0.51 ~ 0.67	0.51 ~ 0.55	0.46 ~ 0.50	0.45 ~ 0.48	0.42 ~ 0.45	0.41 ~ 0.45	0.41 ~ 0.47
A	0.23 ~ 0.28	0.26 ~ 0.28	0.25 ~ 0.27	0.27 ~ 0.29	0.27 ~ 0.28	0.29 ~ 0.31	0.29 ~ 0.32
PVad	79.5 ~ 107.2	104.3 ~ 113.3	96.7 ~ 104.0	100.9 ~ 107.2	106 ~ 113.6	104.2 ~ 110.3	102.3 ~ 111.0

二、缩写对照

1. 儿童 Doppler 部分

Emv：二尖瓣 E 峰峰值（m/s）

Pemv：二尖瓣 E 峰峰值压差（mmHg）

Amv：二尖瓣 A 峰峰值（m/s）

Etv：三尖瓣 E 峰峰值（m/s）

Petv：三尖瓣 E 峰峰值压差（mmHg）

Atv：三尖瓣 A 峰峰值（m/s）

Va：主动脉前向血流峰值（m/s）

Pva：主动脉前向血流峰值压差（mmHg）

Vpa：肺动脉瓣口血流峰值（m/s）

Pvpa：肺动脉瓣血流峰值压差（mmHg）

PVs：肺静脉 S 峰峰值（m/s）

PVd：肺静脉 D 峰峰值（m/s）

PVa：肺静脉 A 峰峰值（m/s）

IVRT：等容舒张时间（ms）

2. 成人 M 型部分

LVd：左心室舒张末内径（mm）

LVs：左心室收缩末内径（mm）

IVSd：室间隔舒张末厚度（mm）

IVSs：室间隔收缩末厚度（mm）

IVSae：室间隔收缩幅度（mm）

LVPWd：左心室后壁舒张末厚度（mm）

LVPWs：左心室后壁收缩末厚度（mm）

PWae：左心室后壁收缩幅度（mm）

IVSsv：室间隔收缩速度（cm/s）

IVSdv：室间隔舒张速度（cm/s）

PWsv：左心室后壁收缩速度（cm/s）

PWdv：左心室后壁舒张速度（cm/s）

LA：左心房前后径（mm）

RVAW：右心室前壁厚度（mm）

Ao：主动脉直径（mm）

RVd：右心室舒张末内径（mm）

RVs：右心室收缩末内径（mm）

EDV：左心室舒张末容量（ml）

ESV：左心室收缩末容量（ml）

EF：心室射血分数

FS：左心室缩短分数

EPSS：舒张末二尖瓣前叶距室间隔的距离（mm）

3. 成人 Doppler 部分

Emv：二尖瓣 E 峰峰值（m/s）

Amv：二尖瓣 A 峰峰值（m/s）

E/Amv：二尖瓣 E/A

DT：二尖瓣 E 峰减速时间（ms）

Etv：三尖瓣 E 峰峰值（m/s）

Atv：三尖瓣 A 峰峰值（m/s）

E/Atv：三尖瓣 E/A

TR：三尖瓣反流速度（m/s）

△ Ptr：三尖瓣反流压差（mmHg）

LVOT：左心室流出道血流峰值（m/s）

△ Plvot：左心室流出道血流峰值压差（mmHg）

AV：主动脉前向血流峰值（m/s）

△ Pav：主动脉前向血流峰值压差（mmHg）

VTIav：主动脉前向血流速度时间积分（m）

ETav：主动脉射血时间（ms）

PV：肺动脉瓣口血流峰值（m/s）

ATpv：肺动脉瓣血流加速时间（ms）

PR：肺动脉瓣反流速度（m/s）

△ Ppr：肺动脉瓣反流压差（mmHg）

VTIpv：肺动脉瓣血流速度时间积分（m）

ETpv：肺动脉瓣射血时间（ms）

PEP：肺动脉瓣射血前期（ms）

S：肺静脉 S 峰峰值（m/s）

D：肺静脉 D 峰峰值（m/s）

A：肺静脉 A 峰峰值（m/s）

PVad：肺静脉 A 峰时间（ms）

4. 成人 2D 部分

AoR：主动脉瓣环径（mm）

ASD：主动脉窦内径（mm）

AAD：升主动脉内径（mm）

LAD：左心房前后径（mm）

RVD：右心室前后径（mm）

RVAW：右心室前壁厚度（mm）

LVDd：左心室前后径（舒张末期，mm）

LVDs：左心室前后径（收缩末期，mm）

CS：冠状静脉窦内径（mm）

MPA：主肺动脉内径（mm）

RPA：右肺动脉内经（mm）

LPA：左肺动脉内经（mm）

LCA：左冠状动脉开口内径（mm）

RCA：右冠状动脉开口内径（mm）

LA 上下：左心房上下径（mm）

LA 左右：左心房左右径（mm）

RA 上下：右房上下径（mm）

RA 左右：右房左右径（mm）

LV 上下：左心室上下径（mm）

LV 左右：左心室左右径（mm）

RV 上下：右心室上下径（mm）

RV 左右：右心室左右径（mm）

VD4：Simpson 法勾画四腔心左心室舒张末期容量（ml）

VS4：Simpson 法勾画四腔心左心室收缩末期容量（ml）

EF4：Simpson 法四腔心测量左心室射血分数

VD2：Simpson 法勾画二腔心左心室舒张末期容量（ml）

VS2：Simpson 法勾画二腔心左心室收缩末期容量（ml）

EF2：Simpson 法二腔心测量左心室射血分数

IVC 吸：下腔静脉内径（吸气末，mm）

IVC 呼：下腔静脉内径（呼气末，mm）

SVC 吸：上腔静脉内径（吸气末，mm）

SVC 呼：上腔静脉内径（呼气末，mm）

5. 成人 TDI 部分

S 侧：二尖瓣环左心室侧壁侧 S 峰峰值（m/s）

E 侧：二尖瓣环左心室侧壁侧 E 峰峰值（m/s）

A 侧：二尖瓣环左心室侧壁侧 A 峰峰值（m/s）

IVRT 侧：二尖瓣环左心室侧壁侧等容舒张时间（ms）

Sivs：二尖瓣环左心室室间隔侧峰峰值（Sm/s）

Eivs：二尖瓣环左心室室间隔侧峰峰值（Em/s）

Aivs：二尖瓣环左心室室间隔侧峰峰值（Am/s）

IVRT 间：二尖瓣环左心室室间隔侧等容舒张时间（ms）

Sinf：二尖瓣环左心室下壁侧峰峰值（Sm/s）

Einf：二尖瓣环左心室下壁侧峰峰值（Em/s）

Ainf：二尖瓣环左心室下壁侧峰峰值（Am/s）

IVRT 下：二尖瓣环左心室下壁侧等容舒张时间（ms）

Sa：二尖瓣环左心室前壁侧峰峰值（Sm/s）

Ea：二尖瓣环左心室前壁侧峰峰值（Em/s）

Aa：二尖瓣环左心室前壁侧峰峰值（Am/s）

IVRT 前：二尖瓣环左心室前壁侧等容舒张时间（ms）

（张金萍）

附录 2　先天性心脏病手术名称及术式简介

B

部分性肺静脉异常回流矫治术

右房切口，沿未闭卵圆孔切开房间隔，使右上、下肺静脉与左心房相通。心包补片缝合房缺，将右上、下肺静脉隔入左心房。

Banding（肺动脉环缩术）

游离肺动脉干以涤纶带环缩主肺动脉至合适口径，以缝线固定环缩带。

Blalock-Taussing 术

传统 B-T 分流术是将右锁骨下动脉连于同侧肺动脉。目前多用改良 B-T 分流术，以外管道连接锁骨下动脉与肺动脉。

D

动脉导管切断缝合术

充分游离动脉导管，结扎缝合动脉导管。

动脉导管经胸封堵术

肺动脉表面缝荷包，穿刺肺动脉置入动脉封堵器。

DRT（双动脉根部调转术）

主动脉瓣环上方横断主动脉，纽扣状切下冠状动脉，将主动脉根部带瓣自右心室圆锥切下，瓣环下方肺动脉根部切下，靠前方肺动脉瓣环 1/4 部分保留于右心室流出道圆锥，将主动脉缝合于左心室流出道，吻合冠状动脉。缝合升主动脉远近断端。自肺动脉瓣交界切开，并切开肺动脉至分叉处，带瓣同种肺动脉瓣与切开肺动脉对应吻合并缝合于右心室流出道。

F

肺动脉瓣交界切开术

肺动脉瓣环上切开主肺动脉，依次切开肺动脉瓣交界，并行直视扩张。

房间隔缺损修补术

右房切口，视房缺大小，直接或补片缝合。

法洛四联症根治术

右房、右心室、肺动脉跨环切开至肺动脉狭窄处（依据患者情况或非跨环），切除部分肥厚壁束，疏通右心室流出道，经右房、右心室切口取室缺相应大小涤纶片缝补室缺，应用自体心包片依据患者情况加宽右心室流出道、肺动脉和左、右肺动脉。

Fontan 类手术

包括右房右心室连接，右房肺动脉连接及全腔静脉肺动脉吻合术。右房肺动脉连接术：肺动脉纵切口闭合肺动脉瓣口，右房顶横切口与肺动脉纵切口吻合。右房右心室连接术：右心耳与右心室漏斗部用外管道连接。全腔静脉肺动脉吻合术：切断上腔静脉、主肺动脉，闭合主肺动脉近心端，吻合上腔静脉近心端和主肺动脉远心端，上腔静脉远心端与右肺动脉上缘吻合。下腔静脉吻合于肺动脉。

G

改良 REV

疏通右心室流出道，补片加宽主肺及左肺动脉，将肺动脉分叉处下拉，与右心室流出道切口上部连续缝合作为后壁，取牛颈静脉单叶瓣补片作为前壁，连续缝合于肺动脉分叉及右心室流出道下部切口，建立右心室 – 肺动脉外通道连接。

共同动脉干根治术

自左右肺动脉与主动脉连接处上缘离断动脉干，修补动脉干根部缺损。切开右心室流出道，切除肥厚肌束，修补室缺，取带瓣牛颈静脉与左右肺动脉吻合，近端与右心室流出道吻合。

改良 Konno 术

垂直切口切开主动脉，右心室漏斗部切开，显露室间隔，切开室间隔，通过切口疏通左心室流出道，补片扩大室间隔开口。

J

经皮球囊主动脉成形术

导丝送球囊至主动脉的狭窄处，加压扩张球囊。

经皮球囊肺动脉瓣成形术

导丝送球囊至肺动脉瓣狭窄处，加压扩张球囊。

经皮球囊二尖瓣成形术

穿刺房间隔，送球囊至左心室，在二尖瓣水平加压扩张球囊。

M

Murstard 手术

切除部分房间隔，用牛心包与左心房后壁构成隧道连接上、下腔静脉与三尖瓣。

R

Ross 手术（自体肺动脉瓣 – 主动脉瓣置换术）

离断升主动脉，游离带"纽扣状"主动脉壁的冠脉起始端，离断肺动脉，沿瓣环交界切开肺动脉瓣环，自瓣环下方切开肺动脉根部并移植于原主动脉根部，吻合冠脉于重建的主动脉，移植物远端与升主动脉吻合。取同种带瓣肺动脉瓣缝合于原肺动脉根部及远端。

Rastelli

疏通右心室流出道，离断主肺动脉，闭合左心室端。远端与带瓣牛颈静脉远端吻合，牛颈静脉近端与右心室流出道吻合，建立右心室肺动脉连接。

S

室间隔缺损修补术

膜周部室缺：右房切口，切房间隔，在右心室面依据室缺大小，直接或补片缝合室间隔缺损。

干下室缺：切开肺动脉暴露室间隔缺损，涤纶片缝合缺损。

三尖瓣下移矫治术

根据患者三尖瓣发育，固有右心室大小功能，采用不同术式：①右房切口，游离下移瓣叶与右心室面连接，纵行折叠下移瓣环和房化右心室，用心包片分别切下瓣叶及三尖瓣环固定，加宽部分三尖瓣面积。②三尖瓣严重畸形可行三尖瓣置换术。③右心室严重发育不良可行全腔肺动脉连接术。

Switch

瓣环上方离断主动脉及肺动脉，游离冠脉开口带部分主动脉壁，并吻合于原肺动脉近端。原主动脉与肺动脉远端吻合。

Senning

纵行切开房间隔，将靠近右外侧的房间隔片与左肺静脉和左心耳之间的左心房侧壁连续缝合，将肺静脉与三尖瓣分隔。右房切口的下侧壁与靠内侧的房间隔连续缝合，将腔静脉与冠装静脉窦引入三尖瓣口。房间沟处左心房切开，通过右侧部分心包与右房切口的上内侧连续缝合，将肺静脉导入二尖瓣。

Sano 分流（姑息性右心室肺动脉连接术）

人工管道连接右心室流出道切口与肺动脉融合部。

肺动脉闭锁：一期中心分流；二期根治术：切断分流管并分别缝合，切开肺动脉瓣交界，通过右心室流出道切口剪除肥厚肌束，缝合室缺，分别加宽主肺动脉及右心室流出道。

双向 Glenn（双向腔静脉肺动脉吻合术）

在上腔静脉入心房处阻断并切断上腔静脉，近心端闭合，切开肺动脉侧壁，与上腔静脉断端行端侧吻合。

W

Waterston 分流术

升主动脉与右肺动脉侧侧吻合。

完全性肺静脉异常回流矫治术

右房切口，显露房缺，（结扎垂直静脉），肺动脉共同腔与左心房壁切开缝合，心包补片缝合房缺，将共同腔隔入左心房。

X

心内膜垫缺损矫治术

右房切口，适度分割前、后共瓣，用涤纶片修补室间隔前下缘缺损，涤纶片向上与瓣叶及修补房缺的补片固定室缺上缘及房缺下缘。将冠状静脉窦隔至右房。

心室内隧道矫治术

扩大室缺，补片修补缝合室缺，隔板建立左心室至主动脉内隧道。

Y

右心室流出道疏通术

右房或右心室切口，切除右心室流出道肥厚肌束及狭窄纤维环，疏通右心室流出道。必要时补片加宽流出道。

Z

主动脉瓣狭窄球囊扩张术

轻度狭窄患儿，经皮球囊导管扩张术。危重患儿可行闭式主动脉瓣扩张术。左心室做荷包，置入扩张器，逐步扩大狭窄瓣膜。

主动脉瓣直视成形术

主动脉前壁距瓣环 1～2cm 处切口，切开交界融合部至距主动脉瓣环。

主动脉瓣下隔膜切除术

如合并室间隔缺损，右房切口，经室间隔缺损切除主动脉瓣瓣下隔膜。

主动脉缩窄矫治术

右侧卧位，游离左锁骨下动脉，主动脉弓，降主动脉及动脉导管。切断导管，阻断缩窄上下端主动脉，切除狭窄部分血管，端端吻合。

（孙　妍）

附录 3　获得性心脏病手术名称及术式简介

获得性心脏病，又称后天性心脏病，包括风湿性心脏病、心肌病、缺血性心脏病（冠心病）、心脏肿瘤、心包疾病、主动脉夹层、主动脉瘤等多种在出生以后由于某些原因导致的心脏疾病。获得性心脏病治疗上很大程度依靠外科手术，在此就临床常见的获得性心脏病手术名称及术式进行简要介绍，以方便超声医师更好地理解相关术后患者的超声学表现。

一、瓣膜病手术

（一）二尖瓣狭窄

1. 经皮球囊二尖瓣成形术（PBMV）

术中经股静脉穿刺，DSA 引导下将二尖瓣扩张球囊经股静脉、髂静脉、下腔静脉、右房、穿刺房间隔，经左心房送至二尖瓣处，将球囊分次充气，由小到大扩张病变的二尖瓣。该方法不需全身麻醉、不需开胸手术，是目前最微创的治疗方式，但是扩张不当可能导致二尖瓣反流。

2. 闭式二尖瓣交界分离术

无需体外循环，术中纵行切开心包，右手示指经左心耳切口检查二尖瓣瓣叶和瓣口等情况。在左心房内示指的引导下，将二尖瓣扩张器由左心室心尖部插入，通过瓣口，分次扩张，从 2.5cm 起，到 3.0 ~ 3.5cm 左右。目前由于 DSA 引导下经皮球囊二尖瓣成形术的广泛应用，闭式二尖瓣交界分离术已很少进行。

3. 直视二尖瓣成形术（MVP）

需在体外循环下进行。术中切开左心房，显露二尖瓣，切开融合交界，扩大瓣口和切开、分离黏着融合的腱索和乳头肌，以改善瓣膜活动度。一般用于二尖瓣狭窄伴有关闭不全或明显的主动脉瓣病变或有心房纤颤、漏斗型狭窄、左心房内有血栓或二尖瓣术后再狭窄的病例，但若瓣膜及瓣下结构病变严重，已有重度纤维化、挛缩、钙化等，则需切除瓣膜改行二尖瓣置换术。

4. 开胸二尖瓣置换术（机械瓣或生物瓣）

适用于瓣膜及瓣下结构病变严重，已有重度纤维化、挛缩、钙化等无法行二尖瓣成形术的病例。由于传统的机械瓣比生物瓣可以维持更长的使用时间，所以临床上机械瓣的使用率明显高于生物瓣。但 2010 年后第三代生物瓣引入我国，该类瓣膜的预计使用寿命大大延长，可达 25 ~ 30 年，未来将逐渐取代机械瓣成为国内二尖瓣置换术的主流人工瓣膜。

5. 胸腔镜或机器人辅助二尖瓣置换术（机械瓣或生物瓣）

胸腔镜或机器人辅助二尖瓣置换术的手术内容与开胸手术相同，只是手术器械和手术路径不同。胸腔镜手术一般在左侧 4 ~ 6 肋间置入 Trocar 套管，使用胸腔镜手术器械进行二尖瓣置换手术，而机器人手术则使用 Da Vinci 手术系统进行手术。二者仅在我国少数较大的医学中心开展。

（二）二尖瓣关闭不全

1. 经导管二尖瓣夹合术（MitraClip）

术中穿刺股静脉，经右房穿刺房间隔，经左心房送入 MitraClip 输送系统，在超声引导下调节 MitraClip 输送系统指向二尖瓣口反流最明显处并能垂直活动，调整 MitraClip 使之位于二尖瓣瓣环中间，回撤 MitraClip 使两个瓣叶均落在 MitraClip 的两个臂上并夹住瓣尖，最终释放 MitraClip。

2. 直视二尖瓣成形术

利用患者自身的组织和部分人工代用品修复二尖瓣装置，使其恢复功能，包括瓣环的重建和缩小、乳头肌和腱索的缩短或延长、人工瓣环和人工腱索的植入以及瓣叶的修复等。手术技巧比较复杂，术中应检验修复效果、看关闭不全是否纠正，如仍有明显关闭不全，则应进行二尖瓣置换术。

3. 开胸二尖瓣置换术（机械瓣或生物瓣）和胸腔镜或机器人辅助二尖瓣置换术（机械瓣或生物瓣）

手术方式与前述二尖瓣狭窄基本相似，不再赘述。

（三）主动脉瓣狭窄

1. 经皮主动脉瓣球囊扩张术

DSA 引导下行经皮主动脉瓣球囊扩张术应严格选择患者，仅在少数狭窄较轻又不适合手术的患者才考虑选用。此法难以完全解除瓣膜狭窄，且易造成关闭不全和钙化赘生物脱落，导致栓塞并发症。经皮主动脉瓣球囊扩张术需要穿刺股动脉，经髂动脉、腹主动脉、降主动脉、主动脉弓、升主动脉到达主动脉瓣处，将球囊分次充气，由小到大扩张病变的主动脉瓣。

2. 自体肺动脉瓣移植术（Ross 手术）

Ross 手术是用自体肺动脉行主动脉瓣置换，然后用冷冻保存的同种肺动脉重建右心室流出道。适用于有主动脉瓣疾病、需行主动脉瓣置换的婴儿、儿童和青少年以及希望避免抗凝治疗或者有心内膜炎需行瓣膜置换的年轻成人。在成人中，将肺动脉自体移植物放入到合适的 Dacron 人工血管中，防止肺动脉自体移植物根部扩张及随之而来的新的主动脉瓣关闭不全，也可使窦管交界更加稳定。由于 Ross 手术的近期和远期并发症明显高于传统的主动脉瓣人工瓣膜置换术，目前对 18 岁以上的成年患者一般不推荐采用。

3. 经胸主动脉瓣置换术

体外循环下，经斜行或横行主动脉切口显露主动脉瓣，切除瓣叶及清除瓣环钙化，选择最佳型号的瓣膜进行缝合置换，如果瓣环太小，可以选择主动脉根部扩大技术。术中经食管超声心动技术可以从瓣周漏、异常瓣叶活动以及部分或整体心肌功能障碍等方面评判手术效果。人工瓣分为机械瓣和生物瓣，与前述二尖瓣置换术相同，同样第三代生物瓣膜也被逐渐使用。

4. 经导管主动脉瓣置换术（TAVR）

术中通过右股动脉送入介入导管，建立血管通路，将直头导丝跨主动脉瓣送入，主动脉瓣球囊扩张后置入人工心脏瓣膜，撤出输送系统后进行造影。术中右心室起搏需达到 150 ~ 160 次 / 分。

（四）主动脉瓣关闭不全

手术方式有经胸主动脉瓣置换术和 TAVR 等，与前述主动脉瓣狭窄相同。

（五）三尖瓣病变

1. 功能性三尖瓣反流

对于三尖瓣环超过 70mm 且三尖瓣反流为中 ~ 重度的成人患者，施行三尖瓣修补手术。三尖瓣修补手术包括三尖瓣缝线环缩术（De Vega 成形）、使用成形环的三尖瓣瓣环成形、三尖瓣二瓣叶化（消除后瓣）。

2. 器质性三尖瓣疾病

风湿病造成的三尖瓣病变，通常为混合性的关闭不全合并狭窄，这通常需要进行三尖瓣置换。有时候，三尖瓣狭窄为主要病变，伴有三尖瓣交界融合、瓣叶增厚以及腱索不同程度的纤维化和缩短，这类患者适合进行瓣膜交界切开术。

退行性三尖瓣疾病多导致三尖瓣反流。三尖瓣前瓣叶最常受累，并由于腱索延长或断裂而发生脱垂或连枷样改变，可行三尖瓣修补术或置换术。

起搏导线也可能引起不同程度的三尖瓣反流，如放置在心室内膜的起搏导线可能发生扭曲，并卷入某个三尖瓣瓣叶，造成瓣膜反流。通过切除受累瓣膜，有可能重建三尖瓣。随后，去除原来的起搏导线，重新放置心外膜心室起搏导线。但是，如果瓣叶广泛受累，则需要进行瓣膜置换。

当三尖瓣心内膜炎用抗生素及抗真菌治疗无效时，就需要切除瓣膜并施行瓣膜置换。但如有可能，还是应当尽可能保留自身的瓣膜。如果三尖瓣后瓣叶受累，需要切除坏死区域及周边足够的健康组织，然后施行二瓣化手术。当隔瓣叶或前瓣叶受累时，将病变部分做梯形切除。然后，用缝线做水平褥式缝合进行局部的瓣环成形术，然后用缝线间断缝合切开的瓣叶边缘。切除和修复隔瓣叶会造成心脏完全性传导阻滞，所以对此类患者应放置永久性的心外膜起搏导线。

（六）肺动脉瓣病变

后天性肺动脉瓣病变几乎都表现为肺动脉瓣反流，而非肺动脉瓣狭窄。肺动脉瓣置换术主要有三种瓣膜植入方式：原位或肺动脉内人造瓣膜置换和同种带瓣管道置换。前两种主要适用于单纯肺动脉瓣病变者，第三种主要适用于肺动脉瓣及肺动脉主干均有严重病变者。原位人造肺动脉瓣置换则取肺动脉瓣上斜切口显露肺动脉瓣，切除病损瓣叶，并植入人造瓣膜。肺动脉内人造瓣膜置换是在肺动脉瓣上纵行切开主肺动脉，不切除原有瓣膜而在原瓣膜上方置入新的人造瓣膜。肺动脉口径较小时，可用补片缝合切口扩大肺动脉。同种带瓣肺动脉或带瓣人造管道植入则切除有病变的主肺动脉及肺动脉瓣，瓣环直径较小者可在前方切开直至右心室流出道，取同种带瓣肺动脉或同种带瓣人造管道，修剪截取合适长度，将其远端与肺动脉远端切口对端吻合，将其近端与右心室流出道或肺动脉近端切口对端吻合。

经皮肺动脉瓣置入术（PPVI）手术步骤与 TAVR 相似，只是路径改由股静脉进入右心室和肺动脉。

二、原发性心肌病手术

原发性心肌病指的是发病原因尚不十分清楚的一种心肌损害，引起心脏舒缩功能障碍，最终发展成心力衰竭的一种心脏病。临床通常说的心肌病即是指原发性心肌病。原发性心肌病按不同的病理生理表现可分为三型：①肥厚型心肌病；②扩张型心肌病；③限制型心肌病。其中后两者的外科治疗方法有限，几乎只能依赖人工心脏辅助装置或心脏移植术（除少数严重的心内膜心肌纤维化可行心内膜剥脱术外），而一部分梗阻性肥厚型心肌病（HOCM）可以通过介入或外科手术治疗。

（一）起搏器植入术

植入永久起搏器，起搏点位于右心室心尖部，心脏激动最早从右心室心尖部开始，使室间隔预先激动，在左心室收缩射血之前，室间隔已提前收缩，可减轻对流出道的梗阻作用，同时减轻二尖瓣收缩期前移，使梗阻的血流及临床症状得到改善。

（二）经皮室间隔心肌化学消融术（PTSMA）

经皮穿刺置入导管至冠状动脉前降支的第一间隔支，注入 96%～99% 的无水酒精 1～2ml，造成局部间隔坏死，消除流出道梗阻。

（三）室间隔心肌切除术（改良 Morrow 术或 Mayo 术）

自主动脉右冠瓣右无交界左侧 5mm 直到二尖瓣前叶附着部位，切除范围约 5～6cm；向下切除范围自室间隔基底部至心尖部。同时根据二尖瓣的结构情况，进行二尖瓣前乳头肌松解、二尖瓣前叶横向折叠成形、"缘对缘"二尖瓣成形或瓣膜置换术等。

三、冠状动脉疾病手术

（一）冠状动脉旁路移植术

多采用胸廓内动脉与狭窄段远端的冠状动脉分支端侧吻合术。亦可采取一段自体的大隐静脉，将静脉的近心端和远心端分别与狭窄段远端的冠状动脉分支和升主动脉做端侧吻合术。对于多根或多处冠状动脉狭窄病例，可用单根大隐静脉或胸廓内动脉与邻近的数处狭窄血管做序贯或蛇形端侧与侧侧吻合术。另外，近年来，不停跳（off-pump）冠状动脉旁路移植术亦取得较大进展。

（二）并发症的治疗

心肌梗死引起的室壁瘤、心室间隔穿孔、乳头肌或腱索断裂所致的二尖瓣关闭不全等并发症也可行手术治疗，如室壁瘤切除术、室间隔穿孔修补术和二尖瓣置换术等，并根据情况同时争取做冠状动脉旁路移植术。手术后冠状动脉再狭窄还可行再次或三次手术。近年来曾有应用激光在左心室外膜向心腔内打孔，在心肌上建立新的血运，称为激光心肌打孔血运重建术。对于晚期缺血型心肌病、心脏扩张、心力衰竭者可根据情况采用心室辅助手术以及心脏移植手术等治疗。

四、心包疾病及心脏肿瘤手术

（一）缩窄性心包炎

术中切开脏层心包显露心肌后，沿分界面剥离左心室前壁和心尖部的心包，再游离右心室，最后予以切除。心包切除的范围，两侧达膈神经，上方超越大血管基部，下方到达心包隔面。有些病例的上、下腔静脉入口处形成瘢痕组织环，亦应予以剥离切除。

（二）黏液瘤

心脏原发性肿瘤和继发性肿瘤，除黏液瘤外均较少见。施行黏液瘤摘除术需应用体外循环，目前常用的右房 – 房间隔切口对摘除肿瘤最为有利，必要时亦可采用左右房联合切口，将瘤体连同蒂部附着的部分房间隔组织一并切除，然后直接缝合或补片修补房间隔切口。

五、主动脉疾病手术

（一）主动脉夹层

主动脉夹层是指主动脉内膜撕裂导致血液通过内膜的破口流入主动脉壁各层之间形成夹层血肿，迫使主动脉壁各层分开。临床上主动脉夹层的分型有 DeBakey 分型（Ⅰ型、Ⅱ型、Ⅲ型）和 Stanford 分型（A、B 两型）两种。

Stanford A 型夹层若未累及主动脉瓣，可以只行升主动脉置换或联合半（全）弓置换术；若累及主动脉瓣，需要行 Bentall 手术（带瓣人工血管主动脉根部替换 + 双侧冠状动脉开口移植术）、Wheat 手术（保留主动脉窦的主动脉瓣和升主动脉替换术）或 David 手术（保留主动脉瓣的主动脉根部成形术）。对于复杂 A 型夹层，如头臂血管严重受损、广泛病变（原发破口位于主动脉弓和降主动脉）、马方综合征合并 A 型夹层等，推荐行主动脉弓替换加支架象鼻手术（孙氏手术，由阜外医院大血管外科团队创立，并以原阜外医院孙立忠教授的姓氏命名）。Stanford B 型夹层病例大多数经内科药物治疗后病情稳定，无需外科手术治疗，病情发展需要手术治疗者则施行病变段胸降主动脉切除和人造血管植入术，在有条件的医院也可以选择 DSA 引导下经皮胸主动脉腔内修复术（TEVAR）。

（二）胸腹主动脉瘤

主动脉瘤是指主动脉病理性的扩张，超过正常血管直径的 50%。主动脉瘤分为真性主动脉瘤和假性主动脉瘤。真性动脉瘤是血管变宽涉及血管壁的三层结构。假性动脉瘤是动脉局部破裂，由血块或临近组织封住而形成。主动脉瘤分为胸主动脉瘤和腹主动脉瘤，胸主动脉瘤又分为升主动脉瘤（包括 Valsalva 窦瘤）、主动脉弓动脉瘤和降主动脉瘤。

外科治疗方法主要有两大类：①传统的开腹或开胸手术，行动脉瘤切除、人工血管置管术；②经皮主动脉腔内修复术，经股动脉穿刺，在 DSA 引导下于主动脉内植入覆膜支架，隔绝瘤腔并原位重建血流通路。但当升主动脉瘤或主动脉弓部瘤影响主动脉根部，引起主动脉瓣关闭不全者，只能采取外科手术。

Valsalva 窦瘤（主动脉窦瘤）破裂首选 DSA 引导下经皮异常分流（窦瘤破裂处）封堵术。对于封堵失败或者 Valsalva 窦瘤破裂入心包腔者选择外科手术治疗。

六、其他手术

（一）心房颤动的外科治疗

1. 迷宫手术（Cox-Maze 术）

外科治疗心房颤动（AF）的最经典术式，在诞生后的 26 年间，先后经历了 Cox-Maze Ⅰ 到 Cox-Maze Ⅳ 等四型。Ⅰ型迷宫手术包括切除左、右心耳，沿肺静脉周围、右房壁（从窦房结后外侧上腔静脉根部至房间沟）、房间隔（心房顶部至卵圆窝）及左右心耳间的心房顶部（切口经上腔静脉根部前方及肺静脉周围）做出 4 条切口，并切断界脊。Ⅲ型迷宫手术在 Ⅰ 型手术的基础上做两点改良：不做右房顶部切口；环绕 4 支肺静脉口做一杯状切口。改良后减少了手术的切口范围，避免了窦房结动脉的损伤和缩小左心房隔离的范围，达到了更好的心率变时性反应和心房功能的恢复，且较少需要安装永久起搏器。Ⅳ型手术又称为能量消融迷宫手术，使用的消融能量设备包括射频、冷冻、微波、激光和高强度聚焦超声等取代了传统的"切和缝"。目前双极射频消融因能提供消融是否透壁的可靠信息，已成为Ⅳ型迷宫手术最主要的方法。

2. 其他外科治疗

随着经导管左心耳闭合装置（PLATTO 装置）的广泛应用，外科经心外膜左心耳闭合装置（AtriClip）也逐渐用于临床，避免外科去除左心耳的经典方法包括经心外膜切除缝合、经心内膜缝合以及经心外膜结扎引起的左心房—左心耳残余分流和左心耳残端残留过长等缺点。AtriClip 的应用极大地方便了外科医生的手术操作，也推动了微创外科方法治疗 AF 的发展。目前微创治疗 AF 的外科术式有如胸腔镜手术（Wolf Mini-Maze 消融术）、机器人辅助下微波消融（Didier Robot-Maze 消融术）和"Hybrid"技术（胸腔镜联合经导管消融）。

（二）植入式心室辅助装置（人工血泵）

心室辅助装置根据设计形式分为三代。第一代为搏动泵，代表是 HeartMate XVE。第二代为轴流泵，代表是 HeartMate Ⅱ，有轴承和定子。第三代为离心泵，代表是 HeartWare，使用磁悬浮和水动力悬浮轴承。心室辅助装置的治疗目的分为三种：移植过渡、恢复过渡和最终治疗。绝大多数心室辅助装置均置入左心系统（LVAD），但术后部分患者因发生右心衰竭而死亡，所以也有学者置入双心室辅助装置（BVAD）。植入式左心室辅助装置的引流管一般经左心尖插入左心室，灌注管吻合于升主动脉；右心室辅助装置的引流管一般位于右房游离壁或右心耳，灌注管吻合于肺动脉。

（三）心脏移植

心脏移植并不是心脏病的常规治疗方法，而是作为挽救终末期心脏病患者生命和改善其生活质量的一个治疗手段。分为原位心脏移植和异位心脏移植。原位心脏移植手术是指移除患者的固有衰竭心脏，剩下的左心房组织保留肺静脉，将供体心脏修剪后植入原心脏部位与受体的血管和剩余左心房组织吻合。异位心脏移植指保留受体心脏，且将供体的心脏植入胸腔，并将两个心脏和血管连接形成一个"双心"系统。这种术式能够给受体心脏一个恢复的机会。如果移植失败（如出现排斥反应），可以将出现排斥反应的供体心脏切除。异位移植一般用在供体心脏功能不够强健（受体体重远较供者体重大，供体心脏较弱或患有肺动脉高压）的情况。

（四）心肺联合移植

对于严重肺部疾病同时引起不可复性心功能不全者，可以考虑心肺联合移植。供体心肺采取时将供心和供肺作为一个整体取出；受体心肺的切除时要保护膈神经、迷走神经、喉返神经，同时保留升主动脉和上、下腔静脉，或像原位心脏移植那样保留腔静脉和部分右心房，保留 4 根肺静脉，切下其间的左心房后壁；心肺联合移植先吻合气管，开始肺通气，然后按照原位心脏移植的方法吻合右、左心房和肺、主动脉。

（张茗卉）

附录4 经食管超声心动图临床应用中国专家共识

经食管超声心动图临床应用中国专家共识专家组

1. 前言

在过去30年里,经食管超声心动图(TEE)在临床领域得到广泛应用,对心血管疾病的诊断、治疗、疗效评价产生了巨大影响,逐渐成为心血管疾病的主要诊疗方法和金标准。与经胸超声心动图(TTE)相比,TEE能够从心脏后方近距离观察心脏的结构和功能,避免了胸壁和肺气等因素的干扰,操作简便。该技术主要应用于以下疾病:心脏瓣膜病、心内血栓、感染性心内膜炎、先天性心脏病、心脏肿瘤等,尤其对心脏外科围手术期的诊疗提供了决策性依据。与此同时,各种以TEE为基础的新的影像技术不断得到改进和发展,使其在心血管疾病结构、功能、血流动力学的定性和定量的精确评价进一步提升。

美国超声心动图学会(American Society of Echocardiography)和心血管麻醉医师学会(Society of Cardiovascular Anesthesiologists)于1996～2013年期间先后6次发表了TEE使用指南。不仅如此,美国国家超声心动图考试委员会(National Board of Echocardiography)设立了围术期TEE执照认证考试,对不同阶段的TEE医生,针对工作数量、能力水平和从事的工作范围进行了具体的认证和规定。这些指南和推荐的发布极大推动了TEE在心血管疾病领域中的临床应用。

在我国,TEE工作也开展了近30余年,但由于各种原因,仅在2014年由中华医学会麻醉学分会提出了《围手术期经食管超声心动图监测操作的专家共识》,针对围术期TEE监测的一些关键问题,阐述了采集并使用TEE图像来解决临床问题、循环监测方法等。

为了促进和规范TEE的使用,我国心血管超声专家结合国外的指南和推荐,根据我国国情和临床实际,起草了TEE临床应用中国专家共识。本共识包括非麻醉状态下和麻醉状态下、小儿和成人、介入和外科手术中TEE的应用,内容涵盖心脏结构、功能、血流动力学的定性和定量评价以及TEE使用的安全性、并发症的处理等方面的内容。本共识同时也适用于非本专业医生的学习,了解TEE的适应证、使用优势以及评价效果,客观评价各学科患者的心脏状态,采取更适合的治疗手段,指导临床实践。

本共识提供的仅是TEE的临床应用原则,临床医师在临床实践中面对每一个具体患者时,应该根据个体化原则采取相应措施。

2. TEE的规范化操作

2.1 TEE检查规范的操作流程(非麻醉状态及麻醉状态下)

2.1.1 TEE检查前准备:主要是适应证及禁忌证的评估。①病史:心血管、呼吸系统、上消化道等疾病史,麻醉药物过敏、牙齿健康史。②查体:心脏专科查体,呼吸系统查体,纽约心脏协会(NYHA)心功能分级,口腔、牙齿、咽部专科体征。③实验室检测:血常规、凝血功能、感染筛查(乙型肝炎、丙型肝炎、艾滋病、梅毒)。④患者知情同意书签署。⑤建议乙型肝炎、丙型肝炎、艾滋病、梅毒阳性患者使用一次性TEE保护套,必要时行食管钡餐检查排除食管憩室。

2.1.2 TEE探头的调节及安全使用:TEE检查仪器的调节及探头的安全使用是获得最佳检查图像,保证诊断质量的重要环节。

探头选择:选择与超声主机匹配的探头种类,根据检查需要选择探头功能(如三维成像);成人TEE探头建议最低安全体重为30kg,儿童TEE探头要求最低安全体重为5kg,新生儿TEE

探头用于体重低于 5kg 的患儿。

探头安全使用：①检查探头结构是否正常，与超声主机是否妥善连接，选择正确的检查模式。②消毒探头，探头的前端换能面涂上超声耦合剂，对血液传播性疾病的患者必须用透声性能良好的探头套隔离 TEE 探头。每次放置探头都应配备大小合适的牙垫或咬口以保护探头。③检查过程根据需要选择合适的探头深度、位置、图像深度、增益、频率及关注点。④注意合适的检查时间，时间不宜过长，以免引起患者不适或探头温度过高；手术中行 TEE 检查，检查间期请保持图像停止状态，以免探头温度过高。⑤检查使用后选择仪器专用的消毒制品进行消毒及保养，探头保持清洁、干燥，不使用时请置入专用存放箱中放置。

2.1.3　TEE 检查的具体操作流程：①患者面向检查医师侧卧位，给予口咽部局部麻醉药物，全麻状态下可选择仰卧位或侧卧位。②检查并清除患者口腔内和食管内活动性异物，给予心电图及血压监测，检查探头头端的设置，保持弯曲，非锁定状态方能开始检查。③非麻醉状态下首先放置牙垫，手持探头管体前 1/3 处，从患者牙垫处轻轻将探头送至咽后壁，嘱患者做吞咽动作；全麻状态下另一手中指、示指和大拇指轻提下颌，打开咽腔，同样轻柔地将探头送至咽后壁，如遇到阻力，稍前屈探头。探头置入困难时禁用暴力，必要时使用喉镜、可视喉镜辅助，或者寻求他人帮助。尝试 3 次以上未能成功置入探头或者在放置过程中发现活动性出血，应考虑放弃 TEE 检查。④检查时间不应过长，非操作时间应冻结图像，避免探头温度过高，检查操作全程轻柔，非麻醉状态患者应嘱配合呼吸、避免吞咽口水，检查过程中监测心率、血压、心电图波形，以便及时发现和处理异常状况。⑤退出探头时遇到阻力，需要确认探头是否处于前端弯曲状态并被卡锁固定，全麻患者各种保护反射受到抑制，应尽量保护患者。⑥非麻醉状态患者检查结束后应观察心率、血压正常后方能让患者离开，嘱患者 2 小时后再进水、进食，进食温水、食温软食物，短期内痰中少量血丝不要紧张，如短期内出现量多鲜血应及时到医院就诊。⑦及时发布 TEE 检查报告，规范的超声报告应包括以下内容：检查的日期和时间；患者的基本信息：姓名、年龄、性别、病历号；检查的指征；检查发现及结论（应包含必要的数据测量及图像）；执行检查及报告医师的姓名、报告签发的日期。

2.2　TEE 检查规范的人员培训流程

TEE 是一项有创的医学影像学检查，虽其并发症较少，但是严重者可以威胁患者生命，所以 TEE 检查必须由经过规范化培训、具有一定资格的执业医师完成；TEE 检查需要医师具备心脏超声、心脏内科的知识，围术期 TEE 因其会影响患者术中管理，操作者还应有必要的围术期管理能力。我们提出的基础 TEE 规范培训流程包括独立临床经验、监督管理和继续教育要求（附表 4-1）。

附表 4-1　TEE 基础规范培训流程（包括儿童 TEE）

流程	非麻醉下 TEE	围术期 TEE	继续教育（能力维持）
监督训练流程	（1）TTE 检查基础及经验 （2）在监督下完成 ≥ 150 例非麻醉下 TEE 操作、图像存储并报告	（1）TTE 检查基础及经验 （2）150 例围术期 TEE，其中 ≥ 50 例在监督下完成操作、图像存储并报告 （3）儿童围术期 TEE 需完成 25 例（12 例＜ 2 岁）儿童食管插管，并完成 ≥ 50 例 TEE 检查	不需要
实践经验流程	4 年内完成并解读 ≥ 150 例 TEE，每年 ≥ 25 例	4 年内完成并解读 ≥ 150 例 TEE，每年 ≥ 25 例	每年完成并解读 ≥ 25 例 TEE（包括非麻醉及全麻新状态），儿童围术期 ≥ 50 例 / 年

注：TEE：经食管超声心动图；TTE：经胸超声心动图。

从事 TEE 的医师在上述培训流程学习后，需具备心脏超声基础知识，心血管内、外科及部分麻醉学方面知识，需要掌握的技能包括食管插管，通过调节探头以获取标准切面、优化图像及多普勒设置的能力等。在围术期 TEE 时，必须能够快速、清晰、准确地与外科或介入医生交流实时超声图像所见。另外，由于不同患者的检查要求及血流动力学状态不同，因此有必要在多种临床诊疗环境下进行操作以累积经验。这些诊疗单元包括手术室、重症监护室、门诊和心导管室等。综上所述，TEE 检查医师具体需要具备的能力及操作技能。

3. TEE 的适应证和禁忌证

3.1 TEE 适应证

3.1.1 TTE 检查显像困难者，如肥胖、肺气肿、胸廓畸形或在近期胸部手术后以及正在使用机械辅助呼吸的患者。

3.1.2 TTE 检查难以显示的部位，如左心耳、上腔静脉、左右肺静脉以及胸降主动脉左、右冠状动脉主干等。

3.1.3 TTE 检查难以清晰显示的结构和病变。

3.2 围术期 TEE 适应证

3.2.1 术前需要明确的诊断及鉴别诊断：①急诊手术麻醉，需要排除心脏和大血管的并发症，或需要鉴别诊断（如夹层动脉瘤、肺栓塞、心肌梗死等），但患者 TTE 检查显像困难者。②手术前给外科医生提供明确完善的诊断，以便决定最终的手术方案。

3.2.2 术中监测：①术中出现难以解释的低血压、低氧血症，且难以纠正者。②血流动力学监测，观察前负荷、后负荷及心肌收缩、舒张功能等。

3.2.3 术后指导排气及评价即刻手术效果。

3.2.4 在非心脏手术中的 TEE 监测，如神经外科手术中，监测卵圆孔未闭（PFO）右向左分流情况，以预防矛盾栓塞等。

3.3 TEE 禁忌证

3.3.1 绝对禁忌证：患者拒绝。先天性或获得性的上消化道疾病，如活动性上消化道出血、食管梗阻或狭窄、食管占位性病变、食管撕裂和穿孔、食管憩室、食管裂孔疝、先天性食管畸形、近期食管手术史、食管静脉曲张、咽部脓肿。

3.3.2 相对禁忌证：凝血障碍、纵隔放疗史、颈椎疾病、咽部占位性病变。严重心血管系统疾病，如重度心力衰竭、严重心律失常、急性心肌梗死、不稳定型心绞痛、重度高血压、低血压或休克状态等。麻醉剂过敏。

4. TEE 的主要应用范围

心脏内、外科常见疾病的超声检查的常规工作主要依靠 TTE，但是部分患者因 TTE 的局限性，需要做 TEE 检查。TEE 扩展了经胸超声检查的范围，可作为 TTE 有益的补充。

4.1 心律失常

射频消融术前了解心耳血栓：TEE 是大多数心房颤动（房颤）、心房扑动（房扑）、房性心动过速（房速）患者进行射频消融或电复律前的必需检查。于食管上段切面显示左心耳，由 0°~180° 观察整个左心耳，以明确是否存在左心耳血栓。

4.2 肺栓塞

TEE 可以清楚地探测到右心腔、主肺动脉、右肺动脉和部分左肺动脉。因此可以提供肺栓塞的直接征象——右心腔、主肺动脉和左、右肺动脉内血栓，同时也可提供肺栓塞的间接征象——右心负荷过重的表现。此外，TEE 可以区分肺动脉内血栓和主动脉夹层或主动脉夹层所致的左肺动脉受压，因此能鉴别均以胸痛为主要症状的主动脉夹层和肺栓塞。尤其是对于肺气肿、机械通气、术中及不能左侧卧位配合行 TTE 检查的患者，TEE 检查明显优于 TTE 检查。

TEE 对主肺动脉或右肺动脉的血栓敏感性较高，但很少检出左肺动脉血栓，而且对肺叶动脉也显示不清。并且，TEE 为侵入性检查，对急性肺栓塞患者进行 TEE 检查存在一定的风险。因此，在实际操作前需权衡利弊。

4.3 肺动脉高压

原发性肺动脉高压为原因不明的肺小动脉病变所致的肺动脉高压，其诊断需排除各种原因造成的继发性肺动脉高压。TEE 避开了胸壁和肺组织的干扰，且直接贴近心脏后方，能更清晰地显示心脏、大血管结构和血流动力学改变。尤其是合并重度肺动脉高压的各种类型的房间隔缺损（ASD）或室间隔缺损（VSD），由于肺循环压力和体循环压力基本相等，TTE 检查时彩色多普勒难以显示心房或心室水平的分流，而 TEE 有相对更高的特异性和敏感性。TEE 技术在重度肺动脉高压的病因诊断和鉴别诊断中具有重要价值。

4.4 主动脉瓣狭窄的病因及治疗前评估

主动脉瓣狭窄最终会导致心脏扩大、左心室心肌肥厚，以致心力衰竭。常规治疗方法是外科手术。一般 TTE 可对先天性主动脉瓣畸形、主动脉瓣退行性病变或感染性病变等做出准确的判断，但在患者经胸声窗差，主动脉瓣明显增厚、钙化或赘生物形成时，主动脉瓣的畸形或其他病变可能难以清晰显示。

采用大动脉短轴、左心室流出道及主动脉长轴切面，可清晰显示主动脉瓣叶的数目及形态，评估瓣膜及瓣环的钙化程度，测量主动脉瓣环内径、主动脉窦部及升主动脉内径，同时明确是否存在主动脉瓣下或瓣上狭窄。

4.5 感染性心内膜炎

感染性心内膜炎所形成的赘生物和受累部位心血管结构的破坏及其功能受损，在超声上均有相应的特殊表现，大多数患者可通过 TTE 进行诊断。部分 TTE 图像显示不够清晰的患者可采用 TEE 检查明确诊断。

TEE 检查可以准确地鉴别瓣膜赘生物与瓣叶扭曲或折叠所产生的伪像，并有助于提高赘生物、瓣膜穿孔、瓣周脓肿、瘘道形成等病变的检出率。对感染性心内膜炎患者明确心脏基础病变、外科术前 14 评估及内科治疗效果的评估和随诊有重要作用。

TEE 检查通常采用主动脉瓣短轴、四腔心、左心室短轴、左心室两腔心、左心室长轴切面。在明确是否存在原有瓣膜病、人工瓣、ASD、VSD、动脉导管未闭等心血管病变的基础上，确定感染性病变导致的赘生物、穿孔、脓肿、瘘道等的部位、范围、毗邻结构及其导致的血流动力学异常，为临床诊断及治疗提供更多的资料。此外，必要时还可多次行 TEE 检查，对心内膜炎病情进展及内、外科治疗效果进行评估和随诊。

4.6 心脏人工瓣膜异常

人工瓣膜包括人工机械瓣膜及人工生物瓣膜。心脏瓣膜置换术后，可能发生人工瓣膜的狭窄、卡瓣、瓣周漏、感染性病变、血栓、血管翳等并发症，程度较重时需要外科处理。当患者经胸声窗不理想或 TTE 怀疑有人工瓣膜形态或功能异常时可行 TEE 检查。

TEE 能清晰显示人工瓣膜，可明确人工瓣膜功能异常的原因和人工瓣瓣周的病理改变。同时可留取人工瓣膜血流的多普勒频谱，评估峰值流速、平均压差、流速时间积分及有效瓣口面积等。

于食管中段四腔心、左心室两腔心、左心室长轴切面，显示二尖瓣位人工瓣瓣叶活动状态、瓣叶及瓣周是否存在血栓、血管翳或赘生物，可有效鉴别瓣周漏或中心性反流。

主动脉瓣位人工瓣膜主要显示切面为：食管上段主动脉瓣短轴及长轴切面，但由于超声声束与主动脉瓣角度的关系，加之人工瓣环回声的干扰，TEE 对主动脉瓣人工瓣膜的评估作用不及二尖瓣位人工瓣膜，尤其在主动脉瓣及二尖瓣双瓣置换时，但其图像仍较 TTE 更清晰。

4.7 先天性心脏病

4.7.1 ASD 封堵前评估：Ⅱ孔型 ASD 行房间隔封堵。

术前，由于 TTE 图像欠清晰，尤其是剑突下声窗差而不能明确 ASD 残端大小，或多发 ASD 的患者，可行 TEE 检查，以明确是否存在封堵适应证，并为封堵器大小的选择提供参考。

在食管中段的主动脉瓣短轴、四腔心及双心房切面分别显示主动脉侧、房后壁侧、二尖瓣侧、上下腔静脉侧及冠状静脉窦侧房间隔残端的长度以及房间隔的总长度。

4.7.2 少见类型 ASD：上腔静脉型、下腔静脉型及冠状静脉窦型 ASD 由于较为少见，且位置隐蔽，易导致漏诊，TTE 检查后如有疑问可结合 TEE 检查确诊。

于双腔静脉切面显示上腔静脉及下腔静脉开口，观察近上腔或下腔静脉开口处是否存在缺损。食管中下段冠状静脉窦切面，观察冠状静脉窦壁是否完整，是否存在分流，以明确是否存在冠状静脉窦型 ASD。

4.7.3 PFO：PFO 为缺血性脑血管病的重要常见病因之一，TEE 彩色多普勒结合声学造影诊断 PFO 的灵敏度和特异度均可达到 100%，可作为诊断 PFO 的"金标准"。

采用食管中段双心房切面，观察卵圆窝处是否存在回声分离，并用彩色多普勒观察是否有分流。如无明确分流存在，可嘱患者做 Valsalva 或咳嗽动作。以上方法如仍不能确诊，可行声学造影检查。

4.8 其他：主动脉夹层、心内占位等

TTE 结合 CT、MRI 等其他影像学检查，通常可明确诊断主动脉夹层、心内占位等病变。由于 TEE 为侵入性检查，上述疾病的患者在检查过程中有可能会出现主动脉夹层破裂大出血、心内占位性病变脱落导致体或肺循环栓塞等，需权衡利弊，以决定是否需要。

4.9 清醒状态下的 TEE 检查

TEE 检查属于侵入性检查，但相对安全。TEE 可在患者清醒或基础麻醉状态下进行，相对而言，清醒状态下患者的血压、心率更接近于生理状态，并可配合检查者做 Valsalva、咳嗽等动作，检查结束后亦无需监护。缺点在于清醒状态下检查患者较痛苦，并可由于精神紧张、恶心不适，导致血压升高、心率加快。对于部分难以耐受的患者，可在基础麻醉状态下进行检查。

5. 成人术中 TEE 的主要临床应用范围及推荐级别

TEE 在多数的心外科手术中发挥着外科术者额外"眼睛"的作用，为心外科手术的成功保驾护航。术前协助明确诊断及评估疾患的严重程度，补充 TTE 诊断，协助手术医师及时调整手术方案、引导部分导管就位等。术后脱离体外循环辅助前、循环近生理状态时评估手术效果，及时发现异常情况并再次手术干预。另外 TEE 在术后即刻可以指导心腔排气，避免残余气体进入冠状动脉或脑部引起损伤。

5.1 心脏瓣膜手术

5.1.1 心脏瓣膜成形：心脏瓣膜成形手术具有保留自体瓣叶组织、不需要长期抗凝治疗、无抗凝相关并发症的优势获得青睐，成功的心脏瓣膜成形术有赖于术前对瓣膜疾患的病因及瓣叶、瓣环、腱索、乳头肌的形态进行准确的定性、定量评估。

二尖瓣成形术（MVP）：①术前评估：二维 TEE 可明确病因、明确反流起始位置。实时三

维 TEE 可直观显示二尖瓣叶的形态，简化了沟通，定量二尖瓣器的形态学指标，为外科医师制定手术方案、选择合适类型及大小的人工瓣环提供重要依据。②术后评估：重点评估是否狭窄、残余反流及程度、收缩期前向运动等；MVP 后可通过平均跨瓣压差及 PHT 法评估有效瓣口面积，平均跨瓣压差小于 5mmHg 及有效瓣口面积大于 1.3cm^2 是可接受的；MVP 微量至少量的瓣环内反流可以接受，少量以上反流结合彩色多普勒技术可明确残余反流成因；MVP 术后收缩期前向运动现象发生率约 4.0%～11.0%，术后 TEE 确认收缩期前向运动现象后需除外容量及后负荷过低因素，其改善后收缩期前向运动仍不消失时应果断再次手术干预；MVP 患者除上述内容外，均应多切面及联合彩色多普勒技术评估主动脉瓣形态及功能，除外医源性主动脉瓣损伤，彩色多普勒技术表现主动脉瓣反流增加且来源于瓣叶根部。

MVP 的 TEE 评估是极为重要的，尤其是术后的评估可以明显改善临床预后，建议 MVP 患者术前术后常规 TEE 评估。

主动脉瓣成形术（AVP）：AVP 主要应用于主动脉瓣关闭不全，成形术主要包括瓣环成形、瓣膜延伸术、瓣膜游离缘缩短术（瓣膜折叠、瓣膜中部楔形切除）、瓣膜破损修补术、增厚瓣膜削切术后、联合部切开术、瓣叶折叠悬吊等。由于具有保留了自体瓣膜结构的完整、左心室功能恢复良好、手术死亡率低、无需抗凝等优点，适用于任何年龄的患者，尤其是儿童面临生长发育、年轻妇女有生育需求而不适于心脏瓣膜置换术的患者。

术后的主动脉瓣需要在舒张期承受主动脉内巨大血柱的压力，术前准确的评估主动脉瓣瓣叶数目、瓣叶形态是 TEE 明确的优势，可以为手术医师评估主动脉瓣成形的可行性以及为手术方案的选择提供直观的影像学信息，心脏复跳后 TEE 即刻可以评估生理状态下的人工瓣叶对合及关闭状态，可以更直观、准确地评估其成形效果。

三尖瓣成形术（TVP）：单纯 TVP 见于三尖瓣下移畸形、三尖瓣器外伤、感染性心内膜炎等，同期 TVP 常见联合瓣膜损害及部分先天疾患，三尖瓣位于右前方距胸壁近，TTE 能清晰、准确评估三尖瓣形态，通常无明确器质病变时不建议常规 TEE 评估，在合并其他需要 TEE 评估心内手术可同期进行 TVP 效果评估，单纯 TEE 评估 TVP 常用于三尖瓣下移畸形，由于瓣叶转移还是房化右心室折叠技术都会对三尖瓣形态产生较大的影响，建议所有的三尖瓣下移手术的术后进行 TEE 评估手术效果。TVP 的 TEE 评估通常是选择性的或者同期进行的。

5.1.2 心脏瓣膜置换术：心脏瓣膜置换手术是瓣膜疾患中最常见的手术方式；根据置换的瓣膜包括二尖瓣置换、主动脉瓣置换、三尖瓣置换，常见的联合瓣膜置换是二尖瓣联合主动脉瓣置换，肺动脉瓣置换手术非常少见。根据瓣膜置换的类型分为机械瓣置换及生物瓣置换。

术前评估：由于 TTE 在绝大多数心脏瓣膜疾患中可以明确诊断及评估血流动力学影响，因此拟行人工心脏瓣膜置换的患者通常不需要常规进行 TEE 评估。当患者 TTE 声窗较差时可以通过术前 TEE 进行瓣叶形态、反流部位、反流程度的准确评估。联合瓣膜病变的时，TEE 术前可以准确评估次要瓣膜病变的程度以决定是否需要同期进行瓣膜干预，当风湿性二尖瓣狭窄患者需要评估左心耳血栓或血流自发显影的血栓形成的高风险状态时，TEE 亦可发挥重要的作用。

术后评估：人工心脏瓣膜功能的评估如下。①瓣叶运动状态：单一切面难以显示所有瓣叶运动状态，人工二尖瓣均应食管中段 0°～180° 的连续扫查以显示瓣叶运动状态，生物瓣叶启闭运动较为灵活，开放运动的幅度较大，瓣叶可以完全贴近人工瓣架，运动过程中不应出现受到遮挡或形态出现折曲。声束垂直于碟片轴向时会出现对称的双叶机械碟片启闭状态，实时三维 TEE 可以直观显示。当生物瓣叶运动受到遮挡或形态出现折曲、机械碟片运动行程明显减小其至固定于开放或关闭位置时提示瓣叶功能异常，以上均需探查并予以清除，必要时更换一个新的人工瓣膜。主动脉瓣位人工瓣由于位于一个周期性高压力梯度变化的环境,通常瓣叶运动状态较少出现急性异常。②瓣环内血流评估:人工生物瓣瓣口血流类似于自体瓣膜,其瓣口血流速度要略快于自体瓣膜,二尖瓣位人工瓣峰值流速通常小于 2.2m/s,且频谱形态类似于轻度狭窄的二尖瓣血流频谱形态,生物瓣叶关闭较为严密,因此关闭时通常没有瓣环内反流或仅有微量中心性反流。当瓣环内反流超过少量时应积极探究瓣膜成因。人工机械瓣通常会存在瓣环内反流,单叶侧倾碟瓣瓣环内反流存于缝合环内侧的瓣叶与瓣架交接处,部分单叶侧倾碟瓣还会存在一束中心孔处的反流。典型的双叶碟瓣多束反流存于缝合环内侧的瓣叶与瓣架交接处以及瓣环中心两个瓣叶关闭处,短轴水平尤其是主动脉瓣位双叶碟瓣可以观察到沿瓣轴处对称分布的四处微量反流。人工机械瓣瓣环内的反流起源通常是局限性的。当人工生物瓣反流超过少量且呈偏向性、人工机械瓣环内反流沿碟片边缘连续且反流束缩流宽度大于 3mm 时通常是病理性的反流,术后即刻发现上述情况通常提示瓣叶本身存在问题。③瓣周反流的评估:瓣周反流可见于任何类型的人工瓣膜。术后即刻细小的瓣周反流常见,发生率约 5%~20%,多数小于 2mm,可能与缝线的针孔相关,应用鱼精蛋白中和肝素后可以消失。缩流宽度大于 2mm 的瓣周反流是病理性的,彩色多普勒技术可以定量瓣周反流宽度及评估反流所占瓣环圆周比例判断反流的严重程度。人工瓣膜瓣周反流需准确定位,心脏停搏无张力状态下探查较为困难,TEE 的准确定位能缩短手术时间。

尽管发生率较低,二尖瓣生物瓣置换后生物瓣瓣架朝向不合适时可以出现左心室流出道梗阻,彩色多普勒技术可明确定性,当出现流出道血流明显加快合并峰值压差大于 30mmHg 时应再次手术调整。

总之,TEE 在瓣膜置换的术前发挥着极为重要的作用,可以及时补充诊断、发现需要处理的新问题及协助完善手术方案,术后可以即刻评估效果,及时发现需要处理的异常问题,因此所有的心脏瓣膜手术均建议常规进行术中 TEE 检查。

5.2 先天性心脏病

成人先天性心脏病以简单分流性心脏病,如 VSD、ASD、动脉导管未闭(PDA)较为多见,成人复杂先天性心脏病随着产前胎儿心脏病筛查的普及,婴幼儿及儿童心血管诊治技术的进步将越来越少。

5.2.1 简单分流性先天性心脏病:由于继发隔 ASD 显示清晰且左右心房间压力阶差较低,术后极少出现残余分流,即使同期 TVP 亦可通过右室腔注水评估,因此 ASD 的外科手术不建议进行 TEE 评估。

PDA 是位于心脏外的异常交通,近年来绝大多数 PDA 通过介入予以封堵,极少数患者通过侧开胸结扎。由于 PDA 位于心外且位置较高,TEE 探查容易受到气管、肺脏的影响而成功显示率较低,因此 PDA 的治疗不建议 TEE 监测。

部分型心内膜垫缺损(原发隔 ASD)由于病变累及瓣膜,大多数患者合并有二尖瓣前叶裂,瓣膜受累程度与心内膜垫发育异常程度相关,术前多合并二尖瓣反流,此类还要同期进行瓣膜成形,建议常规 TEE 评估瓣膜成形效果。

VSD 修补的时既要避免损伤心脏传导系统又需要避免损伤主动脉瓣,部分合并肺动脉高压患者肌部室间隔多发小缺损只有在膜周部或漏斗部的缺损修补后才能探查到。因此怀疑肌部 VSD 应常规术前 TEE 筛查。VSD 术后应重点评估修补的效果,较大的(大于 3mm)的残余分流明显增加心脏容量负荷,需要再次手术矫治,TEE 不仅能定性、定量残余分流,可准确定位分流部位为再次手术提供指导。VSD 修补时手术操作可能导致三尖瓣功能异常,因此 VSD 术后三尖瓣及主动脉瓣功能评估亦至关重要,与二尖瓣成形损伤主动脉瓣的表现类似,VSD 修补损伤主动脉瓣的 TEE 表现为受影响的主动脉瓣叶根部启闭运动程度减低、受限，彩色多普勒技术显示反流主要来源于瓣叶根部而不是瓣叶的对合缘。

5.2.2　复杂先天性心脏病：复杂先天性心脏病包括法洛四联症、右心室双出口、大动脉转位、肺动脉闭锁等，上述复杂先天性心脏病进行解剖矫治时都需要对心内分流通道修补的效果进行评估，不仅如此，双侧心室流入道尤其流出道都需要进行评估以除外梗阻，另外涉及瓣膜成形时亦需评估效果。

5.3　冠状动脉粥样硬化性心脏病

冠心病患者行冠状动脉旁路移植术（coronary artery bypass graft，CABG）时不建议常规术中应用 TEE，当合并瓣膜疾病、室壁瘤及血栓、怀疑新发缺血时，TEE 具有重要的诊断价值，可以行 TEE 协助诊治。

冠心病的 CABG 以改善狭窄或闭塞病变远端的血流供应，其手术操作局限于心腔外，不涉及心内并发症的处理时通常不需要常规 TEE 监测室壁运动及心功能状态，当 CABG 后出现难以脱离体外循环、频繁室性心动过速（室速）、心室颤动（室颤）时 TEE 可以协助评估有无新发缺血。

心肌梗死尤其下后壁心肌梗死患者可合并缺血性二尖瓣反流，当存在中度及以上或者合并腱索、乳头肌断裂时需同期 MVP 或二尖瓣置换术。当 TTE 二尖瓣反流介于轻中度之间且瓣叶形态没有器质性损害时，术中 TEE 对二尖瓣反流的评估有利于指导外科手术医师决定是否对二尖瓣进行干预。部分室壁瘤患者会合并心尖部血栓形成，TEE 可以清晰显示左心室有无血栓、部位及大小，为室壁瘤切除或折叠提供重要的依据，室壁瘤切除或折叠导致左心室减容后心室几何形态变化可能影响二尖瓣的功能，尤其是大范围室壁瘤的处理，TEE 可以予以准确的评估。

5.4　心肌病

心肌病以扩张型心肌病、肥厚型心肌病（HCM）、限制型心肌病等较为常见。扩张型心肌病及限制型心肌病不常规心脏外科治疗，当其发展到终末期多接受心脏移植术治疗。心脏移植治疗时供体心脏难以短时间适应受体的循环状态，常常出现急性右心功能不全甚至三尖瓣器损伤而难以脱离体外循环辅助，TEE 可以评估三尖瓣器功能状态、右心室功能尤其是右心室壁的运动状态，协助做出是否需要手术干预及体外膜肺支持的临床决策。

HCM 左心室流出道基底段梗阻合并流出道峰值压差大于 50mmHg 是外科手术的适应证。术前 TEE 评估二尖瓣反流的机制及二尖瓣形态可以协助外科医师明确是否需要对二尖瓣进行干预，单纯收缩期前向运动引起的二尖瓣反流在左心室流出道疏通满意后能明显改善，仅小部分二尖瓣器器质性病变需同期外科处理。HCM 室间隔部分切除术后重点应注意流出道疏通是否满意、是否存在二尖瓣功能异常，另外室间隔是否出现医源性缺损亦是评估的重点。建议梗阻性HCM 外科矫治常规进行 TEE 评估。彩色多普勒技术显示左心室流出道层流血流信号通常提示疏通满意，多普勒在主动脉根部长轴或左心室三腔心切面定量左心室流出道峰值流速及压差予以证实，当发现左心室流出道彩色血流汇聚及五彩镶嵌血流信号时，连续多普勒胃底心尖五腔心切面可以定量左心室流出道峰值流速及峰值压差以评估残余梗阻程度，通常峰值压差小于 30mmHg 是可以接受的。心脏复跳后，TEE 彩色血流显像可即刻发现室水平出现的异常过隔血流信号，通过多切面探查可进一步明确室间隔穿孔的具体部位。

在终末期心肌病心脏移植的患者，可以选择性应用TEE 以评估右心功能及吻合口狭窄的情况。

5.5　心脏肿瘤疾患

绝大多数的心脏肿瘤手术不需要进行 TEE 监测。当肿瘤瘤体较大造成梗阻且不能完全切除、合并瓣叶损害时 TEE 可以协助进行监测。

5.6 心腔排气

所有心腔开放的心脏手术术后应充分排气，心腔内气体主要积聚于右上肺静脉、主动脉后方左房顶部、左心耳、左室心尖部、肺动脉等，气体主要分为微小气泡及积聚融合的大气泡，前者表现类似声学造影，后者表现为强回声伴声影。单纯心腔排气无需 TEE 监测，同期需 TEE 评估手术效果的心外科手术需监测排气充分。

5.7 术中经心表超声检查

术中经心表超声检查主要用于主动脉斑块监测及小体重婴儿及血源性传染病标志物阳性患者的替代监测。可以选配专用经心表探头或者选用高配 TTE 或 TEE 探头替代，术中应用聚酯材料的无菌袖套防护避免污染术野及探头。由于术中心表超声检查需要超声医师指导手术医师获取图像，需要较高的沟通技巧、操作繁琐及潜在污染的风险，目前经心表超声检查仅是无法进行 TEE 检查的替补方案。

6. 小儿术中 TEE 的主要临床应用范围

过去 10 年，术中 TEE 在先天性心脏病的诊断及治疗中起到不可或缺的作用，TEE 可以准确评估复杂的心内结构、功能及血流动力学，尤其适用于手术效果的即刻评估，在手术完成后、关闭胸腔前，甚至撤离体外循环前推荐对先天性心脏病患儿进行 TEE 检查。在 TEE 诊断及临床证据的支持下，手术团队可以共同判断手术效果，决定下一步治疗，从而对改善先天性心脏病手术的预后有重要贡献。随着科技发展、探头体积的微缩，TEE 在体重低于 5kg 婴幼儿患者中应用也日趋增多。

此外，对于手术完成后病情较重且胸腔视野有限的极少数患儿，当术后 TTE 检查不可行时，TEE 还被用于评价心室功能和容量负荷状态、心脏瓣膜功能，协助诊断需再次手术解决的残留解剖畸形问题，协助判定是否可以进行胸骨闭合、脱离心室辅助装置或体外膜肺氧合的适合时机并监测血流动力学。

结合 2013 年食管超声共识及 2005 年儿科指南，重点介绍小儿术中 TEE 的临床应用范围（附表 4-2，附表 4-3）。

附表 4-2　推荐术后即刻进行 TEE 检查的先天性心脏病或手术术式

疾病	手术名称	术后检查重点
室间隔缺损	室间隔缺损修补术	有无残存室水平分流；各瓣膜结构及功能；心室功能；评估肺动脉压力
心内膜垫缺损	心内膜垫缺损矫治术	房室瓣成形术后有无狭窄，评估反流程度；有无残存间隔缺损；左心室流出道有无梗阻；心室功能；评估肺动脉压力
Ebstein 畸形	Ebstein 畸形矫治术 + 房化右心室折叠术	三尖瓣瓣叶根部附着点是否回到解剖位置，有无狭窄及反流；房化右心室是否消失或减小，功能右心室情况
先天性二尖瓣病变	二尖瓣成形术	二尖瓣有无狭窄，评估反流程度；评估心室功能及肺动脉压力；瓣上隔膜是否消除
伞型二尖瓣或瓣叶裂		
二尖瓣瓣上隔膜	二尖瓣瓣上隔膜切除术	
肺静脉异位引流	矫治术或 Warden 术	异位肺静脉引流回左心房交通口通畅情况；上腔静脉回流情况；ASD 修补情况
法洛四联症	法洛四联症矫治术	有无残存室水平分流；右心室流出道、肺动脉瓣及肺动脉是否残存梗阻（前向压差评估，需结合术中测量右心室及肺动脉压）；评估肺动脉瓣反流程度；其余瓣膜功能及双心室功能

续表

疾病	手术名称	术后检查重点
主动脉瓣病变（狭窄和或关闭不全）	主动脉瓣成形术或 ROSS 术或人工瓣膜置换术	主动脉瓣成形术后有无狭窄及反流（必要时可使用胃底切面）；ROSS 术后仍需关注评估肺动脉瓣形态及功能；人工瓣膜置换术后，需检查人工瓣膜功能
右心室流出道狭窄	右心室流出道疏通术	右心室流出道及肺动脉瓣狭窄解情况；评估肺动脉瓣反流程度；右心功能
肺动脉瓣狭窄	肺动脉瓣成形术	
大动脉转位	VSD 修补术 + 动脉调转术或双根部调转	心房、心室、动脉水平分流是否完全消失；冠状动脉旁路移植术后冠状动脉开口处血流情况；双心室流出道形态及通畅性；主、肺动脉瓣上吻合处是否存在狭窄；观察左右肺动脉管腔形态及血流通畅性；各瓣膜结构及功能；双心室功能；评估肺动脉压力
矫正型大动脉转位	心房内调转术（Senning 或 Mustard 手术）+VSD 修补术 + 动脉调转术	通过心房内障板分隔体、肺静脉，使其分别回流至相应的心房或房室瓣口水平，术后需仔细观察回流途径，若提示血流呈湍流，流速加快，频谱连续，则提示存在梗阻；VSD 修补术及动脉调转术同大动脉转位术后观察
	VSD 修补术和（或）解剖三尖瓣成形术	心室水平分流是否完全消失，双心室功能；解剖三尖瓣功能
右心室双出口	心室内隧道（通过修补 VSD 建立左心室与主动脉连接）+ 右心室流出道重建 Rastelli 式 REV 式	心室水平和（或）心房、动脉水平分流是否消失；左心室流出道——主动脉内隧道以及右心室流出道——肺动脉外管道的形态及血流通畅性；测量三尖瓣反流流速，以评估右心室压（同时考虑右心室流出道梗阻和肺动脉及其分支的狭窄存在的可能）；各瓣膜结构及功能；双心室功能
	心室内隧道（通过修补 VSD 建立左心室与肺动脉连接）+ 动脉调转术或双根部调转	同大动脉转位术后检查
冠状动脉疾患		
冠状动脉瘘	冠状动脉瘘修补术	病变冠状动脉与心腔或动脉的异常交通血流是否完全消失；病变冠状动脉内血流信号情况；各瓣膜结构及功能；双心室功能；矫治后冠状动脉开口处血流通畅性；瓣膜功能及室壁运动是否改善
冠状动脉起源异常	冠状动脉异常起源矫治术	

注：TEE：经食管超声心动图；ASD：房间隔缺损；VSD：室间隔缺损；术后即刻 TEE 检查需在手术结束后未给中和肝素前进行。

附表 4-3　选择性进行术中 TEE 检查的先天性心脏病或手术术式

疾病名称	手术名称	检查重点
ASD 三房心 三房心矫治术 单心室类疾病 三尖瓣闭锁 部分右心室双出口等	房间隔修补术 三房心矫治术 Glenn 或全腔术	ASD 修补情况，房室瓣结构、功能，评估肺动脉压力 吻合口情况不能依靠 TEE 检查评估； 观察主心室功能；房室瓣反流情况是否较术前好转
大动脉转位 室间隔完整型	肺动脉环缩术 （姑息手术）	测量肺动脉跨环缩处压差；观察室间隔运动；评估心室功能；各瓣膜功能
	动脉水平的手术操作	动脉水平的操作不能依靠 TEE 检查评估手术效果
动脉导管未闭 主肺动脉窗 弓部异常（缩窄、离断） 肺动脉发育差的先天性心脏病	动脉导管结扎术 主肺动脉窗矫治术 弓缩窄或离断矫治术 体 – 肺分流术	术后可以利用 TEE 检查评估心内结构及功能；各瓣膜功能；双心室功能

注：TEE：经食管超声心动图；ASD：房间隔缺损。

7. TEE 在介入封堵及其他新技术中的应用

TEE 在简单先天性心脏病封堵（ASD、VSD、PDA）、左心耳封堵、二尖瓣球囊扩张、肺动脉瓣球囊扩张、主动脉瓣球囊扩张、经皮肺动脉带瓣支架置入、经导管主动脉瓣置入术（TAVI）及其他经导管心内手术中发挥的重要作用。

TTE、TEE、心腔内超声心动图作为参与介入治疗的监测手段，与 X 线协同作用，不同的检查方式和优势，相互补充，在部分领域完全取代 X 线（附表 4-4）。

附表 4-4　不同超声技术引导下常见介入手术

介入手术	TTE	TEE	ICE
导管穿刺间隔	+	++	++
二尖瓣球囊扩张	++	+++	++
ASD、VSD、PFO 封堵	+	++	++
HOCM 酒精消融	++	++	-
经皮二尖瓣修复	+	+++	+
经皮植入左心室辅助装置	-	++	++
经皮主动脉瓣支架置入	-	+	+
经皮房间隔造口术	++	++	++
左心耳封堵术	-	++	++
心肌或血管活检	++	++	++

注：TTE：经胸超声心动图；TEE：经食管超声心动图；ICE：心腔内超声心动图；ASD：房间隔缺损；VSD：室间隔缺损；PFO：卵圆孔未闭；HOCM：肥厚型梗阻性心肌病；-：无帮助或不提倡；+：可能有帮助；++：有优势；+++：强烈推荐。

7.1 TEE 在 ASD 封堵术中应用

ASD 封堵的评价重点（附表 4-5）：①Ⅱ孔中央型 ASD 的形态、位置、大小。②分流方向。③残端边缘组织发育情况。④有无房间隔瘤。⑤缺损边缘情况，距右上肺静脉距离、右心房侧边缘距上腔静脉、下腔静脉、冠状静脉窦的距离。⑥多孔 ASD 各孔的间距。⑦有无合并肺静脉异位引流。

目前在国内针对 ASD/PFO 封堵主要采用 TTE 和 TEE 监测引导，心腔内超声心动图检查由于成本高昂国内几乎不用。

附表 4-5　房间隔封堵术前筛选及封堵监测手段

手术	TTE	TEE
成人术前（筛选）	首选	适用：声窗不佳者；卵圆孔未闭不确定者；大缺损；可疑多发缺损；房间隔瘤；推荐使用三维 TEE 显示多发缺损
小儿术前（筛选）	首选	不建议
X 线下经皮封堵术（引导监测）	首选	除非 TTE 声窗不佳，否则不采用
单纯超声引导下经皮封堵术（引导监测）	首选	作为 TTE 补充
超声引导下经胸微创术（引导监测）	不建议	首选

注：TTE：经胸超声心动图；TEE：经食管超声心动图。

7.2 TEE 在 VSD 封堵术中应用

主要用于术前评价复杂类型的 VSD，详细描述 VSD 的左心室面和右心室面、距主动脉瓣距离及主动脉瓣功能。TEE 作为 TTE 的补充，多切面综合评估，要清晰显示缺损的全貌，包括左右侧缺损最大径、缺损走行路径、左右分流口之间的距离、右室侧分流口的数目，与主动脉瓣、三尖瓣的关系。距主动脉瓣 2mm 以上者首选对称性封堵伞，不足 2mm 者选偏心伞。部分干下型 VSD 选偏心伞。尤其在超声引导下手术，TEE 起着实时全程引导监测的作用。

TEE 可引导定位右心室表面穿刺点，并实时监测导丝进入右心室，导丝及鞘管通过缺损以及封堵伞的释放。结合推拉试验，观察封堵器的可塑性、稳定性、严密性。术后即刻评价封堵伞形态、心室水平有无残余分流，主动脉瓣活动及反流，三尖瓣反流情况。观察心律及心率。VSD 残余分流小于 1mm，速度小于 2m/s，可以释放。如果残余分流大于 1.5m/s，流速大于 3m/s，需要判断原因，如封堵器塑形、过小或多发缺损。若出现新发的主动脉瓣反流或反流增多，需要更换小一号封堵器或改外科手术治疗。

7.3 TEE 在 TAVI 术中应用

适应证：①老年患者 > 70 岁。②重度主动脉瓣狭窄，无明显反流。③高危或不能耐受外科手术。

TEE 被建议应用于 TAVI，评估主动脉根部解剖、大小和主动脉窦的数量。TTE 测量的主动脉瓣环较 TEE 低估平均 1.36mm。与多排螺旋 CT 比较，二维 TEE 的测量结果临床很满意。术前 TEE 评估可以作为病例筛选的部分或术中监测的初始步骤。

使用长轴切面（一般 110°～130°），评估左心室流出道和室间隔上方，排除主动脉瓣下隔膜，后者可能影响到人工瓣膜的放置。

使用短轴切面，评估主动脉瓣开放是中心的还是偏心的，精确描述瓣膜钙化的程度、位置及对合性。防止人工瓣释放对自体瓣挤压不对称导致冠状动脉受压的风险。

在长轴切面要仔细评估冠状动脉开口距主动脉瓣环的距离，并和主动脉窦长度比较，最大程度减少冠状动脉堵塞的风险。尽量使窦的长度小于开口至瓣环的距离，如果窦长度超过冠状动脉开口与主动脉瓣环距离，则患者存在冠状动脉堵塞的风险，主动脉瓣释放使自体瓣被压贴壁，其冠状动脉堵塞的风险较高。右冠状动脉开口距离在二维 TEE 可见，但是左冠状动脉开口距离需要三维 TEE 或多排螺旋 CT。升动脉、主动脉弓、胸降主动脉斑块的检出也很重要，因此经心尖路径 TAVI 手术更受欢迎。

国内大多中心 TEE 操作多在咽部局部麻醉患者清醒状态下进行，对于高龄、重度主动脉瓣狭窄、NYHA 心功能 Ⅲ～Ⅳ级患者具有一定风险，因此推荐仅在患者 TTE 声窗不满意、测量不清楚并且经高年资医生仔细评估 TEE 检查风险能够控制的情况下术前行 TEE 检查评估术中监测以 TTE 为主，个别病例可以 TEE 补充。

7.4 TEE 在左心耳封堵术中应用

7.4.1 术前评估及筛选：TEE 术前评估左心耳形态、分叶，左心房及心耳内有无血栓，是否适合封堵，多角度（0°、45°、90°、145°）测量开口径及深度协助选伞。三维 TEE 可作为二维 TEE 的补充。

7.4.2 术中 TEE 引导：TEE 监测引导房间隔穿刺，准确定位鞘管位置和路径，监测封堵伞的释放。

7.4.3 左心耳封堵术残余漏的超声分级标准：1 级，严重的伞周漏，多束血流自由交通；2 级，中度漏，射流束 > 3mm；3 级，轻度漏，射流束 1～3mm；4 级，微量漏，射流束 < 1mm；

5 级，未见伞周漏。

7.5 TEE 在经导管二尖瓣修复术中应用

经导管二尖瓣修复术，使用 Mitral Clip 系统进行二尖瓣成形术。

适应证：①功能性或者器质性中重度二尖瓣反流。②患者有临床症状，或者有心脏扩大、心房颤动或肺动脉高压等并发症。③左心室收缩末期内径 ≤ 55mm、左心室射血分数 > 25%，心功能稳定，可以平卧耐受心导管手术。④二尖瓣开放面积 > 4.0cm^2（避免术后出现二尖瓣狭窄）。⑤二尖瓣初级腱索不能断裂（次级腱索断裂则不影响）。⑥前后瓣叶 A_2、P_2 处无钙化、无严重瓣中裂。⑦二尖瓣反流主要来源于 A_2、P_2 之间，而不是其他位置。⑧瓣膜解剖结构合适：对于功能性二尖瓣反流患者，二尖瓣关闭时，瓣尖接合长度大于 2mm，瓣尖接合处相对于瓣环深度小于 11mm；对于二尖瓣脱垂者（呈连枷样改变），连枷间隙小于 10mm，连枷宽度小于 15mm。

术前精细评估二尖瓣病变，筛选合适的病例、左心房有无血栓；指导房间隔穿刺；实时监测 Mitralclip 装置的位置和状态，鞘管和装置的传送、抓取二尖瓣前叶和后叶的中央小叶，观察反流情况，如果反流明显减少则可以释放，如果反流减少不明显，可以松开二尖瓣叶重新夹取直至满意为止，或再增加一个夹子。如果还不满意建议转外科。

7.6 TEE 在经皮肺动脉瓣及主动脉瓣球囊扩张术中应用

重点在准确测量瓣环内径，排除瓣下狭窄。术中辅助监测鞘管路径及球囊位置。

7.7 TEE 在经皮自膨胀肺动脉带瓣支架置入术中应用

适应证：①肺动脉瓣中、重度反流，合并右心功能不全临床表现或右心明显扩大的患者。②解剖合适，目前瓣膜适合右心室流出道直径为 16 ~ 22mm 患者。

目前年龄最小 14 岁，成人患者（法洛四联症术、肺动脉瓣狭窄术）术中 TEE 重点监测肺动脉瓣功能及支架形态对左右肺动脉开口影响，评价血流动力学及右心功能。

TEE 对于简单先天性心脏病及结构性心脏病的心导管介入治疗有指导作用，可以减少射线接触时间及造影剂的用量。TEE 能够连续动态评价介入治疗的效果，发现潜在的并发症。

8 TEE 在围术期监测方面的应用

围术期 TEE 检查，对于循环不稳定患者的处理至关重要，是进行术中监测不可或缺的手段。所有手术中出现血流动力学异常或气体交换障碍者，都应及时行基础 TEE 检查，评价内容包括心室大小和功能、瓣膜的解剖和功能、容量状态、心包腔、手术并发症等方面。围术期 TEE 监测结果是术中管理的重要依据，操作者必须对心脏的解剖、病理生理及外科手术过程有全面的了解，从而对血流动力学不稳定状态做出及时准确的判断及病因分析，以指导治疗。

围术期基础 TEE 检查，应关注于术中监测而不是特定疾病的诊断。参考 2013 年美国超声心动图学会和美国心血管麻醉医师学会关于围术期基础经食管超声心动图检查的专家共识，本共识推荐：在食管中段、胃底、食管上段三个基本位置，集中观察 11 个与术中监测最相关的切面，包括食管中段四腔心切面，食管中段两腔心切面，食管中段左心室长轴切面，食管中段升主动脉长轴切面，食管中段升主动脉短轴切面，食管中段主动脉瓣短轴切面，食管中段右心室流入 – 流出道切面，食管中段双腔静脉切面，经胃底乳头肌水平左心室短轴切面，降主动脉短轴切面和降主动脉长轴切面。

8.1 围术期 TEE 在心脏及主动脉外科手术中的应用

心脏外科及主动脉外科手术，是围术期 TEE 监测最主要的应用领域。手术中出现急性、持续性、威胁生命的循环障碍是 TEE 检查的强适应证。此外如果存在难以解释的对治疗无反应的血流动力学不稳定状态、持续低血压、低氧血症以及出现或怀疑心肌缺血、心肌梗死、心功能不全时，亦应及时行 TEE 检查。具体评价内容如下。

8.1.1　局部和整体左心室功能：整体左心室收缩功能的评估，是基础围术期 TEE 检查最重要的内容，特别是对于严重的血流动力学不稳定及心室功能不确定的患者。可使用各种定量分析的方法，但更常用的是定性、视觉判断心脏整体收缩功能，快速辨别出哪些患者可从增强心肌收缩力的治疗中获益。经胃底的二尖瓣水平及乳头肌水平左心室短轴切面，提供了左心室功能的关键诊断信息。

通过判断有无局部室壁运动异常来评价左心室各节段功能。有时心脏手术会增加心肌缺血及梗死的风险，故应对术中新出现的室壁运动异常进行及时准确的分析。但 TEE 在心室局部功能的判断上有一定局限性：由于食管空间有限，左心室心尖的运动易产生伪像，或由于心脏左右摆动，对室壁收缩期增厚情况的判断易有偏差，另外二维 TEE 不能同时显示多平面的室壁运动情况。

8.1.2　右心室功能：右心室功能的评估，也是围术期 TEE 检查的重要内容。低血压患者，应常规评价右心室功能。常用定性、目测的方法估计右心室收缩功能。

8.1.3　低血容量：血容量过低是围术期血流动力学不稳定的常见因素。急剧的血容量减少可引起左心室舒张末期面积、肺血管阻力和左心室舒张末期室壁应力的改变。常用的诊断低血容量的 TEE 参数是经胃底乳头肌水平左心室短轴切面获得的左心室舒张末期内径和左心室舒张末期面积。左心室舒张末期面积测值与基线状态对比，能够间接反映左心室前负荷，并可动态观察治疗的效果，有助于临床医师进行患者的液体管理。

8.1.4　心脏瓣膜功能：围术期心脏瓣膜的严重反流或狭窄会影响患者的血流动力学稳定，故基础 TEE 监测应包括对心脏瓣膜功能的评估。使用彩色多普勒观察心脏各瓣膜有无反流，判断反流的严重程度及可能的机制，重点鉴别轻中度反流与重度反流。通过观察瓣叶运动及多普勒连续频谱测量，判断有无瓣膜狭窄。人工瓣膜功能的评估可参考美国超声心动图学会相关指南中提供的方法。

8.1.5　心内异常分流：PFO 或 ASD，可因右向左分流而导致临床上无法解释的低氧或栓塞。VSD 有时可引起明显的血流动力学不稳定。故对不明原因的低氧血症或循环不稳定者，应进行 TEE 检查，寻找心内有无异常的左向右或右向左分流。

8.1.6　肺栓塞：手术会增加肺栓塞的风险。因此围术期 TEE 检查应警惕肺栓塞的可能。通过二维超声直接观察肺动脉栓子来诊断肺栓塞的敏感度较低，除非较大的栓子位于肺动脉中心部位。TEE 诊断伴显著血流动力学改变的肺栓塞敏感性较高，阳性表现包括右心室功能显著异常和右心室壁运动异常等。

8.1.7　指导术中排气及发现空气栓子：心脏手术，在体外循环转流期间及转流停止以后，心腔内如残留有过多的气体，可导致冠状动脉栓塞，引起严重的循环不稳定。TEE 可用于指导术中排气，避免或减少术后气体栓塞并发症。

8.1.8　测量计算循环参数：作为漂浮导管检查等有创监测手段的补充，TEE 有时可用于测量计算血流动力学参数。容量测算：每搏输出量（SV）和心排血量（CO），肺循环 / 体循环血流量比（Qp/Qs），反流量和反流分数等。压差测量：峰值压差、平均压差、右心室收缩压、肺动脉收缩压、肺动脉平均压、肺动脉舒张压、左心房压、左心室舒张末期压力等。

8.2　围术期 TEE 在非心脏手术中的应用

高危患者在进行非心脏手术时，TEE 可为麻醉医师和手术医师提供患者心功能及循环状态的密切监测。当患者已知或可疑的心血管疾病可能导致血流动力学异常、肺血管损害或神经系统损害时，应进行围术期 TEE 监测。当手术过程中出现无法解释的对治疗无反应的持续性严重循环不稳定时，亦应及时行 TEE 检查，识别和除外心血管原因。

接受肝移植或肺移植手术的患者，由于移植过程中血容量改变、酸碱平衡紊乱造成肺血管压力的急性变化，增加了右心衰竭及低血压的风险，故应使用 TEE 检查快速了解心脏功能和容量状态。

神经外科的坐位穿颅术，术中常发生空气栓塞，大多数情况下右心中出现的空气栓子很小，几乎没有临床意义，但一旦有巨大的栓子或通过未闭卵圆孔右向左分流而发生反常栓塞，则会有灾难性的后果，围术期 TEE 检查对其早期诊断非常重要。

8.3 围术期 TEE 在重症监护室中的应用

患者在心脏或非心脏手术后的早期，有时会经历一些与手术操作相关或不相关的病理过程。此时，如果术后 TTE 检查不可行，则 TEE 检查对于识别和除外循环系统异常具有重要价值。TEE 有助于发现术后心肌缺血、心功能不全、低血容量状态、心内异常血流、心包积液或心包压塞等，以利术后处理。TEE 的动态观察还可用于监测血管活性药物及呼吸机设置调整之后血流动力学变化。

围术期 TEE 监测可以提供多个方面的诊断信息，一些偶然的阳性发现有可能对手术过程和转归起到至关重要的影响。检查者须对血流动力学不稳定做出及时准确的判断及病因分析，从而有效指导治疗，降低围术期死亡率。

9 TEE 安全性和常见并发症

9.1 TEE 的安全性

TEE 检查的安全性与经上消化道内镜检查的安全性非常相近。在操作符合规范的情况下，TEE 对于患者来说是非常安全的。一项纳入 10419 例清醒患者的研究报告显示，TEE 检查的并发症发生率为 0.18%，其中 1 例死亡，另一项回顾性研究纳入了 7200 例心脏外科患者中进行了研究，仅 14 例患者有并发症（0.2%）。北京阜外医院报道 TEE 检查 1552 例，其中恶心、呕吐 23 例，黏膜损伤出血 15 例，喉痉挛 2 例，下颌关节脱位 1 例，心绞痛、心律失常 27 例，最严重的出现室速致死亡 1 例。

9.2 TEE 常见的并发症

按照正确的操作步骤进行 TEE 检查是一个非常安全的过程，但是这种检查在偶然的情况下可能出现严重的并发症。所以操作者一定要随时牢记可能发生的并发症，并且准备有必要的抢救措施。

TEE 常见或可能出现的不良反应有：①咽部黏膜出血。②咽部疼痛或术后吞咽障碍。③食管及胃部损伤、出血。④一过性高血压或低血压。⑤心律失常。⑥感染。⑦气管压迫所致的通气障碍。⑧黏膜麻醉剂过敏反应。⑨颞下颌关节脱位等。

需特别强调的是：做好各种预防措施、严格掌握 TEE 的适应证和禁忌证、进行规范操作是防止 TEE 并发症的最重要的办法。在行 TEE 前，要对患者各种情况进行综合评价，发现可能存在影响 TEE 检查的症状时，应该对实施 TEE 检查相对风险进行评估，必须要与这一检查潜在好处进行权衡。对 TEE 探头做好充分准备，在放入 TEE 探头之前先检查是否有食管疾病。插入和移动 TEE 探头时切忌用力过度。对血液传播性疾病的患者建议使用透声性能良好的探头套隔离 TEE 探头。检查的同时准备好一系列的完备的抢救措施。

附录5　中国经食管超声心动图探头清洗消毒指南

经食管超声心动图临床应用的中国专家共识专家组

经食管超声心动图（TEE）作为一种半侵入性检查，探头置于食管及胃底，相比于经胸超声心动图检查，成像深度较浅、分辨率改善，对心脏解剖结构、功能进行实时的评价和监测。TEE探头作为高精密度仪器，价格昂贵，清洁消毒操作不当致使清水或消毒液误入探头手柄、消毒温度过高均可能导致探头受损甚至报废，造成经济损失的情况并不少见；而由于消毒水平不够导致的探头污染也屡见不鲜。因此常规及术中TEE的检查流程必须遵循操作规范，本指南旨在提供探头规范化消毒灭菌、储存及管理指南，从而有效预防污染和因TEE检查可能造成的医源性交叉感染风险、保护探头，同时为患者的安全性提供重要保障。

1　概述

1.1　TEE探头简介

TEE是将超声探头置于食管或胃内，从心脏后方探测心脏结构和血流的超声显像方法。它不仅给临床常规应用的经胸超声心动图显像不佳的病例提供了新的探测途径，还能为心脏手术的监测及评价提供重要信息。

实现TEE检查的关键器械就是探头。探头构造精细，属于贵重的高电压精密仪器，是一种可重复性使用的诊断器械。为预防TEE探头相关的医源性感染，同时避免清洗消毒过程中造成探头损坏，规范清洗消毒流程至关重要。

TEE探头由探头顶端换能器、可弯曲管体、手柄及控制转钮、连接导线与插头构成（附图5-1）。主体结构类似于消化内镜，TEE探头不适于高温高压消毒。然而，不同于其他消化内镜，TEE探头不具有送气、送水或活组织检查通道，更易于清洁消毒。但由于探头手柄、连接导线及插头没有密封，又不能浸泡消毒，一旦接触液体或污染物更易被腐蚀、损伤，成为污染载体。这是TEE探头在清洗消毒方面的弱点。

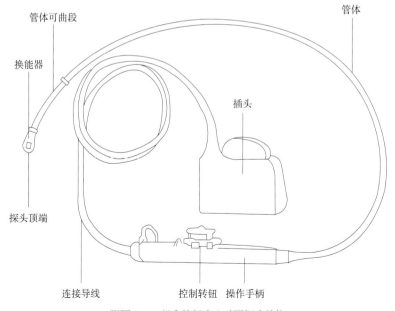

附图5-1　经食管超声心动图探头结构

1.2 术语和定义

①清洗：去除诊疗器械、器具和物品上污物的全过程，流程包括冲洗、洗涤、漂洗和终末漂洗。②清洁：去除物体表面有机物、无机物和可见污染物的过程。③清洁剂：洗涤过程中帮助去除被处理物品上有机物、无机物和微生物的制剂。④消毒：清除或杀灭传播媒介上病原微生物，使其达到无害化的处理。⑤消毒剂：能杀灭传播媒介上的微生物并达到消毒要求的制剂。⑥灭菌：杀灭或清除医疗器械、器具和物品上一切微生物的处理。⑦高水平消毒：杀灭一切细菌繁殖体包括分枝杆菌、病毒、真菌及其孢子和绝大多数细菌芽孢。达到高水平消毒常用的方法包括采用含氯制剂、二氧化氯、邻苯二甲醛、过氧乙酸、过氧化氢、臭氧、碘酊等以及能达到灭菌效果的化学消毒剂在规定的条件下，以合适的浓度和有效的作用时间进行消毒的方法。⑧中水平消毒：杀灭除细菌芽孢以外的各种病原微生物包括分枝杆菌。达到中水平消毒常用的方法包括采用碘类消毒剂（碘伏、氯己定碘等）、醇类和氯己定的复方、醇类和季铵盐类化合物的复方、酚类等消毒剂，在规定条件下，以合适的浓度和有效的作用时间进行消毒的方法。⑨低水平消毒：能杀灭细菌繁殖体（分枝杆菌除外）和亲脂病毒的化学消毒方法以及通风换气、冲洗等机械除菌法如采用季铵盐类消毒剂（苯扎溴铵等）、双胍类消毒剂（氯己定）等，在规定的条件下，以合适的浓度和有效的作用时间进行消毒的方法。

1.3 医疗器械消毒水平分类

1968 年，Spaulding 提出了斯伯尔丁医疗器械消毒水平分类法，将不同医疗器械的消毒水平分三类：即高度危险性物品、中度危险性物品和低度危险性物品，详见附表 5-1。

附表 5-1 斯伯尔丁医疗器械消毒水平分类法

危险程度	定义	包含器械	消毒、灭菌水平
低度危险物品	与完整皮肤接触	听诊器、血压计等	低水平消毒 / 清洁
中度危险物品	与黏膜接触	经食管超声心动图探头、胃肠道内镜、气管镜、喉镜等	中水平以上消毒（高水平消毒 / 灭菌）
高度危险物品	进入无菌组织、器官和血流	手术器械、穿刺针、活检钳、心脏导管、植入物等	灭菌

1.4 TEE 探头消毒水平

TEE 探头的顶端和管体需要与患者黏膜接触，属于中度危险物品，需要高水平的消毒标准，而操作手柄、连接导线和插头是低度危险物品，仅需低水平消毒（附表 5-2）。

附表 5-2 经食管超声心动图探头各部分消毒水平

危险程度	包含部分	消毒、灭菌水平
低度危险物品	操作柄、连接导线、插头	低水平消毒 / 清洁
中度危险物品	探头顶端、管体	中水平以上消毒（高水平消毒 / 灭菌）

1.5 感染机制及致病微生物

1.5.1 感染机制

在 TEE 检查过程中患者可能的感染机制是交叉感染。交叉感染的病原体与消化内镜和支气管镜检查可能感染的病原体类似。

1.5.2　致病微生物

TEE 检查过程中可能传播的病原菌：①患者间和（或）医患间交叉感染有细菌（幽门螺杆菌、假单胞菌、沙门氏菌、分枝杆菌属）、病毒（乙型肝炎病毒、丙型肝炎病毒、人类免疫缺陷病毒；朊病毒）。②消毒过程造成患者感染有：假单胞菌、肺炎军团菌、分枝杆菌属。

1.6　预评估及医务人员个人防护

无论患者状态如何，都需执行标准的清洗消毒程序。由于 TEE 检查，探头会接触食管黏膜，也可考虑使用一次性探头保护套（目前有乳胶和塑料薄膜等不同材质产品）。如果使用乳胶类产品，在使用前应询问患者是否有乳胶过敏史。保护套在使用过程中，也可能发生穿孔破损，其发生率约 4.7%，因此建议无论保护套有无肉眼可见破损，均应在使用后按照常规流程进行消毒。TEE 作为一种半侵入性检查，必须使用独立包装的医用无菌耦合剂，以确保整个检查过程符合操作规范。检查人员需进行全面防护措施（应戴一次性手套；如有溅出体液可能，则应注意面部及眼部防护）。在接触每位患者前后，都应该进行手消毒。

2　清洗 TEE 探头

2.1　清洁剂的选择

清洁剂的作用主要是清除 TEE 探头使用后附在上面的各种有机物和非有机物（如血液、黏液、黏膜组织等），避免凝固，从而易于清洗。清洁剂不含腐蚀成分，避免损伤探头，且多含有一定酶性成分，可迅速分解蛋白质和有机物。可选用的普通清洁剂有温性肥皂液或家用洗洁精，专业清洁剂也有一系列可供选择，见附表 5-3。

附表 5-3　适用于经食管超声心动图探头的清洁剂

清洁剂	原产地	适用范围	活性成分
普通			
温性肥皂液	不限	预清洁剂	表面活化剂
家用洗洁精	不限	预清洁剂	表面活化剂
专业			
碘伏		中国预清洁剂	酶，表面活化剂
Anios Clean Excel D	法国	喷洒 / 擦拭 / 浸泡	季铵，葡萄糖酸，氯己定，表面活化剂
Clinell Sporicidal Wipes	英国	擦拭	过氧乙酸，表面活化剂
Enzol	美国	预清洁剂	酶，表面活化剂
Epizyme Rapid	澳大利亚	预清洁剂	酶，表面活化剂
Hibiclens（最大 4%）	美国	预清洁剂	葡萄酸氯己定
Incidin Oxy Wipe	德国	喷洒 / 擦拭	过氧化氢，表面活化剂
Incidin Oxy Foam	德国	喷洒 / 擦拭	过氧化氢，表面活化剂
Instruzyme	法国	预清洁剂	酶，季铵，双胍
Klenzyme	美国	预清洁剂	酶，表面活化剂
Matrix 生物膜清除剂	澳大利亚	预清洁剂	酶，表面活化剂
Metri Zyme	美国	预清洁剂	酶，表面活化剂
Neodisher endo CLEAN/neodisher endo SEPT PAC	德国	自动内镜消毒机	表面氧化剂，过氧乙酸

2.2 清洗流程

TEE 检查结束后，断开探头与设备的连接，去除探头保护套，按以下程序进行清洗。①冲洗：立即在流动水下冲洗探头，以去除探头表面的残留物，将黏液等冲洗之后为下一步做准备。②洗涤：应用含酶清洁剂或普通清洁剂浸泡探头镜身 5～10min，因酶可迅速分解蛋白质和有机物，使残留血液、有机物、黏液等不至于凝固而吸附在器械上，从而易于清洗。操作部用含酶清洁剂擦拭。洗涤可使用卡瓦布、含肥皂液的湿纱布或其他软布擦拭。③漂洗：使用流动水彻底冲洗或刷洗探头镜身以清除残留的清洁剂，用一次性干纱布擦干。操作部用一次性湿纱布擦拭后直接用一次性干纱布擦干。④终末漂洗：使用蒸馏水再冲洗一遍镜身，完毕后用一次性干纱布擦干探头顶端及管体。操作部用一次性湿纱布擦拭后直接用一次性干纱布擦干。

3 TEE 探头消毒

3.1 消毒方式的选择

TEE 探头顶端及管体部分与黏膜接触，属于中度危险物品，其消毒水平应达到高水平消毒。操作柄、连接导线、插座部分为低度危险物品，可低水平消毒，或只需达清洁水平。高水平及低水平消毒详见前文"术语及定义"部分。

3.2 消毒剂的选择

TEE 探头消毒剂的选择应符合国家标准。用于 TEE 探头高水平消毒的消毒剂应在指定温度下具有广谱抗菌性如抗细菌、真菌、分枝杆菌和包膜及非包膜病毒等（附表 5-4）。选择高水平消毒剂需考虑到：①消毒微生物的范围；②安全性；③探头的耐受性。

附表 5-4　不同病原微生物对消毒剂的敏感性

病原微生物	敏感度
朊病毒	非常低
隐孢子虫　梭状芽孢杆菌	低
结核分枝杆菌　非脂质性病毒	较低
隐球菌　铜绿假单胞菌　大肠埃希菌　幽门螺杆菌	中
脂质性病毒（HBV/HCV/HIV）	高

注：HBV：乙型肝炎病毒；HCV：丙型肝炎病毒；HIV：人类免疫缺陷病毒。

TEE 探头高水平消毒剂包括醛基类和氧化类。醛基类包括戊二醛和邻苯二甲醛；氧化类包括次氯酸、二氧化氯和过氧乙酸及其盐类，见附表 5-5 和附表 5-6。

附表 5-5　经食管超声心动图探头不适宜的高水平消毒方式

高水平消毒方式	优点	缺点
高温蒸汽灭菌	灭菌速度快，效果可靠	对探头有损害
环氧乙烷灭菌	扩散和穿透力强	易燃易爆，对人体有害
紫外线灯照射	杀菌快，效果好，无二次污染	有照射盲区
过氧化氢等离子体低温灭菌	灭菌速度快，无毒性物残留	价格贵，技术难度高
低温甲醛蒸气灭菌	安全、经济、可靠	对人体有害

附表5-6　经食管超声心动图探头常用的高水平消毒及使用方法

消毒/灭菌剂	高水平消毒及灭菌参数	使用方法	注意事项
邻苯二甲醛	浓度：0.55%（0.5%～0.6%）；时间：≥5min	（1）内镜清洗消毒机；（2）手工操作：消毒液完全浸泡探头顶端及管体部分	（1）易使衣服、皮肤、口腔黏膜染色；（2）接触蒸汽，可能刺激呼吸道和眼睛
戊二醛	浓度：≥2%；浸泡时间：≥10min；结核杆菌、其他分枝杆菌等特殊感染患者使用后浸泡≥45min；灭菌≥10h	（1）内镜清洗消毒机；（2）手工操作：消毒液完全浸泡探头顶端及管体部分	（1）对皮肤黏膜有致敏性和刺激性；（2）易在TEE探头和清洗设备上形成硬结物质
过氧乙酸	浓度：0.20%～0.35%；时间：消毒≥5min，灭菌≥10min	内镜清洗消毒机	对皮肤黏膜有刺激性
二氧化氯	浓度：100～500mg/L；时间：消毒3～5min	（1）内镜清洗消毒机；（2）手工操作：消毒液完全浸泡探头顶端及管体部分	活化率低时对人体有害
酸性氧化电位水	主要指标：有效氯浓度：（60±10）mg/L；pH：2.0～3.0；氧化还原电子≥1100mV；残留氯电子＜1000mV/L；时间：消毒3～5min	（1）酸性氧化电位水经食管超声心动图探头消毒机；（2）手工操作：流动浸泡消毒	（1）存在有机质的情况下消毒效果急剧下降；（2）流动浸泡消毒；（3）消毒后纯化水或无菌水冲洗30s

TEE探头低水平消毒剂包括：季铵盐类消毒剂和双胍类消毒剂。它们都属于阳离子表面活性剂，具有杀菌和去污作用，可杀灭多数细菌繁殖体，亲脂性病毒，对皮肤黏膜无刺激性、对金属无腐蚀性，适用于TEE探头操作柄、连接导线以及插头部分的消毒。

季铵盐类消毒剂包括：洁尔灭（苯扎氯铵）、新洁尔灭（苯扎溴铵）、度米芬（十二烷基二甲基苯氧乙基溴化铵）和一些复合类季铵盐消毒剂等。双胍类消毒剂包括：醋酸氯己定和葡萄糖酸氯己定、聚六亚甲基胍等。

3.3 消毒流程

3.3.1 操作柄、连接导线、插头部分的低水平消毒

①使用经过批准的清洁剂轻轻擦拭手柄及连接器，如果使用喷洒液，先喷在一次性干纱布上，然后使用湿布擦拭手柄及连接器。不可将消毒剂直接喷在手柄或连接器上。不可让任何液体进入手柄或操纵装置，也不可让任何液体通过电接触面、保护套、连接器外壳或锁定杆手柄周围的区域进入连接器，见附图5-2。②遵循制造商要求的时间准则，以确保进行适当强度的消毒。③使用一次性干纱布擦拭手柄及连接器，以清除残留的清洁剂。

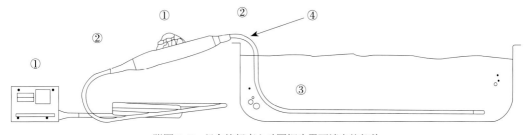

附图5-2　经食管超声心动图探头需要消毒的部件

①和②使用与各种部件兼容的消毒剂喷洒和擦拭探头的这些部件；不要浸泡或冲洗这些部件；不要让液体流进任何未密封的开口。①如果使用乙醇消毒，只有手柄外套和连接器外壳的外面可使用70%的异丙醇进行清洁；使用浸有乙醇的软垫轻轻擦拭；不要浸泡或冲洗这些部件；不要让液体流进任何未密封的开口。③只能对软轴进行浸泡或冲洗；请按照消毒剂制造商推荐的短时间浸泡；浸泡深度或时长不得超过推荐范围。④仅浸泡到距保护套5cm的距离，这是线缆的最大允许浸泡深度点，如果没有必要，无需浸泡到该点

3.3.2 TEE 探头部分的高水平消毒

3.3.2.1 手动消毒

TEE 探头顶端及管体部消毒程序：消毒、漂洗、干燥。①将探头浸入消毒溶液中（稀释浓度及浸泡时间参照制造商说明）；②执行以下操作 3 次：使用流动水冲洗探头至少 1~5min；③使用消毒的一次性干纱布进行干燥处理；④检查探头是否有残留物质，若有，则将其再次进行消毒，见附图 5-3。

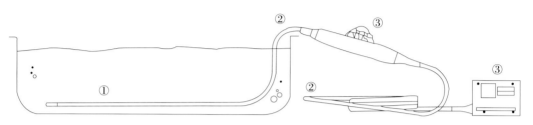

附图 5-3　经食管超声心动图探头消毒

①：探头可浸泡消毒区域（后面 5cm 不浸泡）；②：探头可喷雾或擦拭消毒区域（无乙醇溶液）；③：探头可擦拭区域（含乙醇溶液）

3.3.2.2 自动消毒流程

自动内镜处理器（AER）可将探头浸没，避免手柄、线缆及插头接触液体（因此这些部分需要手工消毒）。如果条件允许，推荐使用专用 AER。使用制造商推荐的洗涤剂，使用无菌水漂洗并晾干。AER 的优点：高效、可重复、减少医务人员及患者暴露；缺点：成本高、运行费用高。此外，由于 AER 也可能成为污染源，每天使用之前，需要对 AER 设备进行消毒。

3.4 对被朊病毒、气性坏疽及突发原因不明的传染病病原体污染的探头的处理流程

疑似或确诊朊病毒、气性坏疽及突发原因不明的传染病病原体感染的患者，宜采用一次性塑料薄膜覆盖超声机器操作面板及其他操作台，并选用一次性探头保护套。使用后的保护套及其他受污染物品应进行双层密闭封装焚烧处理。

被感染朊病毒患者或疑似感染病毒患者高度或中度危险组织污染的 TEE 探头采用 10000mg/L 的含氯消毒剂或 1mol/L 氢氧化钠溶液擦拭或浸泡消毒，至少作用 15min，并确保所有污染表面均接触到消毒剂。操作完成后，按常规高水平消毒和灭菌程序处理 TEE 探头。

气性坏疽污染的处理流程应符合《消毒技术规范》的规定和要求。应先采用含氯或含溴消毒剂 1000~2000mg/L 浸泡 30~45min。有明显污染物时应采用含氯消毒剂 5000~10000mg/L 浸泡至少 60min 后，再按常规高水平消毒和灭菌程序处理。

注意事项：使用的清洁剂、消毒剂应每次更换。每次处理工作结束后，应立即消毒清洗器具，更换个人保护用品，进行洗手和手消毒。并告知医院感染管理及诊疗涉及的相关临床科室。突发原因不明的传染病病原体污染的处理应符合国家当时发布的规定要求。

4 储存与维护

4.1 TEE 探头储存

每日首次使用 TEE 探头之前，用清洁的自来水（水质符合 GB5749 规定，并保证细菌总数 ≤ 10CFU/100ml）、纯化水（生产纯化水的滤膜孔径应 ≤ 0.2μm，并定期更换）、无菌水（经过灭菌工艺处理的水）清洗探头并干燥。暂时不使用 TEE 探头时，应把探头放置在机器侧方的支架上，或者放置在固定牢靠、清洁的墙壁挂架上。

当日不再使用的清洁消毒 TEE 探头，应遵循无菌物品储存要求进行储存，将干燥的探头分架存放于消毒储存柜内，以防止被环境污染。如果特定的储存消毒柜，推荐最低标准是在探头上使用干净的一次性防护套，以降低环境污染造成的风险。消毒储存柜在使用之前，按照 TEE 探头消毒的流程进行处理方可使用。储存柜内表面应光滑、无缝隙，便于清洁与消毒。通风良好，保持干燥。柜体应距离地面高度 20～25cm，离墙 5～10cm，距天花板 50cm，位置固定，且贴有标识。消毒储存柜应每周消毒 1 次，用 0.05%（500mg/L）有效氯溶液对清洁储存柜壁进行擦拭；遇污染时应随时清洗消毒。

使用线缆夹子把探头线缆理顺并固定好。将探头向下，垂直悬挂于消毒柜中，探头头端不与消毒储存柜壁、探头线缆等其他部分接触。避免将消毒储存柜放置在可能会出现温度过高或过低的区域，避免阳光直射。建议贮存温度范围：0～45℃。

TEE 探头与其他设备分开存放，以避免偶然损坏或交叉污染。除非要运输探头，否则不要把探头存放在探头箱内。

探头的包装和运输：如果探头出厂配有专用探头手提箱，尽量使用手提箱对探头进行运输。在探头清洁度达标的前提下，包装前确定探头完整性，双人核对完成后再进行包装，包装时仔细放置探头，避免探头发生扭曲，探头最小弯度直径不能小于 3cm。在包装后，确定包装的完整性。包装采用密闭式硬质容器，避免转载过程中倒置或碰撞。如果采用探头手提箱，在箱体外可以用密封带或气泡膜包装。包装标识须包括灭菌信息、清洗及检查包装完整性等信息，一旦发生问题，便于溯源。发放到超声科或手术室后，需要核对并签字确认。

4.2　TEE 探头保养与维护

应采用目测或使用光源放大镜对干燥后每一个探头进行检查。清洁质量不合格的探头，应重新进行清洁、消毒、干燥等处理。功能毁损严重，应及时维修或报废。

保养与维护须参考生产厂家使用说明或指导手册。探头的保养：锋利或过于坚硬的物品不能接触探头表面和电缆，避免划伤、碰撞损坏；任何液体均不能进入探头接口处及电接触表面；消毒后的 TEE 探头每季度进行生物学监测，并做好记录，合格标准为细菌总数 ≤ 20CFU/ 件探头，不得检出致病菌。

5　管理规范

5.1　布局及设备

5.1.1　基本要求

TEE 中心（室）应设立办公区、患者候诊室（区）、TEE 检查室（区）、清洗消毒室（区）、探头储存库（柜）等，其面积应与工作需要相匹配。TEE 检查室与清洗消毒室应分开（附图 5-4）。

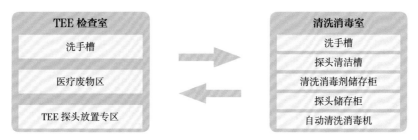

附图 5-4　经食管超声心动图检查室与清洗消毒室应分开
注：TEE：经食管超声心动图

5.1.2 TEE 检查室

TEE 检查区域为非灭菌操作环境，包括洗手区、检查床、超声诊断仪和治疗车、抢救车、医疗废物区、储存柜等。应设置低风险暴露区（清洁区）及高风险暴露区（污染区）。应在每位患者检查后、下一位患者检查前及时清理污染区。

5.1.3 清洗消毒室

应独立设置清洗消毒室，需有足够的空间，包括洗手设施、完整的清洗消毒设备、清洗消毒剂等耗材、必要的水电供应和应急处置设施。

应配有以下设备及物品：①清洗槽、漂洗槽、消毒槽、终末漂洗槽，可配备探头自动清洗消毒机，相关要求应符合GB30689-2014的规定；②测漏仪器；③擦拭布、垫巾；④探头运送容器；⑤手卫生装置，采用非手触式水龙头；⑥个人防护用品。

5.1.4 探头库（柜）

探头柜内表面应光滑、无缝隙，便于清洁和消毒，存储条件应符合产品存储要求，应通风良好，保持干燥。

5.2 人员培训与教育

TEE 中心（室）的工作人员应接受岗位职责相关的专业培训和继续教育，正确掌握以下知识和技能，并定期对探头清洗消毒人员进行考核：①职业安全防护原则和方法；②探头构造及保养知识；③清洗剂、消毒剂及清洗消毒设备的使用方法；④探头及其附件的清洗、消毒知识与技能；⑤医院感染预防与控制相关知识；⑥探头清洗消毒过程中所接触化学品的特点和暴露风险的相关知识。

5.3 监测与记录

5.3.1 基本要求

指定专人进行质量监督与控制。工作人员进行 TEE 检查或 TEE 探头清洗消毒时，应遵循标准预防原则和 WS/T 311-2009 的要求做好个人防护，穿戴必要的防护用品。清洗消毒人员应严格执行内镜清洗与消毒的相关制度。定期对清洗剂及消毒剂进行浓度测定，及时更换不达标的清洗消毒剂。按照探头自动清洗消毒机生产厂家的使用说明或指导手册进行检测。清洗消毒人员应每年进行培训及考核。

5.3.2 探头清洗质量监测

①应采用目测方法对探头进行检查：探头（包括其操作手柄及线缆）的表面及关节处应光洁，无血渍、污渍、水垢等残留物质和锈斑，功能完好无损。清洗质量不合格的，应重新处理。探头有损坏应及时维修或报废。②可采用蛋白残留测定、三磷酸腺苷生物荧光检测试验等方法定期监测探头的清洗效果。

5.3.3 使用中的消毒剂浓度监测

应遵循产品使用说明书进行浓度监测。如产品说明书未写明浓度监测频率，一次性使用的消毒剂或灭菌剂应每批次进行浓度监测；重复使用的消毒剂或灭菌剂应在配制后测定一次浓度，每次使用前测定一次浓度，并做好记录。消毒液超过使用期限后，应及时更换。应对使用中的消毒剂进行染菌量监测，每季度应监测 1 次。

5.3.4 探头消毒质量监测

消毒探头应每季度进行生物学监测。监测采用轮换抽检的方式，每次按 25% 的比例抽检。监测方法应遵循 GB 15982-2012 的规定。消毒合格的标准为菌落总数 ≤ 20CFU/ 件。当怀疑医院感染与探头诊疗操作相关时，应进行致病性微生物检测。

5.3.5　手卫生和环境消毒质量监测

每季度应对医务人员手消毒效果进行监测，监测方法应遵循 WS/T 313-2009 的规定。每季度应对诊疗室、清洗消毒室的环境消毒效果进行监测，监测方法应遵循 WS/T 367-2012 的规定。

5.3.6　质量控制过程的记录与可追溯要求

①应记录每件 TEE 探头的使用及清洗消毒情况，包括：检查日期、患者标识与探头编号（均应具唯一性）、清洗消毒的起止时间以及操作人员姓名等；②应记录使用中消毒剂浓度及染菌量的监测结果；③应记录探头的生物学监测结果；④应留存探头清洗消毒机运行参数打印资料；⑤应记录手卫生和环境消毒质量监测结果；⑥记录应具有可追溯性，消毒剂浓度监测记录的保存期应 ≥ 6 个月，其他监测资料的保存期应 ≥ 3 年；⑦遇可疑 TEE 检查引起的感染，必须记录并报至下列三类部门：本机构负责感染控制的部门，相关的卫生行政机构，超声仪器生产厂家、消毒剂生产厂家或自动清洗消毒机生产厂家。